现代儿科
临床诊疗思维及新进展

◎主编 李小艳等

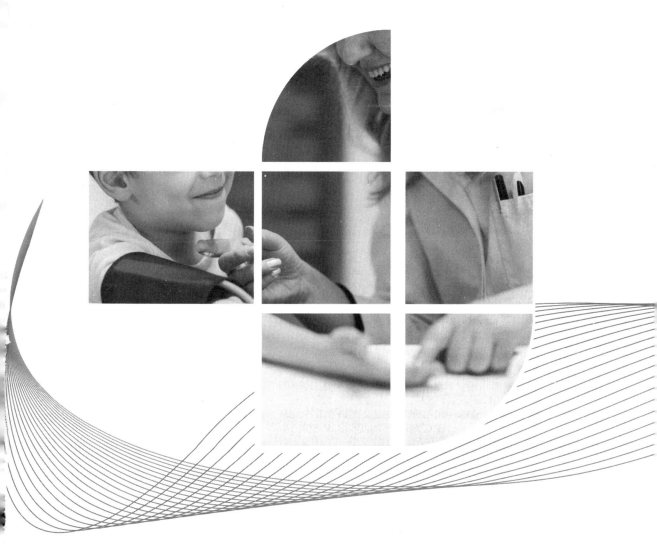

吉林科学技术出版社

图书在版编目（CIP）数据

现代儿科临床诊疗思维及新进展 / 李小艳等主编. -- 长春：
吉林科学技术出版社，2024.5.-- ISBN 978-7-5744-1599-7

Ⅰ.R72

中国国家版本馆CIP数据核字第202401BU87号

现代儿科临床诊疗思维及新进展

主　　编	李小艳　等
出 版 人	宛　霞
责任编辑	李亚哲
封面设计	吴　迪
制　　版	北京传人
幅面尺寸	185mm×260mm
开　　本	16
字　　数	490 千字
印　　张	19.5
印　　数	1~1500 册
版　　次	2024年5月第1版
印　　次	2024年12月第1次印刷

出　　版	吉林科学技术出版社
发　　行	吉林科学技术出版社
地　　址	长春市福祉大路5788 号出版大厦A 座
邮　　编	130118
发行部电话/传真	0431-81629529 81629530 81629531
	81629532 81629533 81629534
储运部电话	0431-86059116
编辑部电话	0431-81629510
印　　刷	三河市嵩川印刷有限公司

书　　号	ISBN 978-7-5744-1599-7
定　　价	105.00元

前　言

　　现代医学和生命科学的快速发展使越来越多的新理论和新技术广泛应用于儿科临床；卫生事业的改革和发展也使得儿科医师和社会的距离越来越近；疾病、患儿和社会对儿科医师的要求越来越高。儿科医师不但要有临床医学方面的知识，还要了解基础医学和预防医学的知识；不但要有系统疾病的知识，还要有心理疾病的知识。当然，优秀的临床儿科医师既要了解儿科学的经典，也要了解儿科学的进展。随着新的医疗技术和新药物的不断涌现，对于知识更新的要求就更加迫切。因此，工作在儿科第一线的医务工作者，特别是基层的儿科医师就更迫切地需要一本资料全、内容新而又简明扼要的儿科书籍。为了满足广大儿科临床医务工作者的需求，我们撰写了《现代儿科临床诊疗思维及新进展》一书。

　　本书包括儿科各个系统疾病的诊疗要点与新进展，将儿科临床所涉及的各方面知识囊括其中。首先介绍了儿童青少年生长发育和健康婴幼儿及儿童营养管理的相关内容，然后针对新生儿听力筛查和遗传代谢病筛查及早期干预作了详细阐述。后续章节则重点叙述常见新生儿疾病的诊治，以及儿童心血管重症、呼吸道疾病、胃肠道疾病、肾脏疾病、皮肤病等临床多发病的诊疗要点。本书依据编者自己丰富的专业知识和宝贵的临床经验，同时结合国内外最新的研究动态和成果，对各种儿科常见病、多发病的诊断与治疗做了较为系统的阐述。本书具有一定的先进性、实用性和规范性，适用于医学院校相关专业师生、儿科临床医师阅读及参考。

　　儿科常见病诊治涉及面广且日新月异，其理论和实践不断发展与变化。由于参编者水平和经验有限，书中不妥之处在所难免，敬请读者及同仁指正。

编　者

目　录

第一章　儿童体格生长发育

第一节　体格生长发育规律及影响因素

生长发育是指从受精卵到成人的整个成熟过程,包括体格发育、内脏器官系统发育、神经心理发育等,是儿童时期的基本生命现象,也是儿童与成人的最大区别。儿科临床上许多问题涉及生长发育,异常的生长发育可能是某些疾病重要临床表现。因此,生长发育是儿科的基础。儿童体格发育监测是儿童保健的基础工作,不仅反映儿童生长发育趋势和可能影响儿童生长发育的危险因素,还间接反映一个国家和地区的政治、经济、文化的发展情况。

生长是生物体体积的增减,即各器官、系统以及身体形态、大小的变化,可通过数量表示。发育是机体质的变化,是细胞、组织、器官分化与功能成熟,包括情感-心理的发育成熟过程,在临床上通过发育里程碑来衡量。生长和发育紧密联系,生长过程伴有发育成熟,生长是发育的物质基础,生长的量的变化可在一定程度上反映身体器官、系统的成熟状况。两者共同体现机体的动态变化。

一、体格生长发育规律

由于生长是受先天遗传和后天环境因素综合影响的复杂生物学过程,因此,每个儿童的生长过程必然会有些差别,显示出自己的特点。但是每个儿童生长的过程大致是相同的,一般遵循以下规律。

1.生长发育的连续性、非匀速性、阶段性　从受精卵到长大成人,儿童的生长不断进行,即体格生长是个连续的过程,各年龄期按顺序衔接,前一年龄期的生长发育为后一年龄发育期奠定基础,任何一期的发育都不能跳跃,任何一期的发育异常,都会影响后一阶段的发育。连续的生长过程中,随着人体质和量的变化,形成了不同的生长阶段。不同年龄阶段生长速度不同。例如,体重和身长在生后第 1 年,尤其前 3 个月增加很快,第 1 年为生后的第一个生长高峰,第 2 年以后生长速度逐渐减慢,至青春期生长速度又加快,出现第二个生长高峰。

2.生长发育的程序性　控制生长发育的基因在人类进化中起重要作用,使生长按一定的程序进行。在母体,胎儿形态发育首先是头部,然后为躯干、最后为四肢。因此,胎儿两个月时的头长占总身长的 1/2,出生时头与身长的比例为 1/4,成人头长仅占身高的 1/8。

儿童时期,各器官系统发育先后、快慢不一,发育不均衡。例如,神经系统发育较早,生后 2 年内发育较快,2.5~3 岁时脑重已达到成人脑重的 75%左右;6~7 岁时脑的重量已接近成人水平。儿童淋巴系统生长迅速,青春期前达顶峰,以后逐渐降至成人水平。生殖系统在青春期前处于静止状态,青春期迅速发育。其他系统,如呼吸、循环、消化、泌尿、肌肉及脂肪的发育与体格生长平行。

3.生长发育的个体差异性　遗传和先天、后天环境的不同造成个体的生长发育状况存在个体差异。如同性别、同年龄的儿童群体中,每个儿童的生长水平、生长速度、体型特点等都不完全相同,即使在一对同卵双生子之间也存在着微小的差别。生长发育的这种差异一般符合生物学正态分布的特点。因此,连续性观察对于全面了解儿童的生长状况非常有帮助,应避免将"正常值"作为评价的依据,评价时需考虑个体差异才能做出正确判断。

二、影响体格生长发育的因素

生长发育受到遗传的调控和环境的影响。在发育过程中遗传基因决定着各种遗传性状,但这需要在一定环境条件下才能发挥作用,在某些环境条件的影响下可能发生变异。

1.遗传因素

(1)遗传:遗传决定正常儿童生长发育的特征、潜力和趋向,如皮肤头发的颜色、体型、性成熟早晚等。遗传性疾病,如代谢缺陷病、染色体畸变可直接影响儿童生长过程。一般情况下,在良好生活环境下成长的儿童,其最终身高和父母平均身高之间的相关系数为0.75。因此,儿童的成年身高可以根据当时的年龄、身高、父母身高及骨龄等参数进行预测。

(2)性别:性别也是影响儿童生长发育的一个因素。因此应分别按男、女标准评价儿童的生长发育。

2.环境因素

(1)营养:营养是儿童生长发育的物质基础,年龄越小受营养的影响越大。宫内或生后营养不良不仅影响体格生长发育,同时也可影响重要器官的发育。胎儿时期,若母亲严重营养不良,可致胎儿生长受限,导致早产、低出生体重、神经系统疾病等;婴幼儿时期营养不足,可严重影响体重、身长的增长及各器官的发育,特别是大脑和骨骼系统;儿童期长期营养低下,会影响骨的长度及骨皮质的厚度,并推迟青春期生长突增开始的年龄,造成体格矮小;青春期缺乏足够的营养和热量,可引起突增的幅度减小,或是开始突增的年龄推迟。

(2)疾病:任何影响生理功能的急、慢性疾病均可直接影响儿童的体格生长,如急性腹泻、肺炎可导致儿童体重下降;生长激素缺乏症、甲状腺功能减退等内分泌疾病及先天性心脏病可严重影响儿童体格生长。

(3)母亲情况:胎儿生长与母亲的生活环境、营养状况、疾病、情绪等密切相关。妊娠期母亲身体健康、营养丰富、心情愉快、环境舒适的胎儿发育良好。母亲孕前体重状态对男童BMI-Z值年龄轨迹有显著影响。妊娠早期感染风疹、带状疱疹、巨细胞病毒等易致胎儿先天畸形;妊娠期严重营养不良可引起流产、早产和胎儿体格生长以及脑的发育迟缓;妊娠期吸烟、酗酒等可致胎儿畸形、流产或先天性疾病。孕母接受药物放射线辐射、环境毒物污染和精神创伤等,可使胎儿发育受阻。

(4)自然环境:良好的生态环境,如充足的阳光、新鲜的空气、清洁的水源等自然环境有利于儿童健康生长。

(5)社会环境:一般经济发达地区的儿童生长水平明显优于经济落后地区。医疗保健服务、教育等也是影响儿童生长发育的重要因素,完善的医疗保健服务,良好的教育体制对儿童的生长发育有积极作用。我国一项连续30年的4次调查结果显示中国儿童的生长水平呈现明显的地区差异,表现为"北高南低",这种地区差异虽有缩小的趋势,但农村儿童的生长发育水平仍然低于城市儿童,这与经济发展水平、医疗保健服务等息息相关。

(6)家庭环境:和睦的家庭氛围、父母稳定的婚姻关系、良好的亲子关系、父母正确的育儿观念等对儿童的生长发育起着不容忽视的促进作用。而压抑的生活环境不仅直接影响儿童的发育,还可导致激素分泌问题,从而影响生长。

可见,儿童生长发育水平与遗传、环境因素密切相关。遗传决定生长发育的可能性,环境决定生长发育的现实性。儿童的个体发育是在复杂的环境因素和先天因素相互作用中实现的。

第二节　体格生长发育的特点及其评价

一、体格生长发育常用指标

常用的儿童体格生长指标有体重、身高(长)、坐高(顶臀长)、指距、头围、胸围、上臂围等,其中身高和体重是最基本的指标。

1.体重　体重为各器官、系统、体液重量的总和。在一定程度上说明儿童的骨骼、肌肉、皮下脂肪和内脏重量增长的综合情况,是最易获得的反映儿童生长与营养状况的指标。

2.身材　身长(高)、顶臀长(坐高)等均是反映身材的指标。

(1)身高:指头部、脊柱与下肢长度的总和,即头顶至足底的垂直距离。3岁以下儿童仰卧位测量,称为身长;3岁以上儿童立位测量身高。卧位与立位测量值相差0.7~1 cm。

(2)顶臀长(坐高):坐高是头顶到坐骨结节的垂直距离,代表头颅与脊柱的发育。3岁以下儿童仰卧位测量为顶臀长。3岁以上儿童测坐高。

(3)指距:指距为两上肢左右平伸两中指间的距离,反映上肢长骨的增长。

3.头围　头围即经眉弓上缘、枕后结节绕头一周的长度,是反映2岁以内儿童脑发育和颅骨生长的一个重要指标。

4.胸围　胸围为平乳头下缘经肩胛角下绕胸一周的长度,反映胸廓、胸背部肌肉、皮下脂肪和肺的发育。

5.上臂围　上臂围为沿肩峰与尺骨鹰嘴连线中点的水平绕上臂一周的长度,可反映上臂肌肉、骨骼、皮下脂肪和皮肤的发育水平。

二、各年龄段体格生长发育规律及特点

1.出生至青春期前的生长发育规律

(1)体重的增长:新生儿出生体重与胎龄、性别以及妊娠期营养状况有关。一般早产儿体重轻于足月儿,女童轻于男童。

青春期前儿童体重的增长与年龄相关,随着年龄的增加增长速度逐渐减慢,是一非匀速的过程。生后第一年是体重增长最快的时期,为第一个生长高峰。1年后体重增长减慢,生后第二年全年体重增加2.5~3.0 kg。总而言之,与出生时体重相比,3个月时约为2倍,1周岁时约为3倍,2周岁时约为4倍,4周岁时约为5倍。

没有条件称量儿童体重时可依据以下公式粗略估计。

$$3\sim12\text{月龄:体重}(kg)=[\text{年龄}(\text{月})+9]/2$$

$$1\sim6\text{岁:体重}(kg)=\text{年龄}(\text{岁})\times2+8$$

$$7\sim12\text{岁:体重}(kg)=[\text{年龄}(\text{岁})\times7-5]/2$$

$$\text{或体重}(kg)=\text{年龄}(\text{岁})\times3+2$$

（2）身材的增长

1）身长（高）的增长：出生时平均身长约为 50 cm，身长的增长随着年龄增加逐渐减缓。3 月龄时增长 11~13 cm，身长 61~63 cm；1 岁时身长为 75~77 cm。生后第 1 年是增长最快的时期，为第一个生长高峰，身长增加 25~27 cm。第 2 年增长速度逐渐减慢，平均每年增长 10~12 cm，2 岁时身长 85~87 cm。2 岁后至青春期前每年增长速度较稳定，5~7 cm。若 2 岁后每年身长（高）增长低于 5 cm，为生长速度缓慢。

2 岁后身高估计公式：2~12 岁，身高（cm）＝年龄（岁）×7+77

或选用公式：2~6 岁，身高（cm）＝年龄（岁）×7+75

7~10 岁，身高（cm）＝年龄（岁）×6+80

身长（高）的增长与遗传、种族、内分泌、营养、运动和疾病等因素有关，主要反映的是长期营养状况。

2）指距的增长：出生时身长较指距长，至 12 岁左右两者约相等。正常儿童的指距比身长（高）小 1~2 cm。

（3）头围的增长：胎儿期神经系统领先发育，新生儿出生时头围较大，平均为 34~35 cm。1 岁时儿童头围为 45~47 cm；第 2 年头围增长约 2 cm，2 岁时头围为 47~49 cm；5 岁时头围为 50~51 cm；15 岁时接近成人水平，为 53~54 cm。头围的测量在 2 岁前最有价值。

（4）胸围的增长：生后第 1 年胸围增长最快，2~10 岁发育减慢，青春期又迅速出现性别差异。出生时胸围较头围略小 1~2 cm，为 32~33 cm；1 岁时胸围约等于头围，头、胸围生长曲线出现交叉；1 岁后胸围发育超过头围；1 岁至青春期前胸围应大于头围（约为头围+年龄-1 cm）。头、胸围生长曲线交叉年龄与儿童营养状况、胸廓发育情况有关。

（5）上臂围的增长：儿童 1 岁以内上臂围增长迅速，1~5 岁增长速度减慢，为 1~2 cm。因此，WHO 建议在无条件测体重和身高的地方，可测量上臂围筛查 5 岁以下儿童营养状况：>13.5 cm 为营养良好；12.5~13.5 cm 为营养中等；<12.5 cm 为营养不良。

2.青春期的生长发育规律　青春期是儿童到成年的过渡期，这一时期儿童生长发育有自身的特点。受性激素等因素的影响，体格生长出现生后的第二个高峰，尤其是身高，称为身高增长高峰（peak height velocity，PHV）。男孩的身高增长高峰较女孩约晚 2 年，且每年身高的增长值大于女孩，因此男孩最终身高一般比女孩高。一般来说，男孩骨龄 15 岁、女孩骨龄 13 岁时，身高长度达最终身高的 95%。

儿童在青春期前的 1~2 年中生长速度略有减慢。女孩在乳房发育后（9~11 岁），男孩在睾丸增大后（11~13 岁）身高开始加速生长，1~2 年生长达 PHV。此时女孩年身高平均增加 6~11 cm，整个突增期平均长高 25 cm；男孩年身高平均增加 7~12 cm，整个突增期平均长高 28 cm。在第二生长高峰期，身高增加值约为最终身高的 15%。PHV 提前者，身高的停止增长较早。

青春期体重的增长与身高平行，同时内脏器官增长。女性耻骨与髂骨下部的生长与脂肪堆积，臀围加大。男性则有肩部增宽、下肢较长、肌肉增强的不同体形特点。

3.早产儿体格生长的特点　早产儿由于各组织器官均未发育成熟，难以适应宫外环境，生活能力低，极易发生病理状况。了解早产儿体格生长的特点，才能正确地评估其宫外的生长状况；同时可有针对性地指导家长，以促进早产儿接近或赶上足月儿的生长。

（1）出生后早期早产儿的生长：出生后早产儿生理性体重下降可达出生体重的 10%~

15%,其至更多。胎龄越小、出生体重越低,恢复的时间越长,低体重早产儿需2~3周。早产儿生后住院早期若病情基本稳定、肠内营养合理的情况下,早产儿理想的生长应达到正常胎儿在宫内的生长速率,即15~20 g/(kg·d)。

(2)早产儿追赶生长:早产儿早期的生长常常偏离正常轨道,出现生长迟缓。去除不利因素后,早产儿可出现超过相应月龄的速度加快生长的现象,生长水平恢复到原有的轨道,称为追赶性生长。早产儿追赶性生长的最佳时期是生后第1年,尤其是前半年。第1年是早产儿脑发育的关键期,第1年的追赶性生长直接关系到神经预后。因此,追赶性生长预示良好的神经系统结局。如果出院后喂养得当、有充足均衡的营养摄入、无严重疾病因素的影响,多数适于胎龄的早产儿能在2~3年内达到追赶性生长,但部分超低出生体重儿可能所需时间较长。

三、体格生长发育监测及评价

儿童各阶段生长发育有着自己的规律、特点,同时又受遗传和环境因素综合影响,因而正确评价儿童生长发育状况,定期生长发育监测,有利于及早发现问题,给予适当的指导与干预,对促进儿童的健康生长十分重要。

(一)评价儿童体格发育的参照值(标准值)

2015年《中华儿科杂志》编辑委员会中华医学会儿科学分会儿童保健学组撰写《中国儿童体格生长评价建议》,建议选择"中国儿童生长参照标准"(根据2005年中国九市儿童体格发育数据制定)或2006年WHO生长参考标准。

(二)体格发育的评价

1.评价内容　正确评价儿童体格生长状况,必须采用准确的测量用具、统一的测量方法及适宜的参照标准,并进行定期纵向测量。评价包括发育水平、生长速度以及匀称程度三个方面。

(1)发育水平:将某一年龄时点所获得的某一项体格生长指标测量值与参考人群值比较,得到该儿童在同质人群中所处的位置,即为此儿童该项体格生长指标在此年龄的生长水平。评价结果通常以等级表示。生长水平包括所有单项体格生长指标,如体重、身长(高)、头围、胸围、上臂围等。

早产儿体格生长有一个允许的"落后"年龄范围。进行生长水平评价时应矫正胎龄至40周胎龄(足月)后再评价。一般身长至40月龄、头围至18月龄、体重至24月龄后不再矫正。

(2)生长速度:是对某一单项体格生长指标定期连续测量(纵向观察),将获得的该项指标在某一年龄阶段的增长值与参照人群值比较,得到该儿童该项体格生长指标的生长速度。

纵向观察儿童生长速度可掌握个体儿童自身的生长轨迹,体现遗传、环境因素对生长的影响。以生长曲线图观察儿童生长速度最简单、直观,能早期发现生长的偏离情况。定期体检是生长速度评价的关键。建议常规测量的时间及频率:<6月龄的婴儿最好每月一次,6~12月龄每2个月一次,1~2岁每3个月一次,3~6岁每6个月一次,6岁以上每年一次。高危儿童宜适当增加观察次数。

(3)匀称程度

1)体型匀称度:表示体型(形态)生长的比例关系。实际工作中常选用体重/身高表示一定身高的相应体重增长范围,间接反映身体的密度与充实度。将实际测量与参照人群值比较,结果常以等级表示。

2)身材匀称度:以顶臀长(坐高)/身长(高)的比值反映下肢发育状况。按实际测算计算结果与参照人群值计算结果比较。结果以匀称、不匀称表示,可帮助诊断内分泌及骨骼发育异常疾病。

2.评价方法

(1)均值离差法:适用于呈正态分布的数据,以均值(元)±标准差(SD)来表示。

(2)百分位数法:当测量值呈偏正态分布时,百分位数法能更准确地反映所测数值的分布情况。一般采用第3、第10、第25、第50、第75、第90、第97百分位数。

(3)标准差的离差法:可进行不同质人群间比较,用偏离该年龄组标准差的程度来反映生长情况,结果表示也较精确。Z积分可为正值,也可为负值。

(4)中位数法:当样本变量为正态分布时,中位数等于均数与第50百分位数。当样本变量分布不是完全正态时,选用中位数而不是算术平均数作为中间值。

(5)界值点的选择:通常以均值离差法 $\bar{X} \pm 2SD$ 为正常范围,包括样本的95%;百分位数法以 P3~P97 为正常范围,包括总体的94%,相当于 $\bar{X} \pm 2SD$;Z积分以±2以内为正常范围。

3.评价结果表示

(1)等级划分:一般用均值加减标准差或直接用百分位数表进行分级,据细分要求的不同可分为三等、五等、六等级等。三等级划分法以 $> \bar{X} + 2SD$ 为上、$\bar{X} \pm 1SD$ 为中、$< \bar{X} - 2SD$ 为下。而六等级划分法则将测量数值分为上、中上、中高、中低、中下、下。

(2)生长曲线图法:是将不同年龄的体格生长标准值(参照值)按百分位数法或标准差单位的等级绘成曲线图。其优点是能直观、快速地了解儿童的生长情况,通过连续追踪观察可以清楚地看到生长的趋势和变化情况,及时发现生长偏离的现象,以便及早发现原因并采取措施。迄今为止尚无"正常"早产儿的生长标准。目前国际上评价早产儿生长多采用2003年Fenton发表的早产儿生长曲线。

(3)测量值计算:如用于定期纵向的测量值分析(生长速度的评价),即将两次连续测量值的差与参数中相同年龄的数值差比较;评价儿童身材匀称度时需计算坐高与身高的比值或BMI。

(三)评价结果解释

体格测量的数据是客观的,但个体和群体的评价结果的解释是不同的。

1.群体评价　对一个人群或亚人群的测量数据进行统计分析,具有重要的公共卫生意义。评价结果"不良"则提示该人群可能存在某些健康和营养问题。

2.个体评价　生长存在明显的个体差异,因此生长参照标准的中位数(均数)不是每个儿童应达到的"目标"。需要强调的是:在临床实践中,人体测量值的评价是一种筛查工具,应结合临床表现、相关体格检查、实验室结果及遗传因素等综合评判。将生长水平、生长速度和匀称程度结合起来进行评价才能得出较准确的结论。

第三节　与生长发育有关的各系统发育

一、骨骼的发育

1.颅骨发育　头颅主要由枕骨、额骨、顶骨和颞骨组成，具有弹性的纤维组织将其连接。颅骨间小的缝隙称为骨缝，包括额缝、冠状缝、矢状缝和人字缝；大的缝隙称为囟门。出生的时候可以触及骨缝，额缝常在2岁内骨性闭合，其余骨缝多在20岁左右骨性闭合。后囟是由两块顶骨和枕骨形成的三角形间隙，6~8周龄闭合。位于两块额骨与两块顶骨间形成的菱形间隙为前囟。除头围外，囟门和骨缝可间接判断颅骨和大脑的发育。

分娩时婴儿头颅通过产道，故出生时骨缝稍有重叠。生后2~3月龄的婴儿颅骨重叠逐渐消失，前囟较出生时大，之后逐渐骨化缩小至闭合。出生时前囟1.5~2 cm（对边中点连线的距离）。前囟是最后闭合的囟门。正常儿童前囟为0.6~3.6 cm。96%的儿童在2岁时前囟均闭合，3岁后闭合者为前囟闭合延迟。

前囟的大小、张力、闭合时间是一些疾病的特征之一，特别是前囟的张力是重要的临床体征。若前囟过小或闭合过早伴头围小、发育迟缓，提示脑发育不良、小头畸形；前囟过大伴头围增长过快，应排除脑积水；闭合延迟伴发育迟缓、矮小则应考虑甲状腺功能减退症可能；前囟张力增高提示颅内压增高；严重脱水时前囟凹陷。出生时前囟比较大者，闭合年龄也就比较迟。前囟大小的临床意义应结合头围、行为发育等其他临床症状与体征进行鉴别。

颅骨发育先于面骨。1~2岁后面部骨骼开始迅速发育，表现为面、鼻骨变长，下颌骨向前凸出，下颌角倾斜度减小。额面比例变化导致脸型改变，由婴儿时期圆胖脸型变成儿童期增长的脸型。

2.脊柱的发育　脊柱由肌肉和韧带连接椎骨组成。脊柱的增长反映脊椎骨的生长。生后第一年脊柱生长快于四肢，以后四肢生长快于脊柱。脊柱的4个弯曲在胎儿时已形成最初的结构。婴儿3~4月龄左右抬头动作的发育使颈椎前凸，形成颈曲；6~7月龄婴儿能坐后，出现胸椎后凸，形成胸曲；1岁儿童开始行走后，出现腰椎前凸，形成腰曲。这样的脊椎自然弯曲至6~7岁才为韧带所固定。儿童不正确的坐、立、走姿势以及骨骼疾病均可影响脊柱的发育。

3.长骨发育　长骨的生长是从胚胎早期间充质向骨原基分化起始，到成人期骨发育成熟即干骺端骨性融合后，长骨即停止生长。骨的发生有膜内成骨，如顶骨、额骨、部分锁骨形成；软骨内成骨，如四肢长骨、躯干骨及颅底骨。长骨的生长主要由长骨干骺端软骨骨化和骨膜下成骨作用，使长骨增长、增粗。

胎儿时期软骨雏形中段初级骨化中心形成；随年龄的增长，长骨干骺端的软骨次级骨化中心按一定顺序及骨解剖部位有规律地出现。骨化中心出现的多少可反映长骨的生长成熟程度。出生时腕部尚无骨化中心，仅股骨远端和胫骨近端出现次级骨化中心。出生后腕部骨化中心出现的次序为：头状骨、钩骨（4~6个月），三角骨（2~3岁），月状骨、舟状骨及大、小多角骨（4~5岁），桡骨远端的骨化中心多于12月龄出现，尺骨远端的则为6~8岁出现，9~13岁时出现豆状骨。临床上用X线检查测定不同年龄儿童次级骨化中心出现的时间、数目、形态的变化及融合时间，并将其标准化，即为骨龄。如常用的Greulich-Pyle图谱采用左腕部 X 线骨片,计算腕骨、掌骨、指骨的次级骨化中心发育来推测骨龄。若临床上考虑婴幼儿有骨发育延迟时应加摄膝部 X 线片。

骨生长与遗传基因表达、内分泌激素以及营养因素有关。骨龄在临床上有重要诊断价值,如甲状腺功能减退症、生长激素缺乏症骨龄明显延后;真性性早熟先天性肾上腺皮质增生症骨龄超前。但正常骨化中心出现的年龄差异较大,诊断骨龄延迟时一定要慎重。

二、牙齿的发育

牙齿发育与骨骼有一定关系,但因胚胎来源不完全相同,牙齿与骨骼的生长不完全平行。牙齿的发育包括矿化、萌出和脱落。人的一生有两副牙齿,即乳牙和恒牙。

出生时乳牙已完全矿化,乳牙牙胚隐藏在颌骨中,被牙龈覆盖。大多数婴儿 4~10 月龄时乳牙开始萌出。乳牙共 20 颗,约在 3 岁内出齐。萌芽顺序为下颌先于上颌、由前向后进行,即下正中切牙、上正中切牙、上侧切牙、下侧切牙、第一乳磨牙、尖牙、第二乳磨牙。13 月龄仍未萌牙称萌牙延迟,其原因可能是特发性的,也可能与遗传、疾病及食物性状有关。

恒牙的矿化从胎儿后期开始。6 岁左右开始出现第一恒磨牙即第一磨牙;7~8 岁时乳牙一般开始脱落而代之以恒牙,换牙顺序与乳牙萌出顺序相同;12 岁左右出第二恒磨牙,17~18 岁以后出现第三恒磨牙(智齿),也有终生不出智齿者。恒牙共 32 颗,一般于 20~30 岁时出齐。第一乳磨牙对颌骨的形态发育及牙齿排列起重要作用,第二乳磨牙的存在则扶持前者的位置,故必须注意对乳磨牙的保护。

萌牙为生理现象,有时可伴有低热、流涎、烦躁及睡眠不安等症状。牙齿的健康生长与蛋白质、钙、磷、氟、维生素 C、维生素 D 等营养素和甲状腺激素有关。咀嚼运动有利于牙齿的生长。牙齿发育异常时应考虑外胚层发育不良、甲状腺功能减退症等。

三、肌肉和脂肪组织的发育

1.肌肉系统的发育 儿童时期肌肉系统发育不成熟,其生长发育与体重增加平行。随年龄的增长肌肉占体重的百分比逐渐增高,新生儿肌肉的重量仅占体重的 20%~22%,到 17~18 岁时达到 44%。生后最初几年肌肉发育较缓慢,且因婴幼儿皮下脂肪发育旺盛,较难确定肌肉发育程度。5 岁后肌肉增长加快,青春期性成熟时肌肉发育迅速,尤其男性肌肉发达。

肌肉的发育程度与营养状况、生活方式及运动量有密切关系。因此应保证小儿均衡的营养,鼓励小儿多进行体操、球类、游泳等运动锻炼。目前肌肉力量、耐力和柔韧性已成为衡量青少年身体素质的内容之一。肌肉发育异常可见于重度营养不良、进行性肌营养不良及重症肌无力等。

2.皮下脂肪发育 脂肪组织主要由大量的脂肪细胞、少量成纤维细胞和细胞间胶原物质组成。脂肪组织的发育表现为细胞数目增加及体积增大。人体脂肪细胞数目增加主要在出生前 3 个月、生后第一年和 11~13 岁三个阶段;通常在 1 岁末达高峰,2~15 岁时再增加 5 倍。脂肪细胞的体积从胎儿后期至出生时迅速增大,生后 3~6 个月增加速度减慢,到青春期时体积又再增加。全体脂肪组织占体重的比例:出生时为 16%,1 岁时为 22%,以后逐渐下降,5 岁时为 12%~15%。青春期脂肪占体重的比例出现明显的性别差异,女童平均为 24.6%,比男童高 2 倍。

脂肪组织是机体储存能量的主要场所。过多的脂肪储存可增加肥胖、高血脂及心血管疾病等慢性疾病的危险性。

人体脂肪的 50% 分布于皮下组织中,通过测量躯干、四肢不同区域的皮下脂肪厚度不仅可以反映全身脂肪量,还可间接判断体成分、体密度,有助于判断肥胖与营养不良的程度。

四、生殖系统发育

青春期发育是在下丘脑-垂体-性腺轴的调节下,促黄体激素释放因子分泌增加,垂体分泌促卵泡激素和黄体生成素增多,伴随体格生长发育第二个高峰的同时,性器官迅速生长,第二性征发育。

1.青春期分期 评价第二性征发育特点可以青春期性成熟分期表示。目前各国多采用 Tanner 性成熟五期分法(表 1-1)。

表 1-1 性发育过程的分期

分期	乳房	睾丸、阴茎	阴毛
I	婴儿型	婴儿型	无
II	出现硬结、乳头及乳晕稍增大	双侧睾丸和阴囊增大,阴囊皮肤变红、薄、起皱皮;阴茎稍增长	少数稀疏直毛,色浅
III	乳房及乳晕更增大,侧面呈半圆头	阴囊皮肤色泽变深;阴茎增长、增粗,龟头发育	变粗、毛色变深,见于耻骨联合处
IV	乳晕和乳头增大,侧面观突起于乳房	阴茎增长,增粗,龟头发育	如同成人,但分布面积小
V	呈成人型乳房	成人型	成人型

青春期持续 7~10 年,即:①青春前期(2~3 年):女童 9~11 岁,男童 11~13 岁;体格生长加速,第二性征出现(性发育为 Tanner II~III 期);②青春中期(2~3 年):出现生长发育的第二个高峰,第二性征全部出现(性发育为 Tanner III~IV 期);③青春后期(3~4 年):体格生长停止,生殖系统完全成熟(性发育 Tanner V 期)。

青春期开始和持续时间受多种因素的影响,个体差异较大。女童在 8 岁前、男童在 9 岁前出现第二性征者为性早熟,即青春期提前。大部分性早熟为特发性,部分与肿瘤有关。若女童 14 岁、男童 16 岁后仍无第二性征出现,为发育迟缓,多与遗传及疾病有关。

2.性发育过程

(1)男性性征发育:包括男性第二性征及生殖器官的形态、功能的发育,顺序为睾丸、阴茎、阴囊、阴毛、腋毛、胡须、喉结、变声。男童出现排精标志着性功能发育成熟。

1)生殖器官:男性生殖器官包括睾丸、附睾和阴茎。睾丸是男性重要的生殖器官和内分泌腺。青春期前睾丸仍保持婴儿状态,容积<3 mL,长径<2 mL;组织学上尚未分化、增生,功能尚处于静止状态。10 岁后睾丸开始发育,到 12~15 岁时增长加快。睾丸增大同时,生殖系统增生、分化,附睾、精囊、前列腺伴随着睾丸发育并逐渐成熟。遗精是青春期男童的生理现象,较女童月经初潮约晚 2 年。青春中期睾丸体积达 10 mL,55.3%男童出现首次遗精,精子产生。出生到青春期前阴茎和阴囊增长缓慢,阴茎<5 cm,青春期末可达 12 cm。青春期的阴囊皮肤泛红、变深、褶皱变多且松弛。青春期男童生殖器官从 II 期到 V 期需要 1~5 年,平均 3 年。

2)第二性征:男性第二性征发育为阴毛、腋毛、胡须及喉结的出现。睾丸的增大是男童青春期发动的最初征象,但因不如女童乳房增大易被发现而常被忽略。阴毛的生长常会被注意,往往作为男童青春期发动的最初特征。喉结、胡须等其他第二性征随即出现。约 2/3 男童青春发育中期可有乳房增大,持续 18～24 个月后可自然消退,原因可能是青春期初雄激素分泌不足。部分男童在 16～18 岁时出现痤疮,提示雄激素水平较高。

(2)女性性征发育:包括女性第二性征及生殖器官的形态、功能的发育,顺序为乳房、阴毛、腋毛生长。月经初潮是女性生殖功能发育的主要标志。

1)生殖器官:包括卵巢和子宫。青春期前卵巢发育缓慢,青春期后开始迅速发育。子宫重量和长度在青春期前稍有增加,10 岁后迅速增长,卵泡开始发育,16～20 岁时达 23 g,5.5 cm。成熟卵巢大小为 4 cm×3 cm×1 cm,重 10～16 g。多数女童乳房发育 2 年左右或生长高峰后出现月经初潮。月经初潮是性功能发育的主要标志。

2)第二性征:包括乳房、阴毛、腋毛。乳房发育是第二性征的最早征象,发育年龄为 9～14 岁。阴毛、腋毛的出现时间与乳房发育时间接近。腋毛的生长可分为三个阶段,即青春前期,无腋毛生长,相当于 Tanner Ⅰ～Ⅲ期;第二阶段相当于 Tanner Ⅳ期,出现少量黑色短毛;第三阶段相当于 Tanner Ⅳ～Ⅴ期,腋毛多,达成人阶段。

第四节　生长发育偏离

在良好适宜的环境下,大多数儿童遵循一定的规律或轨道正常生长发育,但由于受体内外各种因素的影响,有些儿童在发展过程中可能出现偏离正常规律或轨道的现象,因此必须定期监测,早发现,早干预。

体格生长偏离是指儿童体格生长偏离正常的轨道,是儿童生长发育过程中最常见的问题。体格生长发育偏离与营养、疾病、遗传、代谢、内分泌及神经心理因素有关,常出现头围、体重和身长(高)的异常,本节重点介绍身长(高)发育偏离。

一、身材矮小

身长(高)小于同年龄、同性别儿童正常均值减 2 个标准差(<-2SD)或低于第 3 百分位以下者,称为身材矮小。根据矮小原因,有以下疾病需要鉴别。

1.特发性矮小　病因不明的身材矮小,是儿童期身材矮小的最常见原因,包括家族性矮小和体质性发育延迟。

(1)家族性矮小:出生时身长体重正常,身高增长速度近似正常儿童或稍缓,常在第 3 百分位数左右。家族中父母身高均矮或有一个人矮(父亲身高≤156 cm;母亲身高≤146 cm),骨龄与年龄相称,智力和性发育正常,可以采用生长激素治疗。

(2)体质性发育延迟:正常生长发育的变异,伴或不伴青春期发育延迟。多有家族性,男童多见。出生时身高与体重正常,生后生长发育速度为正常的低限,骨龄落后 1～2 年,第二性征发育与身高发育一致,可出现延迟,最终身高仍在正常范围,无须特殊处理。

2.小于胎龄儿　小于胎龄儿是指出生时体重和(或)身长低于同胎龄儿第 10 百分位数,或低于同胎龄儿的第 3 百分位或 2SD。大部分小于胎龄儿(small for gestational age,SGA)在

2~4 岁时能赶上正常儿童的身高水平,但也有少部分(8%)SGA 仍生长缓慢,在第 3 百分位以下。临床上多数 SGA 表现为身材匀称,体重、身长和头围成比例减少,消瘦,骨龄可能延迟,不伴畸形。少数 SGA 为 Russell-Silver 综合征,除出现体重低、三角形脸和身材矮小外,还表现为肢体不对称如头部、躯干与四肢骨骼的左右不对称,其中以四肢最明显,伴有精神发育迟滞和多发畸形。

3.严重营养不良　有 2.5% ~ 3% 的儿童因为严重营养不良而导致矮小,因长期喂养不当、慢性疾病及严重畸形导致能量、蛋白质摄入明显不足。矮小水平一般在边缘值,骨龄可以落后。

4.内分泌疾病

(1)生长激素缺乏症:男性多见,是由于垂体或下丘脑结构或功能障碍所致的部分或完全性生长激素缺乏。出生时身高和体重均正常,大多在 1 岁以后出现生长速度减慢,面容幼稚,脸圆胖,匀称性矮小,骨龄发育显著延迟,多数伴青春期发育延迟,智力发育正常,可以使用生长激素替代治疗。

(2)甲状腺功能减退症:生长缓慢,身材比例不正常,四肢短躯干长,黏液性水肿面容,眼距宽、鼻梁宽平、舌大而宽、表情淡漠,皮肤粗糙,骨龄发育严重延迟,智力低下。甲状腺功能检测可以确诊,用甲状腺素替代治疗。

5.染色体异常

(1)先天性卵巢发育不全:又称 Turner 综合征、是最常见的性染色体畸变疾病,是女童矮小的最常见原因之一。主要表现是身体矮小,性发育呈幼稚状态及原发性闭经。体检可发现:肘外翻、发际低、盾状胸、乳头间距增宽、无第二性征;大部分先天性卵巢发育不全儿童智力正常。染色体检查可以确诊,生长激素治疗可以改善身高。

(2)21-三体综合征:又称为先天愚型、Down 综合征和唐氏综合征。患儿面容特殊,如眼距宽,小眼裂,双眼外上斜,鼻梁扁平,伸舌,生长迟缓,智力发育障碍,可伴有多发畸形。染色体检查可确诊,尚无特殊治疗方法。

(3)Prader-Willi 综合征:主要表现为矮小、肥胖、性功能不全和智力发育障碍。

6.基因异常　如 Laron 综合征多有生长激素受体(growth hormone receptor,GHR)基因突变所致,主要临床特征为生后严重的生长落后伴特殊面容。

7.遗传代谢病

(1)糖胺聚糖病:糖胺聚糖病是一种以糖胺聚糖代谢障碍为特点的遗传代谢病,按糖胺聚糖代谢产物和临床表现共分为 8 型,其中Ⅰ型最典型,其特点为身材矮小、头大、面容丑陋、两眼间距增宽、塌鼻梁唇外翻、舌伸出、表情迟钝、角膜混浊、腹膨隆、肝脾大、脊柱后突、智力低下。

(2)糖原贮积症:也可表现为生长迟缓。

8.精神心理因素　精神、心理障碍性矮小儿童由于受挫如父母离异、被父母遗弃或虐待、遭遇突发事件等精神心理创伤导致生长激素暂时分泌不足,主要表现为生长迟缓、骨龄发育落后、第二性征发育延迟,伴有行为、情绪以及睡眠等问题。改善生活中的不利因素后可正常生长。

9.骨骼发育异常　骨骼发育异常引起的矮小多为不匀称性矮小,包括软骨发育不全、成骨不全症及脊柱骨髓发育不良等。

10.其他 心、肝、肾等慢性疾病等。

二、身材(长)高

身长(高)大于同年龄、同性别儿童正常均值加2个标准差(>+2SD)或超过第97百分位者,称为身材(长)高。主要包括家族性高身材、性早熟、染色体异常(如 Klinefelter 综合征)及基因异常(如马方综合征、巨人症、肢端肥大症),此处仅介绍性早熟。

性发育启动年龄显著提前(较正常儿童平均年龄提前2个标准差以上),即为性早熟。女童在8岁前、男童在9岁前出现第二性征临床征象可判断为性早熟,以女童多见。

1.病因和分类 根据下丘脑-垂体-性腺轴功能是否提前发动,将性早熟分为中枢性和外周性两类。

(1)中枢性性早熟:又称真性或完全性性早熟,是由于下丘脑-垂体-性腺轴功能提前激活,导致性腺发育和功能成熟,有一定的生育能力。主要包括特发性和继发性性早熟两大类。

1)特发性性早熟:又称体质性性早熟,是由于下丘脑对性激素的负反馈的敏感性下降,促使性腺激素释放激素过早分泌所致。女童多见,是中枢性性早熟最常见的病因。

2)继发性性早熟:继发于中枢神经系统的器质性病变,包括下丘脑肿瘤或占位性病变、中枢神经系统感染、外伤、先天性发育异常等,男童多见。

(2)外周性性早熟:又称假性或部分性性早熟,是非受控于下丘脑-垂体-性腺轴功能所引起的性早熟,有性激素水平升高,并促使第二性征发育,无性腺发育及生育能力。包括:性腺肿瘤、肾上腺疾病、外源性药物或食物及肝胚细胞瘤等。

2.临床表现

(1)中枢性性早熟:提前出现的性征发育与正常青春期发育程序相似,女孩首先表现为乳房增大,男孩首先表现为睾丸增大。在性发育的过程中,男、女孩皆有骨骼生长加速和骨龄提前,儿童早期身高虽较同龄儿高,但成年后反而较矮小。青春期成熟后,患儿身高矮于一般群体,其余均正常。

(2)外周性性早熟:男孩性早熟应注意睾丸的大小。若睾丸未增大,但男性化进行性发展,则提示外周性性早熟。

3.辅助检查

(1)促性腺激素释放激素(gonadotropin-releasing hormone,GnRH)刺激试验:当血清黄体生成素(luteinizing hormone,LH)峰值>5.0IU/L,黄体生成素与促卵泡激素比值(LH/FSH)的峰值>0.6,可以认为其性腺轴已启动。对鉴别中枢性和外周性性早熟具有重要意义。

(2)骨龄测定:根据手和腕部 X 线片评定骨龄,超过实际年龄1岁以上可视为提前,发育越早,骨龄提前越多。

(3)其他:根据需要选择盆腔 B 超、CT、MRI 检查等。

4.治疗要点

(1)病因治疗:肿瘤引起者应手术或放、化疗;甲状腺功能减退者给予甲状腺素治疗,先天性肾上腺皮质增生者采用皮质激素治疗。

(2)药物治疗:应用促性腺激素释放激素类似物 GnRH-a(如曲普瑞林和亮丙瑞林)和性腺激素。

第二章　健康婴幼儿及儿童营养

第一节　婴儿营养和喂养

一、婴儿消化与进食特点

1.消化系统发育　婴儿口腔小，黏膜娇嫩，血管丰富，易受损伤。新生儿唾液腺发育差，唾液少，口腔较干，3~4个月时唾液渐多，淀粉酶也增加，5~6个月唾液更多，由于吞咽功能尚差，唾液常流出口外。吸吮能力与生俱来，两颊内侧脂肪垫发达，也利于吸吮。一般4~6个月开始萌出乳牙，但切割咀嚼能力差，要通过训练才能学会，故小婴儿适宜进食流质食物。婴儿食管短，管壁弹力纤维和腺体发育不完善，吞咽时口腔肌肉协调差，进食易发生呛咳窒息。胃呈水平位、容积小，足月儿为25~30 mL，10天增至约100 mL，6个月达300 mL。贲门肌弱，幽门肌较紧张，胃内食物易反流引起溢奶。胃酸低，消化酶活性低、功能差。胃排空水仅需1~2小时，人乳需2~3小时，牛奶则需3~4小时。婴儿肠道相对成人为长，有利于食物消化吸收，但其各种消化酶功能不足，如淀粉酶、胰酶、胆盐都较少，肠蠕动也不稳定，易引起呕吐腹泻。婴儿消化功能及神经调控功能均在逐渐成熟中，而又需进食比成人相对较多的食物，胃肠道负担较重，神经心理发展要求较高，故必须重视婴儿喂养的难度，予以精心照顾。此外，新生儿肾功能滤过及回吸收率均差，调节酸碱功能亦差，也需注意。

2.进食能力的成长　婴幼儿摄食能力的发展与其感知觉发育密切相关。胎儿期已对母体和羊水的气味能辨认，出生后通过熟悉乳母气味寻找母乳头，婴儿早期有嗅觉记忆，对不同气味的食物有不同反应，喜欢或拒食它。胎儿在妊娠中期即可吞咽羊水，尝到羊水的味道。出生后新生儿既能分辨苦、甜，喜甜厌苦、酸，也能灵敏地分辨母亲乳头乳汁、人工乳头和乳制品，故母乳喂养转为配方乳用奶瓶喂养有不少困难。2~7个月婴儿是味觉敏感期，也是接触乳类以外其他流质到半固体、到固体的转变适应期，抚育者必须重视培育孩子良好的饮食行为习惯。

婴幼儿摄取食物的过程十分复杂，需要神经系统的完善发育和协调，经咬取、吸吮、搅拌、咀嚼、吞咽等唇、舌、口腔肌肉的动作才能一步一步完成。觅食反射是最早具有的，胎儿28周时就出现，出生时新生儿就具备，即手指或乳头触及新生儿面颊时，婴儿头即转向母乳头出现觅食反应，2~3周已渐习惯而不再反应而直接吸吮。吸吮和吞咽动作出现较早，胎儿15周时就有吸吮动作，28周时可少量吸吮和吞咽羊水，出生后吸吮和吞咽动作比较成熟，吸吮时婴儿下嘴唇外翻托住母亲大部分乳晕，上嘴唇轻压乳晕上面，舌顶住上颚肌用力，造成口腔负压，将乳汁吸入口腔，舌头将其从口腔前向后转运，经吞咽入胃。3~4个月时吸吮、吞咽乳汁已经成熟，可分开进行。4~6个月时可随意咬吸和吞咽，并能将食物在口腔内咀嚼。食物团块进入口腔，下颚肌上下运动将食物嚼碎并由舌头协助搅翻再送至后咽部，吞咽入食管。咀嚼和吞咽泥糊状食物需要学习训练，5~8个月为关键期。7个月可咬嚼指状饼干，8个月训练以杯喝水，9个月起用勺自喂，1岁脱离奶瓶，用杯喝奶。

二、母乳喂养

鉴于母乳喂养对促进婴幼儿生长发育和保障健康的优点,为了促进全世界广泛采用母乳喂养,世界卫生组织(WHO)和联合国儿童基金会(UNICEF)于2002年制定了《婴幼儿喂养全球策略》,向全球公共卫生事业提出了"保护、促进和支持母乳喂养"的建议,要求足月出生的健康婴儿应于出生后一小时内开始母乳喂养(breast feeding,BF),此前不应喂食任何食物或饮料,婴儿生后最初6个月内应纯母乳喂养,婴儿6个月后应及时添加泥糊状辅食,并在此基础上继续母乳喂养直至2岁或2岁以上。

对母乳喂养状况给予以下定义:①纯母乳喂养。指婴儿只哺母乳,不给任何液体或固体食物,甚至连水也不给喂。可服维生素或矿物质补充剂、药物滴剂或糖浆;②几乎纯母乳喂养。指除母乳外,还给婴儿喂维生素、水、果汁等,但每日不超过2次,每次不超过几口;③完全母乳喂养。指纯母乳喂养和几乎纯母乳喂养两者相加之和;④部分母乳喂养。指除母乳以外,还给婴儿喂其他乳制品及谷类食物。

1.母乳喂养的优点

(1)母乳喂养最适合婴儿需要。母乳所含营养素质量最适合婴儿需求,消化、吸收和利用率较高,为其他食物如牛、羊乳及其制品所不及。①母乳蛋白质虽较牛乳少,但其质优于牛乳。所含乳清蛋白多于酪蛋白,在胃内形成的凝块细小柔软,适合婴儿消化吸收,且乳清蛋白成分也有别于牛乳,含大量乳铁蛋白、免疫球蛋白和溶菌酶蛋白,具有抗微生物作用。母乳蛋白质的氨基酸构成比牛乳更适合于婴儿利用;②母乳脂肪含量虽与牛乳相仿,但含有多不饱和脂肪酸,特别是亚油酸较丰富,还含卵磷脂、鞘磷脂以及牛磺酸、DHA等,对小婴儿脑发育十分重要。母乳中脂肪在胃内形成脂肪球较细。母乳又含乳脂酶,有利于脂肪消化吸收,尤其有利于缺乏胰脂酶的新生儿、早产儿;③母乳中乳糖含量较牛乳为高,全部溶解于乳汁,易于吸收,且以α型乳糖为主,可促进肠道内乳酸杆菌生长;④母乳中钙磷量低于牛乳但其比例(2∶1)适宜,钙吸收率高于牛乳,较少发生低血钙;⑤含微量元素锌、铜、碘较多,尤以初乳含量高,对生长发育十分有利。人乳和牛乳含铁都少,但人乳铁吸收率高(50%)于牛乳(10%)5倍,故不易发生贫血;⑥母乳维生素A、维生素C、维生素E含量均高于牛乳,乳母如营养充足,膳食平衡,乳汁中维生素多能满足婴儿所需。只有维生素D在一般人乳、牛乳中的含量都较少,故出生后2~3周新生儿就应添加维生素D制剂,尤其在阳光照射较少地区和冬季。叶酸的摄入也应特别注意,需要时另外补充。母乳维生素K不足,新生儿出生应肌内注射维生素K以防新生儿出血症;⑦母乳缓冲力小,对胃酸中和作用小,有助于消化吸收。

(2)母乳喂养不易引起过敏。因母乳中蛋白质属人体蛋白质,而牛、羊乳的蛋白质为异种蛋白质,经幼小婴儿功能较差的肠黏膜被吸收,可成为过敏原,引起肠道少量出血、婴儿湿疹等过敏症状。

(3)母乳较牛乳蛋白质含量低矿物盐总量也低,故对肾脏负担较牛乳为小,适合小婴儿肾功能不完善的状况。

(4)母乳增强婴儿抗病能力。人乳含有大量具有活性的免疫因子,这是其他食物所不具备的,如母乳含较多免疫球蛋白(IgA、IgM、IgG、IgE),尤以SIgA为多,初乳中最多,可保护肠黏膜和呼吸道黏膜免受细菌、病毒、微生物侵犯。母乳中还有活的免疫细胞,包括T及B淋巴细胞、巨噬细胞等,可吞噬和杀死病原体。还有活性溶菌酶,也可消灭病原体,并激活补体等免疫因子,促进免疫功能。母乳含乳铁蛋白较多,多呈铁不饱和状态,有较强抗感染作用。α 型乳糖可使肠液变酸,促进乳酸杆菌生长,抑制大肠埃希菌生长,减少感染;所含低聚糖也可阻止肠道细菌黏附于肠黏膜上而引起感染。故喂母乳的婴儿患呼吸道感染及感染性腹泻都极少。

母乳量又随婴儿哺乳次数及吸吮强度而增减,自然调节,是婴儿优良的天然食品。哺母乳不易过量,故较少发生婴儿肥胖症。

(6)母乳喂养不仅可满足婴儿营养需要,也可促进母婴感情,给予婴儿精神食粮哺乳时母亲与婴儿密切接触相互沟通,感情与日俱增,满足双方心理需求,产生母婴间依恋情结,大大有利于婴儿心理发展。经常抱在母亲怀中,通过温度、气味、触觉、语言/声音、眼神交流,极大地促进了婴儿脑神经发育,有利于智力开发。

(7)对哺乳母亲的好处:有利于母亲产后康复,婴儿吸吮乳房可促进母亲分泌催产素,加强子宫收缩,使之早日复常,又可防止产后子宫出血。哺乳母亲月经复潮推迟,可能起一定节育作用,但不很可靠。哺乳母亲也较少发生乳腺癌、卵巢癌等疾病。

母乳喂养优点甚多,健康母亲绝大多数能顺利成功地喂哺自己的孩子,故应加强母乳喂养的健康教育,广泛宣传其优点,提高母乳喂养率,尤其对于 4~6 个月以下的小婴儿,使其母乳喂养率尽量达到80%以上,对早产儿及小样儿等出生体重较轻的新生儿尤为合适。

极个别由于母亲或婴儿的情况不能实施母乳喂养,其禁忌证只限于以下几种:①母亲患活动性结核病、重症心脏病或肾脏病、糖尿病、癌症或身体过于软弱,以及慢性疾病须长期用药者;②母亲患急性传染病或败血症;③乳头皲裂及发生乳房脓肿感染时,可暂停喂哺,按时挤出乳液以免病愈后无乳,不能恢复母乳喂哺;④早产及低出生体重儿或患唇裂、腭裂等先天性疾病,直接喂母乳确有困难时,可挤出母乳用滴管细心哺喂。

(5)母乳直接哺喂不需消毒,既方便又经济母乳几乎无菌,直接哺喂不易污染,其温度适宜,随时可喂。

2.母乳分泌的机制　人乳分泌过程是一个复杂的有多种内分泌参与的生理过程,以下简述泌乳和排乳过程。

(1)泌乳:催乳素是维持乳汁分泌的重要激素之一,孕期母血中催乳素浓度日见上升,可达 200~300 ng/mL,超过正常浓度的 20 倍。分泌后,由胎盘产生的孕酮(黄体酮)在血中浓度突然下降,使受黄体酮抑制的乳腺内催乳素受体失去抑制,从而乳腺开始分泌。产后如不哺乳,则血中催乳素浓度随即下降。哺乳母亲乳头受到新生儿吸吮刺激,经神经反射传达到垂体前叶,促使分泌催乳素,催乳素的血浓度随新生儿吸吮强度和频率的增高,使乳腺泌乳增多,哺乳吸吮后 30 min 血液催乳素即可达高峰,乳母血清催乳素可高达 400 ng/mL,是促进泌乳的关键机制。婴儿吸吮次数越多,乳房产生乳汁越多。此外,催乳素有抑制卵巢功能的作用,因此母乳喂哺可推迟月经复潮和生育。

(2)排乳:婴儿吸吮母乳头及乳晕的刺激由神经传递到垂体后叶,使之分泌催产素(引起子宫收缩和乳汁喷射的激素)。催产素经血液循环到达乳房组织,使乳腺腺泡周围肌上皮细胞收缩,致使乳腺内乳汁流入乳腺小管,再经乳腺大管和乳晕下的小囊排出乳头乳腺管口,完成乳汁喷射过程。

任何精神因素,如情绪紧张、焦虑、忧郁等,皆可通过神经反射抑制催乳素的分泌,使乳量减少。乳母应心情舒畅,充满信心,充分利用婴儿吸吮动作频繁刺激催乳素和催产素的分泌,促进泌乳和排乳的生理过程,保证乳量充足并顺利喂哺婴儿。健康新生儿已有吸吮和吞咽乳汁能力,在饥饿时会利用本能的觅食反射寻找母亲乳头,当乳头和大部分乳晕进入婴儿口腔内,触及其上颚时,便引起吸吮动作,先将乳头和乳晕牵拉成较原来更长,并用舌头将其抵住上颚,挤压拉长的乳晕将乳汁从乳头喷出。

3.适宜的母乳喂养方法 掌握适当的哺乳方法是母乳喂养顺利的关键。

(1)产前准备:大多数健康的孕妇都具有哺乳的能力,但真正成功的哺乳则需孕妇身、心两方面的准备和积极的措施。保证孕母合理营养,孕期体重增加适当(12~14 kg),母体可贮存足够脂肪,供哺乳能量的消耗。

(2)乳头保健:孕母在妊娠后期每日用清水(忌用肥皂或酒精之类)擦洗乳头;乳头内陷者用两手拇指从不同的角度按压乳头两侧并向周围牵拉,每日1次至数次;哺乳后可挤出少许乳汁均匀地涂在乳头上,乳汁中丰富的蛋白质和抑菌物质对乳头表皮有保护作用。这些方法可防止因出现乳头皲裂及乳头内陷而中止哺乳。

(3)尽早开奶、按需哺乳:吸吮是促进泌乳的关键点和始发动力。0~2个月的小婴儿每日多次、按需哺乳,使吸吮有力,乳头得到多次刺激,乳汁分泌增加。有力地吸吮使催乳素在血中维持较高的浓度,产后2周乳晕的传入神经特别敏感,诱导缩宫素分泌的条件反射易于建立,是母乳喂养的关键时期。吸吮是主要的条件刺激,应尽早开奶(产后15 min至2小时)。尽早开奶可减轻婴儿生理性黄疸、生理性体重下降和低血糖的发生。

(4)促进乳房分泌:吸乳前让母亲先热敷乳房,促进乳房血液循环流量。2~3 min后,从外侧边缘向乳晕方向轻拍或按摩乳房,促进乳房感觉神经的传导和泌乳。两侧乳房应先后交替进行哺乳。若一侧乳房奶量已能满足婴儿需要,则可每次轮流哺喂一侧乳房,并将另一侧的乳汁用吸奶器吸出。每次哺乳应让乳汁排空。泌乳有关的多种激素均直接或间接地受下丘脑调节,而下丘脑功能与情绪有关。因此乳母身心愉快、避免精神紧张,可促进泌乳。

(5)正确的喂哺技巧:包括刺激婴儿的口腔动力,有利于吸吮;唤起婴儿的最佳进奶状态(清醒状态、有饥饿感),哺乳前让婴儿用鼻推压或用舌舔母亲的乳房,哺乳时婴儿的气味、身体的接触刺激乳母的射乳反射。采用最适当的哺乳姿势,使母亲与婴儿均感到放松,摇篮抱法是最常用的哺乳位置之一。母亲坐于舒适的椅子上,手臂和背部都有支撑,脚下可垫小凳,怀抱婴儿。婴儿全身转向母胸,头、胸、腹呈一平面,紧贴母胸怀,口在母乳头水平。当婴儿张口时,乳母用一手四指在下,拇指在上托起乳房,将乳头及大部分乳晕送入婴儿口腔,使婴儿小嘴张大时,外翻的下唇紧贴母乳房乳晕下面大部分,上唇压住乳晕上面全部,使上、下嘴唇与乳头含接恰当。

4.人乳成分和量及其影响因素

(1)人乳成分:人乳的成分可因产后时期与哺乳前后部分不同而差异很大,初乳为孕后期与分娩4~5日以内的乳汁;5~14日为过渡乳;14日以后的乳汁为成熟乳。初乳含脂肪和乳糖较少,而含蛋白质、矿物质和维生素较多,且蛋白质大部分为球蛋白,尤以分泌型免疫球蛋白(SIgA)和乳铁蛋白为多,还有IgG、IgM、IgE和补体C_3、C_4等。SIgA在乳液中浓度超过血清浓度,主要为抗大肠埃希菌抗体。乳铁蛋白和溶菌酶也可在乳腺内合成,其浓度超过血清,而乳汁中的C_3、C_4、α_1抗胰酶及白蛋白水平都比血清低。乳铁蛋白和溶菌酶在初乳以后的乳汁中仍保持稳定水平,而 SIgA、IgG、IgM 和 C_3、C_4 则下降较快,初乳中免疫球蛋白量特高,应重视让最初 1~2 周内的婴儿获得母乳。此外,初乳尚富有活性的 B 和 T 淋巴细胞、粒细胞和巨噬细胞,故有利于抵御病原菌感染。它们的活性易被高热破坏,故人乳不宜高温消毒。初乳中碘和锌也较丰富,有利于生长发育。初乳中的生长因子,有助于肠腔发育,可预防婴儿发生过敏、不耐受等。初乳尚有轻微通便作用,促进含胆红素的胎粪排出。过渡乳中脂肪量最高,蛋白质和矿物质渐减,成熟乳成分约为蛋白质 1.1%,脂肪 3.8%、碳水化合物 7.0%、矿物质 0.2%。每次喂哺的乳汁按其出乳先后,成分也略有不同,最初部分乳汁(前奶)脂肪低而蛋白质和乳糖高、水分多,以后分泌的乳(后奶)脂肪量越来越高而蛋白质越来越低,末部乳汁中的脂肪量较最初部分可高 2~3 倍,故每次哺乳时,应让婴儿吸吮完一只乳房全部乳汁再换另一只,让婴儿摄入较丰富的脂肪,供能量需要。

(2)泌乳量的变动:每日分泌的乳量随乳母的健康状况、饮食内容略有差异,但一般均可满足 4~6 个月以内婴儿的需要,在 700~800 mL,有的乳母可达 1000 mL。产后最初 1~2 日乳汁很少,早开奶可使受婴儿吸吮刺激后的乳汁分泌迅速增长,第 2、3 日已能满足新生儿需要,但也有迟至 10 日才足够的。如产后前几日泌乳不多,通过增加新生儿哺乳吸吮次数,按需哺乳,可增加泌乳量。待 2~3 周后母婴互相适应,乳汁分泌量可比较稳定地随月龄增加。每次哺乳时,开始 2~3 min 的乳汁分泌较快,可达每次总量的 50%,待婴儿吸吮 7~8 min 后,乳汁渐少,婴儿虽仍在吸吮但已吸不到多少奶。一日之间每次泌出的乳汁量也有很大差别,乳母经过一夜休息清晨乳汁较多,最好此时喂哺,可让婴儿一次吃饱,午后较疲乏,乳汁分泌也较少,故测量母乳量应采用一整天每次哺乳量相加后取其平均值,才比较准确。

(3)影响母乳分泌的因素:主要在乳母方面,比较重要的几点如下。

1)乳母饮食:若乳母健康,食欲旺盛,膳食平衡,营养充足则分泌乳汁量足,所含成分基本变化小,一般乳母营养素和能量需要量都应较平时为多。从孕期后几个月起到授乳期间母亲需每日摄入较多食物,比平时多约 1/4,摄入水分也应增加 1000~1500 mL。乳母因饮食量不足,蛋白质太低,可使乳量减少,乳汁内脂肪和蛋白质也会下降。乳母钙供给量太少时,可使乳母牙齿和骨骼发生脱钙的危险。一般乳汁内的维生素含量与乳母膳食中供给的多少有密切关系。足够的维生素 B 族可使分泌量增加,维生素 B_1 缺乏常引起乳儿发生脚气病,出现抽搐或心力衰竭。孕母应多晒日光,尤其在北方光照不足地区,需补充维生素 AD 制剂,以预防先天性佝偻病。乳母应禁止吸烟和饮酒。

2)精神因素:精神方面的刺激足以影响乳汁的质量,惊恐、愤怒、悲伤、忧虑、焦急、疲劳等精神因素都能使乳汁分泌受影响而减少,甚至可引起婴儿消化紊乱。故乳母必须心情愉快、生活平和、轻松自如、有充足的休息睡眠和适量的运动,得到家人的配合和支持,才能成功、顺利地喂哺婴儿。

3)药品和毒物:乳母吸烟可使乳汁分泌量减少,并对婴儿产生不良影响,应禁烟。乳母所应用的药物,一般都可从乳汁中排出,对乳儿有一定作用。但各类药物在乳汁中的浓度及对乳儿的毒性不同,可分为乳母禁用药、慎用药、暂停哺乳及短期可用正常剂量等几类。①禁用药:抗癌药(如环磷酰胺、甲氨蝶呤等)、海洛因、可卡因、尼古丁(吸烟)、锂、麦角胺等;②慎用药:地西泮、氯丙嗪、氟哌啶醇、氯霉素、甲氧氯普胺、甲硝唑、苯巴比妥、阿司匹林等;③暂停哺乳:放射性药物,如放射性碘、放射性锝等,乳母应用时需暂停哺乳,定时用吸乳器将乳汁吸出弃去,待乳汁不再含放射性物质后才能恢复哺乳;④短期可用正常剂量:镇痛药,如溴化物、水合氯醛、苯妥英钠、扑痫酮、氨茶碱、甾体激素、雌激素、四环素、链霉素、红霉素、卡那霉素、磺胺药、异烟肼、呋喃妥因、奎宁、硫氧嘧啶、扩容泻药、双香豆素、抗组胺药、地高辛、氯噻嗪,以及维生素 B_1、维生素 B_2、维生素 B_6、维生素 B_{12}、叶酸、维生素 K_1 等药物。乳母若长期大剂量用药,有些可引起乳儿中毒,阿片类药还可使乳儿成瘾。

因此,乳母如患慢性病需长期应用如抗癫痫药、抗精神病药、类固醇、磺胺类及抗生素等药物时应考虑断乳。服药时间短者可暂时吸出母乳以防回乳,病愈后可恢复哺乳。乳母偶患感冒等轻症,服药仅 1～3 天,可于服药后 3～4 小时哺乳,以减少乳汁内药物浓度。乳母还应预防汞、铅、砷等毒物及农药中毒,尽量不接触。乳母最好不用口服避孕药,避孕药中雌激素过多可使乳汁分泌量减少,蛋白质及脂肪含量降低。乳母用药要十分慎重,首先由医师考虑是否必须用药,必须用药则选最安全的药,如短期应用对乳儿有害药物,可测乳儿血中药物浓度。为减少乳汁中含药量,乳母可于哺乳后服药。

4) 急性疾病:轻病也可使乳汁减少,有些病会使乳汁中脂肪减低而蛋白质增高。患败血症的乳母乳汁内可带有致病菌。

5) 月经:月经复潮对乳母乳汁的影响因人而异,一般经期内所分泌的乳汁略有变化,其所含脂肪略减少而蛋白质增高。哺乳婴儿可出现消化不良,经期过后乳汁又恢复正常。月经恢复过早,母乳量容易减少,婴儿哺乳频繁有刺激泌乳量增加的作用,还可预防月经过早来潮。

5.母乳喂养的常见问题

(1) 母乳量不足

1) 母乳量的估计:乳母常担心自己乳汁量不够婴儿需要,会影响其生长发育。可以采用以下方法来估计乳汁量是否足够:①观察婴儿尿量多少,如每天在 8～10 次以上,每次量不少,则表示婴儿每天摄入的乳量不会太少;②每次哺乳后婴儿能安睡 2～3 小时,随月龄增大,夜间睡眠时间可达 5～6 小时,则提示婴儿每次都能吃饱。啼哭并不一定是婴儿饥饿的信号,很多原因如太冷、太热、不舒服、要妈妈抱等都可用哭来表示;③可测定每天哺乳量以估计乳汁量是否足够,因每次哺乳量常有波动,故最好测定 24 小时内每次哺乳量相加比较正确,连测三天取均数更好。测量方法:可在每次哺乳前后各测定一次婴儿体重(母亲抱婴儿一同测体重也可只要减去母体重),前后两次体重之差就是这次哺乳摄入的量。每次哺乳量相加即可计算当天哺乳量。乳量与母乳供能量(人乳 100 mL 供能量 284.5 kJ 或 68 kcal)相乘即得每天所获总能量,再与按婴儿体重每日需要的能量相比较,即可估计婴儿所获得的母乳量是否足够。这是比较准确的估计方法;④婴儿定时去儿童保健门诊测量体重身高,如体重增长良好,小儿平时也很少患病,健康活泼,则大多表示母乳分泌量是足够的。因此,判断奶量是否充足应以婴儿体重增长情况、尿量多少与睡眠状况等综合考虑。劝告母亲不要轻易放弃哺乳。

2) 维持母乳分泌量,防止乳量减少:一般遵循上述适宜哺乳技巧,大多数的母亲能有足够乳汁喂哺婴儿。为防止乳汁量减少要注意以下几点。

按时刺激乳房:饥饿的乳儿每隔 3～4 小时用力吸吮一次,是最适宜的刺激,促使乳房泌乳。在哺乳初期母乳常感不足,此时更应勤喂多吮,可使奶量增多。吸出乳汁越多,乳房越空,下次分泌量也越多。不宜随便以糖水或牛乳补充,因补充后婴儿半饱吸吮不用力,乳房得不到强烈刺激,不利于泌乳。若每次哺乳,婴儿吸不尽,可用手将剩余乳挤出,最好用吸乳器将乳吸尽,是极好的刺激乳房泌乳方法。

鼓励乳母及其家人坚持母乳喂养,有信心自己喂哺,认识其优点,并积极学习相关知识。

试用催乳方法:①针刺催乳,常用主穴为膻中、少泽;备穴为后溪、乳根、合谷。一般膻中穴用艾卷悬灸 10~15 min,少泽、后谷、合谷则宜针刺,用中等刺激;②中药催奶有一定效果,常用生黄芪、当归、西川芎、王不留行等。在采用针灸或中药催乳时,应当增加乳母营养,也可同时进食催奶食品如鲫鱼汤、猪蹄汤、黄豆汤等。

(2)正确处理哺乳期问题

1)注意保护乳头乳房:保护乳头应从妊娠后期开始,保持乳头乳房清洁,胸罩不宜过紧。如有紧缩奶头,应在产科医师指导下做乳头伸展练习,牵拉乳晕处,设法逐渐将乳头拉出,以免哺乳时婴儿吸吮困难和引起乳头皲裂。哺乳时婴儿口与乳头乳晕的正确含接也是预防乳头皲裂重要措施。母患乳头皲裂,婴儿吸吮时十分疼痛,裂伤处又是感染的入口,易引起乳房炎症、脓肿。乳头有破裂口时应挤出奶,用奶瓶或小匙喂,或通过吸奶器喂哺,不直接吸吮乳头使其适当休息。哺乳前后用温开水清洗保持清洁。裂伤处可涂薄层凡士林或其他保护性油膏,以保护乳头促进康复。禁用硼酸制品以防婴儿中毒。

2)正确处理哺乳早期出现的问题:如母乳性黄疸,母乳性黄疸早发型常见于出生后 7 日内,与生理性黄疸同时存在,但可持续 1~2 个月不退。主要由于母乳喂养次数少而补充了糖水或其他饮料,婴儿肠蠕动减少,正常肠道细菌群建立晚,胎粪排出迟,使肠道内结合胆红素排出少,未结合胆红素也增加,而被肠道重吸收而入血液引起黄疸,生后 3~4 日即发生,可持续 6~12 周。重度黄疸血清胆红素>342 μmol/L(20 mg/dL),也有引起脑病的可能。早开奶、勤哺乳每日可达 10~12 次(少则 8~9 次),限制喂其他液体可预防。除去其他原因引起的黄疸后,如黄疸较重可适度光疗。另可发生迟发性母乳性黄疸,认为与母乳中一些酶使肠道未结合胆红素从肠道吸收入肝肠循环,使血中浓度上升出现黄疸,第 3 周出现可持续数周,黄疸过深时可暂停母乳喂哺 2~3 日,喂哺配方乳或加热 56℃ 15 min 后的挤出母乳,血清胆红素可下降 50%。3~4 日后再哺母乳黄疸可稍加深,以后自然消退,黄疸较深也可适度光疗。

6.混合喂养　各种原因引起母乳不足或乳母因故不能按时给婴儿哺乳时,只能采用牛、羊奶等乳制品或代乳品代替部分母乳,这种喂养方式称为混合喂养。混合喂养的方法有两种。

(1)补授法:母乳喂养的婴儿体重增长不满意时,提示母乳不足。补授时,母乳哺喂次数一般不变,每次先哺母乳,将两侧乳房吸空后再以配方奶或兽乳补足母乳不足部分,适合 6 个月内的婴儿。这样有利于刺激母乳分泌。补授的乳量由小儿食欲及母乳量多少而定,即"缺多少补多少"。

(2)代授法:用配方奶或兽乳替代一次母乳量,为代授法。母乳喂养婴儿准备断离母乳开始引入配方奶或兽乳时宜采用代授法。即在某一次母乳哺喂时,有意减少哺喂母乳量,增加配方奶量或兽乳,逐渐替代此次母乳量。依此类推到完全替代所有的母乳。

7."人乳库"喂养　人乳是婴儿必需的和理想的食品,人乳中营养丰富,最适合婴儿生长、发育的需要。尤其初乳中富含的多种免疫细胞及免疫球蛋白,是新生儿获得被动免疫的绝好机会。提高人乳喂养比例,对于增强低出生体重儿、低胎龄儿(<32 周)等高危儿的抗感染力、机体抵抗力,缩短治疗疗程,降低其患病率和死亡率具有重要作用。有荟萃分析显示,

母乳喂养可减少新生儿坏死性小肠结肠炎(necrotizing enterocolitis,NEC)的发生。

人乳库是为特别医疗需要而选择、收集、检测、运送、储存和分发母乳的一个重要的专业机构设施,在危重早产儿营养管理中发挥重大作用。目前全世界已有诸多国家(如英国、美国、意大利、巴西等)形成了完善的母乳捐献、贮存、供应标准,有专业的人乳库协会。巴西有世界上最大的人乳库网络,共有22个州151家单位参与其中,每年有超过八万的早产儿和低出生体重儿从中受益。2013年广东省建立了我国首个母乳库,国内其他地区也陆续建立,但目前尚缺乏统一的人乳库的建设规范和管理标准。

母乳从被挤出到婴儿喂养的每一个环节都不可避免地受到微生物的污染。母乳微生物污染主要来源于母体、乳头、周围环境、挤奶和贮运奶过程等各个环节。采集好的母乳未能及时冷却降温,易加速细菌的繁殖。因此,我们需要从各个环节保障人乳库中母乳的安全与卫生。具体控制措施有:①供奶母亲在分娩前已进行了HIV筛查、巨细胞病毒、乙肝、丙肝等检验,血清学检查无病理情况,无服药、吸烟酗酒史,供奶的同时需排除乳腺炎、乳头破裂等疾病;②挤奶时环境应清洁,注意个人卫生、手卫生,乳头用肥皂水清洗后等待干燥后取奶。如用吸奶器,凡是能接触到乳汁的部件均须提前严格消毒。挤出的母乳立即置于消毒器皿或密封袋中,尽量减少空气残留,密封冷藏;③母乳在运输过程中注意密封保存,控制奶温(≤8℃),由奶库工作人员收取后,立即进行巴氏消毒;④人乳库的工作人员进入奶库需更衣,做好手部卫生,奶库环境要保持清洁,定期清扫,冰箱、水浴箱等需定期清洗消毒;⑤人乳库需有严格的菌检制度,入库时即刻和定期抽样送菌检。

建立人乳库是收集捐赠人乳的重要方式,可以使母乳缺失或母乳不足的新生儿也能获得人乳喂养。作为一项重要的母乳喂养适宜技术,应引起政府、社会和广大儿科专业人员的重视。建议尽早建立我国规范的人乳库管理流程和规范,同时提高广大群众中对人乳捐赠知识的普及率。

8.断母乳喂养 断乳一般指断去母乳喂哺,而非指断去一切乳制品。母乳喂养婴儿月龄增长,逐渐添加其他泥糊状食物,减少哺乳量和喂哺次数,最后完全断去母乳,过渡到幼儿的混合膳食,这个过程称为断乳。人工喂养哺乳制品或代乳品的婴儿,也有逐渐减少乳制品,增加其他非乳类辅助食品,适应普通家庭膳食过程,但一般不称断乳,因乳制品富含优质蛋白质和钙,为良好的营养食物,也是幼儿和年长儿童所必需的,故一般儿童膳食中应持续保持摄入一定量乳制品。

断去母乳为婴儿成长到一定阶段必须经历的过程。母乳虽为婴儿最理想食物,但随婴儿不断长大,其量与质都不能满足婴儿需要,且母乳也有不足之处,如维生素D、K和铁的含量不足,维生素A、维生素B、维生素C也有时较低,一般到3~4个月就显得能量供应不足,需添加泥糊状食品加以补充。此外,婴儿渐渐长大,其消化吸收功能也逐渐成熟,乳牙开始萌出,有条件接受半固体和固体食物,以适应向年长儿混合膳食转变。故无论母乳量多少,从4~6个月起就可按时添加泥糊状食品,为断乳做准备。断母乳建议遵循循序渐进、自然过渡的原则,非万不得已,不可骤然断母奶,否则饮食习惯的突然改变,使婴儿不能适应而引起进食量减少,发生营养不良。最好在婴儿身体健康时进行,避免在炎热的夏天或患病时断母乳。需要提及的是,月经复潮不是乳母断乳的理由。月经期间乳量可稍减少或引起婴儿消化不良。如婴儿体重照常增加,仍可继续哺乳。参考WHO等的相关建议,我们鼓励7~24月龄婴幼儿仍应继续母乳喂养,不能母乳喂养或母乳不足时,再以配方奶作为母乳的补充。

三、人工喂养

由于各种原因不能进行母乳喂养时,完全采用配方奶或其他兽乳,如牛乳、羊乳、马乳等喂哺婴儿,统称为人工喂养。随着经济发展和社会进步,配方奶喂养逐步取代了用牛、羊等哺乳动物乳汁直接喂养婴儿,成为因各种原因不能用母乳喂养婴儿者的最佳选择。配方奶喂养虽不如母乳喂养好,但如能选择优质的乳品,调配合适,注意消毒,也能满足婴儿生长发育所需。如果选择配方奶营养价值差,配制不当,清洁消毒欠佳,易引起婴儿营养不良和消化功能紊乱。

1.配方奶、各类兽乳及代乳品

(1)配方奶:绝大多数的配方奶以牛奶蛋白质为基质,模拟母乳蛋白质含量和构成进行酪蛋白和乳清蛋白的比例调配,即降低其中酪蛋白含量,增加乳清蛋白的含量,使其在胃中形成较小的、易消化的凝块;用多种植物油代替牛乳脂肪,模拟母乳脂肪酸构成,添加母乳水平的必需脂肪酸及条件必需脂肪酸;加入β乳糖以增加牛乳中原来较低的糖,强化牛乳中不足的维生素及微量元素;在用牛奶成分作为原料时,严格要求降低其中矿物质的含量,以降低其在肠道的渗透压和肾溶质负荷,此外,部分婴儿配方奶还以母乳中营养成分为金标准,添加牛磺酸、核苷酸、β-胡萝卜素、乳铁蛋白等。根据不同年龄儿童的需要和某些特殊情况可配制成不同的配方乳粉,如有为早产儿、低出生体重儿,6 个月前小婴儿及 7 个月后大婴儿、幼儿、学龄前儿童制备的配方乳粉;也有为某些疾病儿童配制的配方乳粉,如为苯丙酮尿症患儿配制限制苯丙氨酸的配方乳粉、为肾脏病患儿配制限制蛋白质的配方乳粉、为心脏病患儿配制钠盐低的配方乳等。对牛奶蛋白过敏的婴儿,多选用深度水解蛋白配方或氨基酸配方,短期内也可选用以大豆蛋白为基质的配方奶喂养。而对乳糖不耐受或继发性乳糖不耐受的婴儿,最好选择无乳糖配方奶,短期内也可选用以大豆蛋白为基质的配方奶。

(2)鲜牛乳:平均含蛋白质 3.3%、脂肪 3.7%、乳糖 4.8%、矿物质 0.7%,牛乳与人乳相比较,不但含营养素的量不同,质也相差较多,已在前面母乳优点中指出。如牛乳蛋白质含量虽较人乳为高,但以酪蛋白为主,在胃内形成的凝块较大不易消化,因此饮用牛乳的小婴儿,为了使凝块变细,常采用加水稀释或加酸成酸乳或制成蒸发乳或乳粉,使之更易消化。人乳乳清蛋白内含较多的活性酶及免疫因子,而牛乳含量少;牛乳脂肪中不饱和必需脂肪酸含量较少;牛乳脂肪球也较人乳为大,不利于消化吸收;牛乳中乳糖较人乳为低,故婴儿饮用鲜牛乳时应添加 5%~8% 的糖。牛乳中缓冲物质较人乳高出约 3 倍,食入人胃后牛奶 pH 变为 5.3 而人乳为 3.6,健康婴儿一般能完全适应。牛乳矿物质含量高于人乳,可加重肾脏负荷,尤其不利于肾功能发育尚未完善的新生儿或早产儿。牛乳含锌、铜稍少,含铁量虽与人乳相仿,但吸收率仅为人乳的 1/5。牛乳钙含量虽高于人乳,但人乳的钙、磷比例(2:1)有利于钙的吸收。凡此种种表示牛乳成分质量不如人乳。此外,牛乳极易受病菌污染,如大肠埃希菌、结核分枝杆菌、链球菌、伤寒杆菌、布鲁氏菌等都可由于牲畜或人手的媒介污染鲜牛乳,所以牛乳来源、采集、储存、运输必须严格管理避免污染。鲜牛乳应经消毒灭菌方可食用,一般应用巴氏灭菌法,加温至 65~68℃半小时,消灭致病细菌,或进食前煮沸或蒸煮消毒,保证安全。

(3)其他兽乳:除牛乳外,羊乳、马乳等也可作为喂哺婴儿的乳汁。但马乳分泌量不多。羊乳也为我国牧区和山区常用的婴儿食物。羊乳所含蛋白质较牛乳为高,以乳白蛋白较牛乳高为主,脂肪含量为所有兽乳中较高的。形成的脂肪球较牛乳细小易消化。羊乳的缺点是含维生素 B_2 量较牛乳为少,约为 0.015 μg/dL,叶酸含量也低,仅 0.6 μg/dL。长期饮用羊乳,未合理补充含维生素 B_2 和叶酸,可发生巨幼细胞贫血,故喂哺羊乳的婴儿最好补充这两种维生素。羊乳粉的冲调方法同牛乳粉,也要加 5% 糖和消毒。

(4)代乳品:在缺乏母乳又无法获得配方奶或其他兽乳喂哺婴儿时,也可应用大豆、花生、鱼肌、禽蛋等动植物蛋白质,加上其他营养素合理调配成代乳品替代乳汁喂哺婴儿,但这些代乳品的营养价值都不如牛奶,更不能与母乳相比,年幼小婴儿更不容易适应,故应鼓励母亲尽量自己哺乳。乳量不足时,以代乳品作为补充。

2.配方奶量计算法 婴儿每日配方奶需要量的个体差异较大,且每天每顿也不完全相同。应根据具体情况增减。婴儿的体重、每日能量需要以及配方制品规格是估计婴儿配方摄入量的必备资料,应该按照配方奶的说明进行正确配制。一般市售婴儿配方 100 g 供能约 500 kcal,以<6 月龄婴儿为例,能量需要量为 90 kcal/(kg·d),故需婴儿配方奶粉约 18 g/(kg·d)或 135 mL/(kg·d)。此外,婴儿按体重每日需水量 150 mL,即 150 mL/(kg·d),因此每日需水量减去配方奶量即为每日除配方奶以外需喂给的其他液体量,如温开水、果汁等,可在哺乳之间喂给。以上计算出的数量可多少略有波动,应以婴儿吃饱满足为度。但婴儿全日配方奶量不宜超过 1000 mL。4~6 个月以后的婴儿可添加谷类泥糊状食品以补充能量需要,随添加量的上升,配方奶量可相应减少。如果喂哺配方奶量过多,会使婴儿不愿进食其他食物,或使体重增长过多引起肥胖,对健康不利。

3.人工喂养技术方法

(1)哺乳用具准备和消毒:奶瓶以大口直立式玻璃制品为宜,便于清刷消毒。1~2 个月小婴儿时用小奶瓶(100~120 mL),以后都需用大奶瓶(200~240 mL),备 7~8 个便于每日集中消毒,每次用 1 个,不清洗消毒不能重复用。奶嘴也备 7~8 个,如未开孔,可用烧红针头在橡皮乳头顶端刺 2~3 个孔,孔的大小以倒置奶瓶时,瓶内液体连续滴出为合适。奶嘴孔太小吸吮费力,太大则易引起呛咳。新生儿哺乳用奶嘴要较柔软而孔小,新奶嘴可先煮沸几次使之变软。奶具都要洗刷干净,置于大锅内煮沸消毒,奶嘴待水烧开后再放入。奶瓶、奶嘴、盆、杯、匙等用具都应开水煮沸 5 min,另备竹筷一双亦须消毒,用来钳夹已消毒的食具,奶嘴置入有盖杯内,奶瓶倒置于锅内随时备用。总之,人工喂养实施中必须树立消毒观念,注意防止食具污染。

(2)哺乳方法:同母乳喂养一样,母婴均应处于舒适的位置,婴儿是饥饿、清醒状态,将婴儿抱起到胸部,置半坐位,母亲竖起奶瓶使乳头充满乳汁以防婴儿吞入空气。已证明与室温相同或较凉的乳汁对婴儿无有害影响。一般乳汁加热后,可滴几滴在喂哺者前臂内侧皮肤上测试奶温是否合适,一般以不烫手为合宜。每次喂哺时间以 10~20 min 为宜,不应超过 30 min。喂完后竖抱婴儿拍嗝,同母乳喂养。

(3)哺乳次数、间隔和每次哺乳量:个体差异较大,应根据婴儿具体情况而定。一般新生儿一昼夜哺乳 7~8 次,日夜哺乳间隔相差不多,约 3 小时 1 次,后半夜稍长。每次哺乳 70~100 mL;2 周后每日 6~7 次,每次 100~120 mL,2~3 个月每日 6 次,每次哺乳 120~150 mL,间歇延至 3.5~4 小时,后半夜可睡 5~6 小时;4~5 个月每日哺乳 5~6 次,每次 150~200 mL,夜间尤其后半夜可持续睡眠 6~7 小时,不需哺乳;5~6 个月起每日哺乳 4~5 次,夜间入睡后最多只哺乳 1 次,每次可哺乳 200~250 mL;6 个月起添加泥糊状食品后每日喂 1~2 次米糊或粥面,故每次配方奶量不宜再增多;7~8个月后每日哺乳可减至3~4次,并可训练用杯喝奶,逐渐不用奶瓶喂。

(4)人工喂养注意点

1)改变喂养方法勿太多、太勤:婴儿消化系统不够成熟,适应新的饮食和喂哺方法比较缓慢和困难,改变太多或太勤易引起消化营养障碍。经过仔细考虑而决定尝试的哺乳方法,一般婴儿需经3~4天才能适应和看到效果,故除有明显指征外,不可变动过多。常常改变婴儿饮食及喂哺方法,反而使婴儿不能养成正常的喂养规律。

2)人工喂养奶量不宜过多或过少,如婴儿体重增长良好,不应加量过多过快,尤其小婴儿不易耐受。过多糖类可使肠内发酵增加,引起胀气、腹痛等不适。值得注意的是,配方奶应该按照配方奶罐示指引进行冲调,不宜冲调过浓,因为过浓的奶含有较多的矿物质(特别是钠),婴儿喝后口渴而哭闹,导致婴儿饥饿的错觉,而过度喂养。此外,因为每个婴儿的个体差异较大,母亲或看护人应该观察和了解婴儿的食量,不可机械地按照奶罐上所推荐的量强行规定婴儿的摄入量,切忌让婴儿一定要喝完瓶中剩下的奶。长期喂奶过多可引起肥胖,肥胖非健康象征。而婴儿食量不足大多与乳液过分稀释或蛋白质含量太少有关,尤其对虚弱儿应过于谨慎,长期将配方奶冲得过稀,使蛋白质质和量均不足,热量摄入也低而发生营养不良。腹泻患儿长期仅给米汤,少量豆浆或稀释配方奶,是造成婴儿营养不良的主要原因。

3)人工喂养时必须随时注意奶汁和食具的消毒,以防受病原菌污染。

四、婴儿辅食(泥糊状食品)添加

除母乳或配方奶(兽乳)外,为过渡到成人固体食物所添加的富含能量和各种营养素的半固体食物(泥状食物)和固体食物被称为辅食。辅食也曾被称为过渡期食品,其目的是强调从依赖奶为获得营养的唯一途径,到依赖多样化食物为营养来源的过渡。通常,婴儿满6月龄后在继续母乳喂养的基础上开始添加其他食物,其间逐渐完成不同种类、不同质地各种食物的添加和对食物的感知,至24月龄,让其逐步形成多样化的膳食结构。

婴儿6月龄后,随着对营养素需要量的增加、消化系统功能发育和行为心理发育的需要,必须逐渐添加各种其他食物,如富含能量、各种营养素的不同质地、不同种类的食物。从婴儿生长发育的角度来看,辅食添加不仅补充生长发育所需各种营养素,对婴儿口腔运动功能和认知能力发育以及建立多样化的膳食结构都非常重要。

1.辅食添加的目的

(1)补充母乳和牛乳质量的不足。母乳虽为婴儿最合适优良的食物,但仍有不足之处,如和牛乳一样都缺乏维生素D,铁含量也少,维生素A、维生素B、维生素C的母乳中水平也随乳母膳食中的含量而变,容易发生缺乏等。随月龄增大,婴儿需要的能量和各类营养素也越来越多,而母乳分泌量不可能无限增加,一般乳母每天最多泌乳1000 mL,故渐渐不能满足较大婴儿的需要,必须从5~6个月起添加米、面等谷物以补充母乳供应欠缺。新生儿2~3周起就要加添维生素D制剂和进行户外活动。当2~4个月时胎儿后期储存于肝脏的铁质用完后,就应考虑逐渐添加动物血、蛋黄、鱼泥、豆浆等富铁食品。

(2)逐渐使婴儿适应一般混合膳食。婴儿生长发育迅速,消化系统也逐渐成熟,胃容量随之增加,6个月起乳牙开始萌出,口腔有了咬切、咀嚼、吞咽非液体食物的能力,神经肌肉协调不断发育;婴儿对不同颜色、形状、滋味的食物产生欣赏能力;肠道消化吸收能力很快增强;肾脏排泄能力提高,父母喂食时也是亲子相互沟通交流的重要时光,对婴儿智力、情绪等心理发展起很大促进作用。这些条件为婴儿饮食转变打下了基础。自出生到1岁婴儿时期不但需要增加食物的量,食物的性质也要改变,从简单的流质向半流质、半固体、固体食物过渡,从单一的乳汁向各种食物混合的年长儿膳食转换。尝试进食固体食物时间的早晚要根据婴儿消化能力、食欲好坏而定,每个婴儿个体差异也很大,不宜机械地硬性规定。在饮食转变的过程中婴儿要适应以下四方面的转换。①食物性质改变:流质→半固体→固体食物;②摄食方式改变:从吸吮乳头的动作到口唇、口腔、舌头、牙齿等协同进行咬切、拌动、咀嚼、向后运递及吞咽固体食物;③餐具的变换:从应用乳头乳瓶喂哺转到用小匙、杯、碗、碟等进食,也可用小手抓取进行自喂;④喂哺人从专一的母亲(母乳喂养)转到父母、祖辈、保姆等都可喂食。因而对年幼的婴儿来讲添加泥糊状、半固体到固体食品是一件对身心双方面都是压力负担很大的事。喂食者也会不时遇到困惑的问题,故需要喂食的人具有爱心、细心和耐心,不断尝试、观察、了解孩子的需要,予以应答和满足,顺其自然,加以鼓励引导。重视从小培养孩子专心、开心、主动有规律进食的好习惯。

(3)为断去母乳做准备。通过添加辅助食品,在整个断乳期使婴儿能逐渐适应哺食方式的转变。如学会咀嚼吞咽固体食物,喜爱尝试不同类别的新食物,培养积极主动的进食情绪和行为,学会自己参与进食,掌握进食本领等,使断母乳十分顺利,成功地从婴儿膳食过渡到儿童膳食,使婴儿不致因突然的饮食变化而引起消化功能紊乱、代谢失调、食欲下降,以致发生营养不良等情况。

2.辅食添加的原则 最重要的原则是让婴儿按其消化功能及营养需要逐渐适应,不能操之过急。

(1)从一种到多种:先试喂一种新食物,观察婴儿食后反应,让他适应后再试另一种,必须一种一种试。一种新食物一般经7~10天才能适应。由于每个婴儿对食物的好恶和适应快慢不一样,必须按具体情况,持平和心情耐心坚持尝试,不轻易放弃。每次试喂新食物后密切注意消化情况,如有呕吐、腹泻等,应暂停喂哺,过段时间再从很小量开始尝试。

(2)从少量到适量:添加新尝试食物,应从少量开始,逐渐增量。如添加蛋黄从1/4只起试喂,3~5天渐增到1/3~1/2只,再过1~2周增至1只,婴儿逐渐适应不致发生呕吐、腹泻、拒食等反应。

(3)从稀到稠:同样一种食物,应先从较稀薄的形式喂起,逐渐加稠,如大米食品,从米汤到稀粥,到稠粥,再至软饭。根据婴儿的发育情况逐渐使之适应,增加稠度就是同样容积内大米量增多,摄入营养素和能量也增加了。

(4)从细到粗:当婴儿咀嚼吞咽能力较好时,试喂固体食物,应以细软的半固体食物开始,随着婴儿乳牙萌出,咀嚼吞咽能力增强,食物逐渐增粗。如喂蔬菜等食物,可先从菜汤喂起,到细菜泥、粗菜泥到煮烂的碎菜、菜丝、菜块,到较大孩子和成人吃的整棵菜。婴幼儿虽然已有几只乳牙,但咀嚼能力仍差,故而含粗纤维多的食物和咬不碎的食物必须切碎、煮烂、研细才能喂婴幼儿。

(5)尝试新的食物最好在婴儿健康时,因患病时胃口较差,适应新的食物能力也弱。天气炎热时也不宜给婴儿变换食物品种过多,以免不能适应,发生消化障碍。

(6)注意进食技能培养:尽量让孩子主动参与进食,如7~9个月孩子可抓食,1岁后可自己用勺进食,既可增加婴儿进食的兴趣,又有利于眼–手动作协调和培养独立能力。

(7)提倡按需喂养,鼓励但不强迫他们吃完所有食物。婴儿对食物的适应和爱好有很大个体差别,添加辅助食物时无论食物品种、味道、进食量多少、进食速度快慢、进餐的时间都应按照孩子具体情况灵活掌握,让婴幼儿能自己参与,自由选择以增进其对进食的兴趣和主动性,不宜被动喂食或强迫孩子。逐渐掌握其进食规律性,养成专心快乐的进食行为习惯,今后将受益匪浅。

3.辅食添加的时间、种类和顺序　添加辅食应根据婴儿体格生长、神经发育、摄食技能、社交技能几方面发育状况决定引入其他食物,一般应在婴儿体重达 6.5~7 kg,能保持姿势稳定、控制躯干运动、扶坐、用勺进食等,此时年龄多为 4~6 月龄。

除主食(母乳及牛乳等乳制品)外其他婴幼儿食品大致可分四类。①淀粉类食品:如米、面等粮食,主要补充能量,年长后逐渐代替主食;②补充蛋白质:动物蛋白质,如鱼、肉、肝、血等,以及大豆制品,提供优质蛋白质;③补充维生素及矿物质:蔬菜、水果及坚果等;④补充能量:油和糖,油以植物油为好。

7~12 月龄婴儿所需能量 1/3~1/2 来自辅食,13~24 月龄幼儿 1/2~2/3 的能量来自辅食,而婴幼儿来自辅食的铁更高达 99%。因而婴儿最先添加的辅食应该是富铁的高能量食物,如强化铁的婴儿米粉、肉泥等。在此基础上逐渐引入其他不同种类的食物以提供不同的营养素。

刚开始添加辅食时,可选择强化铁的婴儿米粉,用母乳、配方奶或水冲调成稍稀的泥糊状(能用小勺舀起并且不会很快滴落)。婴儿刚开始学习接受小勺喂养时,由于进食技能不足,只会舔吮,甚至将食物推出、吐出,需要慢慢练习。可以用小勺舀起少量米糊放在婴儿一侧嘴角让其吮舔。切忌将小勺直接塞进婴儿嘴里,令其有窒息感,产生不良的进食体验。第 1 次只须尝试 1 小勺,第 1 天可以尝试 1~2 次。第 2 天视婴儿情况增加进食量或进食次数。观察 2~3 天,如婴儿适应良好就可再引入一种新的食物,如蛋黄泥、肉泥等富铁食物。在婴儿适应多种食物后可以混合喂养,如米粉拌蛋黄、肉泥蛋羹等。

7~9 月龄婴儿需每天保持 600 mL 以上的奶量,并优先添加富铁食物,如强化铁的婴儿米粉等,逐渐达到每天 1 个蛋黄和(或)鸡蛋(如果蛋黄适应良好就可尝试蛋白)和 50 g 肉禽鱼,其他谷物类、蔬菜、水果的添加量根据婴儿需要而定。如婴儿对蛋黄和(或)鸡蛋过敏,在回避鸡蛋的同时应再增加肉类 30 g。如婴儿辅食以谷物类、蔬菜、水果等植物性食物为主,需要额外添加 5~10 g 油脂,推荐以富含 α–亚麻酸的植物油为首选,如亚麻籽油、核桃油等。7~9 月龄婴儿的辅食质地应该从刚开始的泥糊状,逐渐过渡到 9 月龄时带有小颗粒的稠粥、烂面、肉末、碎菜等。

10~12 月龄婴儿的辅食质地应该比前期加厚、加粗,带有一定的小颗粒,并可尝试块状的食物。10~12 月龄婴儿应保持每天 600 mL 的奶量;保证摄入足量的动物性食物,每天 1 个鸡蛋加 50 g 肉禽鱼;一定量的谷物类;蔬菜、水果的量以婴儿需要而定。继续引入新食物,特别是不同种类的蔬菜、水果等,增加婴儿对不同食物口味和质地的体会,减少将来挑食、偏食的风险。不能母乳喂养或母乳不足的婴儿仍应选择合适的较大婴儿配方奶作为补充。特别建议为婴儿准备一些便于用手抓捏的"手抓食物",鼓励婴儿尝试自喂,如香蕉块、煮熟的土豆块和胡萝卜块、馒头、面包片、切片的水果和蔬菜以及撕碎的鸡肉等。一般在 10 月龄时尝试香蕉、土豆等比较软的手抓食物,12 月龄时可以尝试黄瓜条、苹果片等较硬的块状食物。

第二节　幼儿膳食安排

一、幼儿营养需求

1~3岁幼儿的饮食安排,必须根据此时期的营养需要及其胃肠消化吸收功能和营养素利用率而定。第2、3年的幼儿生长发育虽不如第一年迅速,但仍比年长儿童和成人快。故幼儿对营养物质的需求仍相对较多。如能量需要量已达每日5020 kJ(1200 kcal),约为其母亲的一半;蛋白质需要量为每日35~45 g(动物蛋白质仍应占50%),为成人一半;脂肪需要量为每日35~40 g,矿物质及维生素需要量也为成人一半以上。幼儿胃容量虽已从婴儿的200 mL增大至约300 mL,但仍相对较小,每次进食量就受到一定限制。胃肠功能及消化酶的发育也较婴儿更为成熟。但因幼儿所摄取的食物正从单纯乳汁为主逐渐过渡到以谷类为主,加上蛋、鱼、肉、菜、水果等混合的固体食物,而咀嚼吞咽和消化吸收利用食物的功能仍不十分健全,幼儿一时还难以适应,故此期的饮食安排仍需十分注意,以免引起营养缺乏和消化紊乱。随着国民经济好转,食品供应越来越丰富,因食物匮乏而引起的营养不良已大大减少。但喂养不当,饮食习惯欠妥所致的厌食、偏食、挑食却越来越普遍,引起的体重不足营养缺乏却不少见。此外,因进食过多,活动不足而引起的肥胖症也快速增长。肥胖的幼儿常常成长为肥胖的成人。肥胖非健康标志,故在安排幼儿膳食时应注意防止。

二、幼儿膳食应遵循的原则

1.平衡膳食　膳食所供给的营养素不仅要满足幼儿需要量,而各营养素之间的比例也要合适,如三种供能营养素——蛋白质、脂肪与碳水化合物的供给量的比例最好保持在1:1.2:4,不能失衡,此即平衡膳食。如断母乳后的幼儿只给食白粥或白饭或加菜肴的汤,则蛋白质脂肪供应不足,生长发育迟缓,抗病力下降;如只注意多给蛋、乳、肉、高蛋白饮食,有的2~3岁幼儿仍每天饮700~800 mL牛乳,其他辅食吃得很少,可形成能量供给不足,也缺乏维生素、矿物质等营养;如每日很少吃蔬菜水果,也会引起维生素、微量元素不足,并还可能导致口腔运动功能发育不良,如咀嚼、吞咽功能欠佳的问题。除了三大营养素平衡之外,蛋白质食物种类也要搭配,使所供必需氨基酸呈合适比例,有利于人体利用。大豆与大米共食可调整所供氨基酸,使其营养价值上升。

2.选择合宜的食物品种　幼儿胃容量有限,需选择质优量少易消化的食物,如选蛋白质食物,优质蛋白质食物如奶、肉、蛋和大豆等制品应占总蛋白质摄入量的1/3~1/2,含不饱和脂肪酸的油脂应占总脂肪量10%~15%以上等,故每日供给幼儿的食物应注意挑选,如瘦肉、禽、鱼、乳、蛋和动物血、肝可交替使用,粮食除大米、小麦制品外,应常选小米、玉米、黑米等杂粮和标准面粉、麦片等与之搭配采用。有色蔬菜(绿色、红色、黄色)因含维生素A和维生素C及铁较多,应多选用。食物种类应多样化,并合理搭配,可起互补作用,提高营养效果。硬果类食物,如花生、瓜子、干炒豆、核桃等,不适合幼儿食用,咀嚼能力较弱的幼儿不易咬碎嚼烂,且易呛入气管引起窒息。幼儿食物中还应少选腌腊食物。幼儿应尽量吃新鲜食物,久贮食品营养素常受损失或发生变质,不宜幼儿食用。

3.注意合理烹调　保证食物新鲜无污染,注意色香味和形态有童趣,以吸引幼儿兴趣,增进食欲。幼儿因咬嚼吞咽能力差,食物应切碎煮烂,使其柔软便于进食。鱼肉去尽骨刺,有核仁必须取尽核仁,水果剥去皮、壳,以免幼儿堵塞刺伤;硬果,如花生、黄豆、蚕豆等,应先磨粉,做成泥糊状或煮烂捣碎才能喂食,以免呛入气管发生危险,或幼儿将硬果整粒塞入鼻孔、耳朵中成为异物。尽量少给幼儿食半成品和熟食,如香肠、火腿、红肠、方腿等,也不宜吃油炸食物。一般采用清蒸最好,保持原汁原味,红烧、煲炖也可,口味以清淡为宜,不宜太咸、太甜、太油腻,更不宜食刺激过强食物,如葱、姜、蒜、辣椒、甜椒等,食品中避免放味精、色素、糖精等。

4.幼儿膳食具体安排　主食常用软饭、稠粥、烂面、麦糊、面包、馒头、包子、馄饨、饺子等,带馅面食更受幼儿喜爱。牛乳、豆浆也为幼儿重要营养食物。每日可喝 450~600 mL,保证优质蛋白和钙的摄食充足,但也不宜过多,影响其吃其他食物的胃口。能做到米、面、杂粮、薯类交替轮流供应更为合适。辅食以蔬菜和肉搭配为佳,如菜肉小丸子、青菜、豌豆、炒虾仁或肉丁、鱼丁、肉糜蒸蛋、鱼片菜花等,容易让小儿嚼碎吞咽,口味美,营养好,菜肉、鲜豆混合做成煨饭、煨面也十分为幼儿所喜爱。点心则可备藕粉、红枣、赤绿豆粥,加饼干、蛋糕、面包及糕点配豆浆或牛奶。干湿搭配幼儿容易接受。饭后可供应时鲜水果一个。总之,膳食中的食物应注意主、辅食合理,荤素搭配、干湿配合、粗细粮交替、食物多样,切忌食品单调无变化、挑食、偏食等影响。

进餐次数一般幼儿为 4~5 次,正餐早、中、晚 3 次,上下午餐间可各安排 1 次点心,2~3 岁幼儿可取消上午 1 次。晚餐后一般除水果外不再进食。尤忌睡前吃甜食,以防龋齿。

5.重视饮食卫生　幼儿尽量少食生冷食物,不食隔夜饭菜和不清洁污染食物,如偶尔进食熟食或半成品应煮透蒸熟方可进食。注意所有餐具碗、匙、碟、杯等均应保持清洁无污染,并为幼儿专用。幼儿及喂食者重视食前便后用肥皂、流水清洗双手,以免经手触摸作为污染源。食后喝开水漱去口腔食物残留物,保证口腔卫生。

6.培养良好的饮食行为习惯　自幼养成定点、定时、定场所进食习惯,形成良好的进食规律,保证食欲旺盛,为幼儿创造安静温馨的进餐环境,使幼儿专心开心吃饭。逐渐给机会让幼儿发挥主动性自己参与进食,学会吃饭本领,应用杯、匙自食,并在进餐时与喂食者配合融洽,心情愉悦,顺利进食。为防止婴幼儿出现厌食主餐、偏食、乱吃零食等不良行为习惯,必须自幼控制零食,尤其在正餐前半至一小时内不宜吃水果、点心等食物,以防在正餐时没有饥饿感,拒绝吃饭。膳食品种要多样,色香味质地适合婴幼儿食用,培养孩子喜欢各类不同食物,而不偏爱 1~2 种。养成自己进食的好习惯,多鼓励而不强迫幼儿吃食物。在一定场所,专人照顾,采用专用桌椅及自己的餐具专心吃饭;回避一切外来干扰,如看电视、讲故事、玩玩具等,情绪愉悦、专心进餐十分必要。

7.提倡顺应喂养,鼓励但不强迫进食　父母及喂养者有责任为婴幼儿提供多样化,且与其发育水平相适应的食物,在喂养过程中应及时感知婴幼儿所发出的饥饿或饱足的信号,并做出恰当的回应。尊重婴幼儿对食物的选择,耐心鼓励和协助婴幼儿进食,但绝不强迫进食。即家长决定"吃什么、哪里吃、什么时间吃",而"吃多吃少"则由孩子自己决定。

第三节　学龄前期儿童膳食安排

一、学龄前期儿童营养需求

学龄前期儿童(3~6 岁)的生长发育渐趋平稳,体重每年增加约 2 kg,身高每年增长 5~7 cm,头围增长减慢,每年增长<1 cm,而胸围和四肢增长迅速。活动范围扩大,强度增加,智力发育迅速,逐步形成个性,是品德和生活习惯培育的好时期。注意力控制能力欠佳,注意力分散仍然是学龄前儿童的行为表现特征之一。吃饭容易不专心、边吃边玩,从而可能造成营养摄入的不足。学龄前期(或幼童)消化吸收功能已接近成人,乳牙已出齐,咀嚼吞咽固体食物能力增强,对营养物质要求仍高。膳食已基本与成人相同,大多与家人共同进餐。能量需要量每日 5440~6690 kJ(1300~1600 kcal),蛋白质需要量每日 30~35 g,质量仍需保证;总碳水化合物的平均需要量(estimated average requirement,EAR)为 120 g/d,较婴幼儿为高,逐步成为能量主要来源,其供能占总能量的 50%~60%,而蛋白质供能下降至 12%~14%,脂肪供能 30%~35%,其中 1/2 应来自植物,使获得足够不饱和的必需脂肪酸。碳水化合物和脂肪不宜过多,以免引起肥胖,至成人时易发生心血管疾病和糖尿病等。4 岁以上小儿蛋白质、脂肪和碳水化合物供给量比例应为 1∶1.1∶61。学龄前儿童由于骨骼生长迅速,对矿物质尤其是钙需要量甚大,要给予满足。其他矿物质和微量元素锌、铁、铜等及维生素 A、维生素 B、维生素 C、维生素 D、维生素 E 也必须供应足够。各种营养素之间的平衡仍应受到重视。

二、学龄前期儿童膳食安排

学龄前期儿童膳食要求基本与成人相同,仅主食中粮食的摄入量较成人为少。且将软饭转为普通米饭,面食、菜肴,与成人一般相同,但仍应避免过于坚硬、油腻,以及刺激性大的食品,仍应注意膳食平衡,花色品种多样化,荤素菜搭配,粗细粮交替,有干有湿。建议在学龄前儿童膳食中增加动物肝脏和动物血等富含铁的食物。每周至少进食一次海产品,以满足对锌和碘的需要。烹调要讲究色、香、味,形状生动有趣,吸引儿童兴趣,心情愉悦,胃口大开。食品饭菜掌握温度适宜,软硬适当,使儿童愿意接受。虽然这个年龄与成人饮食接近,但还需要培养和巩固儿童饮奶的习惯。每天饮用 300~400 mL 奶或相当量奶制品,可保证学龄前儿童钙摄入量达到适宜水平。学龄前儿童每天应安排早、中、晚 3 次正餐,在此基础上还至少有 2 次加餐。一般上、下午各安排 1 次,晚餐时间比较早时,可在睡前 2 小时安排 1 次加餐。加餐以奶类、水果为主,配以少量松软面点。晚间加餐不宜安排甜食,以预防龋齿。两顿正餐之间应间隔 4~5 小时,加餐与正餐之间应间隔 1.5~2 小时。早中晚三餐进食热量的分配以早餐 20%~25%,午餐 30%~35%,晚餐 25%~30%,点心 10%~15% 为宜。膳食安排要做到:①营养供给符合学龄前期儿童要求,量足质优,品种多样,合理搭配,随季节变化;②适合儿童消化利用功能;③讲究烹调技术,符合年龄特点又使食物中的营养素尽量保留及注意饮食卫生,确保进食安全;④培养良好的饮食习惯和就餐文明礼貌;⑤进餐时间不要超过 30 min。

三、托幼机构膳食管理

以科学方法管理托幼机构膳食,供给合理营养是保证入托儿所、幼儿园儿童身心健康重要措施之一。

1.托幼机构膳食管理原则　计划和管理受托儿童膳食,首先是满足儿童营养需要、选购适宜食物,制备营养平衡、量足质优的儿童膳食。讲究烹调技术,适应儿童消化吸收功能,增强食欲,执行费用预算,兼顾营养要求和膳食标准及食品安全。

2.管理内容

(1)按儿童年龄分班分组,不同班组有不同膳食要求。

(2)制定膳食计划。根据对营养要求的不同,制定各班儿童膳食计划,包括各类食物的量及所供能量及营养素的量,分别计算其总量,必须达到儿童需要量及要求的相互间之比,以供应营养平衡而丰富的饮食。

(3)预制一周食谱保证膳食计划的实施。每周预先制定有利于工作安排,按季节变换当地食物的供应等情况,所花费用要因地制宜切实地安排。

(4)执行合理的制度。如就餐时间、场所,分配每餐进食食品的数量,烹调方法规范,制定食物采购、保管、操作、分配、财务、预结算、监督检查食物质量、饮食卫生等制度。力求定人定员、严格执行,定期检查改进。

(5)精心操作,合理烹调,确保食物多样,色香味优良,保留最大营养价值,符合儿童要求,利于消化吸收。

(6)登记每日每班每餐就餐儿童数,并深入班组了解就餐情况。

(7)进行营养教育。通过就餐活动、游戏等,结合食物和营养知识进行生动活泼的教育宣传,使儿童和家长了解食物作用及有关营养知识,并能积极配合、支持膳食管理工作。

3.设置专职营养室　有合适的场所符合配餐要求,有一定的设备和专职人员负责膳食制作分发、制定和执行有关制度等工作。托幼机构膳食管理十分重要,事关数百名托儿的健康成长,管理不严格可发生食物中毒等重大事故。

第四节　学龄期儿童膳食安排

一、小学生营养要求

7~13岁小学生生长发育速度减慢,比较平稳,但到小学高年级时,少年的生长发育又进入一生第二次生长发育加速期(青春前期)。女孩开始加速生长较男孩早约2年。此时体重身高增长较快,智力发育也迅速,活动增多,学习紧张。在小学低年级对营养的要求相对较幼儿为低,但到青春前期则对营养需求大大增加。如一个7岁的男童,在正常情况下,体重22~24 kg,仅为成人的1/3,但每日能量和蛋白质的摄入量可达到7110 kJ(1700 kcal)和40 g,均接近轻体力活动的成年男子需要量的75%;而11岁男童,已达到轻体力劳动成年男子的能量和蛋白质的需要量,即9830 kJ(2350 kcal)和60 g。骨骼发育大大加快,需要大量矿物质,尤其是钙,必须供应充足。其他矿物质和微量元素、维生素需要量也较多,脂肪供给不宜过高,以免向肥胖发展。

二、小学生膳食安排

除了增加各种食物的供给量外,还应重视以下几点。

1.膳食应多样化和合理平衡　按季节选择各类食物,应做到食物种类多样,才能起到互补作用,使各类营养素达到合理平衡,如粮食类除米面外,可经常加食小米、玉米、大麦、燕麦等杂粮粗粮,混合交替。动植物食物都有,做到荤素相配、干湿都有,蔬菜水果品种也可经常改换。多供给乳类、豆制品,不但可保证摄入优质蛋白质,也能保证钙的供应充足,青春发育期的女孩应常进食富含铁的食品,以增加铁的摄入。

2.适当安排各餐饮食　三餐能量摄入为早餐占总能量的30%、午餐40%、晚餐30%。但必须强调早餐要量足质优,不仅吃足还要吃好。上小学后,上午课多,学习紧张,不吃或少吃早餐的小学生常会在上午第二节课后出现饥饿感,思想不能集中,学习效果差。要每天吃早餐,并保证早餐的营养充足,包括谷类、禽畜肉蛋类、奶类或豆类及其制品和新鲜蔬菜、水果等食物。午餐也应吃足吃好,支持下午的活动。晚餐大多在家中就餐,应食较清淡的主辅食,量也不宜过多,因晚饭后基本无工作或活动,以休息睡眠为主,如吃饭过分油腻、吃得太饱,会影响睡眠。晚饭后除水果外不宜进食。

重视培养优良的饮食习惯和餐桌文明礼貌,注意饮食卫生。此外,学龄期是儿童学习营养健康知识、养成健康行为、提高营养健康素养的关键时期。家庭、学校和社会需要共同努力,开展饮食教育,帮助学龄儿童认识食物,做到合理膳食,传承我国优秀饮食文化和礼仪。

第五节　儿童营养状况评估

儿童营养状况评估是指对儿童从饮食中摄取的营养物质与儿童的生理需求之间是否合适的评价。通过营养评估及时发现问题,调整饮食加以纠正,使儿童能获得足够和合适的营养,维持生命活动和正常的生长发育,以保证儿童身心健康。

一、临床评估

儿童营养状况的临床评估是最常用、最基本的评估方法,虽然不十分精确,但可了解大致营养状况,极为实用,也是每个儿科医务工作者必须掌握的,通过以下方法进行评估。

1.病史询问　通过详细询问饮食史(食欲好坏,所吃食物种类、数量、烹调方式、进食习惯等),了解孩子大致的进食情况,可作初步估计是否足够、合适。询问目前和以往患病状况、抚育情况及抚育环境也有参考价值。了解有无某些营养素缺乏症状,如口角炎、夜盲,出牙延迟、前囟迟闭,常有牙龈出血史等可提示营养缺乏症的存在。

2.体格检查　营养素缺乏和过量常出现相应体征,如维生素 A 缺乏有皮肤粗糙、角膜溃疡;维生素 D 缺乏婴儿有颅骨乒乓头体征、胸部佝偻病串珠、O 形腿或 X 形腿等。体检时仔细寻找这些体征有助于诊断,孩子消瘦或肥胖也容易观察到。营养不良的儿童常有多种营养素缺乏并存。

3.治疗性试验　某些营养素缺乏,给予补充后效果迅速,当临床上未能确诊时,可先给予治疗,观察效果,如维生素 A、维生素 B_1、维生素 B_6、维生素 C 等缺乏都可先开始补充治疗,观察其症状和体征是否消失,有助于诊断。

二、体格生长指标测量、监测和评估

通过测量儿童体格生长常用指标,如体重、身高(长)、头围、胸围、中上臂围、皮下脂肪厚度(皮褶厚度)等,能了解儿童一般营养状况,尤其是定期系统地测量、监测这些指标,将自身前后测量数值进行比较,或与全国或当地或国际上同年龄、同性别儿童的平均值相比较,对

评估该儿童或某一群儿童的营养状况十分有用。

1.测量常用指标项目

(1)体重:一般反映小儿近期及长期营养状况。

(2)身高(长):往往反映长期以来营养状况,近期营养影响小。

(3)头围:反映婴儿期骨骼生长状况及胎儿期、婴儿期大脑发育。

(4)胸围:反映婴幼儿期胸部骨骼肌肉发育及肺心发育。

(5)中上臂围:包括皮肤、皮下组织脂肪、肌肉及骨骼发育,也可粗略代表皮下脂肪厚度变化。

(6)皮下脂肪厚度(皮褶厚度):包括皮肤、皮下组织及皮下脂肪,可代表皮下脂肪厚度变化。

这些指标测量时要求方法规范,确保数据精确无误,有疑问时要复测。

2.应用体格生长指标测量评估营养状况

(1)指数法评估:指数法是根据人体各部分之间有一定的比例,用数学公式将几项有关体格生长的指标联系起来判断体格生长和营养状况。

1)体重指数:体重指数(body mass index,BMI)=体重(kg)/[身长(高)(m)^2]。该指数是评估婴幼儿营养状况的较好指标,既反映一定体积的重量,也能反映机体组织的密度。在儿童中,由于不同年龄阶段儿童的BMI随性别和性发育程度而变化,因此要将BMI与同年龄、性别儿童的正常值进行比较。

2)身高胸围指数:身高胸围指数(height chest index)=[胸围(cm)/身高(cm)]×100。新生儿约64.3,3岁约53。随着年龄增长,儿童长高、胸廓发育、胸部的皮下脂肪厚薄而不同。粗壮型该指数较高、瘦长型则较低。

3)身高坐高指数:身高坐高指数(height siting height index)=[坐高(cm)/身高(cm)]×100,这是表明上下长度的比例。随着年龄的增加,上身所占的比例逐渐减小,下身所占的比例逐渐增加。肢体发育与躯干发育不正常的儿童该指数异常。

(2)直接测得数值评估:与同年龄同性别儿童参考人群相比较,参考人群一般选择:①国际参考值如2006年世界卫生组织(WHO)儿童生长标准;②美国国家卫生统计中心(NCHS)和疾病控制中心(CDC)2000年建立的CDC 2000生长曲线;③中国全国参考值,如最新的2015年中国9市7岁以下儿童体格发育参考值;④各地区(如北京市、上海市、西安市等)当地儿童生长发育指标的参考值。

1)标准差法:采用以下三种常用指标评估营养不良。

年龄别体重(W/A):<X-2SD体重不足(低体重)

年龄别身高(长)(H/A):<X-2SD生长迟缓

身高(长)别体重(W/H):<X-2SD消瘦

营养状况偏差严重度划分:中度营养不良<X-(2SD~3SD);重度营养不良<X-3SD;中度肥胖>X+(2SD~3SD);重度肥胖>X+3SD。

2)百分位法:见表2-1。

3)曲线图法:将年龄别体重、年龄别身高(长)及身高(长)别体重的参考人群男女数值分别绘成不同百分位曲线图,评估个体儿童营养状况时可在图中点出其所测数值,定期测量值连成一线,与参考人群曲线相比较,评估儿童营养状况。

表 2-1 百分位法评估营养状况

百分位	等级	营养状况
$<P_3$	下	营养不良
P_{3-10}	下	
P_{10-25}	中下	营养中等
P_{25-75}	中	
P_{75-90}	中上	营养中等
P_{90-97}	上	
$>P_{97}$	超	超重~肥胖

三、实验室检查

1.实验室生化指标　采用生物化学方法测定儿童体液或排泄物及组织中各种营养素，以及其代谢产物或其他有关化合物的水平，了解食物中营养素的吸收利用情况，以评估儿童的营养状况。实验室生化指标异常往往早于临床症状或体征，有利于早期诊断。临床常用的生化检验内容包括血浆(清)蛋白水平、免疫指标和各种营养素的测定。

(1)血浆(清)蛋白测定：是临床评价蛋白质营养状况的常用指标，其灵敏度受半衰期、代谢库的大小影响。目前临床常用的指标有白蛋白、前白蛋白和视黄醇结合蛋白，其中白蛋白是目前评价蛋白营养状况最常用的生化指标，持续低白蛋白血症是判断营养不良的可靠指标之一，但由于其半衰期较长，短期蛋白质摄入不足时，机体可通过分解肌肉释放氨基酸，提供合成蛋白质的基质，同时循环外白蛋白可向循环内转移，使血浆白蛋白维持在一定水平，因此，不能发现边缘性蛋白营养不良。前白蛋白和视黄醇结合蛋白的半衰期短，故对体内蛋白质的储备评价的敏感性更高，在疾病稳定期或长期营养支持时则是较理想的动态观察指标。白蛋白反映体内蛋白储存的敏感性低；前白蛋白反映体内蛋白储存的敏感性好，铁缺乏时会代偿性增高；视黄醇结合蛋白反映体内蛋白储存的敏感性强，维生素缺乏时下降。除了血浆蛋白外，还有氮平衡、血清游离氨基酸浓度、尿3-甲基组氨酸、尿羟脯氨酸、肌酐身高指数和血红蛋白等指标也可用于蛋白质营养状况的评价。

(2)免疫指标测定：大多数营养素缺乏对免疫功能有着不可忽视的影响。当长期蛋白质-能量营养不良时，可表现为血清免疫球蛋白(如 IgA、IgG、IgM)和外周血总淋巴细胞计数下降，迟发性皮肤过敏试验反应低下等。

(3)其他营养素指标：目前临床上已常规开展的其他营养素指标有血清总胆固醇、血清总甘油三酯(三酰甘油)、游离脂肪酸和磷脂；锌、铜、铁、硒等微量元素；维生素 B_2、叶酸、维生素 D_3、维生素 A、维生素 E 和 β-胡萝卜素等的测定。

2.生理功能测定　生理功能异常在营养状况变化时，往往出现于实验室生化检查改变之后，但可在临床症状出现之前，如维生素 A 缺乏时可出现视力暗适应功能减弱的生理改变，此时血液中的维生素 A 水平已有下降。而夜盲症状可能尚未引起注意。生理功能测定需要一定的设备、仪器，且其结果特异性也较差，故不常应用。

四、膳食调查和评估

1.膳食调查　膳食调查是了解和评估儿童营养状况常用的方法，在临床实践和群体现场调查中经常需要进行膳食组成、实际每日摄入量等调查,并与推荐每日供给量相比较以评估儿童营养状况,针对所发现的营养问题,提出改进措施或营养干预方案。

(1)称重法:实际称量各餐进食量,以生/熟比例计算实际摄入量,查《中国食物成分表(2009)》得出今日主要营养素的量(人均量)。通常应按季节、食物供给不同每季度测一次,多应用集体儿童膳食调查。

(2)询问法:采用询问对象刚刚吃过的食物或过去一段时间吃过的食物。询问法又分24小时回忆法、膳食史法和食物频度法了解膳食习惯。询问法简单,易于临床使用,但因结果受被调查对象报告情况或调查者对市场供应情况以及器具熟悉程度的影响而不准确,采用24小时回忆法一般至少要调查2~3次。结果查询《中国食物成分表(2009)》,主要用于个人膳食调查,是目前应用最多的方法。

(3)记账法:多用于集体儿童机构调查用,逐日登记所消耗各类食物量,以及每日每餐用膳实际儿童数,计算出每个儿童每天各种营养素及能量摄入量。

(4)即时性图像法:通过儿童抚养人拍摄儿童进餐食物,将影像文件按规定格式编号、收集后传送给后方技术平台,由后方技术人员依据膳食影像和食物记录信息,借助预先建立的相关估量参比食物图谱,对儿童进餐食物摄入量进行估计后评价膳食状况。适宜个体儿童的膳食调查。

2.膳食营养评价

(1)能量与营养素摄入量:与全国推荐摄入量相比较,当能量摄入>85%RNI或AI时为足够,<70%为不足;当蛋白质摄入>80%RNI或AI时为足够,<70%为不足;矿物质、维生素摄入应在80%RNI或AI以上。

(2)蛋白质供给的质量评估:计算蛋白质来源,评估其质量是否适合儿童需求。一般动物蛋白质最好能占1/3以上,或称优质蛋白质,即动物肉类、乳、蛋以及植物豆类所供的蛋白质占1/3~1/2总量,能保证儿童生长发育所需。

(3)脂肪来源评价:植物油脂含多不饱和脂肪酸为多,优于动物脂肪。儿童应较多供应,必需脂肪酸供给不应低于2%总脂肪量。

(4)产能营养素之间的平衡:按比例供给能达到三种供能营养素之间平衡。

(5)一日三餐和点心之间供能之比:一般达到早餐20%~25%,午餐35%~40%,点心占10%,晚餐30%,晚餐不应供给太多,而早餐应供应充足,质优量够。

3.进食行为评价

(1)进食状态评价:观察儿童进食状态评价其进食困难的原因,包括进食技能情况,如咀嚼、吞咽等口腔运动功能问题;喂养亲子互动情况,如是否有强迫进食等。

(2)进食动力评价:进食频繁(>7次/天),进食时间过长(>45 min)、进食时干扰物过多(玩玩具、看电视)等使儿童无饥饿感而缺乏进食动力。

(3)食物不良反应评价:包括对某些食物过敏、不耐受的评价。

4.通过营养调查提出改进意见　通过营养调查及评估,对调查对象提出膳食改进和调整意见,尚可建议四季合宜的食谱,供家长或托幼机构采用。针对个别儿童的膳食和进食行为问题可进行个别咨询和指导。儿童群体的营养评估和监测对当地政府制订食物规划也可提供十分有用的参考资料。

第三章　新生儿听力筛查与早期干预

听力障碍(简称听障)是常见的出生缺陷,国内外的研究表明,正常新生儿中,双侧听力障碍的发生率在 0.1%~0.3%,以此推算我国每年要新增 3 万~6 万听力残疾儿童。现已公认:新生儿听力筛查是早期发现听力障碍,及时进行诊断和干预的有效措施,是减少听障对语言和认知发育的影响,促进儿童健康成长,降低听力残疾的有力保障。美国是最早开展耳聋早期诊断和干预防治的国家,2008 年美国国家健康协会(National Institutes of Health,NIH)总结其实践经验认为:"听力障碍是最常见的出生缺陷之一,可导致严重的言语发育障碍。"在美国近二十年的工作验证了新生儿普遍听力筛查(universal newborn hearing screening,UNHS)被认为是美国真正取得成功的健康项目之一。

20 世纪 90 年代初期,国内学者在学术上提出听力障碍儿童应该做到"早发现、早干预和早康复"的"三早"概念。一些学者也开展了普遍新生儿听力筛查和听障儿童干预的科学研究,但是临床应用和实施效果甚微。直到 2000 年,新生儿听力筛查首次被纳入我国妇幼保健的常规检查项目,全国同道积极探索和建立了适合我国国情的新生儿听力筛查技术、筛查规范、干预方法和管理模式。2001 年,上海交通大学医学院沈晓明教授和吴皓教授团队在全国首次推动了政府出台政策开展的新生儿听力筛查项目,并为上海市制定了《上海市新生儿听力筛查及诊治方案》,在全上海开展新生儿听力筛查工作。在此基础上,2004 年原卫生部颁布了《新生儿听力筛查技术规范》,出版《新生儿听力筛查》培训教材,使新生儿听力筛查得以在全国有条件的省市区域广泛开展。2009 年 2 月,原卫生部发布《新生儿疾病筛查管理办法》部长执行令(原卫生部令第 64 号),明确新生儿听力筛查为全国新生儿三大疾病筛查之一。同年 4 月,原卫生部成立全国新生儿听力筛查诊断专家组,由吴皓教授担任专家组组长。2010 年 11 月原卫生部发布了由吴皓教授和黄治物教授团队主持修订的《新生儿听力筛查技术规范(2010 年版)》,并修订出版了《新生儿听力筛查》(第 2 版)培训教材,使全国范围的新生儿听力筛查工作有章可循,得到了统一规范。2012 年原国家卫生和计划生育委员会启动贫困地区新生儿听力筛查政府项目,UNHS 项目得到全面的推广应用,形成全国性筛查网络。全国新生儿听力筛查率从 2011 年以前不到 25%,到 2014 年上升至 77.4%,2018 年已达 86%。新生儿听力筛查工作取得了迅猛发展,此项专业工作也是耳鼻咽喉头颈外科领域技术应用成就最突出的成果之一。无疑,新生儿听力筛查已经在世界范围内产生了巨大的影响。

目前,新生儿听力筛查无论从筛查技术还是内涵上都在不断地更新和拓展。尤其是由吴皓教授牵头的 2012 年原卫生部卫生公益性行业科研专项"先天性耳聋的早期发现、规范诊治及防控"在上海正式启动。该项目将我国新生儿听力筛查的内涵从单纯的"听力普遍筛查"上升到"超越新生儿听力筛查-早期听力检测与干预,婴幼儿听力科学与临床实践"。2018 年,受国家卫生健康委员会委托,由吴皓教授和黄治物教授执笔,全国 30 余位专家共同完成了《婴幼儿听力损失诊断及干预指南》。开展新生儿听力筛查不仅要立足于早期发现、早期诊断、早期干预和康复各个环节的听力障碍的三级预防,还需要关注听力障碍一、二级预防以及婴幼儿听力学和儿童听力相关疾病等领域,还需要从业人员掌握更广泛的知识面,这些更有赖于听力师、耳鼻咽喉科医师、产科医师、新生儿科医师及妇幼保健人员等组成的多学科团队的协同和合作。

第一节　孕前耳聋风险因素评估

孕前检查是预防出生缺陷、提高出生人口素质的重要措施,因此做好"国家免费孕前优生健康检查项目"工作意义重大。而在医学技术上,婚前检查、孕前检查和产前检查是预防出生缺陷的三道防线,其中孕前检查越来越被国家重视,国家投入了大量人力、物力。随着工作的深入和科技的进步,各地在开展国家孕前检查项目工作的同时进行了诸如孕前地中海贫血筛查和孕前耳聋基因筛查等孕前分子水平的医学检测研究。在孕前耳聋基因筛查工作中,需要进一步了解孕前检查耳聋风险因素、风险评估方法,以及孕前耳聋基因筛查研究的进展。

一、孕前检查耳聋风险人群分类

1.孕前检查风险因素分类　根据风险因素的可控程度,可以将存在风险因素的人群分为6类。

(1)A 类:孕前不需要医学干预,通过改变或戒除不良生活习惯、规避有害环境因素可转为一般人群。

(2)B 类:目前具备有效的医学治疗手段,通过治疗可转为一般人群。

(3)C 类:目前的医疗手段虽然难以治愈,但孕前通过医疗干预可以控制疾病,在妊娠期需要密切的医疗监测。

(4)D 类:孕前需做再发风险评估及预测,孕期应做产前诊断。

(5)X 类:不宜妊娠。

(6)U 类:在初诊结果汇总之后暂无法做出明确的风险分类,须进一步检查才能确定人群分类,最终要归类至 A、B、C、D、X 或一般人群中。

耳聋在孕前检查中风险分类为 D 类,其孕前优生指导建议是"转诊有条件的医疗中心明确诊断,指导生育"和"加强围孕期保健"。

2.孕前高风险人群和孕前耳聋高危人群　国家免费孕前优生健康检查项目的意义,是在计划怀孕的人群中筛查出一般人群和有风险因素的人群(称为孕前高风险人群)。高风险人群是通过对计划怀孕夫妇双方的病史询问、体格检查、临床实验室检查、影像学检查的结果进行综合分析,经识别和评估发现一个或多个方面有异常,存在着可能导致出生缺陷等不良妊娠结局的遗传、环境、心理和行为等风险的计划怀孕夫妇。为便于耳聋基因筛查,可依据孕前检查中听力检测和家族史等评估是否存在已知耳聋风险,将人群分为 2 类。

(1)孕前耳聋基因筛查高危人群:本人听力检测有听力损失和(或)家族成员有耳聋患者。

(2)孕前耳聋基因筛查一般人群:排除以上孕前耳聋基因筛查高危人群的孕前人群。

二、孕前检查耳聋风险评估方法

孕前检查耳聋风险评估是专门应用于耳聋基因筛查的耳聋风险提示方法,贯穿于孕前检查的过程中。在病史询问,包括家族史、疾病史、用药史、不良妊娠史和生活史,以及体格检查工作中,医务人员需要具备丰富的遗传学和耳科学等相关的知识和经验,甚至需要掌握耳科专科检查常识。孕前耳聋基因筛查高危人群的风险评估主要通过家族病史询问、体检听力检测,以及耳科专科临床资料分析。

1.家族病史询问　主要内容是三代以内亲属中有无耳聋成员,即询问孕前检查夫妇向上三代(包括本人一代)的亲属中有无耳聋人员。如有孕育史者,应询问与耳聋相关的不良妊娠史及生育情况。

2.体检听力检测　可以通过孕前检查夫妇在体检时的面部表情及询问对答是否正确,了解有无听力障碍。如有听力障碍者,可采用 WHO 听力损失分级法判断轻重程度:听交流对话声有困难为轻度听力损失;听大声说话有困难为中度听力损失;对耳朵大声喊能听见几个词,必须依赖唇读或助听器理解为重度听力损失;对着耳朵喊也听不见任何词,必须依赖唇读或手语交流为极重度听力损失(聋)。有条件时可采用音叉试验来判断耳聋性质,包括林纳试验(Rinne test,RT),又称气骨导对比试验,是比较同侧气导(air conduction,AC)和骨导(bone conduction,BC)的一种检查方法;韦伯试验(Weber test,WT),又称骨导偏向试验,用于比较两耳骨导听力的强弱;施瓦巴赫试验(Schwabach test,ST),又称骨导对比试验,比较正常人与接受检查人骨导的时间;盖莱试验(Gelle test,GT),检查镫骨内有无固定的试验法。

3.临床资料分析　临床资料分析主要包括纯音听力计测听、声导抗测试、听性脑干反应(auditory brainstem response,ABR)、40 Hz 听觉相关电位(40 Hz auditory event related potential,40 Hz AERP)、畸变产物耳声发射(distortion product otoacoustic emission,DPOAE)、耳蜗电图(electrocochleogram,ECochG)、听性稳态反应(auditory steady-state response,AS-SR)、耳部 X 线计算机体层扫描(CT 扫描)、耳部磁共振成像(MRI)和前庭功能检查等。孕前检查中的听力检测一般都是先用粗略的方法了解被检查者的听力,而对存在听力障碍或有耳聋家族史的被检查者使用规定频率的音叉或电测听设备进行一系列较精确的测听,则更有诊断价值。在听力检测工作中应当注意的是,听力检测分为主观测听和客观测听两大类。

(1)言语测听、表试验、音叉试验、纯音测听、声场测听、玩具测听和筛选仪测听等属于主观测听的方法,是行为测听,依据被检查者对声音信号表达出的主观判断而得出检测结果,反映了被检查者的实际听力水平。主观测听由于是靠主观加以判定的测听,易受各种因素的影响,如心理因素、精神智力因素、环境因素、身体因素等。检查者需要讲究技巧,力求测试准确。

(2)声导抗测试、脑干电反应测听、耳声发射、多频稳态诱发电反应测听等都是客观测听的方法,无须被检查者的行为配合,不受主观意识的影响,但结论判断的正确性与检查操作者的经验和水平有关,所以合格的测试人员、合格的测试仪器和符合标准的测试环境是听力检测工作中必须具备的 3 个硬条件。

三、耳聋基因筛查相关知识

1.耳聋基因及位点的基础研究进展　中国人群中遗传性耳聋最常见的致病基因是 *GJB2*、*SLC26A4* 和 mtDNA。

(1)*GJB2* 基因:*GJB2* 基因编码的间隙连接蛋白 26(Connexin 26),是细胞间离子和小分子传输通道。近几年对条件性 *GJB2* 敲除转基因小鼠的研究证明,*GJB2* 的缺失可导致内耳柯替氏器的发育缺陷,并引起外耳毛细胞的畸形退化,但是前庭系统器官发育并不受 *GJB2*

缺失影响。*GJB2*基因突变是儿童遗传性耳聋最常见的遗传因素之一，其基因突变方式、位点复杂多样，并具有种族特异性，其中最多见的为 c.30 del G 或 c.35 del G 突变。

（2）*SLC26A4* 基因：*SLC26A4* 基因编码的 Pendrin 蛋白是 HCO_3^-、Cl^- 和 I^- 等负离子的电中性交换器。*SLC26A4* 基因突变是 Pendred 综合征（前庭水管扩大或伴 Mondini 畸形、神经性聋和甲状腺肿）的致病原因，为常染色体隐性遗传。*SLC26A4* 基因敲除的小鼠出现前庭小管增大和耳蜗 Mondini 类畸形，并引起继发性病变，包括血管纹边缘细胞的钾离子分泌增高、血管纹的氧化应激和氮化应激反应、中间细胞的钾离子通道 KCNJ10 缺失、内耳蜗电位缺失、内淋巴液钙离子浓度增高，以及感觉细胞和血管纹的退化。而另一个通过多西环素控制转基因 *SLC26A4* 表达的小鼠模型表明，发育期间 *SLC26A4* 不足导致小鼠内耳蜗电位降低，脑干听觉反应阈值增加，血管纹细胞退化。因此，*SLC26A4* 突变的致病原因可能与血管纹细胞的功能紊乱相关。*SLC26A4* 基因 IVS7.2A>G 是中国人大前庭导管综合征中的第一热点突变，12.2168A>G 是第二热点突变。

（3）线粒体基因：mtDNA 是人细胞质中唯一的 DNA 分子，线粒体遗传属于母系遗传。1993 年首次发现线粒体的 rRNA 基因突变与抗生素引起的听力损失密切相关。中国人群 mtDNA 12S rRNA 基因上存在的 2 个突变位点分别是 1555 A>G 和 1494 C>T，其突变是导致听力损失的一个主要原因，而核修饰基因、线粒体单体群和氨基糖苷类药物等其他修饰因子调节 1555 A>G 和 1494 C>T 突变的表现型。其中 1555 A>G 突变位点靠近一个进化保守的茎环结构，此结构可被甲基转移酶 TFB1M 甲基化。研究表明，1555 A>G 突变导致 12S rRNA 甲基化水平增高，表达此突变的细胞系与 TFB1M 过量表达的表型类似，因此过量表达 TFB1M 转基因的小鼠可以作为研究 1555 A>G 突变导致的遗传性耳聋的动物模型。研究证明，过量表达 TFB1M 的小鼠的多种组织中 12S rRNA 甲基化水平提高，内耳的血管纹细胞功能紊乱，蜗内电位降低，螺旋神经节神经元发生凋亡。这些表型可能与 AMPK 信号的增加有关。1494 C>T 突变在体外细胞学实验中的研究表明，与正大霉素的组合会加重线粒体的功能失调。中国人群中 mtDNA 1555 A>G 携带率为 3.34%，mtDNA 1494 C>T 携带率为 0.45%。

2.耳聋基因筛查应用芯片研究进展　2009—2014 年，中国已有 6 个通过原国家食品药品监督局（SFDA）批准的耳聋基因筛查试剂盒，其中"9 项遗传性耳聋基因检测试剂盒"通过最早，"15 项遗传性聋相关基因检测试剂盒"覆盖位点最多，这两项可应用于多种临床痕量样品（干血斑、羊水和口腔拭子等）的检测；"线粒体 DNA A1555G 突变检测试剂盒"是首个用于临床筛查和诊断的药物敏感性耳聋检测试剂盒。目前报道的耳聋基因筛查的临床应用研究多采用"9 项遗传性耳聋基因检测试剂盒"，检测 4 个常见耳聋基因中的 9 个位点，包括 *GJB2* 基因 c.35 del G、c.176 del 16、c.235del C、c.299 del AT，GJB3 基因 c.538 C>T，*SLC26A4* 基因 C.2168 A>G、IVS7-2A>G 和 mtDNA 12S rRNA 基因 1494 C>T、1555 A>G。芯片技术是将等位基因特异性引物延伸聚合酶链式反应（PCR）与通用芯片相结合，具有快速、敏感、准确、操作简单、易于标准化、适宜临床推广应用的特点。

3.孕前耳聋基因筛查相关研究分析　目前与孕前检查相关的耳聋基因筛查研究报告包括耳聋患者（相近于孕前耳聋基因筛查高危人群）和孕期正常人群（相近于孕前耳聋基因筛查一般人群）。

（1）耳聋患者：耳聋基因筛查可以对少数有生育意愿的患者进行遗传咨询指导（一级预防）和保存部分患儿的残余听力（三级预防）。2012 年国内报道在 133 例极重度感音神经性耳聋受检者(年龄 1~50 岁)中检出 58 例(43.6%)携带致聋突变基因;2013 年报道在 278 例耳聋患者(年龄 4 个月~56 岁)中检出 145 例(52.2%)携带致聋突变基因;2013 年报道在 179 例耳聋患者(年龄 0.8~60 岁)中 79 例(44.1%)存在不同程度的被检测基因位点突变;2014 年报道在 240 例受检者(年龄 5~59 岁)中 102 例(42.5%)存在被检测基因突变;2014 年报道在 128 例患者(年龄 1~18 岁)中 52 例(40.6%)存在不同程度的被检测基因位点突变。从以上受检耳聋患者的年龄不难看出,耳聋基因筛查的结果只能对少部分患者起到遗传咨询指导和预防耳聋的效果。而国内 2014 年报道则是选择了年龄在 20~35 岁有生育意愿的年轻患者 165 例(含 12 对耳聋夫妇)做耳聋基因检测,发现 91 例(55.2%)携带耳聋基因,并进行婚配和生育指导,以及遗传咨询和产前诊断,有效避免生育聋儿,实现一级预防。

(2)孕期正常人群:耳聋基因筛查可以减少聋儿的出生(二级预防)。相关检测有国内 2011 年报道在双耳听力正常 3000 例孕妇(年龄 18~45 岁/孕期 9~18 周)中检出 146 例(4.9%)携带耳聋突变基因,其中 6 例(0.2%)孕期女方携带 mtDNA 1555 A>G 突变基因(是母系遗传,须终生禁用氨基糖苷类药物),进一步检测证实 6 对夫妇同为 GJB2 或 SLC26A4 突变携带者(后代耳聋风险 25%),4 对夫妇(胎儿)行产前诊断发现 1 对夫妇(胎儿)结果阳性并选择终止妊娠,研究认为这是目前耳聋预防与干预的主要手段,并认为耳聋的一级预防有赖于中国整体人群婚育前耳聋基因普遍性筛查。2013 年报道在 2674 例健康孕妇(年龄 22~42 岁)中检出 137 例(5.1%)携带耳聋基因突变;2013 年报道选择了孕前、孕期检查和遗传咨询的听力正常者进行耳聋基因筛查;2014 年报道在 467 例听力正常孕妇(年龄 20~41 岁/孕期 11~28 周)中检测出携带耳聋基因杂合突变 14 例(3.0%),进一步研究还发现 2 例孕妇配偶存在与其妻相同基因位点的杂合突变。

从以上分析可以看出,如果对孕前耳聋高危人群进行耳聋基因筛查,可以有针对性地进行遗传咨询指导。如果对孕前检查人群进行耳聋基因筛查,可以直接对婚育夫妇进行孕前健康教育、风险提示和咨询指导。因此,有必要在孕前高危人群和孕前检查人群中进行耳聋基因筛查的应用研究,有效实现耳聋的一级预防。

第二节　耳聋基因筛查

听力残疾位居各类残疾之首,听力障碍不仅给听力残疾人群带来了巨大的痛苦,影响他们的身心健康及生活质量,也直接影响到出生人口素质,是孕前检查和遗传咨询中常见遗传疾病之一。

一、耳聋与遗传性耳聋概况

1.耳聋和听力损失　人听觉系统中传音、感音及听觉传导通路中的听神经和各级中枢发生病变,引起不同程度的听力减退,都可表现为听力障碍,统称为耳聋。1965 年,美国眼耳科学会推荐的正常听力标准为 26 dB HL,WHO 把正常听力定为 25 dB HL 以内,值得注意的是,2012 年开始实施的美国《儿童听力筛查指南》将儿童听力筛查鉴定最小值降低了 5 dB HL,使区分听力正常与否的界限确定在 20 dB HL,成了最为严格的听力筛查标准。WHO《耳聋和听力损失》实况报道中认为,残疾性听力损失是指成人更好的那只耳朵听力丧失超过 40 dB,儿童更好的那只耳朵听力丧失超过 30 dB。实况报道还阐述了一个重要事实,全球

3.6亿人有残疾性听力损失,占全世界人口的5%,其中成人有3.28亿、儿童为0.32亿,大部分生活在低收入和中等收入国家。我国相关调查显示,中国现有听力残疾者在2600万以上,听力残疾位居五大残疾(听力残疾、视力残疾、肢体残疾、智力残疾和精神残疾)之首。

2.遗传性耳聋和先天性耳聋　遗传性耳聋是由于遗传物质发生了改变(基因突变或染色体畸变)所致的耳聋,异常的遗传物质传给后代导致的耳聋,这是人类最常见的感觉神经系统缺陷。如果合并有外耳畸形,或者同时发生其他器官或系统疾病,称为综合征型耳聋(SHI),占遗传性耳聋的30%;没有视觉可见的外耳畸形及与耳聋同时出现的其他器官或系统疾病,称为非综合征型耳聋(NSHI),占遗传性耳聋的70%。先天性耳聋可能由于孕前遗传性因素导致遗传性耳聋;也可能由妊娠过程中的不良因素所致:孕妇感染风疹、梅毒或其他病原微生物感染,妊娠期不当使用耳毒性药物,如氨基糖苷类、细胞毒性药物、抗疟疾药和利尿剂。先天性耳聋还可能由分娩过程中或新生儿的某些并发症导致,包括出生窒息(分娩时缺氧)、低出生体重、新生儿严重黄疸。这些并发症可能损害新生儿听觉神经。

3.NSHI遗传模式　NSHI具有单基因遗传病或线粒体遗传病的遗传特征。NSHI中常染色体隐性遗传(DFNB)病例、常染色体显性遗传(DFNA)病例、X连锁遗传(DFNX)病例,三者比例约为77:22:1。其他还有自身免疫性听神经病(AUNA)、修饰基因位点(DFNM,占1%)、Y连锁遗传及线粒体遗传(DFNY,占1%~2%)。DFNB病例一般表现为语前聋,即在出生后就对声音没有反应;DFNA病例表现为语后聋,即在10~30岁发病,听力下降,并随着年龄增加不断加重,以至达到极重度耳聋。位于同一个基因的突变可以导致伴随不同遗传模式的多种临床表现。

二、耳聋基因与位点研究

人类基因组测序基本完成后进入了对基因相互作用和功能研究的后基因组时代,从而促进了遗传学与临床医学的结合,应用于临床的耳聋基因与位点研究也取得了显著成果,推动了耳聋的诊断由影像和听力学水平发展到分子水平。在NSHI中 GJB2、SLC26A4和mtD-NA是中国人最常见的致病基因。

1.GJB2基因　在声音传导中,GJB2基因编码的间隙连接蛋白26形成营养、带电荷离子和细胞间信号分子的传输通道,调控钾离子经内耳毛细胞循环回流进入耳蜗内淋巴液。以前认为GJB2基因突变影响钾离子进入内淋巴液循环而导致感音神经性聋,而近几年的研究证明,GJB2在柯替氏器的发育中很重要,而这一环节发生在听力形成之前。在GJB2条件性敲除的小鼠中,内耳毛细胞的Ribbon突触发育不完全,Ⅰ型传入神经纤维不能完成对于内耳毛细胞的神经分布的精细修整。支持细胞的自发性去极化在第8天之后依然很强。GJB2的小鼠敲减模型证明,敲减的时间点影响听力丧失的模式。GJB2敲减较早的小鼠出现柯替氏器的畸形及中圈毛细胞显著缺失。而GJB2敲减较晚的小鼠柯替氏器发育正常,只在底圈出现毛细胞缺失。而另一项研究显示,在小鼠出生5天后条件性敲除GJB2可以导致晚发型听力丧失。最初为高频区听力丧失,之后渐渐扩散到中频及低频区。GJB2缺失可能削弱了耳蜗主动性放大而导致了晚发型听力损失。GJB2基因突变是儿童遗传性耳聋最常见的致病原因,其基因突变方式、位点复杂多样,并具有种族特异性,其中最多见的为 c.30 del G 或 c.35 del G 突变。地中海国家和美国NSHI患者中 c.30 del G 或 c.35 del G 突变占60%~85%;犹太人中最常见 c.167 del T突变,占53%,而 c.30 del G 突变只占18%;日本人中该基因突变仅占 13%;欧美人群中 c.30 del G 或 c.35 del G 的热点突变在中国人群中未发现。在中国人群中,26%~33%的语前聋患儿为 $GJB2$ 基因(主要为 c.235 del C)突变所致,占常染色体隐性遗传耳聋 28%。$GJB2$ 基因突变还可导致 DFNA 耳聋(DFNA1A),在中国人群中最常见的突变有 P.W44C、P.W44S、P.R143 Q、P.D179N、P.R184Q 和 P.C202F。此外,$GJB2$ 基因突变还可以导致 SHI(耳聋伴掌跖角化病),相关突变主要有 P.G59A、P.R75W 和 P.R75Q。研究发现携带 $GJB2P.R75W$ 突变的转基因小鼠发育异常,大上皮塔在出生后细胞凋亡时间相比野生型小鼠延长。耳蜗支持细胞发育不全,外毛细胞的柯替氏器隧道、Nuel 间隙及外耳毛细胞周围间隙缺失,外耳毛细胞被周围支持细胞挤压。

2.$SLC26A4$ 基因 $SLC26A4$ 基因突变能够导致前庭导管扩大,明确为 DFNB4 耳聋,一般双等位基因发生突变时会导致表型的出现。另外,$SLC26A4$ 基因突变还是 Pendred 综合征(前庭水管扩大或伴 Mondini 畸形、神经性聋和甲状腺肿)的致病原因。$SLC26A4$ 基因编码的 Pendrin 蛋白主要由疏水性氨基酸组成,是 HCO_3^-、Cl^- 和 I^- 等负离子的电中性交换器,Pendrin 蛋白表达于内淋巴管和内淋巴囊上皮细胞及椭圆囊和球囊边缘的神经细胞中,此外,也表达于甲状腺和肾脏中。Pendrin 蛋白发生异常即可影响细胞内外阴离子的转运,从而影响声音传递而导致听力损失。多西环素诱导的转基因 S1C26A4 表达的小鼠模型证明,Pendrin 蛋白对于发育很重要,而对于听力的维持并不必需。$SIC26A4IV6$ 基因敲除的小鼠出现前庭小管增大和耳蜗 Monditli 类畸形,在胚胎期第 14.5 天耳腔体积增大,之后耳蜗内淋巴液出现酸性化。内耳的 Pendrin 蛋白表达缺失还会引起一些继发性病变,包括血管纹边缘细胞的钾离子分泌增高,血管纹的氧化应激和氮化应激反应,中间细胞的钾离子通道 KCNJ10 缺失,内耳蜗电位缺失,内淋巴液钙离子浓度增高,以及感觉细胞和血管纹的退化。$SLC26A4$ 基因 IVs7-2 A>G 是中国人大前庭导管综合征中的第一热点突变,占突变总数的 63.5%,在 71.9%的大前庭水管患者中可以发现此突变,2%~3%的正常人携带此种杂合突变;C.2168 A >G 是第二热点突变。含 $SLC26A4$ 突变的小鼠模型的甲状腺具有形态学缺陷,微囊泡萎缩,内耳出现病理学特征,包括覆膜增厚,B-tectofin 蛋白表达降低,内耳毛细胞的 BK 离子通道表达降低,内耳骨钙化降低。其甲状腺病变与耳聋具有相关性。

3.线粒体基因 mtDNA 具有自我复制、转录和编码功能,同时也受 DNA 的调控。线粒体遗传属于母系遗传。1993 年首次发现线粒体的 rRNA 基因突变与抗生素引起的听力损失密切相关,相关位点突变可导致氨基糖苷类药物性耳聋(AAID)。氨基糖苷类抗生素的使用可造成耳聋,对氨基糖苷类药物有易感性的人群,即使使用正常剂量甚至微量药物都可能造成听力损失。mtDNA 突变导致的遗传性耳聋可表现为儿童期感音神经性耳聋,也可表现为药物引起的感音神经性耳聋和非药物诱发的迟发性感音神经性耳聋。中国人群 mtDNA 12S rRNA 基因上存在的两个突变位点分别是 1555 A>G 和 1494 C>T。1555 A>G 突变致非综合性和氨基糖苷诱发的耳聋,与甲基化水平相关。其突变位点靠近一个进化保守的茎环结构。此结构包含两个串联腺嘌呤残基,可被 rRNA 腺嘌呤的位点特异性 N6 双甲基转移酶 h-mt-TFB1/TFB1M 甲基化。在含 1555 A>G 突变的患者细胞中,12S rRNA 甲基化水平增高,导致依赖于活性氧的 AMP 激酶激活及促凋亡的核转录因子 E2F1 激活。而 mtTFB1 转基因小鼠的多种组织中 12S rRNA 甲基化水平提高,内耳的血管纹和螺旋神经节神经元发生凋亡,并且出现依赖 E2F1 的听力逐渐丧失。关于 1494 C>T 突变在体外细胞学实验中的研究表明,它与正大霉素的组合会加重线粒体的功能失调,包括 ATP 生成下降,线粒体膜电位下降,活性氧自由基上升。功能紊乱线粒体融合增加,Lc3.B 上调导致线粒体自噬。中国人群中 mtDNA1555 A>G 携带率为 3.34%,mtDNA1494 C>T 携带率为 0.45%。

三、耳聋基因芯片与筛查结果

1.耳聋基因芯片和位点　针对耳聋基因及位点设计的芯片能够同时检测耳聋的多个突变基因位点,便于耳聋基因筛查工作的开展。然而,国外一些较高通量的基因芯片所需设备及芯片造价昂贵或设计复杂,以及耳聋基因的遗传及种族异质性,如中国人和白种人的耳聋突变热点和基因存在很大差异,使得国外的芯片不太适合在中国用于大规模的耳聋基因筛查及临床诊断。经过 10 年大规模、系统的全国耳聋分子流行病学调查,针对中国人 NSHI 的突变热点,中国也开发了遗传性耳聋基因检测芯片,检测 4 个常见耳聋基因中的 9 个位点,包括 GJB2 基因 C.35 del G、c.176 del 16、C.235 del C、c.299 del AT,GJB3 基因 C.538 C>T,SLC26A4 基因 c.2168 A>G、IVS7.2 A>G 和 mtDNA 12S rRNA 基因 1494 C>T、1555 A>G。芯片技术是将等位基因特异性引物延伸聚合酶链式反应(PCR)与通用芯片相结合,达到快速、敏感和准确检测的目的,而且操作简单,易于标准化,适宜临床推广应用。

2.筛查人群分类和结果分析　基于 WHO 出生缺陷"三级预防"策略,应用耳聋基因检测手段预防耳聋的一级预防人群包括有生育意愿耳聋(NSHI)患者、有生育意愿耳聋高危人群和孕前一般人群;二级预防人群是孕期人群;三级预防人群为新生儿。目前耳聋基因筛查的研究报告人群主要集中在于耳聋(NSHI)患者、正常(孕期)人群和新生儿。更为确切的耳聋基因突变检出率,尚需要对文献的质量进行评价,经过 Meta 分析获得。

(1)耳聋(NSHI)患者:耳聋基因筛查可以对少数有生育意愿的患者进行遗传咨询指导(一级预防)和保存部分患儿的残余听力(三级预防)。从受检耳聋患者的年龄不难看出,耳聋基因筛查的结果只能对少部分患者进行婚配和生育指导,以及遗传咨询,起到预防耳聋的效果。

(2)孕期人群:耳聋基因筛查可以减少聋儿的出生(二级预防)。进一步的研究发现,夫妇同为耳聋基因突变携带者,其后代耳聋风险更大。

(3)新生儿耳聋基因筛查:可以提供迟发型或潜在耳聋的遗传信息,避免或减少耳聋发生(三级预防)。一些研究分别对听力初筛通过和未通过新生儿耳聋基因筛查结果进行了报道。

综上所述,目前的研究侧重于耳聋的二级预防和三级预防,如果对孕前耳聋高危人群进行耳聋基因筛查,可以有针对性地进行遗传咨询指导;如果对孕前检查人群进行耳聋基因筛查,可以直接对婚育夫妇进行孕前健康教育、风险提示和咨询指导。因此,有必要在孕前高危人群和孕前检查人群中进行耳聋基因筛查的应用研究,有效实现耳聋的一级预防。

四、耳聋基因筛查应用前景与耳聋预防

1.孕前耳聋基因筛查的意义　婚前检查、孕前检查和产前检查是预防和减少出生缺陷发生的主要方法,随着群众对生殖健康、优生优育的需求越来越高,一些高危人群如耳聋人群的生殖健康、优生优育指导越显重要。应用现代分子诊断技术——遗传性耳聋基因芯片对高危人群开展听力障碍的病因检测对预防出生缺陷具有重要意义:一是对聋人或有聋人亲属的家庭及已生育聋儿的听力正常夫妇进行生育指导,降低聋儿发生可能;二是及早明确耳聋的病因,及早采取治疗干预措施,提高治疗效果;三是能预防遗传性耳聋发生,防止或避

免迟发性耳聋的发生;四是能尽早发现药物性耳聋的高危人群,指导人群合理用药,避免药物性耳聋的发生。

2.孕前检查预防遗传性耳聋 孕前检查人群中 NSHI 高风险夫妇需要参加耳聋基因筛查,包括以下人群。

(1)已领取结婚证准备生育且有听力障碍的残疾人。

(2)本人无听力障碍但家庭直系亲属中有听力障碍的准备生育夫妇。

(3)已生育有听力障碍的孩子且符合再生育条件准备生育的夫妇。

(4)药物性致聋人群的母系家族成员中有生育意愿的夫妇。

(5)有听力障碍的子女自愿参加检查。

(6)条件许可时一些人群也需要参加耳聋基因筛查,如孕前检查中的一般人群夫妇、已怀孕(孕期或产前)妇女的 NSHI 高风险(或一般)人群夫妇、新生儿等。

依据耳聋基因筛查结果,分析不同基因和位点的突变类型,有针对性地进行遗传咨询指导,有效地预防遗传性耳聋的发生。

3.建立初级耳聋预防体系 在孕前检查工作中通过预防耳聋的折页、展板和视频等宣传,了解 NSHI 高风险人群和一般人群夫妇对耳聋基因筛查检测和咨询的需求,建立耳聋基因筛查的宣传提示系统;依据 WHO 预防耳聋初级战略任务的要求,建立预防耳聋的孕前、孕妇、围生期、新生儿和儿童的风险提示系统;总结对耳聋基因筛查的检测报告解读、常见问题解答、导致 AAID 耳聋基因携带者用药指南及其他注意事项,建立耳聋基因筛查咨询提示系统,并建立耳聋高危人群信息档案数据库。WHO 提出的初级预防耳聋的战略任务包括以下方面。

(1)为预防麻疹、脑膜炎、风疹和腮腺炎等儿童期疾病进行免疫接种。

(2)为预防风疹进行孕前免疫接种。

(3)对孕妇进行梅毒和其他感染的筛查和治疗。

(4)改善围生期护理以促进安全分娩。

(5)避免使用耳毒性药物。

(6)转诊高危婴儿(如有家族耳聋史、低出生体重、出生窒息、患黄疸或脑膜炎等),及早进行听力测评,并在需要时迅速诊断和进行适当治疗。

(7)减少对巨大噪声的暴露。

(8)预防中耳炎引起的听力损失。

第三节 新生儿听力筛查

一、导致新生儿听力损失的高危因素

1.低胎龄出生儿 低胎龄指的是出生时不足 37 周的新生儿,也称之为早产儿。胎龄越小,新生儿的听力损伤程度越严重。低胎龄对新生儿听力损伤的影响主要体现在以下几点:首先,由于其呼吸中枢发育不完全,且早产儿易合并严重窒息,对缺氧、高碳酸血症反应敏感,容易发生酸中毒及缺血缺氧性脑病(HIE),而 HIE 是导致新生儿听力损失的主要高危因素之一;其次,由于消化系统发育不完全,导致低胎龄儿对胆红素的代谢缓慢,加上早产儿血

液系统也发育不完全,易发生病理性溶血,导致胆红素升高,而且早产儿血脑屏障不够完善,胆红素更易通过血脑屏障,导致中枢神经系统障碍及听力损伤。高胆红素血症也是导致新生儿听力损失的主要高危因素之一;再次,早产儿听力损失考虑与内耳迷路、听觉感受器和脑发育不完善有关。听觉器官在妊娠第 4 周开始发育,8 周时耳郭形成,24 周内耳迷路及周围末梢听觉感受器基本发育,听觉系统基本建立,28 周时可有听觉反应。同时,低胎龄新生儿有鼓室积液、中耳负压、外耳道胎脂较多也会影响到正常传导,从而导致听力损失,同时鼓室积液、中耳负压、外耳道胎脂较多也会影响正常传导。

因此,结合听力器官及听觉中枢的发育特点,低胎龄新生儿发生听力损失的风险明显增加。但随着胎儿的继续生长发育,听觉器官及中枢可逐渐发育完全,早产儿的听力水平会随时间推移而升高,初始听力水平为永久性听力障碍的预测指标,因此胎龄与新生儿听力损失之间存在一定的可逆性,但部分新生儿仍会有不同程度的听力损失,甚至永久性听力丧失。

2.新生儿感染性疾病　新生儿感染可分为宫内感染、出生时感染、出生后感染。宫内感染主要为病原体经母亲血流通过胎盘感染胎儿;出生时感染则为胎儿娩出时产道接触或吸入污染物导致;由于新生儿免疫力低下,缺乏各种抗体,出生后病原体可通过皮肤黏膜、创面、呼吸道等途径感染新生儿。常见的与新生儿听力损失有关的感染性疾病病原体有弓形虫、风疹病毒(RV)、巨细胞病毒(CMV)、单纯疱疹病毒(HSV)、梅毒等。

国外有研究报道,先天性感染导致感音神经性聋的患儿有 8.2%,其中 CMV 感染是导致新生儿听力损失的最常见的感染性因素。据统计,发达国家先天性 CMV 感染占活产婴儿的 0.3%~2%,感染儿中 10%~15% 会出现感音神经性聋,多在 1 岁左右出现,常为双侧性,其听力损失可表现为进行性恶化、波动性以及迟发的听力损失,可能与病毒复染及复制有关,或与宿主对感染的免疫反应有关。CMV 感染导致新生儿听力损失的具体机制尚不清楚,但部分学者认为 CMV 可能与中枢感染有关,因其对脑室内层的室管膜细胞和听神经有特殊的亲和力。有文献报道称,CMV 感染通过血液循环进入内耳,损害内耳淋巴系统,因为其导致内耳主要病变部位在血管纹、螺旋器、囊斑和壶腹嵴,其中底周螺旋器损害较重,所以临床表现主要为高频听力障碍。

3.缺氧对新生儿听力的影响　引起新生儿缺氧的常见疾病有新生儿窒息、新生儿缺氧缺血性脑病(HIE)、呼吸窘迫综合征、胎粪吸入综合征等,以上疾病均可引起缺氧,导致严重的低氧血症、高碳酸血症、代谢性酸中毒及全身多器官损伤,而脑对缺氧最为敏感,严重缺氧时,脑部的血供会出现第二次分配,即大脑半球血流量减少,以保证代谢最旺盛部位,如基底神经节、脑干、丘脑及小脑的血供,大脑皮质则易受损,而听觉中枢就位于大脑皮质,进而导致听力损失。当脑部缺血时,ATP 降解,腺苷转变为次黄嘌呤,当脑血流再灌注期重新供氧,次黄嘌呤在氧化酶的作用下产生氧自由基,自由基生产增多,以及脑血流调节障碍相继发生,最终导致脑水肿、凋亡和坏死,进而导致神经中枢受损,引起听力损失。当缺氧严重时,脑组织中的海马、脑干、丘脑等部位极易损伤,进而导致螺旋器毛细胞、听神经、听觉传导路径及各级神经元受损,导致声音感受与神经冲动传递障碍,最终导致感音神经性聋。且内耳毛细胞的血液供应血管为无侧支循环的动脉末支,其易受外界环境的变化影响,当耳蜗供氧不足时,会导致小血管收缩,血流量急剧下降,从而导致内外淋巴氧张力降低,加剧毛细胞缺氧性改变甚至整个螺旋器受损,酶的活性降低,导致毛细胞变性死亡,最终导致畸变产物耳声发射听力测试通过率下降。

缺氧对新生儿听力损失影响大小及预后还取决于缺氧程度及时间长久。缺氧时间越短,缺氧程度越轻,对毛细胞功能的损伤程度也会小,反之则毛细胞功能恢复时间较长,甚至功能完全丧失,无法恢复。有随访研究发现,短时间的耳蜗缺血缺氧导致的耳蜗生理功能损伤是可逆的,而部分重度缺氧则可导致不可逆性损伤,因此加快新生儿缺血缺氧的纠正,减少窒息的发生,可以减少听力损失的发生。

4.高胆红素血症对新生儿听力的影响　新生儿高胆红素血症即早产儿血清胆红素>10 mg/dL(>171 μmol/L),足月儿血清胆红素>15 mg/dL(>256 μmol/L),也称之为病理性黄疸。新生儿的胆红素代谢不同于成人,主要有以下 4 个特点:①由于其红细胞破坏过多、红细胞寿命相对较短,导致每日生成的胆红素较高;②血浆白蛋白联结胆红素的能力不足:胆红素代谢主要通过与血液中白蛋白结合,运送至肝脏代谢。与白蛋白结合的胆红素不能透过细胞膜或血脑屏障,而游离的非结合性胆红素呈脂溶性,能够透过血脑屏障,进入中枢神经系统,引起胆红素脑病;③肝脏处理胆红素能力差:胆红素进入肝脏后需通过 Y 蛋白和 Z 蛋白转运,最后在尿苷二磷酸葡萄糖醛酸基转移酶(UD-PGT)的催化下进行代谢,但新生儿出生时干细胞内 Y 蛋白、UDPGT 均含量极少,进而导致排泄胆红素能力不足;④新生儿的肠肝循环未完全建立:新生儿的肠蠕动差和肠道菌群尚未完全建立,进而导致非结合胆红素水平增高。

综合以上特点,新生儿容易出现高胆红素血症,且以非结合性胆红素升高为主。游离状态的非结合胆红素易透过血脑屏障,聚集、结合和沉积于听神经,其具有广泛的神经毒性,对脑干听觉核、听神经和神经节细胞均有损伤,且听力损失程度与血清胆红素水平呈正相关,最终导致耳聋、智力发育落后等后遗症。国外研究发现,高胆红素血症会致使脑干的耳蜗核细胞对外部反应的应激能力上升,静止期细胞的去极化进程受到了影响,导致耳蜗功能受损。同时,胆红素对蜗后的听觉通路也有一定的损害,随着患儿血清中的总胆红素浓度升高,其听力损失概率、出现重度听力损失的概率和听神经损害的发生率都会随着提高。

有文献报道称,高胆红素血症对新生儿听力的影响具有一定的可逆性,听力损失情况可随血液中胆红素浓度下降而恢复。因此,临床中对于高胆红素血症患儿,应积极采取有效治疗方式,降低血液中胆红素的水平,进而减少听力损失的发生率,提高患儿后期的生活质量。

5.其他因素

(1)孕期使用耳毒性药物:孕期使用耳毒性药物可使药物成分经血流通过胎盘进入胎儿体内,从而导致胎儿的听觉系统受损,常见的耳毒性药物有:氨基糖苷类抗生素如链霉素、庆大霉素等,抗肿瘤类药物如卡铂、顺铂等,利尿剂如呋塞米、依他尼酸等。而药物致聋不仅取决于药物种类、用药剂量、用药时间及途径等外部因素外,还与家族、遗传、个体差异有关。药物性耳聋的主要组织病理学变化为:听毛细胞静纤毛倒伏、缺失、线粒体肿胀、变性,严重时听毛细胞与支持细胞完全破坏,螺旋器崩解,耳蜗-前庭神经以及螺旋神经节退变,可伴有前庭壶腹嵴、位觉斑损害,进而导致听力障碍。近年研究发现,母系遗传对氨基糖苷类抗生素易感性与线粒体 12SrRNA 基因的 A1555G/C1494T 突变有关,线粒体 DNA 缺失突变、铁缺乏等体内因素的存在可增加机体对氨基糖苷类耳毒性作用的敏感性。因此,对于有此类基因突变的患者应早期诊断,避免使用氨基糖苷类药物,同时,对其家族内的母系成员也应进行基因筛查,以便早发现、早预防、早干预。

(2)遗传因素:遗传性听力障碍系继发于基因或染色体异常等遗传缺陷的听觉器官发育

障碍,遗传性听力障碍主要表现为渐进性、进行性、突发性及稳定性的发病方式;遗传性听力障碍多伴有其他部位或系统畸形的遗传异常综合征,如伴有下颌骨发育不全综合征、颅面骨发育不全综合征以及以小下颌、舌下垂、耳畸形及进行性感音神经性聋为主要特征的佩吉特病。

有文献报道称,50%~60%耳聋病因是由遗传性因素引起,$GJB2$、$GJB3$、$SLC264$、线粒体12SrRNA基因突变是主要的遗传致病因素。$GJB2$为常染色体隐性遗传,主要通过编码连接蛋白CX26在耳蜗细胞中高度表达,目前被认为是突变频率最高的耳聋基因,在我国遗传性耳聋患者中该基因携带率约21%,临床中其导致的耳聋主要表现为先天性耳聋,也有迟发后天性耳聋;$GJB3$为常染色体显性或隐性遗传,突变后主要引起进行性高频听力障碍;$SLC264$基因突变主要表现为先天性颞骨畸形(主要为前庭水管综合征),可引起中度-极重度耳聋;而线粒体12SrRNA基因突变与氨基糖苷类抗生素毒性耳聋有关,故12SrRNA基因突变新生儿应禁用耳毒性药物。

遗传性听力障碍是可以通过遗传咨询、婚前指导进行预防的,且目前耳聋基因筛查已广泛应用于临床,可针对相关耳聋基因($DNAA155G$、$GJB2$基因、PDS基因、$GJB3$基因等)进行筛查,减少遗传导致的听力障碍的发生率。

(3)环境因素:环境因素对新生儿听力损失的影响主要体现在噪声对新生儿听力的损害。噪声对听觉的损伤机制仍不明确,现多归纳为机械性、血管性、代谢性3个方面。①机械学说:高强度的噪声可引起强烈的迷路内液体流动,螺旋器剪式运动的范围加大,造成不同程度的盖膜-毛细胞的机械性损伤及前庭窗破裂、网状层穿孔、毛细血管出血,甚至螺旋器从基底膜上剥离;②强噪声可使内耳血管痉挛,损坏耳蜗微循环,导致耳蜗缺血、缺氧,造成毛细胞和螺旋器的退行性变;③代谢学说:强噪声可引起毛细胞、支持细胞酶系统严重紊乱,导致氧和能量代谢障碍,致细胞变性、死亡。由此可见,以上3种机制相互联系,相互影响。

NICU的噪声较多,主要来源于监护仪、通气设备、输液泵、病房医务人员的说话声、走路声、关门声、开/关培育箱等(高频的声音,>70 dBA),噪声造成新生儿听力损失在有NICU住院史新生儿占比较高,发现NICU中早产儿和新生儿的听力障碍发生率达到1%~2%。因此,NICU住院>24小时同样为新生儿听力损失的危险因素。NICU噪声可导致新生儿听力损失,还可增加脑室周围-脑室内出血与脑室周围白质软化的发生风险,而佩戴耳罩可减轻此类不良影响。因此,可通过改善NICU的仪器设备,降低交流声音,以及采取其他减少噪声产生的措施,进而降低新生儿听力损失的发生率。

二、新生儿听力筛查基本概况

自20世纪六七十年代,新生儿听力问题开始受到国内外的广泛关注。听力障碍是比较常见的先天性功能缺陷,若新生儿的听力损失不能被及时发现,不仅仅影响孩子自身的生长发育如言语与认知的发育、教育和婚育,加重家庭的心理、经济等负担,还会造成沉重的社会负担,阻碍社会经济发展。近期美国医学会公布的数据表明,正常分娩的新生儿中,双耳听力损失的发病率在0.1%~0.3%。其中,重度与极重度听力损失的发病率为0.1%。经统计危重病新生儿中听力障碍,发病率则可高达2%~4%。而在我国,据统计新生儿耳聋的发病率约为0.1%,5岁以下听力障碍儿童的发病率则达到2.7%。因此,如何能较早地发现新生儿听力障碍,筛查出高危听障患儿,及时诊断及干预,是耳科医师极为重要的研究方向。

新生儿听力筛查是 20 世纪六七十年代首先在欧美国家发展起来的一项医学筛查技术。起初听力筛查仅适用于高危新生儿，后来经过飞速发展，新生儿听力筛查逐渐应用于全部新生儿。我国新生儿听力筛查起步较晚，自 20 世纪 80 年代末至 90 年代初，全国几个大城市如北京、南京、杭州、济南等地才逐渐开始开展以听觉脑干诱发电位为主的新生儿听力筛查，为我国的新生儿听力筛查的普及开辟先河。21 世纪初，在中国残联和原卫生部等数十个部门联合下发的《关于确定"爱耳日"的通知》中，新生儿听力筛查首次被纳入妇幼保健的常规检查项目。2004 年，原卫生部组织相关专家撰写并出版了《新生儿听力筛查》培训教材，发布了"新生儿疾病筛查技术规范"，并将其纳入《新生儿听力筛查》。2007 年，中国残联和原卫生部印发《全国听力障碍预防与康复规划（2007—2015 年）》，提出开展新生儿疾病筛查的地区，定下新生儿听力筛查覆盖率在 2005 年基础上提高 30% 的目标。自此之后，新生儿听力筛查在我国得到了极大的推广。目前，我国多数省市已经制定了一系列新生儿听力筛查的相关法律法规和管理办法，致力于新生儿听力筛查的普及。

三、新生儿听力筛查模式

1.新生儿听力筛查体系　目前，全国多数省市及各地级市县都陆续开展普及新生儿听力筛查。同时，各省市也应该建设并规范本地区新生儿听力筛查体系，构建以市、县、区等基层妇幼保健院或其他接产机构为基础的适合本地区运行操作的新生儿听力筛查体系。新生儿在市、县、区等基层妇幼保健院或其他接产机构出生后 3 天内，即在出生机构进行新生儿听力初筛。若初筛未通过，则转至上一级机构或者该地区定点的转诊中心，由其负责初筛未通过新生儿的听力复筛、确诊及确诊后的干预，并负责未通过新生儿的随访，结果定期上报给当地卫生行政部门。当地卫生行政部门做好统计分析工作，分析本地区新生儿听力情况，做好协助及监督工作。

2.新生儿听力筛查流程　新生儿听力筛查应严格按照原卫生部《新生儿听力筛查技术规范》的要求执行，新生儿出生 48 小时后至出院，在家长签署听力筛查知情同意书后，即完成听力初筛，初筛听力未通过者，可转至上一级机构或者该地区定点的转诊中心。新生儿 42 天左右时进行听力复筛，复筛仍未通过者，则在新生儿出生后 3 个月时进行第三次听力筛查。第三次听力筛查仍未通过者，即进入听力障碍诊断程序，给予患儿 OAE、ABR、ASSR、声导抗等技术检测，确诊患儿听力障碍程度及性质。确诊后待患儿 6 月龄时，再次给予患儿 OAE、ABR、ASSR、声导抗等检测，行第二次确诊，若仍为听力障碍，则需立即给予患儿医学干预措施，并进行相应的干预后听觉言语康复训练，定期随访，见图 3-1。

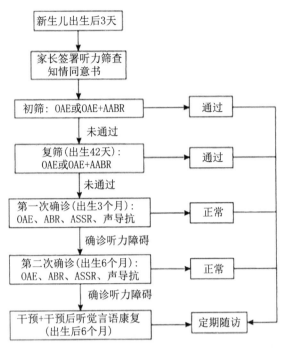

图 3-1　新生儿听力筛查流程

3.新生儿听力筛查对象和筛查方法

（1）新生儿听力筛查对象：新生儿听力筛查必须面向所有的新生儿，包括早产儿、低体重儿、畸形儿等高危新生儿，且高危新生儿是新生儿听力筛查的重点对象。

（2）高危新生儿：高危新生儿是新生儿听力筛查的重点筛查对象，《新生儿听力筛查技术规范》指出，新生儿听力损失高危因素主要包括以下几点。①有家族性先天遗传性耳聋病史；②在新生儿重症监护室住院超过 5 天的新生儿；③新生儿有围生期感染病史，包括宫内感染及新生儿期感染；④早产儿或低体重儿，体重低于 1500 g；⑤具有先天性颅面部畸形患儿，特别是耳郭及耳道畸形的新生儿；⑥极重度的高胆红素血症，需要换血的新生儿；⑦母亲孕期及新生儿期使用过耳毒性药物的新生儿；⑧新生儿窒息（Apgar 评分 1 min 0~4 分或 5 min 0~6 分）或围生期缺血缺氧性疾病新生儿；⑨合并病毒性或细菌性脑膜炎、早产儿、ARDS 等新生儿。

（3）新生儿听力筛查方法：新生儿听力筛查分为初筛、复筛及确诊等步骤，不同筛查步骤所使用的听力筛查技术在不同的地区有所不同。多数地区初筛和复筛均使用 OAE（DPOAE 或 TEOAE），但是随着自动听性脑干反应（automated auditory brainstem response，AABR）的逐渐普及，部分机构已经开始行 OAE+AABR 联合筛查。初筛和复筛过后，3 月龄开始，新生儿听力评估则可综合运用 ABR、ASSR、OAE、声导抗等听力检查方式。

（4）新生儿听力筛查前准备工作：在新生儿听力筛查前，须排除患儿是否有中耳病变，外耳道是否有耵聍栓塞，新生儿是否处在安静的状态，筛查环境是否符合新生儿听力筛查要求等相关因素，从而得到准确、有意义的新生儿听力筛查结果。

（5）新生儿听力筛查模式

1）两阶段筛查模式：普遍性筛查是我国现行新生儿听力筛查的主要方案，分为初筛和复筛两个阶段。在医疗条件相对较好的地区，新生儿出生 3 天后进行听力初筛，42 天后进行复筛，未通过的于出生 3 个月后转至上级听力诊断机构做进一步的听力学诊断。为保证实施效果，应严格控制覆盖率和复筛率，尽量降低假阳性的发生率，减轻家长不必要的经济负担和心理负担。新生儿出生时间延长，听力筛查的假阳性率就越低，因此新生儿听力筛查的通过率会随时间的延长而提高。为保证新生儿听力筛查的覆盖率，一般在新生儿出院前进行初筛，并规定新生儿出生 42 天后回医院接受儿童保健系统检查。两阶段筛查模式在新生儿出生 3 天时就完成了初筛，而 3 天时新生儿还未出院，因此大大提高了听力筛查的覆盖率。42 天复筛则降低了转诊率，但是在一些医疗设施落后、交通不便、经济落后的地区，新生儿听力筛查仍存在复筛率低、漏诊率和失访率高。且新生儿在出生 3 天时，外耳道因出生时受到挤压、遗留胎脂等因素，会对听力筛查的结果造成影响，从而出现假阳性，使得初筛的通过率较低，而转诊至上级听力诊断机构会给家长带来较大的经济负担和精神压力。

2）院内两步筛查模式：我国属于发展中国家，农村和乡镇的人口基数较大，一半以上的新生儿听力筛查由基层医院完成。农村的产妇大多选择去基层医院进行分娩，由于家庭经济、医疗观念等因素，部分新生儿的住院时间达不到 3 天，因此不能完成初筛；再加上住所离医院较远、交通不便、经济困难等因素，导致新生儿难以回到医院完成听力筛查。部分医院在新生儿出生 1~2 天就进行了听力筛查，虽然在一定程度上提高了筛查的覆盖率，但是由于筛查时间过早，导致筛查通过率较低。研究发现，未通过听力筛查的新生儿家长中有 20%以上表示焦虑，40%左右的家长会出现担忧害怕情绪，可见新生儿听力筛查未通过会给家庭带来较大的心理负担。因此，降低听力筛查的假阳性率十分重要。由于基层医院的新生儿出院后再次回到医院进行听力筛查的概率较低，因此新生儿出院前的二次筛查不仅能够降低需要再次返院进行听力筛查的新生儿人数，还避免了因假阳性而给新生儿家庭带来的心理负担。院内两步筛查模式适宜在经济不发达的地区实行，医师根据新生儿的住院时间尽可能地推迟初次筛查时间。

3）三阶段筛查模式：假阳性一直是新生儿听力筛查（初筛和复筛）项目中引人关注的问题。三阶段筛查模式是针对二阶段筛查未通过的婴幼儿，让其在出生 3 个月后再次进行筛查，不仅能够节省听力正常婴幼儿家庭的开支，还能减少转诊到听力诊断中心的人数。我国很多经济欠发达的地区儿童听力诊断中心的数量不多，三阶段筛查模式就成为一个不错的选择。住院期间的初筛提高了新生儿听力筛查的覆盖率；未通过的患儿在出生 42 天后再进行筛查降低了假阳性率；而出生 3 个月后的再次筛查则降低了假阳性率和转诊率。因此，三阶段筛查模式适宜在经济较困难的地区推行。

4.听力障碍诊断标准

（1）耳聋的性质：由于新生儿无法配合纯音测听的气骨导听阈检查，相对于成年患者而言，较难判断新生儿耳聋的性质，目前临床上较常用的检查判断方法即为 1 kHz 探测音鼓室声导抗评估新生儿中耳功能，并结合观察患儿鼓膜变化、ABR 气骨导差和 I 波潜伏期等指标判断新生儿耳聋的性质。ABR 气骨导差≥15 dB nHL，I 波潜伏期≥1.7 ms，声导抗为 B/C 型者为传导性耳聋。OAE 和 ABR 异常，ABR 无气骨导差，声导抗为 A 型者为感音神经性耳聋。而同时具有以上特征的即为混合型耳聋。

（2）耳聋的程度：根据 WHO 耳聋的分级标准，按照 500 Hz、1 kHz、2 kHz、4 kHz 气导平均阈值将平均语言频率听阈分为五级。

5.新生儿听力障碍干预措施　若患儿 3 月龄时确诊为听力障碍，在患儿 6 月龄时将进行第二次确诊检查，当患儿 6 月龄时仍确诊为听力障碍患儿时，中重度耳聋患儿则建议立即佩戴助听器，轻度耳聋患儿则可随访至 9 月龄左右，若确诊为永久性耳聋后，也应立即佩戴助听器，需要强调的是，对于重度和极重度的耳聋患儿，在 4 月龄时即可佩戴助听器。对于确诊为听力障碍的儿童，应该积极采取相应的应对措施，做到"早发现，早确诊，早干预"的原则。

若听力障碍患儿佩戴助听器后，对于提升患儿听力未见明显效果时，在符合人工耳蜗植入术适应证的条件下，可尽早行人工耳蜗植入手术，及时给予患儿声音的刺激，可更加有利于患儿语言的发育。

四、新生儿听力筛查技术

随着我国新生儿听力筛查工作的普及和听力筛查技术的日益成熟，我国新生儿听力筛查覆盖率逐年上升，大多数基层妇幼保健院或其他接产机构都具有先进的新生儿听力筛查仪器及受过专业培训的听力筛查工作人员。目前，我国最常见的新生儿听力筛查技术为耳声发射（OAE）和自动听性脑干反应（AABR）。在各种不同的耳内发射法中，最常用于新生儿听力筛查的则为畸变产物耳声发射（DPOAE）和瞬态耳声发射（TEOAE）。其筛查仪操作简单、快速、小巧方便携带，有利于新生儿听力筛查的顺利进行。

1.耳声发射仪

（1）耳声发射仪运用于新生儿听力障碍筛查工作原理：研究表示耳声发射仪是受检者耳蜗在受到外界暂时性的脉冲声刺激之后经过一定潜伏期，通过一定形式释放的一种声频能量，所有损害耳蜗外毛功能的因素使得听力损害的逾 30 dB HL 时，便可以造成耳声发射功能减弱，甚至消失。这便是耳声发射仪用于筛查新生儿先天听力障碍的基本原理。

有人认为耳声发射仪可以反映受检者耳蜗毛细胞及其附近结构的功能状态，并及时发觉受检者感音神经性听力缺损，这也是其能够运用与听力筛查的主要原因之一。

耳声发射仪是借由声波传入患者内耳的一种逆过程，即形成于耳的声能经由中耳结构再穿过鼓膜，进入耳蜗的外毛细胞，之后借由外膜细胞反射处能力，于外耳道记录获得。

（2）耳声发射仪在听力障碍筛查中的运用方法：如今，学者研究显示，临床较为常用的方法有如下两种，一种是瞬态诱发耳声发射检验方式。另一种则是畸变产物耳声发射。众多国内学者对两种检验方式在新生儿听力障碍筛查中的运用方法均做出了详细的论述。

第一，关于瞬态诱发耳声发射的检验方式。有人运用德国麦科公司所生产的 Ero.Scan 耳声发射分析设备开展检验，选用瞬态快速筛查流程，刺激声音选用短声，脉宽设置为 80 μs，给声音的方法采用三等振幅正向声波，刺激声音的强度限制在 83 dB peSPL（±3 dB）之内，信号叠加次数设定为 50 次。检验需要在为新生儿喂奶之后且处于深度睡眠状态下进行，处于非隔音但是基本保持安静的病房之中开展检验，将附近环境的噪声尽量控制在 45 dB 之内，完成检验。

还有人提出一种瞬态诱发耳声发射联合自动听性脑干听力筛查方法，认为所有患儿在病情有所改善且区域稳定的情况下，在征得父母同意之后开展瞬态诱发耳声发射联合自动听性脑干听力筛查工作,采用丹麦耳酷灵前庭功能听力筛查设备。耳声发射设备参数设置如下:伪迹率不高于20%,刺激稳定率不低于80%,耳声发射设备显示"PASS",若显示为"PEFER",则证明没有通过。自动听性脑干听力筛查测试过程中,将参考电极粘贴在受检者颧骨位置,同时将记录电极粘贴在受检者前额位置,接地电极粘贴在患者后颈部,若测试结果为"PASS",则证明受检者处于35 dB nHL情况下,存在听性脑干反应。若设备显示为RE-FER,则证明受检者需要进一步确诊。

有人采用瞬态诱发耳声发射检验方式对其所在医院3592名新生儿听力予以筛查,结果显示初筛率达到99.42%,未通过人数457例,单侧没有通过299例,双侧均未通过158例,未通过率平均13.26%,也证明了该方式具有可行性。

其他人则分别采用畸变产物耳声发射以及瞬态诱发耳声发射两种发射方式,分析耳声发射在黄疸新生儿听力筛查之中的运用价值。结果显示256名新生儿中总计64名双耳听力异常现象,正常新生儿占比达到18.44%,黄疸新生儿占比达到33.04%,在证明新生儿高胆红素血症是损害患儿听力主要原因的同时,也证明耳声发射可以作为首选筛查方案。

第二,关于畸变产物耳声发射仪检验方式。有人详细介绍了畸变产物耳声发射检验方式:其一,受检者接受听力检验之前,医护人员应先对受检者进行耳镜检验,清洁外耳道,保障外耳道的通畅性,同时予以DPOAE筛查、声导抗以及多频稳态以及脑干听觉诱发电位。其二,听力测试必须处于隔声或是屏蔽室开展,为患儿提供10%水合氯醛,使得受检者处于睡眠状态,并保持平卧的体位。其三,DPOAE筛查设备采用MADSEN生产的AccuScree,刺激强度设定为L1∶L2 = 59∶50,刺激频率则设定为F1/F2 = 1.2,刺激频率F2设定为2000 Hz、2500 Hz、3200 Hz、4000 Hz,上述四个频率之中若3个以上频率引出则证明DPOAE通过,不然即视为未通过。其四,声导抗测试设备采用GSITympstar型中耳分析设备,探测声音设定为1000 Hz,结合鼓室图有无正峰,区分为正峰型及无峰型,其中正峰型意味着受检者耳功能大概率正常,无峰型则证明受检者耳功能大概率存在异常。其五,脑干听觉诱发电位测试设备需采用Eclipse客观测试平台,医护人员为患者提供10%水合氯醛,使得受检者处于睡眠状态,并在操作台上保持平卧体位,记录电极放置于受检者前额,参考电极放置于受检者乳突,接地电极放置于患者眉间,阻抗高于3千欧。听觉脑干诱发电位刺激声音采用Click声音,以引出V波刺激声音最小强度,作为该耳的反应阈值,具体反映受检者高频听力状况,无频率特点则不予以统计。

(3)耳声发射仪运用过程中的影响因素:耳声发射仪作为一种精确性较高的筛查设备,在临床中的运用愈渐广泛,但是在实际运用过程中容易受到不同方面因素的影响以及干预,进而导致其精确度受到一定程度的影响。如何规避使用期间的影响因素,也是学者研究的重点所在。

影响耳声发射仪精确的主要因素包括以下方面:第一,婴儿方面因素,婴儿接受听力筛查的基础条件即受检者处于熟睡状态下,针对受检者仅处于浅睡眠或是未睡的状态,为了令其处于安静状态,所以普遍是在喂奶状态下检验。然而因为部分婴儿的吞咽声音过大,导致检验结果受到影响。第二,环境因素。耳声发射仪的运用对附近环境要求较为苛刻,尽可能避免附近有较高的噪声,否则有较大概率影响检验结果。因此,需要医护人员采用合理的方式予以应对。若确实检验过程中受到影响,则必须重新进行检验。第三,时间因素,结合部分学者研究结果显示,新生儿筛查的通过率与检验时间有直接关系,最佳的检验时间应在儿童出生之后的第 3~4 天。原因在于低龄新生儿外耳道以及有残存的羊水以及胎脂,即便医护人员予以清除以及存在有残留的可能。如此一来,导致探头与外耳之间无法形成密闭墙,容易造成检验结果产生误差。若是产后第 3~4 天,则外耳道容积增加,中耳残存物消融,所以通过率显著提高。所以建议在产后在第 3~4 天进行检验,若没有通过,医护人员对耳道进行清除之后再予以筛查。

2.听觉脑干诱发电位　听觉脑干诱发电位(ABR)是指刺激声所诱发的脑干的生物电反应,常用于新生儿听力阈值检测及新生儿三月龄后耳聋确诊检查。临床上 ABR 常用的刺激声为短声或短纯音,刺激重复率为 20 次/秒。ABR 由潜伏期在 10 ms 内的 7 个正波所组成,其中 Ⅰ、Ⅲ、Ⅴ波最稳定而 Ⅱ波和Ⅳ波相对较差,如各波潜伏期延长、波间期延长、双耳间潜伏期或波间期相差比较明显,以及波形变化较大都提示蜗后病变存在的可能性。

3.听觉稳态诱发电位　听觉稳态诱发电位(ASSR)是一项近年来才发展起来的客观的听力检查技术,是由持续的多个频率的声音刺激信号所诱发的电位,其刺激信号是一种稳态的刺激信号,反应相位与刺激相位具有稳定关系。ASSR 可用于新生儿听力筛查,是新生儿听力检测中一项可靠而重要的手段,对确定新生儿各个频率的听力损失程度极为重要,为听力障碍新生儿选配助听器提供了很大的帮助。

4.声导抗　声导抗是客观测试中耳传音系统的,用以对中耳炎症、咽鼓管功能及镫骨肌反射的评估诊断。是临床上最常用的评估患者中耳病变的一项听力学检查技术。声导抗检测所得的鼓室图可分为三型。①A 型:钟形曲线,其静态声顺值在 0~100 mmH$_2$O,高度为 0.3~1.6 cc,为中耳正常的鼓室图。但由于某些病变 A 型图可出现两种亚型,即 As 型和 Ad 型,As 型中耳压力正常,静态声顺值低于 0.3 cc,常见于耳硬化症,而 Ad 型中耳压力正常,静态声顺值高于 1.6 cc,常见于听骨链中断、鼓膜萎缩、愈合性鼓膜穿孔和咽鼓管异常开放等;②B 型:平坦曲线,无峰值,表明中耳鼓膜顺应性降低,常见于分泌性中耳炎等;③C 型:钟形曲线,但其静态声顺峰值明显左移,常在-100 mmH$_2$O 左侧,常见于咽鼓管功能障碍和鼓室负压等。

5.耳聋基因筛查　随着新生儿听力筛查的广泛开展及筛查经验的积累,再加之频频出现的 GJB2 和 SLC26A4 等基因引起的听力损失和药物性致聋基因引起的听力损失,其出生时均可通过新生儿听力筛查,因而新生儿听力筛查存在的局限性显得更加明显,耳聋基因筛查逐渐走向了临床医师的视野。2007 年,王秋菊等国内学者首次提出了"新生儿听力及基因联合筛查"的策略,在新生儿听力筛查的基础上融入耳聋基因筛查。

新生儿耳聋基因筛查可在新生儿听力筛查的基础上同步进行。在新生儿出生后 3 天内采集新生儿脐带血或足跟血,行耳聋基因筛查。随后根据新生儿听力筛查技术规范继续行新生儿听力筛查,更好地实现新生儿听力障碍"早发现,早确诊,早干预"的处理原则。

随着遗传学及分子生物学的迅速发展,越来越多的耳聋基因被逐一发现。

根据文献报道,线粒体 12 SIRNA、GJB2、GJB3、SLC26A4 等基因为临床上最常见的致聋基因,也是目前临床上新生儿耳聋基因检测最常检测的耳聋基因,其中最常见的检测突变位点包括线粒体 12 SIRNA 的 c.1555A>G 和 c.1494C>TGJB2 的 35dlG、167delT、176-191del16、235delC、299-300delat,GJB3 的 538C>T 和 547G>A,SIC26A4 的 281C>T、589G>A、IVS7-2A>G、1174AT、1226G>A、1229C>T、IVS15+5G>A、1975G>C、2027T>A、2162C>T、2168A>G 这四种常见耳聋基因的 20 个常见突变位点。

在中国，GJB2 是非综合征性耳聋最常见的耳聋基因，为常染色体隐性遗传，在耳聋人群中有 13% ~ 26.7% 的 GJB2 突变率；SIC26A4 则是被认为仅次于 GJB2 的常见致聋基因，近几年甚至有国内学者认为 SLC26A4 已经超过 GJB2 成为最常见的致聋基因，SLC26A4 突变与大前庭导水管综合征及 Pendred 综合征有着非常密切的关系，也为常染色体隐性遗传基因；GJB3 为常染色体显性遗传非综合征性耳聋的致聋基因，与迟发性耳聋有着密切的关系；线粒体 12 SrRNA 基因突变可引起该基因的构象变化，形成的结合位点可与氨基糖苷类抗生素相结合，阻碍蛋白质的合成，引起耳蜗毛细胞的凋亡，因此，线粒体 12 SrRNA 又被称为药物性耳聋基因，可引起药物性迟发性耳聋。

新生儿听力联合耳聋基因筛查是目前新生儿听力筛查的趋势，随着遗传学及分子生物学的不断发展，更多的耳聋基因被挖掘出来，耳聋基因筛查将更加成熟，为新生儿听力障碍的早发现、早确诊提供了技术手段。

第四节　新生儿听力与耳聋基因联合筛查

新生儿听力与耳聋基因联合筛查是近 10 年来发展的一个新动向，受到医务界的广泛关注。

一、新生儿听力与耳聋基因联合筛查背景

新生儿听力筛查自 20 世纪 60 年代始于美国，至今已经历经半个世纪的发展。20 世纪 80 年代，北京市耳鼻咽喉科研究所率先在我国开展了新生儿听力筛查工作。2004 年，原卫生部首次颁布《新生儿听力筛查技术规范》，部分省市逐渐开展了新生儿听力筛查工作。2010 年 12 月，原卫生部颁布《新生儿听力筛查技术规范(2010 版)》修订版，旨在全国范围内全面系统地开展新生儿听力筛查，造福广大新生儿。

随着新生儿听力筛查工作的广泛开展和临床经验的积累，逐渐发现新生儿听力筛查存在不足，即并非所有听力损失均在新生儿出生后立即表现出来。例如，有些新生儿通过了新生儿听力筛查，但随后出现 GJB2 或 SLC26A4 基因引起的迟发性听力损失；又如药物性致聋基因引起的听力损伤，出生时均可通过新生儿听力筛查。人类基因组计划的成功和致聋基因的不断发现与克隆及大规模聋病分子流行病学的调查，为各种族提供了翔实的常见致聋基因突变谱和突变频率数据，这使得在普遍的新生儿听力筛查中融入基因筛查成为可能。2007 年，国内学者首次提出"新生儿听力及基因联合筛查"的理念，即在广泛开展新生儿听力筛查的基础上融入耳聋基因筛查，在新生儿出生时或出生后 3 天内采集新生儿脐带血或足跟血，进行耳聋基因筛查。

二、新生儿听力与耳聋基因联合筛查意义

听力障碍病因学研究显示，全球范围内大约 60% 的耳聋患者与遗传因素有关，而遗传因素导致的听力损失在儿童听力损失患者中高达 50% ~ 60%。研究表明，多种病因可以引起儿童期的迟发性听力损失，而这些听力损失往往不能在新生儿普遍听力筛查中发现。英国学者对 35668 例接受新生儿听力筛查的儿童跟踪至小学一年级，发现研究期间有 3.65‰ 的儿童发生不同程度的听力损失，其中 1.51‰ 有双侧中-重度以上的听力损失，0.25‰ 属于迟发性听力损失。各种程度的听力损失中约有 50% 发生在新生儿听力筛查之后。国内学者针对

21427 例 3~6 岁通过新生儿听力筛查的儿童进行听力筛查发现,迟发性听力损失高达0.75‰。近年来,儿童迟发性听力损失的早期发现受到关注。

国外文献报道,GJB2 基因突变导致的听力损失可以表现为先天性聋、非先天性的语前聋、语后聋和迟发性听力下降,其发病年龄从 6~8 个月至 20 岁。国外报道了 1994—2002 年出生于亚利桑那州、爱达荷州、得克萨斯州及弗吉尼亚州的 9 名患儿,他们出生后均接受了标准听力学技术的听力筛查,证实均通过新生儿听力筛查,而在出生后 12~60 个月时被确诊为耳聋。其中,3 例为 GJB2 基因的复合杂合突变,6 例为 c.35delG 纯合突变。该研究说明,携带 GJB2 基因突变的儿童并不能在新生儿期被传统的筛查方法所发现,这可能与听力筛查的标准有关,也可能确实为迟发性听力损失。

引起迟发性听力损失的遗传因素,除了 GJB2 基因外,SLC26A4 基因突变导致的大前庭导水管综合征最为常见,此类患者出生时可表现为听力正常,而在头部震荡或外伤或感冒发热后才出现听力损失。遗传方式为常染色体隐性遗传,其耳聋的发病多为新生儿期或幼年期。本课题组的研究表明,大前庭导水管综合征婴幼儿中,约 15%的患儿双耳可以通过新生儿期听力筛查,18%的患儿单耳可以通过新生儿听力筛查,由于这些患儿是在生长发育过程中才出现听力损失,发现时年龄都已经较晚,错过了学习语言的最佳时期。有学者在 810 例感音神经性耳聋患儿中,发现 20.8%的患儿表现为前庭水管扩大合并感音神经性聋,从理论而言,这些患儿应该在出后即有症状,然而患儿发现耳聋的平均年龄却是在 5.8 岁,他们中至少1/3 表现为语前听力损失,若能早期发现和早期干预的话,患儿将会大大受益。通过耳聋基因筛查,可以发现大量耳聋基因携带者,有人对 101 个大前庭水管的家庭进行研究揭示,患儿的父母均为隐性携带者,正因为父母双方都具有隐性基因的携带才使他们孕育了一个基因突变的患儿,这些父母从新生儿到成人阶段都不了解自己携带了导致耳聋的基因突变。当家庭有聋儿的时候,他们则非常希望能早期预知以便有效避免。

因此,新生儿听力与基因联合筛查,就可以发现常规听力筛查未能发现的潜在的耳聋高风险人群,对其进行听力随访,可以早期发现迟发型听力损失,并可提供遗传咨询和婚育指导,以减少耳聋的发生。

耳毒性药物是导致儿童期听力损失的一个重要因素。线粒体 12S rRNA A1555G 和C1494T 基因突变患者,出生时一般听力正常,而是在接触药物后才出现听力损失。在中国,药物性耳聋的发病率远远超过了原有的想象,一系列报道表明,门诊散发的耳聋患者中约有5%的为线粒体 DNA 12S rRNA A1555G 突变导致,而在聋校的特殊群体中则高达 12%。同时在中国群体中还发现了 12S rRNA C1494T 突变与药物性耳聋的关系。如果实施了新生儿听力与基因联合筛查,对常规听力筛查不能发现的耳聋基因突变携带者具有预警作用,尤其是对于药物致聋基因突变携带者,可以使他们有效避免耳毒性药物的伤害,减少致残率。

因此,对新生儿实施听力与基因联合筛查,可以对携带有耳聋基因的听力障碍儿童做到早期发现、早期诊断、早期干预,减少漏诊。目前常规听力筛查初筛未通过者,要等到 3 个月或 6 个月时进行诊断性检查才能最后确诊,更有迟发性听力损失要到 2~3 岁才会发现,使得言语发育受到影响,而听力与基因联合筛查可将确诊时间提早到 7~14 天,并且避免了不确定因素的干扰。

三、新生儿听力与耳聋基因筛查的实施

目前,新生儿听力筛查技术已相对成熟,2010 年 12 月原卫生部颁布《新生儿听力筛查

技术规范(2010 版)》修订版,具体新生儿听力筛查要求及流程依据新生儿听力筛查流程图,新生儿听力筛查技术规范也在新生儿听力筛查项目不断推广实践中进一步完善。新生儿听力筛查的总体目标是早期发现有听力障碍的儿童,并能给予及时干预,减少对语言发育和其他神经精神发育的影响。

四、新生儿听力与耳聋基因联合筛查国内现状

2014 年 6 月,广西壮族自治区正式启动新生儿听力筛查项目,至此,新生儿听力筛查项目在我国 32 个省、自治区、市全面开展,据不完全统计,目前全国新生儿听力筛查覆盖率达到 77%。研究显示,先天性听力损失的发病率为 1‰~3‰,新生儿听力筛查对降低我国听力残疾的发生作出了巨大贡献。

五、新生儿听力与耳聋基因联合筛查数据整合方法

目前新生儿耳聋基因筛查项目刚刚启动,耳聋基因筛查项目数据库初步建成,而新生儿听力筛查数据库一直由妇幼系统管理,数据上报、整理、统计流程已相对成熟,如何将已有新生儿听力筛查数据与新生儿耳聋基因筛查数据整合,成为目前各界相关人士重点关心的问题。课题组经过两年的相关研究,同时深入各助产一线机构、走访妇幼系统等相关部门,并在切实了解目前新生儿听力与耳聋基因筛查流程基础上,认为建立一个新生儿听力与耳聋基因筛查网络库是工作的重中之重。因此,现介绍依据目前国内新生儿听力与耳聋基因筛查实施现状,推荐如下两项筛查数据整合方法。

1.直接式录入

(1)出生 3 天内,由助产机构直接录入新生儿基本信息,同时获取该新生儿唯一编码。

(2)出生 50 天内,由听力筛查人员查找新生儿编号,并相应录入新生儿听力筛查结果。

(3)出生 3 个月内,由耳聋基因检测室人员查找新生儿编码,并录入新生儿耳聋基因筛查结果。

2.回顾式录入

(1)从耳聋基因数据库中导出耳聋基因数据个案,并按照耳聋基因筛查数据上传模板编辑全部信息。

(2)由各个助产机构提供听力筛查数据个案,包括出生信息、初筛结果、复筛结果等,并按照听力筛查数据上传模板编辑全部信息。

(3)将耳聋基因数据、听力筛查数据分别上传至新生儿听力与耳聋基因筛查数据库中,并由此数据库自动完成耳聋基因筛查与听力筛查数据匹配,分别将"母亲姓名""性别""出生日期""出生医院"作为第一、第二、第三、第四检索信息,将两部分筛查数据结果补充完整。

六、新生儿听力与耳聋基因联合筛查未来模式

首先,随着新生儿听力与基因联合筛查的不断开展,筛查的流程和方案也需要不断完善。在新生儿耳聋基因筛查项目的实施中,笔者体会到应该继续完善筛查流程,包括在各个助产机构内对家长进行宣教;对技术人员进行操作培训;规范血样的输送及筛查结果的上传和统计、汇报、汇总;筛查结果的遗传咨询等。只有建立规范的筛查模式,才能保证我国新生儿听力与耳聋基因筛查的顺利实施。

其次,编者认为,目前针对我国新生儿听力与耳聋基因联合筛查实施的现状,最重要的是建立新生儿听力与基因联合筛查信息化网络系统。建立一个新型的评估监测预防婴幼儿先天性耳聋的医学模型系统,该模型系统涵盖从婴幼儿出生的听力筛查、遗传致聋高危易感信息资料的储备,到聋病发生危险因素、有遗传风险的个体或家族的随访与监控,制订针对每个婴幼儿听力遗传资料数据库的个性化监测预防模式,科学有效地降低婴幼儿先天性耳聋的总体发病率。简而言之,婴幼儿先天性耳聋个性化监测预防医学模式就是根据个人的遗传信息的量体裁"医",定制符合其自身情况的监测、预防预警新型医学模式。笔者建议我国听力学组可建立专门新生儿听力与基因联合筛查信息化网络系统管理委员会,由该委员会统一管理,负责信息采集、上报、整理、统计及监督等工作。具体实施模块可参照新生儿听力与基因联合筛查信息化网络系统模块图。

新生儿基本信息采集主要是由助产机构录入完成,仅有基本信息录入权限,采集过程中应保证信息准确、完整。

新生儿听力筛查结果由听力筛查机构人员完成,将每一位新生儿初筛结果、复筛结果准确、及时、完整录入,并与监护人做好结果解释及必要的追访工作,防止患儿失访。

新生儿耳聋基因筛查模块由耳聋基因筛查实验室人员完成,除保证结果准确性外,还应及时上传结果,以保证追访工作的实施。

儿童听力诊断由儿童听力诊断机构医师完成,除常规听力筛查未通过婴幼儿的诊治及咨询,还应具有一定耳聋遗传咨询知识,一般而言,基因筛查的结果与听力筛查结果均以"通过"和"未通过"来表示。听力筛查"通过"而基因筛查"未通过"者,要进行进一步的基因诊断和遗传咨询及听力学监控和随访;听力筛查"未通过"而常见耳聋基因筛查"通过"者,则仍然要进行进一步的听力学诊断和基因诊断;听力筛查和基因筛查均通过者,进入下一个听力保健阶段。

儿童听力保健及追访工作是一项非常困难的工作,但也同时是一项非常重要的工作,主要负责筛查通过婴幼儿的定期听力检查,筛查未通过婴幼儿的及时诊治与干预及听障患儿的定期听力随访。因此,这项工作关系到每一个患儿的切身利益及此次筛查项目的意义,需要得到妇幼系统的重视,不应放弃任何一个可能的听障儿童,及时地保障他们的生活质量。

儿童听力干预与康复也是患儿、家长及各界人士所关注的,需要听力诊断医师及时的诊治,选择适合的干预手段及残联机构的救助及康复训练,让他们能够及早地进入有声世界,回归社会。

整个过程的实施和监督都是由新生儿听力与基因联合筛查信息化网络系统管理委员会完成的,同时他们还应承担各个部门直接的沟通协作工作,另外还应成立专门数据组,包括听力学、遗传学、公共卫生学等相关人员,共同完成大数据的整理、统计及阶段报告的书写。

新生儿听力与基因联合筛查信息化网络系统中的所有机构都应相互协调、共同协作,保证新生儿听力与基因联合筛查项目的正常运行。

最后,笔者呼吁:新生儿听力与耳聋基因联合筛查需要得到产科、耳鼻喉科、听力筛查组、妇幼保健系统、原卫计委等机构的重视及大力支持,建议在政府的牵头和组织下,各部门之间相互协调和合作,保证新生儿听力与耳聋基因筛查项目在我国顺利实施,建立一个以新生儿听力筛查为基础的新生儿听力与基因联合筛查体系,真正实现大幅度降低我国耳聋发病的目标。

第五节　婴幼儿早期听力诊断与干预

随着全国各地新生儿听力筛查工作的广泛开展和不断深入,2009 年中华医学会耳鼻咽喉头颈外科学分会听力学组联合相关专家编写了《新生儿及婴幼儿早期听力检测及干预指南(草案)》。2018 年,为了进一步规范我国婴幼儿听力损失诊断和干预工作,全面提高听障患儿康复效果,受国家卫生健康委员会委托,由吴皓教授和黄治物教授执笔,全国 30 余位专家共同完成了《婴幼儿听力损失诊断及干预指南》,对婴幼儿早期听力诊断与干预工作的原则、方法及相关标准等相关内容作了进一步的阐述。

一、新生儿和婴幼儿听力诊断

新生儿听力早期筛查干预项目规定听力学评价和医学评价应在生后 3 个月内进行,诊断为永久性听力障碍的婴幼儿,6 个月内接受多学科参加的干预。新生儿听力筛查关注的目标性听力损失为所有婴幼儿先天性、双侧或单侧永久性(感音神经性、传导性和混合性)听力损失,语言频率(500 Hz、1000 Hz、2000 Hz 和 4000 Hz)平均听力损失在 30~40 dB 以上。

(一)诊断标准

在《婴幼儿听力损失诊断与干预指南》里推荐的"听力正常范围"标准如下:①声导抗测试(含 1000 Hz 探测音)鼓室图正常;②短声听性脑干反应(auditory brainstem response,ABR)测试 V 波反应阈≤35 dBn HL;③耳声发射(otoacoustic emissions,OAE)测试,畸变产物耳声发射(distortion product of otoacoustic emissions,DPOAE)各分析频率点幅值在正常范围内且信噪比≥6 dB,瞬态诱发耳声发射(transiently evoked otoacoustic emission,TEOAE)各频率段相关系数大于 50%,总相关系数大于 70%;④行为测听:听阈在相应月(年)龄的正常范围内。

(二)诊断原则

1.听力测试组合　应根据婴幼儿年龄和认知发育情况,选择适合该个体的客观听力检查和主观行为测听项目进行组合测试。

2.交叉验证　任何单一测听结果必须有其他听力测试结果的支持,只有经过多项测试结果的相互验证,才能明确诊断。此外,还应结合婴幼儿日常对声音的反应情况。

3.婴幼儿的听觉系统处在发育期,评估和诊断应有连续性,不能孤立地看待单次诊断结果。建议 3 岁之前每 3~6 个月随访 1 次,之后每年随访 1 次,直至 6 岁。

4.仪器设备校准和测试环境　仪器设备校准及测试环境应遵循相应国家标准(参考 GB/T 16403 和 GB/T 16296)。

5.多学科合作　婴幼儿听力损失往往和全身状况相关,故应实行多学科合作原则,共同全面评估患儿的发育问题。

(三)诊断方法

1.采集病史　病史采集包括母亲妊娠期有无感染及用药史、患儿出生时情况、新生儿听力筛查情况、监护人观察婴幼儿日常对声音的反应情况、言语发育(包括言语前期和言语期)

智力和肢体运动发育情况,患病及其他器官的异常和用药史。此外,还应包括家族史和其他听力损失的高危因素[参阅《新生儿疾病筛查技术规范(2010年版)》]。

2.体格检查　体格检查包括常规体检和耳鼻咽喉专科检查。常规体检又包括一般情况、生长发育和伴随畸形,要关注皮肤、毛发、颅、面、眼、颈、心脏和肾脏等,以排除各种伴有听力损失的综合征;专科体检要注意外耳、耳道、鼓膜和软硬腭等情况。

3.听力学测试　包括主观听力测试(行为测听)和客观听力测试(生理学测试)两大类。目前婴幼儿行为测听包括行为观察测试(behavioral observation audiometry,BOA)、视觉强化测听(visual reinforcement audiometry,VRA)、游戏测听(play audiometry,PA)纯音听阈测试以及言语测听;生理学测试包括声导抗及声反射、诱发性耳声发射、ABR及听觉稳态诱发反应(auditory steady state response,ASSR)等。

用于确定婴幼儿听力损失的听力学组合测试,应包括生理学测试和行为测听,以评估每侧听觉通路的完整性,评价整个言语频率范围的听敏度,确定听力损失的类型。根据婴幼儿听觉发育不同阶段的特点,分为出生至6个月和6个月至3岁的两个年龄段,分别进行听力诊断评估。

(1)生理学听力测试

1)气导ABR:包括短声(click)ABR和短纯音(tone-burst)ABR。ABR是目前最为成熟的听觉电生理测试,反映了从外耳至低级脑干听觉通路的完整功能。临床上常规采用的是短声ABR,其Ⅴ波反应阈在一定程度上反映了2000~4000 Hz的行为听阈,一旦短声ABR检测结果显示存在听力损失,则需进行短纯音ABR测试,明确其他频段的听力损失程度,以全面了解听力图构型。

2)骨导ABR:对判断是否为传导性听力损失,以及了解先天性外中耳畸形患儿的耳蜗功能具有较高价值。

3)耳蜗微音器电位(cochlear microphonic potential,CM):记录操作简便,所需设备和记录方法都与常规短声ABR相同,对于ABR波形严重异常、未记录到OAE、怀疑听神经病的婴幼儿,建议行CM检查,以避免漏诊听神经病。

4)ASSR:该测试无须受试者及检测者的主观参与,形式上较为客观。但将ASSR的反应阈值用于婴幼儿临床听力损失评估时,需持慎重态度,尤其当听力损失为轻度或中度时,与实际的主观听阈可能存在较大差异。故临床上不提倡单独使用ASSR的结果直接为婴幼儿验配助听器。

5)OAE:OAE是客观评估耳蜗(外毛细胞)及外周听功能的一种方法,OAE正常引出表明外周听功能在正常范围,它不依赖于听觉中枢神经系统。临床常用的有DPOAE和TEOAE。环境和患者自身的噪声对OAE的记录有重要影响,临床测试中由于探头放置、中耳功能和患儿状态等因素可导致OAE无法正常引出,可能会导致听神经病的漏诊。

6)声导抗测试:声导抗测试主要用于评估中耳功能和听觉通路功能,包括鼓室图与镫骨肌声反射(226 Hz和1000 Hz探测音)。7月龄以下婴儿对低频(226 Hz)探测音的敏感性差,即使中耳功能异常也会呈现正常的鼓室图,故7月龄以下的婴儿应采用1000 Hz高频探测音进行测试,建议有条件者226 Hz和1000 Hz探测音联合使用。

(2)行为测听:行为测听是全面反映整个听觉通路功能的重要方法,可观察婴幼儿的听力发育情况,确认行为阈值和听力图构型,在听力评估交叉验证中起主要作用。其中,

（BOA）虽可观察 6 月龄内婴儿对声刺激的粗略反应，但因其结果变异较大，不宜作为首选。

（3）听力组合测试

1）0~6 个月龄的婴儿：该年龄段婴儿听觉行为发育程度尚低，其听力学组合测试如下：①ABR，包括短声 ABR 和短纯音 ABR；当 ABR 不能引出波形时，可采用 ASSR 了解残余听力；②OAE 测试；③1000 Hz 和 226 Hz 探测音的声导抗测试；④行为观察测试。

2）6~36 个月龄的婴幼儿：①行为测听。采用视觉强化测听或游戏测听；②OAE 测试。条件允许最好行 DPOAE 和 TEOAE 测试；③声导抗测试。鼓室图测试，同时进行镫骨肌声反射测试；④ABR 测试。在仪器最大声输出不能引出 ABR 波形时，可采用 ASSR 测试了解残余听力。

4.影像学检查　颞骨 CT 检查一般采用高分辨率薄层 CT，了解有无中耳、内耳及内听道畸形，双侧听力损失患儿建议常规行此检查。为减少放射线对婴幼儿的辐射损伤，6 个月龄以下常规不推荐。

MRI 有助于了解内耳膜迷路、蜗神经及脑发育情况，对内耳高分辨 CT 无异常发现的单侧或双侧极重度聋儿，推荐行此检查，对人工耳蜗植入术前蜗神经的形态评估具有重要价值。

5.实验室检查　检查母亲和婴幼儿的血、尿有助于发现先天性或早期的感染，如风疹病毒、巨细胞病毒、梅毒和弓形虫等感染。综合征型听力损失，也需要进行相关实验室检查以帮助确诊。

6.基因检测　由耳聋基因突变所引起的遗传性聋可占先天性聋发病原因的半数以上，并和迟发性及渐行性耳聋、药物性聋、老年性聋等后天性耳聋疾病也有着紧密的联系。自 20 世纪 90 年代以来，耳聋基因研究取得了一系列卓有成效的进展，一方面在分子层面不断推动对听觉功能途径及聋病发病机制的深入理解；另一方面使耳聋在基因水平上的诊断和预防成为可能。和听觉系统复杂而精细的结构功能相对应，耳聋具有高度的遗传异质性。目前已发现的耳聋基因数目在 150 种以上，为遗传性耳聋的基因诊断提供了明确的检测目标。通过针对这些耳聋基因的突变筛查和检测，多数遗传性耳聋患者或家系可发现与其对应的致聋基因及突变，进而为他们的后续干预、治疗和预防提供重要的指引或参考。

遗传性聋中隐性遗传模式占多数（约 80%），是散发耳聋患者的主要遗传致病模式。GJB2 和 SLC26A4 是最常见的两种隐性遗传性耳聋基因。此外母系遗传的线粒体 MT-RNR1 基因突变可导致携带者对氨基糖苷类抗生素敏感，是药物性聋的主要遗传易感性基因。GJB2、SLC26A4 和 MT-RNRI 突变总共可导致约 1/3 的非综合征性聋。近年来，随着第二代测序技术的发展，基于靶向捕获和第二代测序的耳聋基因新诊断技术已被成功开发，可针对绝大多数已知耳聋基因一次性进行全序列突变检测。这种高通量测序的方法与耳聋遗传异质性强的特点相适应，可以较好地解决相对罕见的耳聋基因的分子诊断问题。

在获得明确的遗传性聋基因诊断结果的基础上，相关遗传咨询及医务人员可以根据受检者的致聋基因及突变对其后代中出现遗传性耳聋的风险进行评估，并通过婚育指导、药物使用指导或产前诊断等措施来加以规避。目前，遗传性聋一级预防主要应用在以下几个方面。

（1）聋人群体间的婚育指导：由于交流上的特殊性，聋人间相互婚配的情况比较多见。在部分聋人夫妇中可能会出现因携带同一耳聋基因隐性突变而导致后代接近 100% 耳聋的同证婚配情况。在聋人群体中进行婚前耳聋基因突变筛查,有助于这部分人群对自身耳聋基因突变携带情况的了解,以降低同证婚配的出现频率。

(2)聋儿父母的再生育风险评估及产前诊断:遗传性聋中以隐性遗传模式为主,很多具有正常听力的夫妇会各自携带隐性耳聋基因的杂合突变,进而生育出具有该基因纯合或复合杂合突变的聋儿。对于有再生育愿望的这部分聋儿父母,明确其已育聋儿的致聋基因及突变可帮助其分析再生育时再次出现遗传性聋的风险。如经基因诊断发现确实具有该种风险(一般情况下为25%),这些夫妇可考虑通过耳聋基因产前诊断的方法在孕早期获知胎儿的基因突变携带情况。

(3)有耳聋亲属的正常听力人群的遗传咨询与预防:就隐性遗传性聋而言,与患者有血缘关系的家属有较大概率携带杂合的隐性耳聋基因突变。这部分人群如和同一隐性耳聋基因杂合突变的携带者婚育,其后代将有25%的概率因携带双等位基因突变而导致遗传性耳聋。

(4)线粒体 MT-RNR1 基因突变携带者的药物性聋预防:线粒体 MT-RNR1 基因突变携带者对氨基糖苷类抗生素高度敏感,具有药物性耳聋的遗传易感性。该突变为母系遗传,可影响整个家族的母系成员后代。临床上往往可以通过个别先证携带者的检出而发现整个家族的氨基糖苷类药物性聋易感倾向。通过氨基糖苷类药物的规避指导,MT-RNR1 基因突变的携带者将有较大概率避免药物性聋的发生。

(5)常见耳聋基因突变在非高危人群中的普遍筛查:遗传性耳聋以隐性遗传模式为主,很多无耳聋家族史、自身听力正常的隐性耳聋基因突变携带者无法被高危筛查所检出。近年来常见耳聋基因突变位点的普遍筛查在我国部分地区已得到开展,突变位点主要集中于 GJB2、SLC26A4 和 MT-RNR1 基因在中国人群中的一些高发突变位点。

(四)综合评估

通过询问病史、体格检查、听力学测试以及影像学、实验室检查以及基因检测等,获取听力损失评估所需资料,在此基础上进行听力测试结果的交叉验证和医学综合评估。对于确诊为听力损失的婴幼儿,还应进行耳科和其他医学评估,以明确病因。此外,还应明确听力损失是单侧还是双侧,是永久性还是暂时性,为临床治疗和干预提供参考。

医学评估主要包括病史、儿童期发生的永久性听力损失的家族史,鉴别是否为合并早发或者迟发性永久性听力损失综合征,必要时行全身体格检查,影像学检查,以及实验室的相关检查。如合并眼疾或疑有发育迟缓,应转诊至相关科室,进行眼科、心理、智力及行为学评估和进一步诊治。

(五)听力损失的诊断

听力损失诊断包括听力损失程度、性质和病因等三部分内容。

1.听力损失的程度 听力损失程度的判断,是选择恰当干预方案的前提。推荐用 500 Hz、1000 Hz、2000 Hz 和 4000 Hz 的平均听阈来进行听力损失的分级,26~30 dB HL 为轻度,31~60 dB HL 为中度,61~80 dB HL 为重度,80 dB HL 以上为极重度听力损失。

对婴幼儿而言,最重要的是获得各言语频率的听力反应阈值和听阈。6 个月内婴儿,建议采用气导和骨导短声 ABR 以及短纯音 ABR 或者 ASSR 进行测试,以获得各个频率的反应阈值,结合行为测听结果进行综合判断。6 个月以上婴幼儿,推荐采用小儿行为测听以获得行为听阈,结合客观听力结果进行综合判断。

2.听力损失的性质　听力损失的性质分为传导性、感音神经性和混合性听力损失。

1)传导性听力损失:鼓室图为 B 型或 C 型(1000 Hz 探测音多描述为无正峰/平坦型)镫骨肌声反射引不出,短声 ABR 反应阈值>35 dB nHL,气导 ABR 的 Ⅰ 波、Ⅲ 波和 Ⅴ 波各波潜伏期延长,且波间期在正常范围;骨导 ABR 阈值正常。TEOAE 和(或)DPOAE 引不出。

2)感音神经性听力损失:鼓室图为 A 型(226 Hz)或正峰(1000 Hz),短声 ABR 反应阈值>35 dB nHL。TEOAE 和(或)DPOAE 异常。

3)混合性听力损失:同时具有传导性听力损失和感音神经性听力损失的特点。

3.听力损失的病因诊断　对于听力损失的病因诊断,临床上有一定的难度。通过详细询问病史、家族史以及听力学和相应的辅助检查,可望对部分病因做出诊断。

(六)追踪随访

针对听力诊断异常或听力损失高危的婴幼儿,应该进行定期随访。听力诊断异常的婴幼儿,3 岁前每 3~6 个月评估并随访 1 次;通过新生儿听力筛查,但伴有听力损失高危因素的婴幼儿,3 岁内每年至少做 1 次诊断性听力学评估。

二、医学诊断

除了听力学评估,对有听力障碍的儿童还应进行医学评估。目的是确定听力障碍的病因,鉴定相关的身体状况,提供医疗建议。医学评估必须包括临床病史、家族史、体格检查以及所需的实验室和放射学检查。需要时在取得家长同意的情况下,进行基因筛查和耳聋相关综合征的鉴定。医学诊断主要由耳鼻咽喉科和儿科完成。耳鼻咽喉科的评估包括全面的临床病史、家族史、体格检查,可导致儿童期听力障碍的耳、颅、面、颈部和其他系统物理检查和实验室检查,必要时行颞骨影像学评估。如需要确定听力障碍相关综合征在身体其他系统的表现,则请相关的发育儿科学、神经科学、眼科学、心脏学和肾脏学等医师会诊。

三、婴幼儿听力早期干预

早期干预是开展新生儿听力早期筛查和诊断的目的,是指尽可能早地给永久性听力损失儿童提供个性化的干预,包括听力补偿、听觉言语康复、行为康复治疗以及教育等相关项目。对于确诊为永久性听力损失的婴儿,均应在 6 个月龄内尽快接受干预,不能错失最佳干预时机。通过早期佩戴助听器或植入人工耳蜗等人工听觉干预手段,并进行听觉言语的康复训练,使听损患儿避免或最大限度地避免听障造成的危害。

(一)早期干预指导原则

早期干预建议遵循以下原则。

1.在患儿家长知情同意的前提下给予指导,使其理解早期干预的意义。

2.对已确诊患儿应尽早验配助听器和(或)植入人工耳蜗。

3.助听器使用 3~6 个月后,如果收效甚微或无效,应尽早行人工耳蜗植入。

4.双侧干预模式优于单侧。

5.倡导干预方案个性化。

6.密切观察,定期追踪随访,注重干预前后的效果评估。

对于单侧听力损失婴幼儿的干预尚存在诸多争议,但已有研究表明,单侧听力损失对患儿的全面发育也是有影响的,通过验配助听器或人工耳蜗植入可能会帮助部分患儿改善交流情况。因此,建议对此类婴幼儿给予高度关注,密切随访。

(二)干预方法及手段

1.助听器验配　助听器验配是婴幼儿早期听力干预的重要手段,绝大多数双耳听力损失的儿童,都可以从个性化的助听器验配中获益。由于听障患儿不具备语言表达及交流能力,临床上又缺乏精确的主观评估手段,验配师很难在短时间内了解助听器的使用效果,故婴幼儿的助听器验配一直是婴幼儿听损干预领域内的难题,婴幼儿助听器验配应遵循以下原则。

(1)专业医学验配:婴幼儿助听器验配除涉及助听器和听力学专业相关知识外,还涉及听力损失患儿的综合医学评估,①诊断明确:婴幼儿的听力学和医学诊断一定要力求准确(包括外耳、中耳、内耳和蜗神经、脑干及听觉中枢等听觉通路的完整性),还应明确鉴别听神经病、大前庭导水管综合征及其他代谢和遗传性疾病。双侧听力损失者给予双侧助听器验配,一侧植入人工耳蜗的儿童,建议对侧验配助听器;②准确评估听力损失程度:应获得双耳可用于助听器验配的全频段预估听力图(至少包括 500 Hz、1000 Hz、2000 Hz 和 4000 Hz 的听阈值)。在条件许可的情况下尽量选择高品质助听器,尤其是抑制反馈的性能要好。婴幼儿验配助听器时不主张启用指向性麦克风和多程序切换功能。

(2)重视助听器验配后的验证和效果评估:助听器验配后的调试、验证和效果评估是验配师和患儿家长的共同职责,要认识到助听器验配和调试是一个逐步精确和完善的过程,加强患儿家长或监护人宣教,定期随访,使其能正确使用和维护助听器。

2.人工耳蜗植入　2013 年,中华医学会耳鼻咽喉头颈外科学分会发布了《人工耳蜗植入工作指南(2013)》。对于重度或极重度感音神经性听力损失的婴幼儿,植入年龄一般推荐12 个月左右。在一些特殊情况下,植入年龄可以提早或推迟。对于年龄小于 12 个月龄的婴儿通常要求有效验配助听器,观察使用助听器 3 个月以上的听觉言语康复效果。如果无效或效果不明显,则需尽快植入人工耳蜗。若术前患儿能佩戴 3~6 个月助听器并进行听力康复训练,则有助于术后言语能力的提高。

其中,双模式干预和双侧植入问题是人工耳蜗植入中值得重视的问题。

(1)双模式干预(一侧人工耳蜗植入,对侧使用助听器):人工耳蜗植入与对侧耳联合使用助听器,能更好地利用对侧耳的残余听力,避免听觉剥夺的发生,实现双耳聆听,使人工耳蜗植入术后的听觉效果更接近生理状态。强烈建议单侧人工耳蜗植入的儿童,对侧耳植入前已使用助听器者在人工耳蜗开机的同时仍应继续使用助听器,对侧耳没有使用助听器者也建议尽快验配助听器。此外,植入耳原则上建议在同等条件下选择残余听力较差耳,以便对侧耳的助听器能发挥较好作用。

(2)双侧人工耳蜗植入:越来越多的研究表明,双侧植入能提高噪声环境下的言语识别能力,同时增强声源定位能力,与单侧植入相比能获得更好的听觉效果。

3.骨传导助听器　外、中耳发育畸形的婴幼儿,由于耳郭畸形、外耳道闭锁或严重狭窄,无法佩戴常规气导助听器,而这部分患儿内耳畸形较为少见,听力损失常表现为气导听力下降而骨导听力正常或接近正常,因此通过骨导助听后可以获得良好的言语感知和识别。由于婴幼儿颅骨骨质较薄,故推荐佩戴软骨传导助听器,待到 6 岁以后,可考虑植入式骨传导助听器。

4.人工听觉脑干植入　对于各种原因引起的双侧听神经功能丧失而无法助听器和人工耳蜗干预的听障患儿,如先天性双侧耳蜗或听神经未发育的情况,可以选择人工听觉脑干植入。

人工听觉脑干植入是将听觉植入装置直接植入脑干的耳蜗核,外界声音信号绕过人的耳蜗和听神经传导,直接到达脑干耳蜗核,刺激耳蜗核不同的感受神经元产生听觉信号,并进行信号处理及编码,形成编码听觉信息的神经冲动,继续向上传递到大脑皮质的听觉中枢,产生有意义的听觉。由于手术操作的区域和电极植入的部位位于脑干,而脑干是调控呼吸和心跳等基本生命活动的中枢,因此对于手术团队要求极高,世界上仅有少数中心才能开展该项技术。2019年初,上海交通大学医学院附属第九人民医院吴皓教授团队成功实施了我国内地首例先天性听力障碍儿童的人工听觉脑干植入术。

(三)干预效果评估

听力干预的效果评估,对于临床听力师和患儿家长均具有重要意义,可了解患儿干预后在言语及语言发展、行为认知和学习等方面能力的改善程度,从而判断干预措施是否有效。主要包括以下三个方面。

1.听觉能力评估　包括听阈、言语识别和调查问卷三部分。

(1)听阈评估:是指在声场条件下,应用啭音或窄带噪声对听力补偿和(或)重建后各频率的听阈进行测试。

(2)言语识别能力评估:包括声调识别、声母识别、韵母识别、单音节词识别、双音节词识别、短句识别及在不同信噪比条件下的言语识别等。

(3)调查问卷:能较全面反映听障儿童在日常生活中的听觉能力,常用的问卷包括有意义听觉整合量表(MAIS)、婴幼儿有意义听觉整合量表(IT-MAIS)和听觉能力分级问卷(CAP)等标准化的问卷。

2.语言能力评估

(1)以健听儿童在各年龄段上的语言发育指标作为参照,将语言年龄(即健听儿童的实际年龄)作为评估标准,评估其语言能力发展和其语言年龄是否平衡、是否达到预期的语言康复目标。

(2)问卷评估:包括言语可懂度分级问卷(SIR)、有意义使用言语量表(MUSS)及语言功能评估问卷等。

(3)录像评估:分析指标主要包括轮流交流、听觉注意、主动交流、视觉交流等方面,评估结果能够反映听障儿童在日常生活中的听说交往能力。

3.学习能力评估　可选用格雷费斯心理发育行为测查量表(或中国婴幼儿精神发育量表)。对疑有精神智力发育迟缓(格雷费斯测验精神发育商<70分)或有异常心理行为表现的患儿,建议到专业机构行进一步观察和诊断。

(四)听觉言语康复

听觉干预后必须进行科学的听觉言语康复训练,通过科学有效的听觉言语康复训练,培养建立和完善其感知性倾听、辨析性倾听、理解性倾听的能力,促进其言语理解、言语表达和语言运用能力的发展。

　　此外,应根据患儿年龄、认知水平及行为能力等采用不同的评估方式,并坚持长期监测。评估监测内容包括听力学、婴幼儿交往能力、神经或情感发育水平、认知发育水平以及学业发展水平的持续评价。干预效果的评估应始终贯穿在听觉言语康复的过程中。

第四章　新生儿遗传代谢病的筛查及诊治

第一节　氨基酸代谢病

一、苯丙氨酸羟化酶缺乏症

高苯丙氨酸血症(hyperphenylalaninemia, HPA)广义上指血苯丙氨酸(phenylalanine, Phe)超过 120 μmol/L(2 mg/dL),临床通常指由于苯丙氨酸羟化酶(phenylalanine hydroxy-lase, PAH)缺乏或其辅酶四氢生物蝶呤(tetrahydrobiopterin, BH4)缺乏所导致的血 Phe 升高,以区别于蝶呤代谢缺陷、高蛋白饮食或肝脏疾病等继发因素导致的血 Phe 增高。临床上将由 PAH 所导致的 HPA 称为苯丙氨酸羟化酶缺乏症(phenylalanine hydroxylase deficiency, PAHD)。我国 PAHD 的平均发病率为 8.5/100 000。该病系常染色体隐性遗传性疾病,编码 PAH 基因发生突变导致 PAH 活性降低或丧失,从而导致 Phe 代谢异常。未经治疗的 PAHD 患者会出现不可逆的智力受损、运动障碍等严重神经系统症状。随着新生儿疾病筛查的发展,PAHD 已成为可治疗、可预防的疾病。

1.发病机制　Phe 正常情况下在体内的代谢主要是在肝中通过 PAH 转化成酪氨酸(tyrosine, Tyr)。PAH 缺乏可导致 HPA 旁路代谢增强,大量苯丙酮酸、苯乙酸和苯乳酸从尿中排出。血液和大脑中的 Phe 持续增高会导致不可逆转的智力损害、小头畸形、运动障碍、湿疹、自闭症症状、癫痫发作、发育障碍及异常的行为和精神症状。目前 PAHD 出现神经系统损害的具体病理机制仍未完全明确。可能的发病机制是高浓度的 Phe 会抑制酪氨酸及色氨酸羟化酶的活性,减少谷氨酸突触传递,降低丙酮酸激酶及甲基戊二酸单酰辅酶 A 的活性,直接造成神经脱髓鞘损害。另外,由于其他中性氨基酸在颅内含量下降,也会导致神经递质及其他蛋白质的合成下降。血及颅内 Phe 水平与 HPA 的临床有直接的相关性。因此,PAH 缺乏症的治疗目标是通过限制苯丙氨酸的摄入、增强 PAH 的活性以及加速 Phe 的排泄来降低 Phe 的浓度。

PAH 是一种胞质型四聚体酶,依赖内环境 pH 不同存在功能性四聚体和非功能性二聚体两种形态。与其他芳香族氨基酸羟化酶类似,哺乳动物 PAH 由 3 个结构域组成:蛋白质 N 端的调节结构域(残基 1~110)、催化结构域(残基 111~410)和低聚反应结构域(残基 411~452)。为了维持 Phe 在体内的稳态,PAH 对底物浓度的变化非常敏感,其活性调控方式有底物活化、可逆性磷酸化和辅助因子抑制。与 Phe 相反,辅酶 BH4 作为其变构抑制剂,使 PAH 保持低活性和稳定状态,并阻止底物激活构象变化。超过 61% 的 PAH 基因突变为错义突变,这些突变导致 PAH 蛋白的调节和催化结构域不同程度的错误折叠。BH4 可以一定程度上稳定突变基因产生的 PAH 构象异常蛋白,增加 PAH 活性,阻止其错误折叠以减少其被泛素蛋白酶系统降解。因此,部分 PAHD 对高浓度 BH4 治疗有效,称之为 BH4 反应型 PAHD。

2.临床表现 PAHD 是一种随着有毒物质积累而进行性加重的疾病,多数未经治疗的患儿在生后 3~4 个月逐渐出现临床症状。典型的 PAH 缺乏症临床症状包括头发枯黄,肤色变浅,尿液及汁液鼠臭味,智力发育落后、小头畸形、癫痫发作(多表现为痉挛发作)。除此之外,多动、自残、攻击、自闭症状、自卑、忧郁等发育行为症状也较为常见。

3.筛查与阳性召回 采集出生 72 小时后(哺乳 6~8 次甚至以上)的新生儿足跟血,制成专用干血滤纸片,采用荧光法或串联质谱法(MS/MS)测定血 Phe 浓度进行 HPA 筛查。早产儿因肝功能不成熟可导致暂时性 HPA,发热、感染、肠道外营养或输血等也可导致血 Phe 浓度增高,采集时间过早或蛋白摄入不足可导致假阴性,有上述情况时判断需谨慎,有必要进行复查。筛查原标本血 Phe 浓度>120 μmol/L(部分地区召回标准为 120 μmol/L),或同时伴有 Phe/Tyr>2.0 为阳性(比值可以单独作为召回指标),需召回复查。

4.诊断与鉴别诊断 所有复查阳性的患儿均需进入诊断流程。需要重点关注的是,对于新筛发现的可疑 PAHD 一定要做到症状前诊断,否则一旦产生临床症状将是不可逆的,此时再进行诊断也失去了新筛的意义。在临床上,符合治疗指征的患儿在生后 10 天内即应该接受治疗。

(1)血 Phe 浓度测定:在排除其他原因所致的继发性血 Phe 增高后,经过 2~3 次复查血 Phe 浓度>120 μmol/L 及 Phe/Tyr>2.0 即可确诊为 HPA,Phe/Tyr>2.0 可作为单独诊断标准。在临床上经常遇到由于高蛋白饮食、肝脏疾病及早产儿肝功能不成熟所导致的一过性 Phe 升高。此情况下通常 Phe 升高不明显,且多数 Phe/Tyr<2.0。此时应当仔细鉴别,经过合理复查,结合临床表现及实验室检查明确诊断,不可盲目给予饮食治疗。

由于 PAH 缺乏程度的不同,PAH 活性<1% 的患者表现为经典型苯丙酮尿症(phenylketonuria,PKU),患者血 Phe 浓度常高于 1200 μmol/L;PAH 活性介于 1%~34% 的患者血 Phe 浓度可波动于 120~1200 μmol/L,其中轻度 PKU 血 Phe 为 360~1200 μmol/L;轻度 HPA 血 Phe 为 120~360 μmol/L。通常而言,血 Phe 浓度指的是治疗前血 Phe 浓度或天然蛋白摄入足够情况下血 Phe 浓度。国外也有根据 2~5 岁时对饮食 Phe 耐受性进行的分类。如前文所述,多数患儿并不会等待 Phe 峰值的出现才开始治疗,而 Phe 耐受性难以监测,饮食内容也无法标准化。因此,上述两种分类方法均未能获得一致认可,目前较为公认的分类方法为 Blau 提出的分类法:不需要治疗型和需要治疗型(包括饮食治疗及 BH4 治疗中任一治疗方法)。

(2)尿蝶呤谱分析及红细胞二氢蝶啶还原酶活性测定:此项检查用于排除 BH4 缺乏症,具体参见 BH4 缺乏症相关内容。

(3)BH4 负荷试验:该试验可用于鉴别 PAH 缺乏症和 BH4 缺乏症,还可明确 BH4 反应型 PAHD。BH4 负荷试验阳性,即可认为是 BH4 反应型 PAHD。BH4 反应型 PAHD 通过 BH4 或沙丙蝶呤的治疗可以极大地提高 Phe 的耐受量。其原因可能与 PAH 残留部分酶活性有关。因此,不论是否已排除了 BH4 缺乏症,都应该进行 BH4 负荷试验。BH4 负荷试验的具体操作方法及判断标准详见 BH4 缺乏症相关内容。

(4)基因诊断:PAHD 是常染色体隐性遗传病,符合孟德尔遗传规律。PAH 基因定位于染色体 12q22~q24.1,含 13 个外显子,12 个内含子,全长约 100 kb。截至 2019 年 2 月 19 日已报道了 1101 种与 PAH 缺乏症相关的变异类型,具体的变异位点可以登录 http://www.

biopku.org 进行查询。

常规对 HPA 患者进行基因诊断,除了帮助鉴别 PAH 缺乏症及 BH4 缺乏症、明确病因学诊断,还可以依据 PAH 基因型提示 PAH 的残余活性,在一定程度上预测其对 BH4 的反应。在 BIOPKU 数据库可以直接查询到 BH4 反应性 PKU/HPA 的基因型,无反应性基因型患者可以直接跳过 BH4 负荷试验,而具有 2 个以上的 BH4 反应性基因型患者可以直接接受 BH4 治疗。

PAH 基因突变热点具有明显的地域及种族差异。有研究显示,汉族总体最常见的突变位点依次为 R243Q、RQEX6-96 A>G、R111X、R413P、Y356X、V399V 和 IVS4-1G>A。但不同省市报道的突变热点却不尽相同,各地均应依据当地数据库筛选高频突变位点。

DNAJC12 缺乏症是近年新发现的 HPA 谱系疾病,呈常染色体隐性遗传,DNAJC12 是一种 PAH 的伴侣蛋白(热激蛋白),能帮助 PAH 正确折叠从而起到稳定 PAH 蛋白发挥正常功能的作用。DNAJC12 缺乏症的临床症状与 BH4 缺乏症相似,但神经症状更为广泛,轻症仅表现为注意力缺陷等轻微行为异常,重症表现为肌张力不全、智力障碍及帕金森症状。血 Phe 水平一般轻度升高,BH4 负荷试验阳性,但无法检测酶活性。有学者提出对 PAH 进行常规 DNAJC12 基因排查,至少在 PAH 及 BH4 基因测序阴性的情况下应当进行 DNAJC12 缺乏症基因排查。

5.随访管理　重点随访内容包括以下方面。

(1)血 Phe 浓度:建议在喂奶 2~3 小时(婴儿期)或空腹(婴儿期后)后采血测定 Phe 浓度,根据血 Phe 浓度水平及时调整饮食,添加天然食物,每次添加、更换食谱后 3 天监测血 Phe 浓度。需要注意的是一天当中早晨的血 Phe 浓度最高,随后逐渐下降。

(2)预防 Phe 缺乏症:Phe 是一种必需氨基酸,尽管仍然有争议,目前仍建议血 Phe 的浓度不应低于 120 μmol/L。治疗过度或未定期检测血 Phe 浓度易导致 Phe 缺乏症,表现为严重皮肤损害、嗜睡、厌食、营养不良、腹泻、贫血、低蛋白血症等,甚至死亡。

(3)营养、体格发育、智力发育评估:治疗后每 3~6 个月测量身高、体重及进行营养评价等,预防发育迟缓及营养不良。1 岁、2 岁、3 岁、6 岁时进行智力发育评估,学龄儿童参照学习成绩安排随访计划。

6.治疗　HPA 为可治疗疾病,提倡多学科综合管理。

(1)治疗指征及目标

1)治疗时机:依据 2014 年中华医学会儿科学分会内分泌遗传代谢学组发表的专家共识,正常蛋白质摄入下血 Phe 浓度>360 μmol/L 的 PAHD 患者均应在完成鉴别诊断试验后立即治疗,最迟介入时间不应该迟于出生后 10 天。12 岁后的治疗指征可放宽至 Phe 浓度>600 μmol/L,孕期妇女 Phe 水平>360 μmol/L 开始接受治疗。

2)持续治疗时间:一旦开始治疗,严格禁止在儿童及青少年时期中断治疗,儿童期的治疗不规范也会影响患者的最终发育结局。虽然关于成人 HPA 的治疗时间仍在持续讨论,但是目前已有证据表明成人期中断治疗或血 Phe 控制不理想会导致精神、行为等异常,多数学者仍建议在条件允许的情况推荐对所有患者维持终身治疗。

3)治疗目标:血 Phe 浓度理想控制范围低限不应低于 120 μmol/L,高限在<1 岁建议小于 240 μmol/L;1~12 岁<360 μmol/L;>12 岁<600 μmol/L。

（2）治疗方法

1）饮食治疗

①新生儿及婴儿期饮食治疗：天然蛋白质首选母乳喂养。血 Phe 浓度>1200 μmol/L，建议暂停普奶 3 天，以无 Phe 特殊奶粉（以下简称特奶）按需喂养，或按 15~20 g/kg 计算，再根据 Phe 水平调整。血 Phe 浓度 600~1200 μmol/L，人工喂养者特奶与普奶 1∶1，母乳喂养者特奶每日 30 g，母乳补足。血 Phe 浓度<600 μmol/L，人工喂养者特奶与普奶 1∶2，母乳喂养者特奶每日 15~20 g，母乳补足。

②根据血 Phe 浓度调整特奶比例：血 Phe<120 μmol/L 提示天然蛋白质限制过多，日摄入特奶总量减少 5~10 g；血 Phe>360 μmol/L 提示天然蛋白质摄入过多，日摄入特奶增加 5~10 g，并相应增减母乳或普奶；Phe 水平在 120~240 μmol/L 提示控制良好。

③幼儿及青少年饮食治疗：参考"中国食物成分表"，可选择不同 Phe 含量的天然食物，也可选用无 Phe 蛋白粉和（或）奶粉，减少天然蛋白质摄入。日常饮食中应避免 Phe 含量较高的食物（如肉、乳酪、鱼、蛋、面粉、坚果、豆制品）；可适当食用 Phe 含量中等的食物（包括大米、牛奶、早餐麦片、土豆、奶油）或 Phe 含量较低的淀粉类食物、水果、蔬菜等。

④水果及零食：进食水果及零食是儿童成长过程中重要的生活乐趣，在选择此类食品时需要注意的是，常规剂量的水果蔬菜（<75 mg/100 g）摄入不会对血 Phe 浓度造成影响，由于食品添加剂多数含 Phe，应该避免食用含阿斯巴甜代糖等食品添加剂的零食，例如饮料、口香糖、包装甜点及果冻等。

2）药物治疗：如前文所述，对于 BH4 反应型 PAHD 可适用 BH4 类似物（沙丙蝶呤）。多数 BH4 反应型 PAHD 经过药物治疗后饮食摄入无须严格选择或限制血 Phe 浓度亦能保持在安全范围内。沙丙蝶呤为近期上市的 BH4 类似物，美国推荐使用沙丙蝶呤的年龄为 4 周岁以上，欧洲则没有年龄限制。BH4 临床使用已较为成熟，具体服用剂量及注意事项可参考 BH4 缺乏症相关内容。

3）治疗方案的选择：PAHD 患者达到治疗指征后应该立即开始饮食治疗，根据 BH4 负荷试验的结果选择 BH4 治疗。国外有研究报道对于饮食治疗依从性差的患者联合 BH4 治疗可提高其对 Phe 的耐受量，对于提高生活质量有一定帮助。除了饮食治疗面临的依从性差的问题，临床医师还需注意营养不均衡的问题，在帮助患者选择食物品种时力求多样性、照顾患者的饮食习惯，与患者家庭进行充分的沟通选择适宜的治疗方案，并注意对患者的心理辅导及健康教育以提高其治疗依从性。

7.PAHD 预防及再生育指导　PAHD 已明确为常染色体隐性遗传病，除患者本身外，应同时对患者父母进行基因位点验证。PAHD 的预防与常染色隐性遗传病的常规预防方法一致。主要措施包括以下几条。

（1）避免近亲结婚，避免双方有相同疾病家族史的家庭婚育。对先证者父母下一胎妊娠在孕 10~13 周取胎盘绒毛或孕 16~22 周取羊水进行产前诊断，并接受正规遗传咨询。

（2）通过对群体的筛查早期发现阳性病例，早诊断、早治疗，减少后遗症的发生。

8.特殊情况　HPA 女性患者妊娠期间血苯丙氨酸浓度较高，可引起胎儿流产、智力障碍、先天性心脏病、低出生体重、小头畸形及面部畸形等综合征，即母源性苯丙酮尿症（MP-KU）。而孕妇承担了胎儿及母体的双重营养摄入需求，营养摄入不足会影响胎儿宫内生长发育，引起低出生体重、畸形、器官发育不良、生命力低下。因此，HPA 孕妇的饮食监测并不是单纯地将 Phe 控制在 360 μmol/L 以下，还需要注意蛋白质、碳水化合物、维生素和微量元素等营养的综合摄入，避免营养摄入不足，尤其要重视孕中晚期热量及蛋白质的摄入。所有女性 HPA 患者应在育龄期由遗传代谢科、产前保健科、产科、营养师组建多学科团队管理，制订个体的孕期食谱及药物剂量。

二、四氢生物蝶呤缺乏症

四氢生物蝶呤（BH4）是苯丙氨酸羟化酶（PAH）、一氧化氮合酶（NOS）、酪氨酸羟化酶（TH）和色氨酸羟化酶（TPH）的辅因子，后两种酶是芳香族氨基酸合成的关键酶。由 BH4 缺乏所导致的高苯丙氨酸血症（HPA）无法通过单纯低苯丙氨酸饮食治疗得到改善，未及时治疗的患者会出现进行性神经系统症状。因此，早期对 HPA 患儿进行 BH4 缺乏症的鉴别诊断非常重要。据统计，BH4 缺乏症占总体 HPA 患者的比例为 1%～2%，但在不同地区存在着较大差异，高加索人中 1.5%～2% 的 HPA 为 BH4 缺乏症；在沙特阿拉伯为 66%。在我国南方的发病率为 12%，而北方的发病率约为 3.6%。虽然临床上将 BH4 缺乏症视为一种与 HPA 有关的疾病，但需要注意的是，BH4 缺乏症并非是一种单纯影响 Phe 稳态的疾病，还是一种涉及儿茶酚胺、5-羟色胺和一氧化氮脑神经递质合成障碍的疾病。其临床症状表现个体差异较大，轻症者不需要治疗，重症者即使在治疗后也难以改善。新生儿筛查通过血 Phe 的升高可以检测到部分 BH4 缺乏症，但无法完全将这一疾病筛查出来。临床上发现四氢叶酸还原酶缺乏症、白癜风和多巴反应性肌张力不全（DRD）中存在着无 Phe 升高的 BH4 缺乏症。临床上也观察到了帕金森病、自闭症、抑郁症和老年痴呆症患者脑脊液 BH4 水平降低的情况。

1.发病机制　BH4 缺乏症的发病机制远远要比 PAHD 更为复杂。PAH 要发挥正常的功能需要其辅酶 BH4、铁离子及氧分子的共同参与。BH4 在体内的代谢通路较为复杂，三磷酸鸟苷（GTP）在鸟苷三磷酸环化水解酶（GTPCH）、6-丙酮酰四氢生物蝶呤合成酶（PTPS）和墨蝶呤还原酶（SR）三种合成酶作用下合成无活性的 BH4，后者与芳香族氨基酸羟化过程中释放的氧分子结合生成 4α-羟化四氢生物蝶呤（蝶呤-4α-二甲醇胺），然后经蝶呤-4α-二甲醇胺脱水酶（PCD）作用后生成二氢生物蝶呤（BH2）。BH2 在二氢生物蝶呤还原酶（DH-PR）作用下生成具有生物活性的 BH4。

BH4 是芳香氨基酸羟化酶的辅酶。BH4 合成及还原中任何步骤的酶缺陷均可导致 PAH 功能障碍，最终影响 Phe 的代谢。同时，BH4 也是酪氨酸和色氨酸羟化酶的辅酶，BH4 缺乏会导致多巴胺及 5-羟色胺合成障碍。由于其相对于 PAH 缺乏症治疗更为复杂，单纯的饮食控制难以奏效，有文献也称之为难治性 HPA。根据脑脊液神经递质代谢产物或临床神经系统症状，BH4 缺乏症分为严重型与轻型两类。严重型患儿脑脊液神经递质代谢产物降低，临床出现神经系统症状；轻型者脑脊液神经递质代谢产物正常，无神经系统症状。

在芳香族氨基酸的羟基化过程中，BH4 与氧分子结合，随后在烟酰胺腺嘌呤二核苷酸（NADH）和其他酶的作用下被还原。在 BH4 的氧化还原过程中，BH4 具有结合氧自由基的功能。因此，BH4 缺乏不但会影响芳香族氨基酸的羟基化过程，还影响细胞过度氧化应激，这种氧化应激也可以导致线粒体疾病。2018 年的一项研究表明，内皮细胞 BH4 缺乏会导致小鼠血管收缩增强、血管舒张功能受损和内皮细胞功能障碍。此外，BH4 缺乏还会增加巨噬细胞的活化，改变细胞氧化还原信号，加剧细胞功能损害。研究发现，Fabry 病中存在 BH4

缺乏导致的细胞抗氧化能力降低和一氧化氮合酶(NOS)解偶联机制,并可能通过氧化应激导致其发病。这可能是 BH4 缺乏症在供能代谢需求旺盛的脑神经及肝脏中临床损害最为明显的原因之一。

BH4 对胚胎的发育也很重要。BH4 和 GTP 环化水解酶 1(GCH1)共同调节 β 肾上腺素的激素水平从而控制胎儿心率,胎儿脑 BH4 缺乏会降低神经系统功能。提示部分 BH4 缺乏症患儿神经系统功能在胎儿期可能已受到损害。

2.临床表现　BH4 缺乏症患儿相较于典型的 PAH 缺乏症的患者症状相似,但更容易早期出现神经系统症状,主要表现为躯干肌张力低下、肢体松软、角弓反张、吞咽困难、抽搐、激惹、小头畸形、运动及智力障碍等,容易被误诊为脑性瘫痪。由于我国新筛还没有全覆盖,即使在 HPA 筛查阴性的情况下,临床上遇到癫痫、脑性瘫痪或自闭症患儿疗效不佳或症状持续加剧,仍应注意是否存在代谢病线索,以免贻误病情。

BH4 的代谢涉及前文所述的五种酶,但至今尚未发现 SR 缺乏导致的 BH4 缺乏,故现在常将 BH4 缺乏症分成以下 4 种类型:PTPS 缺乏症、DHPR 缺乏症、GTPCH 型缺乏症和 PCD 缺乏症。其中 PTPS 缺乏症发病率最高,约占 BH4 缺乏症患者的 60%,DHPR 缺乏症约占 30%,GTPCH 缺乏症和 PCD 缺乏症不足 10%。以发病率较高的 PTPS 缺乏症为例,根据临床表现的异质性不同又分为 3 种类型。①中枢型:脑脊液生物蝶呤、多巴胺、5-羟色胺低下,神经系统损害严重,未经治疗者,多于 2 岁内死亡;②周围型(温和型):脑脊液中神经递质代谢产物的水平正常,临床表现较轻,智力发育正常,可仅有周围神经损害、肌张力异常;③短暂型:表现为一过性的新生儿 HPA,随着酶的成熟,HPA 症状逐渐消失。

3.筛查与阳性召回　其筛查与阳性召回与 PAHD 相同。采集出生 72 小时(哺乳 6~8 次甚至以上)的新生儿足跟血,制成专用干血滤纸片,采用荧光法或串联质谱法(MS/MS)测定血 Phe 浓度进行 HPA 筛查。具体可参考苯丙氨酸羟化酶缺乏症章节。需要注意的是,BH4 缺乏症初筛 Phe 浓度不高甚至正常,50%的 BH4 缺乏症患儿血苯丙氨酸水平低于 600 μmol/L,漏筛概率高于 PAHD。在临床上最好能对初筛阳性的 HPA 患儿进行神经系统评估,如发现阳性线索,即使复筛阴性仍有必要排除 BH4 缺乏症。自 1980 年以来,已有数千例高苯丙氨酸血症患儿进行了 BH4 代谢筛查,多数采用尿蝶呤的测定来鉴别 BH4 合成缺陷(GTPCH 和 PTPS 缺陷)和直接测定干血片测定 DHPR 活性以识别 DHPR 缺乏症。

4.诊断与鉴别诊断

(1)血 Phe 测定:BH4 缺乏症患者血 Phe 浓度一般不会超过 1200 μmol/L,常波动于 120~1200 μmol/L,空腹或低蛋白饮食的状态下可低于 120 μmol/L,因此易造成漏筛。在临床上发现 Phe 轻度升高,尤其是 Phe/Tyr>2.0 的病例应及时召回并进行 BH4 缺乏症鉴别诊断。

(2)尿蝶呤谱分析:主要用于 BH4 合成酶(GTPCH、PTPS)缺乏症的诊断,各种酶缺乏患儿呈现不同的尿蝶呤谱(表 4-1)。正常情况下 Phe 升高会增加 GTPCH 的活性使新蝶呤(neopterin,N)和生物蝶呤(biopterin,B)的产生增加,故 PAH 缺乏时二者均可能升高;GTPCH 缺乏时,新蝶呤和生物蝶呤的合成均受阻,二者均出现下降;PTPS 缺乏时,新蝶呤无法进一步代谢造成堆积,而生物蝶呤下降。尿蝶呤谱分析对于 BH4 还原酶的鉴别存在不确定性,应加以注意。PCD 缺乏时,生物蝶呤还原受阻,反馈抑制新蝶呤的进一步代谢,尿蝶呤谱结果与 PTPS 相似,难以鉴别,可以进一步通过尿 7-生物蝶呤(primapterin,pri)加以鉴别。

进行尿蝶呤谱分析标本收集时,要注意将新鲜尿液低温、避光及抗氧化处理。一般在每

1 mL 尿液中加 10~20 mg 晶体抗坏血酸,用锡箔纸包裹于 −20℃ 冰箱保存。或将经抗坏血酸处理后的尿液渗透干滤纸片(5 cm×5 cm),避光自然干燥,低温保存。

表 4-1 不同病因导致的 HPA 生化特点

检测项目	血 Phe/ ($\mu mol \cdot L^{-1}$)	尿新蝶呤	尿生物蝶呤	7-生物蝶呤	DHPR 活性	脑脊液 5HIAA 和 HVA
PAH 缺乏症	>120	正常	正常	正常	正常	正常
GTPCH 缺乏症	90~1200	↓	↓	正常	正常	↓
PTPS 缺乏症	240~2500	↑	↓	正常	正常	↓
PCD 缺乏症	180~2500	↑	↓-正常	↑	正常	↓
DHPR 缺乏症	180~2500	正常	正常-↑	正常	↓	↓

(3)红细胞 DHPR 活性测定:DHPR 对新蝶呤的形成无影响,尿生物蝶呤视病情出现结果差异,激活免疫系统的疾病以及使用甲氨蝶呤(DHPR 抑制剂)均会影响蝶呤谱结果。因此,采用尿蝶呤谱判断 DHPR 缺乏症较为困难,需采用双光束分光光度计测定干滤纸血片中红细胞 DHPR 活性。DHPR 缺乏症患儿 DHPR 活性显著降低。

(4)BH4 负荷试验:适用于判断是否为 BH4 反应性 PKU/HPA;早期可辅助鉴别 PAH 缺乏症和 BH4 缺乏症。BH4 负荷试验非常重要,反应阳性的患者可以通过 BH4 药治疗使 Phe 降低甚至可完全正常。BH4 负荷试验需在留取尿蝶呤标本后进行。文献报道的 BH4 负荷试验差异较大,观察时间从 24 小时至数周不等,Phe 监测次数多至每 2 小时 1 次,少至每周 1 次,但阳性判断标准均设定为 Phe 浓度下降 30% 以上。国内一般采用 6R-四氢生物蝶呤(盐酸沙丙蝶呤片,科望,Lyne Laboratories,美国)或四氢生物蝶呤片(sapropterin,瑞士),剂量为每次 20 mg/kg,在一次服用后第 2 小时、第 4 小时、第 6 小时、第 8 小时、第 24 小时分别采血测定 Phe 浓度,测试阴性可适当延长 2~3 天。阳性患者再调整 BH4 用量至治疗量[5~20 mg/(kg·d)]长期服用。

PAH 残余活性较高的 PAH 缺乏症患者(前文所述轻度 PKU 及轻度 HPA 患者)及 BH4 缺乏症患者 BH4 负荷试验阳性率最高。PTPS 缺乏症患者的 Phe 浓度可在 2~6 小时下降至正常,而 DHPR 缺乏症患者 Phe 下降缓慢。需要注意的是药物剂量、观察时长、热量摄入、年龄、饮食结构以及胃肠道对于 BH4 的吸收功能均会影响 BH4 负荷试验的结果。

(5)基因诊断:BH4 缺乏症系常染色体隐性遗传病,目前已经发现超过 200 个与 BH4 缺乏症相关的突变等位基因及损伤分子。由于 BH4 缺乏症发病率较低,致病突变类型较多,根据现有资料尚不足以得出基因型与表现型关系的确切结论。

GTPCH 的编码基因是 GCH1,位于 14q22.1~q22.2。值得注意的是,GCH1 基因同时具有常显和常隐两种致病突变形式。当 GCH1 基因的一个等位基因发生杂合突变,另一个等位基因为野生型时,GTPCH 的活性下降 2%~20%,BH4 的合成轻度下降,但不会使体内 Phe 浓度升高,仅表现为多巴胺能神经元功能受损,临床表现为多巴反应性肌张力障碍(dopa-responsive dystonia,DRD,一种对多巴胺治疗反应良好的遗传性疾病)。当 GCH1 基因的两个等位基因均发生突变时,其产生的酶活性完全缺失,以致体内苯丙氨酸羟化酶、酪氨酸羟化酶和色氨酸羟化酶活性明显下降,此时表现为 GTPCH 缺乏症症状,出现更为严重的中枢神经系统症状及高苯丙氨酸血症。简言之,这是同一基因不同突变形式导致的严重程度不同的两种疾病。

编码 PTPS 的 PTS 基因定位于 11q22.3~q23.3,含 6 个外显子。目前全球共发现 20 余种 PTS 基因突变,是 BH4 缺乏症是最常见的类型。在我国 PTPS 缺乏症患者中共检测到 13 种突变类型,常见基因突变为 155 A>G 和 259 C>T。

编码 DHPR 的 QHPR 基因位于 4p15.3,含 7 个外显子。现已发现 6 种突变,分别为 G23D、H158Y、IVS5G+1A、R221X、Y150C 和 G218ins9bp。DHPR 缺乏症常导致罕见的非典型 HPA 和 PKU。

位于 2p14~p12 上的 SPR 基因编码墨蝶呤还原酶(SR),其本身是一种烟酰胺腺嘌呤二核苷酸磷酸酶(NADP),SPR 基因缺陷可导致单纯的神经递质缺乏而不伴有高苯丙氨酸血症(HPA)。位于 10q22 上的 PCBD 基因编码 PCD。

(6)其他实验室检查:必要时可以监测脑脊液(CSF)中神经递质代谢物,如 5-羟基吲哚乙酸(5HIAA)、高香草醛酸(HVA)和蝶呤的含量百分比。另外,脑脊液中的叶酸水平,如 5-甲基四氢叶酸(5MTHF)也可以用于 BH4 缺乏症的辅助诊断。在临床无法将 GTPCH 缺乏症与 DRD 鉴别时可以考虑进行苯丙氨酸负荷试验,具体做法是口服苯丙氨酸 100 mg/kg 体重后第 1 小时、第 2 小时、第 4 小时监测血浓度,GTPCH 缺乏症患儿 Phe 升高明显且下降缓慢。

5.随访管理　在生后 3 个月内开始治疗、血 Phe 浓度控制良好的 BH4 缺乏症患儿能健康成长,不会对成年后的就业、结婚、生育造成影响。随着人们对 BH4 缺乏症认识的提高,诊断时期逐步提前,可进一步改善患者的远期预后。在进入治疗流程的患儿随访内容与 PKU 患者基本相似,但需注意以下内容。

(1)营养、体格发育、智力发育随访评估:治疗后每 3~6 个月测量身高、体重及进行营养评价等,预防发育迟缓及营养不良。1 岁、2 岁、3 岁、6 岁时进行智力发育评估,学龄儿童参照学习成绩安排随访计划。

(2)药物不良反应:有些患者服用左旋多巴及 5-羟色氨酸后出现胃肠道反应或药物不耐受,如多巴不良反应包括运动障碍、不自主或抽动症样动作、兴奋失眠等,尤其是儿童患者初始治疗时易发生,减少多巴剂量或总量分多次服用可改善上述症状;5-羟色氨酸不良反应主要为腹泻,减量或暂停药后可改善;BH4 无明显不良反应,少数患者出现头痛、咽痛、腹泻等不适。

(3)神经递质水平监测:当监测多巴胺水平以评估治疗和疾病时,建议测量血清催乳素水平,而不是脑脊液高香草醛酸(HVA)水平。这是因为多巴胺抑制催乳素的分泌,血清催乳素浓度反映了大脑中多巴胺的产生,是下丘脑多巴胺产生和含量的有用指标。在许多 BH4 缺乏症患者中都可以观察到高催乳素血症的发生。5-羟色胺和叶酸代谢可以通过脑脊液 5HIAA 和 5MTHF 加以监测。

6.治疗

(1)药物治疗:BH4 缺乏症患者需长期补充 BH4 及神经递质前体,在使用药物治疗的过程中应注意根据病情及药物耐受性对药物剂量进行调整。左旋多巴在使用过程中如出现痉挛、发抖、焦躁不安提示药物过量或加量过快,出现开关现象(症状缓解后复现),提示药物代谢原因,增加给药频率,改成每日 6~8 次。5-羟色氨酸的不良反应主要是血压不稳定,胃肠道症状如恶心、呕吐或腹泻,可减量观察或暂停用。BH4 缺乏症的诊疗程序及治疗方法参见苯丙氨酸羟化酶缺乏症,以下列举相关疾病的药物选择。①GTPCH 缺乏症:左旋多巴,5-HT,BH4;②中枢型 PTPS 缺乏症:左旋多巴,5-HT,BH4;③周围型 PTPS 缺乏症:BH4;④新生儿短暂型 PTPS:BH4;⑤DHPR 缺乏症:左旋多巴,5-HT,低苯丙氨酸饮食,叶酸,BH4;⑥PCD 缺乏症:BH4。

具体药物使用方法可参考中华医学会儿科学分会内分泌遗传代谢学组及中华预防医学会出生缺陷预防与控制专业委员会发布的《高苯丙氨酸血症的诊治共识》推荐的药物剂量(表4-2)。DHPR 缺乏症患者需要更大剂量的 BH4 2~10 mg/(kg·d),并补充叶酸 5~20 mg/d,同时建议低苯丙氨酸饮食。但需要注意的是低苯丙氨酸饮食治疗对于多数 BH4 缺乏症无效,虽然可以降低患者血苯丙氨酸浓度,但是临床症状多无改善,并且限制母乳等天然食品使得患儿 BH4 摄入量进一步减少,可能加重病情。

表4-2 BH4 缺乏症常用药物的使用方法

药品名	剂量	服用方法	目标剂量/(mg·kg^{-1}·d^{-1})	备注
BH4	1~5 mg/(kg·d)	分 2 次口服	依据 Phe 浓度调节	餐前 30min 口服
左旋多巴	1 mg/(kg·d)起步,每周递增 1 mg	分 3~4 次口服	新生儿,1~3;<1~2 岁,4~7;>1~2 岁,8~15;或依血清催乳素调节	餐后服用
5-羟色氨酸	1 mg/(kg·d)起步,每周递增 1 mg	分 3~4 次口服	新生儿,1~3;<1~2 岁,4~7;>1~2 岁,8~15	餐后服用
四氢叶酸	5~20 mg/kg	每日 1 次		适用于 DHPR 缺乏症患儿

(2)康复治疗及心理行为干预:BH4 缺乏症儿童如治疗不及时可能遗留较为明显的神经系统后遗症,即使早期治疗仍有部分患者出现轻度智力障碍及行为异常。在 BH4 缺乏症的常规随访过程中如若发现发育轨迹偏离,即应在药物治疗的同时开始运动、心理行为及智力发育干预治疗,不能等待至已经致残后再开始康复治疗。

(3)饮食及药物干扰:避免含有阿斯巴甜的食物。避免使用影响叶酸代谢的药物,如甲氨蝶呤和甲氧苄啶磺胺甲唑。

7.预防及再生育指导 通过分析羊水蝶呤谱和胎儿及胎外组织的特异酶活性可进行 BH4 缺乏症的产前诊断。羊水蝶呤谱与尿液蝶呤谱相似。DHPR 缺乏症的产前诊断应建立在 DHPR 活性检测的基础上。在培养的羊水细胞中检测不到 GTPCH 的活性,需要通过检测胎儿的单核血细胞中 GTPCH 活性明确产前诊断。

三、枫糖尿症

枫糖尿症(maple syrup urine disease,MSUD)是一种常染色体隐性遗传的支链氨基酸代谢病,由于支链酮酸脱氢酶复合体(BCKAD)缺乏导致亮氨酸、异亮氨酸、缬氨酸等支链氨基酸的酮酸衍生物氧化脱羧作用受阻,大量支链氨基酸及其酮酸衍生物(主要是 2-酮异己酸)在体内蓄积,对脑组织产生神经毒性作用,因患儿尿液中含有大量的支链酮酸衍生物,具有香甜的枫糖气味而得名。

1.发病机制 因代谢障碍蓄积在体内的亮氨酸及 α-酮异己酸干扰脑的氨基酸转运,使谷氨酸、谷氨酰胺、γ-氨基丁酸降低,使得脑苷脂合成缺乏,髓鞘形成障碍,可出现脑萎缩、脑发育障碍等一系列的神经系统毒性损害。

BCKAD 复合体由 4 种蛋白质组成,这些蛋白质是由基因编码合成。当任何一个基因发生致病变异,使得其编码的蛋白缺陷均可导致 BCKAD 复合体的功能障碍,引起 MSUD。根据蛋白质缺陷的类型不同,临床分型见表 4-3。多数情况下,机体残留 9%~13% 的 BCKAD 活性即可满足支链氨基酸的正常代谢。

表 4-3　BCKAD 复合体、编码蛋白及临床分型

基因分型	比例/%	基因定位	编码蛋白	临床分型
BCKDHA	45	19p13.2,含 9 个外显子	支链 α-酮酸脱羧酶 E1α	ⅠA 型
BCKDHB	35	6q14.1,含 11 个外显子	支链 α-酮酸脱羧酶 E1β	ⅠB 型
DBT	20	1p21.1,含 11 个外显子	双氢脂酰转移酶 E2	Ⅱ 型
DLD	很少		硫辛酰胺脱氢酶 E3	Ⅲ 型

2.临床表现 根据临床症状出现时间、疾病严重程度、BCKAD 残留酶活性、生化及对维生素 B_1 治疗的反应性分为以下五种类型。

(1)经典型:占 75%,最常见,酶活性仅为正常人的 0~2%。发病早,多于生后一周内出现哺乳困难、呕吐、嗜睡、抽搐、意识障碍、肌张力异常、酮症酸中毒、低血糖等,尿液及汗液有枫糖浆气味,如未及时诊治,可于发病数天后死亡。

(2)轻型(中间型):酶活性为正常人的 3%~30%。可在任何年龄段发病,表现为生长发育落后,应激情况下可出现酸中毒等代谢紊乱和脑病,甚至死亡。

(3)间歇型:酶活性为正常人的 5%~20%,间歇发作,间歇期正常,早期生长发育正常,在感染、手术等应激情况下表现出代谢紊乱、酸中毒等,严重时可死亡,少数出现智力低下。

(4)硫胺有效型:与轻型类似,酶活性为正常的 2%~40%,智力发育轻度落后,维生素 B_1 治疗可以明显改善临床表现和生化指标。

(5)脂酰胺脱氢酶缺陷型:罕见,类似轻型,酶活性为正常人的 0~25%,但往往伴有严重的乳酸血症、神经系统受损,如生长发育延迟、肌张力低下等。

3.实验室检测

(1)生化检测:低血糖、高氨血症,血气分析显示代谢性酸中毒、阴离子间隙增加。尿酮体阳性。

(2)血浆氨基酸分析:亮氨酸、异亮氨酸、别异亮氨酸和缬氨酸浓度增高,异亮氨酸和别异亮氨酸是诊断金指标。亮氨酸/苯丙氨酸比值增高。

(3)尿支链 α-酮酸测定:气相色谱质谱测定尿中支链氨基酸的代谢产物 α-酮酸和羧基酸,如 2-酮异己酸、2-羧基异戊酸等增高。

(4)BCKAD 复合体酶活性测定:可采用外周血白细胞、皮肤成纤维细胞、肝细胞、羊水细胞及绒毛细胞等进行酶活性测定,但方法烦琐,临床上很少开展。

(5)基因分析:外周血白细胞中提取基因组 DNA,采用二代测序和 Sanger 基因分析。

(6)头颅 MRI:可出现髓鞘发育异常、脑水肿等。

（7）维生素 B_1 负荷试验：所有患者均应判断维生素 B_1 有效性，大剂量维生素 B_1 200～300 mg/d[或 10 mg/（kg·d）]，同时低蛋白饮食治疗至少 3 周，血亮氨酸及缬氨酸水平下降 30% 以上，临床症状改善，判断为维生素 B_1 有效型，需终身大剂量维生素 B_1 口服治疗。

4.诊断及鉴别诊断　根据出生后 2～3 天，出现喂养困难、代谢性酸中毒、酮尿，很快出现严重的脑病症状如昏睡、呼吸暂停、肌张力异常、角弓反张、刻板运动、昏迷等，轻症者在感染、饥饿等应激情况下出现代谢紊乱症状、神经症状、尿枫糖气味等，尿有机酸分析提示支链氨基酸及其酮酸衍生物增多，血亮氨酸、异亮氨酸、缬氨酸等支链氨基酸增高，尤其血浆氨基酸分析提示异亮氨酸明显增高，即可临床诊断为 MSUD。BCKAD 复合体酶活性测定及 4 种基因（BCKDHA、BCKDHB、DBT 和 DLD）的变异分析，有助于明确诊断。

需要与其他脑病，如新生儿窒息、低血糖、癫痫状态、胆红素脑病、脑膜炎和脑炎等相鉴别。还需与其他引起新生儿脑病的一些先天性代谢疾病相鉴别，如 β-酮硫解酶缺乏症、尿素循环障碍、甘氨酸脑病、丙酸血症和甲基丙二酸尿症等。血氨基酸分析、尿代谢物分析、酶活性测定及基因分析可鉴别。

5.治疗

（1）急性期：纠正水电解质紊乱及酸中毒、去除诱因，保证能量供给，静脉注射葡萄糖+胰岛素；增加蛋白质合成代谢；采用透析或血液滤过等方法降低血亮氨酸浓度。

（2）慢性期：饮食补充无支链氨基酸的特殊营养粉，足够的热量和营养；监测血亮氨酸、异亮氨酸和缬氨酸，维生素 B_1 10 mg/（kg·d）治疗；肝移植治疗。

6.预防及新生儿筛查　先证者父母为携带者，计划生育下一胎时，孕期通过绒毛或羊水基因分析进行产前诊断。应用串联质谱技术对干血斑进行氨基酸和酰基肉碱分析，新生儿出生后通过对亮氨酸、缬氨酸筛查可以早期发现 MSUD。筛查阳性者进一步进行尿有机酸、血浆氨基酸及基因分析确诊。

四、酪氨酸血症

1.发病机制　酪氨酸血症是因酪氨酸代谢酶的缺乏导致酪氨酸代谢障碍的氨基酸代谢病。酪氨酸为半必需氨基酸，来源为苯丙氨酸羟化酶或蛋白质分解，是合成儿茶酚胺、肾上腺素及黑色素的前体。酪氨酸血症按酶缺乏的种类分为 3 型：酪氨酸血症 Ⅰ 型（tyrosinemia type Ⅰ，HT-Ⅰ），为延胡索酰乙酰乙酸水解酶（FAH）缺陷，导致延胡索酰乙酰乙酸不能分解为延胡索酸和乙酰乙酸，从而引起肝、肾和周围神经病变等病理改变，又称为肝-肾型酪氨酸血症，是临床最常见的类型。酪氨酸血症 Ⅱ 型，是酪氨酸氨基转移酶（TAT）缺陷，导致角膜增厚、掌跖角化、发育落后等，又称为眼-皮肤型酪氨酸血症。酪氨酸血症 Ⅲ 型，是由 4-羟基苯丙酮酸加氧酶(4-HPPD)缺陷导致的，以精神神经症状为主。临床上酪氨酸血症 Ⅰ 型较其他两型常见。

当缺乏 FAH 时，延胡索酰乙酰乙酸分解为延胡索酸和乙酰乙酸代谢路径发生障碍，导致底物延胡索酰乙酰乙酸和马来酰乙酰乙酸堆积，产生琥珀酰丙酮增多，造成细胞损伤，引起肝、肾和神经系统症状，抑制胆色素合成，使 δ-氨基乙酰丙酸（δ-aminolevulinic acid，δ-ALA）堆积，引起卟啉症样改变。

本病为常染色体隐性遗传，FAH 基因位于染色体 15q25.1，含 14 个外显子，长度约 35 kb，已发现 50 余种突变类型，各个地区的热点突变不同，已经发现的致病突变包括错义突变、无义突变、剪切位点突变等多种形式。根据临床需要可进一步进行 FAH 基因的缺失/重复分析。

2.临床表现 酪氨酸血症Ⅰ型(FAH 缺陷)依发病年龄可分为急性型、慢性型和亚急性型,以肝脏、肾脏及神经系统受累为主要表现。约80%的 FAH 缺陷的婴儿起病急,多在生后几天至几周发病,以肝衰竭为主要表现,临床上可见肝大、黄疸、贫血、出血倾向、厌食、呕吐等消化道症状及生长发育迟缓,未经治疗多在 1 岁内死亡。亚急性及慢性起病者6个月至2岁起病,除肝功能损害外,还有肾功能损害及神经系统功能损害。临床可见肝硬化、肾脏功能损害,甚至肝细胞癌变。未被发现或未治疗的慢性型儿童大多在 10 岁以前死亡。

3.实验室检测

(1)肝功能损害:谷丙转氨酶及谷草转氨酶明显增高,提示急性肝损害、凝血功能障碍、血清甲胎蛋白(AFP)增高、贫血、血小板减少等。

(2)血串联质谱分析:酪氨酸及琥珀酰丙酮增高,也可出现苯丙氨酸、脯氨酸、苏氨酸、鸟氨酸、精氨酸、赖氨酸和丙氨酸等增高。

(3)尿有机酸分析:琥珀酰丙酮增高,4-羟苯乳酸、4-羟苯乙酸、4-羟苯丙酮酸等增高。

(4)酶学分析:淋巴细胞、红细胞、成纤维细胞及肝、肾组织中 FAH 酶活性检测明显降低。

(5)基因分析:血液基因分析发现致病的复合杂合或纯合突变可以确诊。

4.诊断及鉴别诊断 生后早期出现急性肝功能损害甚至肝衰竭为主要表现,可伴有出血倾向、黄疸及喂养困难。生化检测转氨酶增高,凝血功能异常,AFP 明显增高。亚急性及慢性起病者尿液分析可见糖尿、蛋白尿等肾小管损害症状。慢性者肝硬化、生长迟缓,早期出现肝细胞癌表现。氨基酸分析酪氨酸及琥珀酰丙酮增高,酶缺乏及基因分析等可明确诊断。其他代谢性疾病如半乳糖血症、希特林蛋白缺乏症、脂肪酸氧化代谢障碍、肝豆状核变性等也可出现肝脏功能异常,宫内感染等肝脏功能受累表现,范科尼综合征及肾小管性酸中毒等鉴别。在餐后采血或早产儿等情况下,可出现一过性血酪氨酸浓度增高。

5.治疗

(1)治疗原则:减少酪氨酸摄入,减少毒性代谢产物堆积,对症治疗。

(2)饮食治疗:低苯丙氨酸和低酪氨酸饮食,降低酪氨酸水平,减少异常中间代谢产物。

(3)药物治疗:尼替西农(NTBC)是一种 HPPD 抑制剂,通过阻止 4-羟基苯丙酮酸向尿黑酸转化,减少异常中间代谢产物如琥珀酰丙酮 A、琥珀酰丙酮的产生而发挥治疗作用。

(4)肝移植:对肝衰竭者、饮食治疗及 NTBC 治疗无效者、年龄 2 岁以上者需考虑肝移植治疗。

6.预防及新生儿筛查 先证者基因诊断明确,父母再生育时,可采用羊膜腔穿刺进行羊水琥珀酰丙酮测定,或基因分析进行产前诊断。采用串联质谱技术,对新生儿干血斑标本进行氨基酸、琥珀酰丙酮及酰基肉碱谱分析,可以同时测定包括酪氨酸在内的多种氨基酸及琥珀酰丙酮,在新生儿出生后尽早诊断酪氨酸血症。

五、同型半胱氨酸血症

1.发病机制 同型半胱氨酸血症是因遗传因素导致甲硫氨酸(蛋氨酸)代谢过程中的酶缺乏,引起血浆同型半胱氨酸增高,属常染色体隐性遗传病。甲硫氨酸分解产生同型半胱氨酸,血中同型半胱氨酸以游离型及与蛋白结合(占 70% ~ 80%)两种形式存在。同型半胱氨酸通过以下两种途径代谢。①甲基化作用:在甲硫氨酸合成酶(MS)及辅酶维生素 B_{12} 作用下,同型半胱氨酸甲基化形成四氢叶酸;②转硫化过程:同型半胱氨酸及丝氨酸在维生素 B_6 依赖的胱硫醚 β 合成酶(CBS)作用下生成胱硫醚。遗传缺陷导致 MS 缺陷、CBS 缺陷及钴胺素(维生素 B_{12})合成障碍,导致同型半胱氨酸代谢障碍,血同型半胱氨酸增高。

CBS 基因:定位于 21q22.3,含 23 个外显子,主要表达在肝脏和胰腺,脑、肾、心、肺中有少量表达。目前已知 150 余种突变,部分突变对维生素 B_6 有效,部分突变无效。

MS 基因 MTR:定位于 1q34,含 33 个外显子,有多个突变类型。

钴胺素 cblC、cblD、cblE、cblF 及 cblG 缺陷:cblC、cblD 及 cblF 基因缺陷与同型半胱氨酸血症合并甲基丙二酸血症有关。

2.临床表现　该病患儿出生时多无异常,婴儿期临床表现并无特异性,可表现为生长和发育迟缓。常于 3 岁有眼部症状和体征后得以诊断。眼部出现视力受损及晶状体异位所致的近视和虹膜震颤等症状,晚期可合并散光、青光眼、葡萄肿、白内障、视网膜剥离及视神经萎缩;表现为进展性智力障碍,精神或行为异常,少数合并惊厥;骨骼受累出现脊柱侧凸,漏斗胸,鸡胸,膝外翻及弓形足;血栓性疾病发生于各个年龄段,可累及各类血管,尤其是脑血管,改变血管壁及增加血小板黏附性,出现视神经萎缩、瘫痪、肺心病及肾性高血压等。

3.实验室检查

(1)血常规:MS 或维生素 B_{12} 缺乏者可出现巨幼红细胞贫血。

(2)血浆同型半胱氨酸、甲硫氨酸测定:CBS 缺陷血同型半胱氨酸及甲硫氨酸增高;维生素 B_{12} 及 MS 缺乏者,血同型半胱氨酸增高,甲硫氨酸减低或正常。

(3)尿液:尿液含硫氨基酸,与硝普钠反应呈红色或紫红色,为阳性反应。

(4)脑 CT:MS 缺陷者有脑萎缩的表现。

(5)酶活性测定及基因分析:酶活性降低可诊断,基因分析检测致病突变,发现复合杂合突变或纯合突变可确诊。

4.诊断及鉴别诊断　根据智力发育落后,眼部、骨骼及心血管异常表现,进行生化分析、氨基酸测定及酶学和基因分析可确诊。钴胺素 cblC、cblD 及 cblF 缺陷导致同型半胱氨酸血症合并甲基丙二酸血症。由于生活方式、饮食习惯、基础疾病(糖尿病、脑卒中、慢性肾脏病、肿瘤等)及药物等因素导致获得性血同型半胱氨酸增高,基因分析无异常,需进行鉴别。

5.治疗　降低血同型半胱氨酸水平,促进患儿的神经系统发育,延缓并发症进展。

(1)维生素 B_6 治疗:大剂量维生素 B_6(100 ~ 1200 mg/24 h)试验治疗,对维生素 B_6 治疗有反应的患者,可明显改善病情,将维生素 B_6 减至最小剂量长期维持。

(2)饮食疗法:对大剂量维生素 B_6 无反应患者,应严格限制蛋氨酸摄入并补充胱氨酸。

(3)甜菜碱:使同型半胱氨酸甲基化为甲硫氨酸,降低同型半胱氨酸水平。

(4)对伴有甲基丙二酸血症者,通常维生素 B_{12} 有效,维生素 C 能改善内皮细胞功能。

6.预防及新生儿筛查　出生后采集新生儿干血斑进行串联质谱筛查,检测甲硫氨酸浓度,筛查 GBS 缺陷。测定同型半胱氨酸浓度为可靠的筛查方法,一些国家已经开展同型半胱氨酸血症筛查。

第二节　尿素循环障碍

一、鸟氨酸氨甲酰转移酶缺乏症

鸟氨酸氨甲酰转移酶缺乏症(ornithine transcarba-mylase deficiency,OTCD)因基因突变导致鸟氨酸氨甲酰转移酶缺乏,产生高氨血症,又称高氨血症 2 型。该病可致智力低下,是尿素循环障碍中最常见的类型。

1.发病机制　鸟氨酸氨甲酰转移酶(OTC)是一种线粒体酶,仅在肝脏和小肠黏膜中表达,在细胞质中合成后转入线粒体,催化鸟氨酸与氨甲酰磷酸生成瓜氨酸,参与尿素循环。因基因突变可导致 OTC 缺乏,瓜氨酸合成障碍,尿素循环中断,出现高氨血症、低瓜氨酸血症。线粒体内蓄积的氨甲酰磷酸进入细胞质,增加了嘧啶的合成,消耗磷酸核糖焦磷酸,抑制乳清酸磷酸核糖焦磷酸转移酶活性及其催化的反应,导致乳清酸蓄积并从尿中排泄增加,尿中乳清酸增高。高血氨有神经毒性作用,可干扰脑细胞能量代谢,引起脑内兴奋性神经递质减少,抑制性神经递质增多,造成神经系统损伤。OTCD 属 X 连锁不完全显性遗传,基因定位于 Xp2.1,全长 73 kb,含 10 个外显子和 9 个内含子,编码 354 个氨基酸。该基因绝大部分在肝脏表达,少部分在小肠表达。目前发现 OTCD 有 400 余种突变和 29 个多态位点。

2.临床表现　可于任何年龄发病,主要表现为高氨血症的症状,急性起病者生后数天内出现代谢性脑病,出现易激惹、喂养困难、呼吸急促、昏睡等,并快速进展为抽搐、昏迷及呼吸衰竭甚至死亡,存活者多遗留严重的智力损害。迟发病者发病稍晚,婴幼儿期发病者症状较轻,表现为肝大、癫痫、发育障碍及行为异常等。儿童及成人发病者表现为慢性神经系统损伤。感染、应激及药物等可诱发间歇性高氨血症发作。

3.实验室检查

(1)生化检测:血氨升高,新生儿期急性起病者血氨多高于 300 μmol/L。

(2)尿有机酸分析:气相色谱质谱分析尿乳清酸增高。

(3)血氨基酸分析或串联质谱分析:瓜氨酸减低,谷氨酸增高。

(4)酶活性分析及基因突变分析:肝活检发现 OTC 酶活性减低,基因突变分析发现致病突变。

4.诊断依据　临床症状,血氨增高、血氨基酸分析瓜氨酸减低及尿有机酸分析乳清酸增高等可考虑本病;酶活性减少及基因分析发现致病突变,可确定本病。需与引发高氨血症的其他尿素循环障碍、有机酸尿症及脂肪酸氧化代谢障碍进行鉴别。该病为 X 连锁不完全显性遗传代谢病,男性患者多于女性。

5.治疗　治疗原则:控制饮食减少蛋白质摄入,降低血氨产生,促进血氨代谢。

(1)急性期治疗:改善脑病症状及对高氨血症紧急治疗。静脉输入苯甲酸钠、苯丁酸钠及精氨酸、左旋肉碱等尽快降血氨,纠正高氨血症,严重血氨增高者需要血液透析或腹膜透析治疗。停止蛋白质摄入,减少氨生成,保障能量供给,保持大便通畅,口服抗生素抑制肠道细菌繁殖减少肠道产氨。纠正电解质紊乱,维持酸碱平衡。丙戊酸钠、阿司匹林等药物可诱发或加重高氨血症,应避免使用。

(2)长期治疗:采用低蛋白、高热量饮食的目的是减少氨的生成,口服降氨药物,如药物降氨无效则透析治疗。肝移植可增加酶合成而纠正尿素循环障碍。

6.预防及新生儿筛查 明确致病突变及患者父母基因携带情况,进行遗传咨询和下一胎产前诊断。串联质谱新生儿筛查可见精氨酸及瓜氨酸减低,谷氨酸增高,生化分析发现血氨增高,尿气相色谱质谱分析结果可见乳清酸增高,经基因分析及肝酶活性测定可确诊。部分类型新生儿早期无氨基酸代谢异常,易导致漏诊。

二、氨甲酰磷酸合成酶1缺乏症

1.发病机制 氨甲酰磷酸合成酶1(CPS1)是尿素循环过程中将血氨转化为氨甲酰磷酸的关键酶,如基因突变导致CPS1合成障碍,会使人体内血氨代谢受阻出现高氨血症,因此,氨甲酰磷酸合成酶1缺乏症(CPS1D)又称为"高氨血症1型"。CPS1D为常染色体隐性遗传病,致病基因CPS1定位于2q35,全长120 kb,含38个外显子,有200多种致病基因突变,多为错义突变、无义突变。

2.临床表现 可于任何年龄发病,临床表现多为高氨血症的相关症状,其严重程度与血氨水平、发病年龄及CPS的缺陷程度相关。新生儿期发病凶险,表现为喂养困难、嗜睡昏迷、呼吸急促、肌张力异常、抽搐甚至昏迷、死亡,存活者多有严重智力残疾;婴儿期发病症状相对轻,表现为生长发育障碍、行为异常、肝大和胃肠道症状等;儿童和成人发病者都有慢性神经系统损伤、行为异常、精神错乱,常因高蛋白饮食和感染等因素诱发。

3.实验室检查

(1)生化分析:血氨水平检测,高氨血症,肝功能异常,肝酶增高;尿乳清酸减低或正常。

(2)串联质谱分析:谷氨酸增高,瓜氨酸及精氨酸减低。

(3)肝细胞活检:CPS1酶活性减低。

(4)基因分析:发现CPS1基因致病突变可确诊。

4.诊断 临床表现高氨血症神经异常症状,结合实验室检测血氨增高,串联质谱瓜氨酸降低等氨基酸改变,尿乳清酸正常或减低,肝CPS1酶活检活性降低,CPS1基因突变等可确诊。

5.治疗 低蛋白饮食,保证能量供应,减少血氨生成。高氨血症急性期使用苯甲酸钠等药物降血氨,必要时进行血液透析或腹膜透析。活体肝移植治疗可提高酶合成能力,纠正尿素循环障碍。

6.预防及新生儿筛查 本病患者及其父母进行基因分析,明确致病突变及父母杂合携带情况,进行遗传咨询和下一胎产前诊断。新生儿串联质谱筛查发现低瓜氨酸等氨基酸代谢异常,召回复查,经血氨测定、酶活性测定和基因突变分析早期确诊,早期干预治疗,可避免神经系统严重损伤和发育落后。

三、瓜氨酸血症Ⅰ型

1.发病机制 瓜氨酸血症Ⅰ型(CTLN1)即精氨酸琥珀酸合成酶缺乏症(ASSD),是以高氨血症为主要表现的尿素循环障碍类遗传病,为常染色体隐性遗传。精氨酸琥珀酸合成酶(argininosuccinate synthetase,ASS)基因突变导致酶的功能缺陷,使瓜氨酸及天冬氨酸合成精氨酸琥珀酸受阻,导致尿素循环障碍血氨增高,产生病理损害,出现相应的临床症状。ASS1基因定位于9q34.11,含16个外显子。已发现致病突变达80余种,以错义突变为主。ASS1基因主要在肝脏表达,在肾脏、成纤维细胞也有表达。

2.临床表现

(1)急性新生儿型(经典型):出生时正常,生后1周内出现反应差、喂养困难、呕吐等非特异表现,严重者脑水肿、颅内压增高,出现抽搐、角弓反张、昏迷、中枢性呼吸衰竭等甚至死亡。存活者常有神经系统后遗症如认知障碍、肝功能异常等。

(2)迟发型:发病较晚,症状轻,表现慢性高氨血症或急性发作症状,周期性呕吐、嗜睡、惊厥,部分有肝大及肝酶增高,肝脏纤维化和肝衰竭。智力及运动发育落后,轻者表现为口齿不清、共济失调等。个别神经系统表现不明显,主要表现为肝脏功能异常。

(3)妊娠相关型:女性患者在妊娠期或产后出现严重的高氨血症发作,甚至昏迷、死亡。

(4)无症状型:无明显临床症状,可以有血瓜氨酸增高,基因分析可证实。

3.实验室检测

(1)生化分析:肝酶增高,凝血时间延长,直接胆红素增高,尿素氮及肌酐增高。高氨血症,急性期血氨可高达 $1000\sim3000$ μmol/L。

(2)串联质谱分析:瓜氨酸显著增高,同时可伴赖氨酸、丙氨酸及谷氨酰胺增高,精氨酸和鸟氨酸降低。

(3)尿气相色谱质谱分析:尿乳清酸及嘧啶等增高。

(4)酶学检测及基因分析:皮肤成纤维细胞内 ASS 酶活性减低,基因分析致病突变可明确诊断。

4.诊断 根据神经系统临床症状及血氨增高、瓜氨酸增高、尿乳清酸及尿嘧啶升高等可以确诊。ASS 活性测定不作为常规检测,基因突变分析有助于迟发型和无症状型等临床症状不典型者明确诊断。

5.治疗

(1)急性期:停止蛋白质摄入,给予充足的葡萄糖等能量补充,纠正分解代谢状态。

(2)降低血氨治疗:精氨酸、苯甲酸钠、苯乙酸钠等药物治疗降低血氨,药物降血氨不理想可考虑血液透析等治疗。

(3)缓解期:治疗目标是控制血氨低于 100 μmol/L,血浆谷氨酰胺接近正常。

(4)口服苯甲酸钠、精氨酸及左旋肉碱等降血氨药物,可预防继发肉碱缺乏,饮食治疗预防高氨血症发作。肝移植可治疗酶代谢障碍,但成本高昂。

6.预防及新生儿筛查 先证者基因分析确诊,父母为杂合携带者,进行遗传咨询,下一胎进行产前诊断。出生后新生儿足底血干血斑进行串联质谱分析瓜氨酸、鸟氨酸和精氨酸等,早期发现,尽早诊断及干预治疗,可避免严重高氨血症及严重神经系统后遗症。

四、希特林蛋白缺乏症

1.发病机制 希特林(Citrin)蛋白缺乏症是由肝内线粒体内膜钙调节蛋白希特林蛋白缺乏所致的遗传病。希特林蛋白是天冬氨酸/谷氨酸的跨膜载体,对肝细胞发挥生理功能起到重要作用,希特林蛋白缺乏导致肝脏物质代谢障碍,出现尿素循环、蛋白质合成、糖酵解、糖异生等代谢紊乱。本病为常染色体隐性遗传。致病基因 SLC25A13 定位于7q21.3,含18个外显子,目前报道的致病突变60余种,突变类型为错义突变、无义突变及小片段插入与缺失等。

2.临床表现 临床上分新生儿肝内胆汁淤积症(NICCD)、生长发育落后和血脂异常

(FTTDCD)、成年发作的瓜氨酸血症Ⅱ型(CTLN2)3种类型。

(1)NICCD:多发生在1岁内,表现为迟发、复发或迁延的黄疸及肝大。

(2)FTTDCD:临床表现为疲乏,生长发育迟缓,低血糖和胰腺炎。

(3)CTLN2:反复发作高血氨及相关神经症状,类似肝性脑病,有行为异常、定向力障碍、记忆障碍和意识障碍。喜好高蛋白、高脂食物,厌食碳水化合物食物。头部CT正常,脑电图有弥漫性慢波改变。

3.实验室检测

(1)生化分析:轻度高氨血症、高乳酸血症,乳酸/丙酮酸比值增高;肝功能检测胆红素增高,以直接胆红素增高为主,总胆汁酸高,γ-GT增高,总蛋白、白蛋白降低,AFP增高,部分有凝血功能障碍;血脂异常主要为三酰甘油和总胆固醇增高,高密度脂蛋白胆固醇降低,低密度胆固醇轻度增高。

(2)血串联质谱分析:瓜氨酸、苏氨酸、甲硫氨酸、酪氨酸和精氨酸增高。

(3)尿气相色谱质谱分析:半乳糖、半乳糖醇和半乳糖酸、4-羟基苯乳酸、4-羟基苯丙酮酸增高,数月后可恢复正常。

(4)基因分析:检测到两个SLC25A13等位基因均有致病性变异即可确诊本病。

4.诊断　新生儿或婴儿期发病,有肝大、黄疸等婴儿肝炎综合征表现,血生化有肝功能异常、高氨血症、高乳酸血症、伴有AFP明显增高,结合氨基酸分析、尿液气相色谱质谱分析及基因分析可明确诊断。注意与有肝功能异常表现的先天性遗传性疾病鉴别。

5.治疗　NICCD患儿需改用无乳糖配方奶和(或)强化中链三酰甘油(MCT)的治疗奶粉,同时补充脂溶性维生素(包括维生素A、维生素D、维生素E、维生素K)。熊去氧胆酸可用于利胆。大部分患者预后良好,症状可在1岁内缓解,个别患者预后不良。

6.预防及新生儿筛查　先证者基因诊断及明确其父母杂合携带情况,进行遗传咨询,下一胎进行羊水细胞基因分析产前诊断。出生后新生儿足底血干血斑进行串联质谱筛查瓜氨酸增高等多种氨基酸异常,尽早明确诊断及干预治疗。

五、精氨酸琥珀酸尿症

精氨酸琥珀酸尿症(ASA)是因精氨酸琥珀酸裂解酶(ASL)基因变异导致的一种以高氨血症为主要表现的常染色体隐性遗传病。

1.发病机制　尿素循环代谢中,在ASL的作用下,精氨酸琥珀酸裂解为精氨酸和延胡索酸,ASL基因变异导致ASL活性降低或失活,精氨酸琥珀酸蓄积,氨不能转化为尿素,细胞中大量的精氨酸琥珀酸及氨蓄积,对神经系统和肝脏均有很强的毒性。ASL缺乏也会导致精氨酸合成减少,精氨酸是合成尿素循环的前体物质及一些化学物的底物,以满足细胞代谢需要。

ASL基因位于染色体7q11.21,基因全长约17 kb,有17个外显子,编码464个氨基酸,合成一个酶单体,4个酶单体组成一个ASL酶。ASL基因的假基因定位于染色体22q11.2,存在10多个与ASL基因同源序列片段,同源性88%,涉及多个外显子、内含子及5′UTR和3′UTR区域,对ASL基因分析形成干扰。已报道的ASL基因变异有60多种,外显子4、5、7突变较高发,突变遍布于整个基因。

2.临床表现　因酶缺陷程度不同,可在新生儿期发病或延迟发病。

（1）新生儿期发病：病情较重，生后出现高氨血症的症状，如喂养困难、呕吐、反应差、嗜睡、抽搐、昏迷、中枢性呼吸衰竭等。

（2）延迟发病：可表现为发育迟缓，因感染等诱发高氨血症出现认知障碍、行为异常等。

3.实验室检测

（1）生化分析：高氨血症，肝功能检测肝酶升高、胆红素增高等。

（2）血液氨基酸分析：瓜氨酸增高，丙氨酸、谷氨酸及甘氨酸等增高，精氨酸琥珀酸增高。

（3）尿液分析：精氨酸琥珀酸增高、尿嘧啶及乳清酸增高。

（4）酶学分析及基因分析：肝组织、皮肤成纤维细胞及红细胞内 ASL 酶活性降低；外周血基因组 DNA 分析发现 ASL 基因致病突变。

4.诊断 临床表现高氨血症、尿气相色谱质谱分析尿嘧啶和乳清酸增高，血液精氨酸琥珀酸增高，酶活性降低及基因分析可明确诊断。

5.治疗 高氨血症的急症处理，严重者透析治疗；维持期限制蛋白质摄入、补充充足的葡萄糖，补充精氨酸及苯甲酸钠等降低血氨；肝脏移植治疗。

6.预防及新生儿筛查 本病先证者及其父母基因分析，进行遗传咨询，下一胎羊水细胞基因分析进行产前诊断。出生后新生儿足底血干血斑进行串联质谱筛查，检测瓜氨酸等氨基酸浓度，尽早发现并干预治疗。

第三节 有机酸代谢病

一、有机酸代谢病概述

有机酸（organic acids，OAs/OA）是某些氨基酸、糖酵解、脂肪酸氧化分解代谢产生的中间产物。正常情况下，这些中间产物在体内迅速转化，故在人体内含量极低，维生素或辅酶在 OA 降解和代谢途径中起重要作用，由这些途径中的酶缺陷引起的有机酸在人体血液内蓄积称为有机酸血症（organic acid disorders，OADs），通过尿液排出则称为有机酸尿症。由于有机酸血症发生在特定氨基酸分解代谢途径的末端，因此不具有氨基酸累积的特征，主要表现为严重的酸碱失衡，影响氮平衡及其循环利用，典型的生化表现为高阴离子间歇性代谢性酸中毒伴高氨血症。因此，相对其他先天性代谢疾病（inborn error of metabolic disease，IEM）而言，有机酸血症的病情进展相对更加凶猛，但可通过气相色谱-质谱串联技术（GC-MS）进行早期识别。OADs 最为重要的治疗是特殊医疗配方食品治疗，其次还包括辅助因子及维生素的使用等其他治疗策略。对有机酸血症进行长期及规律的监测是降低致残率和死亡率的关键。另外，急性期急救方案的正确实施，家庭成员及相关人员对病情的正确判断，谨慎处理 OADs 患者的其他常见疾病均有助于降低其急性期发病率、致残率和死亡率。

1.发病机制 所谓有机酸是指脂族或芳香族羧酸，但不包括氨基酸。有机酸可兼有其他功能基团如羟基、羧基、酮或醛基、酰胺、酯或不饱和脂肪酸、芳香基及硫基等。超过 65 种有机酸代谢异常与先天性遗传代谢病（IEM）有关，临床上经典有机酸血症包括枫糖尿病（MSUD）、异戊酸血症（IVA）、戊二酸血症 I 型（GA-1）、丙酸血症（PA）及甲基丙二酸血（尿）症（MMA）、3-甲基巴豆酰辅酶 A 羧化酶缺乏症（MCCD）、生物素酶缺乏症（BTDD）。由于有机酸代谢多数存在于线粒体基质中，故有机酸血症的临床表现与线粒体功能障碍的临床表现存在较多重叠。由于有机酸代谢直接涉及线粒体能量代谢,易合并顽固性酸中毒及高氨血症,导致不可逆性神经损伤,各种应激状况都可能导致症状加剧,因此即使早期发现,在儿童期也容易出现严重的代谢失代偿和持续的基底神经节变性,使 OADs 的管理更加困难,多学科管理尤为重要。

2.筛查与阳性召回 临床常见的有机酸血症新生儿串联质谱筛查与阳性召回指标可参考表 4-4。

表 4-4 部分有机酸血症新生儿串联质谱筛查指标

疾病	标志物	比值	参考值	备注
MMA,PA	C3↑	C3/C2↑ C3/C0↑	C3≥5~5.25、C3/C2 ≥0.22~0.25,或依据当地数据制定	需行尿 GC-MS 鉴别
IVA	C5↑ C0↓	C5/C0↑	C5≥1.0~1.2,或依据当地数据制定	串联质谱法检测的血液 C5 包含一些异构体依据当地数据制定
GA-1	C5DC↑			
BTDD	C5OH↑	—	C5OH≥0.8,或依据当地数据制定	

3.分型及临床表现 OADs 的首发症状表现为呕吐,典型的生化指标表现多为缬氨酸(valine)、奇链脂肪酸(odd chain fatty acids)、甲硫氨酸(methionine)、苏氨酸(threonine)升高,Georgianne Arnold 教授发现将这些临床症状的首字母组合起来恰好组成了呕吐的英文单词 VOMIT,非常便于临床记忆。OADs 的临床症状及严重程度相差甚远,多数表现为严重的新生儿代谢危象,后期的慢性过程表现为无法解释的发育迟缓及间断反复出现的失代偿期。OADs 的典型症状包括喂养困难、呕吐、营养不良、发育迟缓、肝脏疾病、粒细胞减少症、血小板减少、骨软化、骨质疏松、嗜睡、肌张力不全、癫痫发作、共济失调、昏迷。虽然各种 OADs 之间的差异很大,但是难以纠正的持续严重代谢性酸中毒,合并有神经系统损害(如脑病及癫痫发作)则强烈提示 OADs。表 4-5 列举了部分 OADs 相对特异性的临床症状,供临床医师参考。

表 4-5 有机酸血症的特征性临床表现

疾病名称	分型	特征性临床表现
MMA	单纯型 合并同型半胱氨酸血症型	新生儿筛查可无临床表现,后期临床表现缺乏特异性
PA	新生儿起病型	生后迅速进展为神经系统表现,如嗜睡、无力、惊厥等
	慢性进展型	运动障碍,蛋白不耐受,进行性的运动障碍,肌张力障碍等
	间断发作型	稳定期表现为除发育落后外合并心肌病、癫痫发作、视听受损、肾衰竭和卵巢病变

（续表）

疾病名称	分型	特征性临床表现
IVA	经典型（早发型）	生时无明显异常，约50%在新生儿期发病，汗脚样体臭
	非经典（晚发型）	多于婴幼儿期开始出现症状，缺乏特异性症状
GA-1	—	65%~75%在出生时或出生后不久出现巨颅
BTDD	早发型	多为新生儿至婴儿早期发病，临床上皮疹、脱发较其他OADs多见，临床上无法解释的中枢性呼吸障碍应注意本病的可能
	晚发型	可在幼儿至成人各年龄段发病，痉挛性瘫痪、共济失调、发育迟缓、神经性耳聋和视神经萎缩，易误诊为脑性瘫痪

4.诊断　所有OADs均可通过气相色谱-质谱（GC-MS）或串联质谱（MS-MS）对尿液、血清或脑脊液（CSF）的OA谱进行诊断，尽管它们在尿液中浓度最高。GC-MS和MS-MS也可用于临床评估功能状态，包括线粒体能量生产效率，神经递质代谢，功能维生素、矿物质和氨基酸缺乏、代谢失衡和毒性，特别是在代谢失代偿期间。其他检查如毛细管电泳和高分辨率质子磁共振等可用于辅助诊断，但更大的意义在于判断疾病的状态、判断预后及制订诊疗方案。

所有IEM的诊断金标准都是遗传学诊断及酶活性测试。这类疾病几乎所有遗传方式都是常染色体隐性遗传，因此，遗传学检查对于再生育一胎的指导意义也非常大。值得注意的是，并非所有OADs都能通过遗传学检测得到确诊，遗传学检测结果的解释及方法选择还有许多值得商榷的地方，故临床对待遗传学检测阴性报告应持谨慎的态度。部分OADs遗传学变异位点见表4-6。

表4-6　部分有机酸血症遗传学变异位点

疾病名称	致病基因	基因位点	备注
MMA	MUT	6p21.1	编码甲基丙二酰辅酶A变位酶，多数为MUT^0
	MMAA	4q31.1~q31.2	编码cblA
	MMAB	12q24	编码cblB
	MMACHC	1p34.1	编码cblC
	MMADHC	2q23.2	编码cblD
	LMRD1	6q13	编码cblF
	HCFC1	Xq28	编码cblX
	SUCL家族	mt-DNA	编码琥珀酰辅酶A合成酶复合物
PA	PCCA	13q32.3	编码丙酰辅酶A羧化酶
	PCCB	3q22.3	

（续表）

疾病名称	致病基因	基因位点	备注
IVA	*IVD*	15q15.1	存在至少一个良性突变位点（p.A282V），罕见由 15 号染色体 UPD 导致的 AS 患者也可出现 IVA
GA-1	*GCDH*	19p13.13	编码戊二酰辅酶 A 脱氢酶
BTDD	*BTD*	3q25	编码生物素酶（BTD），基因型与临床表型无明确相关性

5.随访管理　OADs 的治疗原则是减少有机酸及其旁路代谢产物的生成和加速其清除，长期管理的主要方法是饮食替代治疗，目前国内已基本能自主生产相关特殊食品并在多数省份纳入慢性病救助项目。特殊饮食食谱的制作不应完全依赖特殊食品制品，更多的是要谨记日常饮食的搭配及管理。在日常的随访管理中应注意综合管理，在制定个体化食谱的基础上注意孩子的神经心理发育、体格发育及营养状况，部分有机酸血症即使在早期得到治疗仍然无法有效地阻断病情进展（如 IVA），对合并有功能障碍的儿童应及时进行康复干预。

为提高多学科合作的效率，应为每一位患者建立个人档案，嘱咐家长将病历资料随身携带，以便紧急情况下外地就诊或至其他学科就诊。

在随访过程中最常遇到的问题是家长对于急性症状及处置方法缺乏准确的判断。在随访过程中除向家长进行宣教外，可让家长尝试随身携带急诊处置表以便于参照，并有利于就近医疗机构急诊处置，以期最大程度减少损害。

6.治疗与再生育指导　有机酸血症的治疗包括对症治疗、饮食治疗、维生素治疗及酶补充治疗。

（1）对症治疗：主要针对急性期的急诊治疗，包括快速地纠正酸中毒、补液、纠正低血糖及必要的辅助呼吸、血液透析等治疗。临床上血液透析在新生儿操作难度较大时可给予腹膜透析替代。控制症状的根本是去除诱因，积极去除感染、寻找潜在诱因也是非常重要的治疗。

（2）饮食治疗：与氨基酸代谢障碍有关的有机酸血症应限制蛋白质摄入，一天不超过 1.0～1.5 g，完全禁食不建议超过 48 小时，24 小时后逐渐过渡到平常饮食。

（3）维生素治疗：大剂量维生素治疗有机酸血症可提高残余酶的活性，根据不同疾病的类型可选用不同的大剂量维生素辅酶治疗。左旋肉碱作为线粒体有机酸的转运载体对多数 OADs 均有疗效。

（4）酶补充治疗：临床应用尚不广泛。

有机酸血症者多数于新生儿期死亡，存活者多遗留功能障碍，给社会及家庭造成沉重负担。目前最佳的处置方式是在产前明确诊断，避免这类患儿的出生。有机酸血症进行产前诊断的方法有培养羊水细胞测酶活性及羊水中有机酸测定，前者较后者更为可靠。与大多数 IEM 疾病相同，OADs 是染色体隐性遗传性疾病，对有同胞早年夭折或相关疾病家族史的儿童均应进行遗传学咨询。在先证者及家系基因型明确的情况，经生殖医学干预是完全可以避免同种疾病再次出生的。

二、甲基丙二酸血症

1.发病机制 甲基丙二酸血症(methylmalonic acidemia,MMA)为常染色体隐性遗传病,甲基丙二酸辅酶 A 变位酶缺陷或其辅酶钴胺素代谢障碍,导致甲基丙二酸、3-羟基丙酸及甲基枸橼酸等代谢物蓄积而致病。生理情况下,异亮氨酸、缬氨酸、甲硫氨酸、苏氨酸、胆固醇和奇数链脂肪酸等分解代谢途径中产生的甲基丙二酸辅酶 A 在变位酶的作用下生成琥珀酰辅酶 A 参与三羧酸循环,当基因变异导致甲基丙二酸辅酶 A 变位酶或钴胺素活性下降时,甲基丙二酸辅酶 A 代谢障碍,体内蓄积增高导致旁路代谢异常,生成大量的甲基丙二酸、3-羟基丙酸及甲基枸橼酸等代谢物,产生脑、肝、肾、骨髓及心脏等多脏器损伤。病理损害以脑损伤为主,神经元凋亡及髓鞘形成障碍导致脑结构损伤,神经节苷脂和突触可塑性异常导致脑发育损伤,临床表现为认知障碍和行为异常。

MMA 各基因类型概况见表 4-7。

表 4-7 MMA 各基因类型

基因类型	OMIM	酶缺陷	基因定位	外显子数量	编码氨基酸	临床分型	维生素 B_{12} 负荷试验
MUT	251000	甲基丙二酰辅酶 A 变位酶(MCM)缺陷	6p21.1	13	750	单纯型	无效
MMAA	251100	腺苷钴胺素还原酶缺乏(cblA 型)	4q31.1-q31.2	7	418	单纯型	大部分有效
MMAB	251110	腺苷钴胺素转移酶缺乏(cblB 型)	12q24	9	250	单纯型	50%有效
MMACHC	277400	腺苷钴胺素合成酶缺乏(cblC 型)	1p34.1	5	282	合并型	有效
MMADHC	277410	腺苷钴胺素合成酶缺乏(cblD-1 型)	2q23.2	8	296	合并型	有效
		腺苷钴胺素合成酶缺乏(cblD-2 型)				单纯型	无效
LMBRD1	277380	腺苷钴胺素合成酶缺乏(cblF 型)	6q13	16	467	合并型	有效

（续表）

基因类型	OMIM	酶缺陷	基因定位	外显子数量	编码氨基酸	临床分型	维生素 B$_{12}$ 负荷试验
MCEE	251120	甲基丙二酰辅酶 A 异构酶	2p13.3	4	176	单纯型	无效

其中:MUT 基因突变可导致 MCM 功能完全缺乏(MUT^{0}型)或部分缺乏(MUT$^-$型)两种类型。

注释:OMIM:Online Mendelian Inheritance in Man,在线《人类孟德尔遗传》;单纯型:单纯型甲基丙二酸血症;合并型:甲基丙二酸合并同型半胱氨酸血症

2.临床表现　MMA 发病率各地报道很大差异。美国、德国及我国报道发病率在 1.3/10 万~3/10 万,其中合并型 70%,单纯型 30%。甲基丙二酸是有机酸血症中最常见类型。

常见临床表现为反复呕吐、喂养困难、意识障碍、体格发育落后、智力发育落后、惊厥及肌张力低下等。从新生儿到成年期均可发病,可呈急性、间歇性、慢性病程。重症新生儿期发病,多为 MUT^{0}型,典型症状为嗜睡、呕吐、低体温、呼吸衰竭、严重酮症酸中毒和高氨血症。生后数小时至一周出现症状,临床表现复杂多样,缺乏特异性。严重者有代谢性酸中毒、高氨血症、贫血、昏迷等,死亡率高。晚发型可因感染、饥饿、疲劳、预防接种、应激及高蛋白饮食等诱发代谢危象,如未及时诊治,可导致脑损伤、多器官衰竭,存活者多遗留不同程度的神经系统异常。

有报道发生代谢危象应用血液透析或血液滤过治疗症状缓解后,可能发生横纹肌溶解症,因线粒体能量代谢障碍导致,线粒体功能异常,需密切注意。

3.辅助检查

(1)常规检查:血常规显示贫血、全血细胞减少,血气分析代谢性酸中毒,高氨血症,乳酸增高等,血糖、肝肾功能异常等。

(2)串联质谱分析:丙酰肉碱(C3)及丙酰肉碱/乙酰肉碱比值(C3/C2)、丙酰肉碱/游离肉碱比值(C3/C0)增高,游离肉碱(C0)正常或降低。部分合并同型半胱氨酸血症者甲硫氨酸(Met)降低、C3/Met 升高。

(3)尿有机酸分析:尿甲基丙二酸、甲基枸橼酸增高,严重者尿乳酸、丙酮酸、3-羟基丙酸、3-羟基丁酸增高。

(4)分型试验:维生素 B$_{12}$ 负荷试验,生命体征稳定,无代谢危象者,维生素 B$_{12}$ 1.0 mg/次,肌内注射,每日 1 次,连续 1~2 周,临床症状好转、血酰基肉碱 C3、C3/C2 及尿甲基丙二酸下降 50% 以上为维生素 B$_{12}$ 有效型。血 C3、C3/C2 及尿甲基丙二酸下降小于 50% 为部分有效。cblC、cblD、cblF 型对维生素 B$_{12}$ 有效,cblA 型大部分有效,cblB 型约 50% 有效,MUT 型多无效。同型半胱氨酸检测 MMA 合并同型半胱氨酸血症者血、尿同型半胱氨酸增高。

(5)基因分析:采用高通量测序及 Sanger 测序进行患儿及其父母 DNA 分析,检出 2 个等位基因致病突变或复合杂合突变具有诊断及分型价值。

(6)其他检查:MRI 了解脑损伤及程度。

4.诊断与鉴别诊断　发现婴儿不明原因呕吐、喂养困难、酸中毒、惊厥、肌张力异常、发

育落后等,应尽快进行相关检查,血常规显示贫血、血细胞减少、高氨血症、低血糖、血气分析酸中毒等有助于诊断,串联质谱酰基肉碱谱分析及尿有机酸分析等可临床诊断。通过血同型半胱氨酸测定、维生素 B_{12} 负荷试验及基因分析确诊分型。有些患者症状出现延迟,或在诱因等情况下发病,呈隐匿型,症状不典型,容易误诊。通过出生后串联质谱新生儿筛查有助于早期发现确诊,尤其在典型症状出现前或症状出现前确诊,有助于预防严重损伤。

继发性甲基丙二酸血症是由于母亲慢性胃肠或肝胆疾病、恶性贫血、营养障碍及长期素食,继发胎儿宫内维生素 B_{12} 及叶酸缺乏,婴儿出生后临床表现出甲基丙二酸血症症状。经详细询问母亲病史,患儿血液维生素 B_{12}、叶酸、同型半胱氨酸测定可确诊。维生素 B_{12} 短期治疗可明显改善代谢异常,基因分析无致病突变等改变。

丙酸血症是由于丙酰辅酶 A 羧化酶缺乏,丙酸及其代谢产物蓄积所致。临床表现与甲基丙二酸血症相同,串联质谱分析酰基肉碱谱改变与 MMA 相同,常伴有甘氨酸增高,难以区别。尿有机酸分析丙酸血症患者 3-羟基丙酸及甲基枸橼酸增高,据此及基因分析可与甲基丙二酸血症鉴别。

5.治疗与随访

(1)急性期治疗:在患者出现代谢性酸中毒、水电解质平衡紊乱等情况下,应停止蛋白质摄入、静脉补液葡萄糖、静脉或口服左卡尼丁,肌内注射维生素 B_{12},高氨血症者降血氨治疗,采用静脉输注精氨酸等。

(2)长期治疗及随访管理

1)饮食治疗:维生素 B_{12} 无效或部分有效的单纯型 MMA 患者以饮食治疗为主,蛋白质总摄入量婴幼儿期应保持在 $2.5 \sim 3.0$ g/(kg·d),儿童每日 $30 \sim 40$ g,成人每日 $50 \sim 65$ g。异亮氨酸、缬氨酸、苏氨酸和甲硫氨酸为必需氨基酸,所以必须摄入天然蛋白质补充生理需要量的上述氨基酸,其余用特殊配方氨基酸粉补充,需定期检测血异亮氨酸、缬氨酸及甲硫氨酸浓度。

2)药物治疗:服用维生素 B_{12} 用于维生素 B_{12} 有效型的长期维持治疗,每周肌内注射羟钴胺或氰钴胺 $1.0 \sim 2.0$ mg,$1 \sim 2$ 次;左卡尼丁 $50 \sim 200$ mg/(kg·d),静脉滴注或口服;MMA 合并同型半胱氨酸血症,口服甜菜碱 $100 \sim 500$ mg/(kg·d);合并贫血者,口服叶酸 $5 \sim 10$ mg/d;维生素 B_6 $10 \sim 30$ mg/d,口服;苯甲酸钠降血氨治疗;抗氧化剂辅酶 Q_{10}、胰岛素、生长激素等改善代谢,辅助治疗。

3)肝移植治疗:维生素 B_{12} 无效型且饮食控制效果较差的患者可尝试肝移植治疗,能纠正部分代谢紊乱,但对肾脏及神经退行性病变无效。

4)基因治疗:在基因治疗方面如以腺病毒为载体的基因治疗、基因编辑和 mRNA 治疗等,在疾病动物模型上进行研究后发现,鼠肝脏合成了具有酶活性的蛋白质,而且重症患者的存活率、生长发育、生化异常改善等都有好转。目前基因治疗多集中在动物实验和体外实验研究中,基因治疗可能产生的不良影响都在评估中。

6.预防及产前筛查　有高危因素的家庭应进行产前遗传咨询,以决定是否需要进行产前诊断。对先证者应进行基因分析确诊,先证者父母为致病基因携带者,再生育时需进行胎盘绒毛或羊水细胞基因分析产前诊断。

7.新生儿筛查　出生后采集足底血制成干血斑标本,进行串联质谱氨基酸及酰基肉碱谱筛查检测,如发现丙酰肉碱(C3、C3/C2)等增高,或有甲硫氨酸(Met)减低,需立即进行召回,结合实验室检测如血气分析,血氨、乳酸、血同型半胱氨酸、尿有机酸分析等可确诊,DNA分析明确基因突变。

三、丙酸血症

1.发病机制 丙酸血症为常染色体隐性遗传病。由于遗传性丙酰辅酶 A 羧化酶缺乏,支链氨基酸和奇数链脂肪酸代谢异常,体内丙酰辅酶 A、丙酰肉碱、丙酸、3-羟基丙酸、甲基枸橼酸和丙酰甘氨酸等代谢物异常增高,导致酮症酸中毒、高甘氨酸血症、高氨血症及继发肉碱缺乏等生化异常,使神经系统和其他脏器受到损害,引起机体损伤。丙酰辅酶 A 羧化酶是线粒体中生物素依赖酶,催化丙酰辅酶 A 转化为琥珀酰辅酶 A 进入三羧酸循环。

丙酰辅酶 A 羧化酶由 α、β 两个亚单位组成,编码两个亚单位的基因分别为 PCCA、PC-CB,PCCA、PCCB 基因突变均可导致丙酰辅酶 A 羧化酶缺乏,发生丙酸血症。

2.临床表现

(1)新生儿起病型:生后多无症状,数小时到数周后出现无诱因拒食、呕吐、吸吮无力、腹胀、嗜睡、肌张力异常、惊厥等。如未及时治疗,出现昏迷、脑水肿、死亡,存活者遗留脑损伤后遗症等,高氨血症明显。

(2)迟发型

1)慢性进展型:发育迟缓、慢性呕吐、蛋白质不耐受,以及运动障碍、肌张力障碍等。

2)间断发作型:常由应激、外伤、感染、手术等诱发,出现急性或反复间歇性发作的脑病、昏迷或惊厥,发作时有代谢性酸中毒、高氨血症、酮尿等。稳定期可见生长发育落后、智力低下等神经系统症状。

3.实验室检查

(1)常规检查:贫血,全血细胞减少,酸中毒,高氨血症,乳酸增高等。

(2)串联质谱检测:丙酰肉碱 C3、C3/C2 增高,部分患者甘氨酸增高。

(3)尿有机酸分析:3-羟基丙酸、丙酰甘氨酸、甲基枸橼酸增高,可伴有甲基巴豆酰甘氨酸增高。

(4)基因突变分析:有助于明确突变类型、区分基因型,必要时进行产前诊断。

4.诊断与鉴别诊断 新生儿串联质谱筛查丙酰肉碱 C3、C3/C2 增高,部分患者甘氨酸增高,立即召回进行体格检查,可有或无呕吐、喂养困难等临床表现,生化分析高氨血症等,必要时进行基因分析确诊。根据临床表现、实验室检查及串联质谱分析丙酰肉碱 C3、C3/C2 增高,尿 3-羟基丙酸、丙酰甘氨酸、甲基枸橼酸增高可确诊。PCCA、PCCB 基因分析有助于确定基因型及产前诊断。

鉴别诊断:因临床表现缺乏特异性,主要需与串联质谱检测丙酰肉碱增高,尿有机酸分析 3-羟基丙酸及甲基枸橼酸增高者鉴别。

甲基丙二酸血症血串联质谱分析丙酰肉碱 C3、C3/C2 增高,尿 3-羟基丙酸、丙酰甘氨酸、甲基枸橼酸增高,同时有甲基丙二酸增高。丙酸血症尿甲基丙二酸正常。

5.治疗

(1)急性期治疗:补液、纠正酸中毒及电解质紊乱,控制高氨血症,限制天然蛋白质摄入,补充热量,静脉输入葡萄糖,抑制分解代谢,促进合成代谢。

(2)长期治疗:以控制蛋白质饮食为主,喂养不含异亮氨酸、苏氨酸、甲硫氨酸及缬氨酸的特殊配方蛋白粉。补充左卡尼丁利于丙酰辅酶A的代谢和排出。饮食管理、药物治疗,定期随访生长发育体格检查及智力发育评价,促进发育。

6.预防与新生儿筛查　患者父母为携带者,与患者进行家系分析,明确携带情况,再生育时可进行植入前诊断或妊娠后进行绒毛或羊水基因分析产前诊断。出生后足底血干血斑串联质谱筛查,丙酰肉碱C3、C3/C2增高阳性召回复查,血氨、血气分析、酮体等生化检测,基因分析等尽早确诊及治疗。

四、异戊酸血症

1.发病机制　异戊酸血症(isovaleric acidemia,IVA)是因亮氨酸代谢中异戊酰辅酶A脱氢酶(IVD)缺陷导致亮氨酸代谢异常,异戊酰辅酶A转化为3-甲基巴豆酰辅酶A障碍,因而旁路代谢生成大量的异戊酸、3-羟基异戊酸、异戊酰甘氨酸和异戊酰肉碱,该类化合物在体内蓄积引起严重的脑损伤等多脏器损害。异戊酰辅酶A脱氢酶是一种线粒体黄素蛋白酶。本病为常染色体隐性遗传病,IVD基因定位于染色体15q14~q15,基因长15 kb,含12个外显子,编码394个氨基酸。该基因在细胞核中转录,转运至细胞质,通过末端信号肽转入线粒体,经过剪切、折叠组成四聚体,产生活性。基因发生致病突变有45种以上,错义突变或无义突变多见。

2.临床表现

(1)急性新生儿型:多在新生儿出生后2周内发病,表现为喂养困难、呕吐、嗜睡和惊厥等。急性发作期有特殊的汗脚味,由未结合异戊酸所致。代谢性酸中毒、高氨血症,低血糖或高血糖,由于骨髓抑制可有全血细胞减少,严重可死亡。

(2)慢性间歇型:新生儿期后发病,间歇慢性发病,仅表现为非特异性生长发育落后,常因感染、高蛋白饮食诱发,反复出现呕吐、嗜睡、昏迷、代谢性酸中毒等。

(3)无症状型:通过新生儿串联质谱筛查,发现串联质谱异常,有生化指标异常,但患儿无临床症状。

3.实验室检查

(1)急性发作期生化检测:代谢性酸中毒、高氨血症、低血糖或高血糖。

(2)血串联质谱及尿气相色谱质谱检测:血及尿中异戊酰肉碱(C5)增高,尿中异戊酰甘氨酸增高。

(3)基因分析:IVD基因检出两个等位基因致病突变有确诊意义。

4.诊断与鉴别诊断　临床表现为喂养困难、呕吐、嗜睡、昏迷、抽搐等,生化检测有代谢性酸中毒、高氨血症、低或高血糖、全血细胞减少等,汗液、尿液有"汗脚"味,血串联质谱及尿气相色谱质谱检测C5增高,尿中异戊酰甘氨酸增高等支持IVA诊断,基因分析发现IVD基因致病突变。

5.治疗与随访管理

(1)左卡尼丁50~100 mg/(kg·d)及甘氨酸50~250 mg/(kg·d)口服。

(2)限制天然蛋白质摄入,补充不含亮氨酸的氨基酸粉,减少亮氨酸分解产生的异戊酰辅酶A代谢物,总蛋白及热量摄入需满足正常生长发育。

(3)定期监测体重、身高、头围等体格发育指标,规范营养摄入,避免热量和天然蛋白质摄入不足影响生长发育。

6.预防及新生儿筛查 确诊患儿进行基因分析,明确父母杂合携带情况。患者父母再生育时采集绒毛、羊水细胞基因分析进行产前诊断。串联质谱筛查检测 C5 增高,召回复查进行尿气相色谱质谱分析,阳性者进行血氨、血气分析等生化检测,基因分析发现致病突变可明确诊断。

五、戊二酸血症Ⅰ型

1.发病机制 戊二酸血症Ⅰ型(glutaric acidemia type 1,GA-1)是因戊二酰辅酶 A 脱氢酶(glutaryl-CoA dehydrogenase,GCDH)缺陷导致赖氨酸、羟赖氨酸及色氨酸代谢异常的常染色体隐性遗传病。戊二酰辅酶 A 脱氢酶位于线粒体基质中,催化戊二酰辅酶 A 氧化脱羧生成 3-甲基巴豆酰辅酶 A。基因变异导致戊二酰辅酶 A 脱氢酶缺陷或活性降低,赖氨酸、羟赖氨酸及色氨酸分解代谢障碍,形成大量异常代谢物如戊二酸、3-羟戊二酸等,与肉碱结合形成戊二酸肉碱。戊二酸、3-羟戊二酸等对神经元造成兴奋毒性损伤,使脑细胞能量供应发生障碍,线粒体功能障碍和氧化应激,损伤神经系统。GCDH 基因定位于染色体 19p13.2,全长约 7 kb,含 12 个外显子,编码 438 个氨基酸。已报道有 200 余种突变,以错义突变为主。

2.临床表现 多数患儿出生后即有巨颅,或出生后不久头围迅速增大,多在 3~6 个月达到峰值,可伴轻微的非特异性神经系统损伤症状,如喂养困难、呕吐、易激惹等。易发生脑病危象。在感染、发热、腹泻、免疫接种或外伤、手术等诱因下出现急性肌张力减退、意识丧失和类似癫痫症状。随后有进行性肌张力障碍、明显的发育倒退现象,如运动能力、语言能力等急性丧失,随病情进展,脑病危象可反复发生,最终出现认知功能障碍。部分患儿在出生后数年逐渐出现运动延缓、肌张力异常和运动障碍。

3.实验室检查

(1)一般生化检查:可出现高氨血症、高乳酸血症、代谢性酸中毒、低血糖、肝功能异常及肌酶增高等。

(2)串联质谱及气相色谱质谱检测:血串联质谱检测可出现戊二酰肉碱(C5DC)及 C5DC/C2 值等增高。尿气相色谱质谱分析戊二酸、3-羟基戊二酸增高。

(3)基因分析:基因分析有助于轻型病例诊断及产前诊断。

(4)头颅 MR:可出现基底神经节损伤、脑萎缩或脑积水等。

4.诊断根据 临床症状,尤其头围增大、巨颅,发育倒退,进行性运动功能障碍,尿气相色谱质谱分析戊二酸、3-羟基戊二酸增高,血串联质谱分析戊二酰肉碱增高及神经影像学检查结果确诊。基因分析有助于明确基因突变类型。

5.治疗 早期诊断、早期治疗,避免脑病危象及神经系统症状发生。

(1)饮食治疗:限制饮食中的赖氨酸摄入,限制天然蛋白质的摄入,补充不含赖氨酸和低色氨酸的氨基酸粉。

(2)药物治疗:左卡尼丁预防继发肉碱缺乏,长期服用。维生素 B$_2$ 口服,少部分患者有效。

当因诱因出现脑病危象等情况时,停止天然蛋白质摄入,给予不含赖氨酸的氨基酸溶液,口服或静脉输注补充葡萄糖,保证能量供给,待分解代谢状态好转后逐渐添加天然蛋白质食物至维持治疗状态的摄入量。纠正代谢性酸中毒,静脉补充左卡尼丁等。

(3)神经系统并发症治疗:药物治疗联合物理治疗,改善肌肉痉挛和肌张力失调,癫痫发作时避免使用丙戊酸,会影响线粒体功能。

6.预防及新生儿筛查　出现典型的发育倒退、进行性运动功能障碍及脑病危象后确诊的患儿预后较差,因此,早期诊断、早期干预治疗尤为重要。新生儿出生后足底血滤纸干血斑串联质谱筛查,戊二酰肉碱水平增高,即召回进一步复查确诊,在典型症状出现前诊断并干预,可避免严重后遗症出现。患者父母再生育时行绒毛或羊水基因分析进行产前诊断,或采用植入前诊断避免再生育同样的患病婴儿。

六、生物素酶缺乏症

生物素属水溶性 B 族维生素,是线粒体丙酰辅酶 A 羧化酶、丙酮酰羧化酶、乙酰辅酶 A 羧化酶和甲基巴豆酰辅酶 A 羧化酶的辅酶,作为羧化、脱羧和脱氢反应酶系的辅助因子参与碳水化合物、蛋白质和脂肪三大营养物质的代谢。生物素缺乏会导致四种相关羧化酶活性下降,线粒体能量合成障碍,引起代谢性酸中毒、有机酸血症和一系列神经与皮肤损害,可致死致残。生物素酶活性下降会导致生物素减少。

1.发病机制　生物素以蛋白结合状态广泛存在于天然食物中,经食物摄入通过肠道,经生物素酶的作用生成游离生物素而发挥作用。生物素酶缺乏症(biotinidase deficiency,BTDD),可导致生物素吸收与利用障碍,出现患者体内生物素水平显著下降,依赖生物素为辅酶的线粒体丙酰辅酶 A 羧化酶、丙酮酰羧化酶、乙酰辅酶 A 羧化酶和甲基巴豆酰辅酶 A 羧化酶活性下降,使支链氨基酸的分解代谢、脂肪酸合成及糖异生障碍,临床上就出现代谢性酸中毒、有机酸血症和一系列神经与皮肤损害症状体征。生物素酶基因(BTD)定位于 3p25,全长约 23 kb,含 4 个外显子,编码 543 个氨基酸。已报道的 BTD 基因突变有 140 余种。

2.临床表现　以皮肤、黏膜和神经系统的异常表现为主,如顽固的湿疹、蜕皮、口炎、舌炎、结膜炎、角膜炎、脱发等,甚至食欲减退、喂养困难、肌张力低下、运动障碍、瘫痪、共济失调、抽搐、视神经萎缩、听力下降等神经精神损害。也可引起细胞免疫和体液免疫力下降,合并细菌、真菌感染等。

3.实验室检查

(1)一般生化检查:血气分析呈代谢性酸中毒、血氨增高、高乳酸血症、低血糖等。

(2)生物素酶活性测定:血清、尿液生物素水平降低,血液生物素酶活性降低。

(3)串联质谱分析:血液羟基异戊酰肉碱(C5-OH)轻至中度增高,有少数患者丙酰肉碱(C3)及比值(C3/C2)增高,游离肉碱(C0)降低。

(4)气相色谱质谱分析:尿液中可有乳酸、丙酮酸、3-羟基丙酸、丙酰甘氨酸、甲基枸橼酸、3-羟基异戊酸、3-甲基巴豆酰甘氨酸浓度增高,症状稳定期也可浓度正常。

(5)基因分析:本病为常染色体隐性遗传,基因分析可见 BTD 基因发生复合杂合或纯合突变,常见为错义突变、移码突变、无义突变等。基因型与临床表现无明显相关性。

4.诊断与鉴别诊断

(1)诊断。新生儿筛查可早期发现本病,出生后采集足底血制成干血斑标本,通过串联质谱技术检测血游离肉碱及酰基肉碱,可早期诊断本病。通过干血斑标本生物素酶活性测定进行生物素酶缺乏症筛查。临床对于顽固性皮疹、伴有代谢性酸中毒及神经系统损害表现为运动落后、抽搐及发育落后者,可进行血串联质谱分析、生物素酶活性测定及基因突变分析明确诊断。

（2）鉴别诊断

1）全羧化酶合成酶缺乏症:临床症状及串联质谱分析酰基肉碱谱、尿液有机酸分析等与生物素酶缺乏症类似,需通过生物素酶活性测定、全羧化酶合成酶活性测定及基因分析鉴别。

2）继发性生物素缺乏:慢性胃肠疾病如短肠综合征、肠道外营养等可导致生物素吸收障碍;不当饮食与生活习惯,如生食鸡蛋清者,生鸡蛋清中的抗生物素蛋白可与生物素结合而导致生物素吸收障碍,生物素利用降低;雌激素、酒精均可抑制肠道生物素吸收,抗癫痫药物降低血液生物素含量;过量使用抗生素、防腐剂等导致肠道细菌合成生物素能力降低;不当加工食物可造成食物中生物素流失等。

5.治疗　生物素治疗 5~20 mg/d,剂量与酶活性缺乏程度有关,使用游离型生物素剂型。补充生物素后起效快,抽搐和酸中毒等临床症状明显好转。合并代谢性酸中毒、高氨血症者需限制蛋白质摄入,补充葡萄糖供能,纠正酸中毒,补充左旋肉碱。

6.新生儿筛查与再生育指导　在新生儿出生后采集足底血制成滤纸干血斑标本,集中送到筛查中心实验室进行生物素酶活性测定,进行生物素酶缺乏症筛查。近年来普遍开展滤纸干血斑标本串联质谱新生儿筛查,对血液酰基肉碱谱定量分析,检测 3-羟基异戊酰肉碱（C5OH）等,C5OH 增高者疑似患有多种羧化酶缺乏如生物素酶缺乏症,需行进一步检查确诊。先证者进行基因分析确诊,患者父母再生育时,自然妊娠者在孕 8~10 周进行绒毛活检,孕 18~20 周羊膜腔穿刺行羊水基因分析,进行产前诊断。

七、全羧化酶合成酶缺乏症

1.发病机制　生物素在全羧化酶合成酶的催化下,与多种羧化酶结合,从而激活羧化酶活性,促进脂肪酸合成、糖原异生和氨基酸分解。当全羧化酶合成酶缺乏时,出现异常代谢物,乳酸、3-羟基异戊酸、3-甲基巴豆酰甘氨酸、甲基枸橼酸及 3-羟基丙酸等在体内蓄积,出现临床症状。本病为常染色体隐性遗传,基因定位于 21q22.1,全长约 250 kb,由 14 个外显子组成,共编码 726 个氨基酸。

2.临床表现　多在新生儿、婴儿期发病,临床表现与生物素酶缺乏症相似,无特异性。表现为喂养困难、呕吐腹泻、呼吸困难、难治性皮疹、蜕皮、脱发、肌张力低下、惊厥、意识障碍等,代谢性酸中毒、酮症、高乳酸血症、高氨血症、低血糖等代谢紊乱,危及生命。年长儿或成人发病者常因发热、疲劳、饮食不当等诱因发病,出现代谢紊乱。

3.实验室检查

（1）一般生化检查:血气分析呈代谢性酸中毒、高氨血症、高乳酸血症、低血糖等。

（2）串联质谱分析:血 3-羟基异戊酰肉碱（C5-OH）增高,可伴有丙酰肉碱（C3）及比值（C3/C2）增高。

（3）气相色谱质谱分析:尿液中 3-甲基巴豆酰甘氨酸、3-羟基异戊酸、3-羟基丙酸、甲基枸橼酸、甲基巴豆酰甘氨酸等可增高。

（4）基因分析:基因分析可见全羧化酶合成酶缺乏症基因发生纯合突变或复合杂合。

4.诊断与鉴别诊断

（1）诊断:根据临床症状及实验室检查代谢性酸中毒,串联质谱 C5-OH 增高,尿气相色谱质谱中 3-甲基巴豆酰甘氨酸等增高,诊断为多种羧化酶缺乏症,再进行生物素酶活性测定,生物素酶活性正常排除生物素酶缺乏症,则可确诊为全羧化酶缺乏症,基因分析可在分子水平上明确诊断。

（2）鉴别诊断

1）生物素酶缺乏症:临床症状及生化、串联质谱、气相色谱质谱分析结果与本病相似,生物素酶活性测定及基因分析可与本病鉴别诊断。

2）继发性生物素缺乏:鉴别诊断同生物素酶缺乏症。

5.治疗 诊断后立即补充生物素,10~40 mg/d。高氨血症及代谢性酸中毒者限制蛋白质摄入,补充大量葡萄糖供能,补充左卡尼丁,纠正酸中毒。补充生物素后皮肤、黏膜损伤症状缓解明显,生化指标改善。补充生物素需长期维持、终身治疗。

6.新生儿筛查与再生育指导 滤纸干血斑标本进行串联质谱新生儿筛查,对血液酰基肉碱谱定量分析,分析 C5-OH 等,C5-OH 增高者为疑似多种羧化酶缺乏如全羧化酶缺乏症,需进行进一步检查确诊。先证者进行基因分析确诊,患者父母再生育时,自然妊娠者在孕 8~10 周进行绒毛活检,孕 18~20 周羊膜腔穿刺行羊水基因分析,进行产前诊断。

第五章　新生儿疾病

第一节　新生儿窒息与复苏

一、新生儿窒息

新生儿窒息是指由于产前、产时或产后的各种病因,使胎儿缺氧而发生宫内窘迫,出生后不能建立正常的自主呼吸,引起新生儿缺氧并导致全身多脏器损害,以低氧血症、高碳酸血症和酸中毒为主要病理生理改变的疾病,是围生期新生儿死亡和致残的主要原因之一。新生儿窒息是出生后最常见的紧急情况,必须引起高度的重视,进行积极的抢救和正确的处理,以降低新生儿死亡率及预防远期后遗症。

新生儿窒息是导致全世界新生儿死亡、脑瘫和智力障碍的主要原因之一。新生儿窒息导致的死亡占全球新生儿期死亡的四分之一,在我国为新生儿期死亡的第二大原因,是我国儿童智力残疾的首位原因。我国自 20 世纪 90 年代开始引进新生儿复苏项目(neonatal resuscitation program,NRP)后,制定了中国新生儿复苏指南,开展了新生儿复苏培训项目,广泛培训各级复苏师资队伍、建立新生儿复苏医院内工作组,并开展了广泛的国际交流,有效地降低了我国新生儿窒息的发生率和死亡率,现我国窒息的发生率仅为 3%～5%,因出生窒息导致 7 天内的新生儿死亡从 2003 年的 540.9/10 万下降至 2010 年的 125.1/10 万,下降幅度达 76.9%。

(一)病因

新生儿窒息可发生在产前、产时或产后,如果缺氧严重且发生较早,胎儿可胎死宫内;如发生在临产前、临产时,则表现为出生时窒息;如发生在生后,则表现为出生后窒息。有报道有高危因素的分娩,新生儿窒息的发生率高达 70%,应高度重视,做好复苏准备。

1.出生前的原因

(1)母体疾病:如妊娠糖尿病、慢性高血压、妊娠期高血压疾病、先兆子痫、子痫、妊娠中后期急性失血、严重贫血、严重感染、急性传染病、肺结核、孕妇心、肺、肾、甲状腺或神经系统疾病、过期妊娠、多胎妊娠、孕妇特殊用药(镁剂、肾上腺素能阻滞药)、孕妇吸毒、孕母年龄<16 岁或>45 岁等。

(2)子宫因素:如子宫过度膨胀、痉挛和出血,影响胎盘血液循环。

(3)胎盘因素:如胎盘功能不全、前置胎盘、胎盘早剥等。

(4)脐带因素:如脐带扭转、打结、绕颈、脱垂等。

(5)羊水因素:羊水过多、羊水过少、胎膜早破、羊水胎粪污染等。

(6)胎儿原因:早产、胎儿贫血或同族免疫疾病、胎儿水肿、胎儿大小与孕期不符、胎儿畸形或异常等。

2.出生时的原因　如骨盆狭窄、头盆不称、胎位异常、急产或滞产、急诊剖宫产、产钳或胎吸助产术不顺利或处理不当,以及应用麻醉、镇痛、催产药物不妥等。

3.出生后的原因 如新生儿呼吸道阻塞、颅内出血、肺发育不成熟,以及严重的中枢神经系统、心血管系统畸形和膈疝等。

(二)病理生理

1.出生前后肺和肺循环的改变 出生前,胎儿的氧供来自胎盘。胎肺内充满液体,肺小动脉因阻力过高关闭,血液由肺动脉经开放的动脉导管流入主动脉。出生后呼吸建立,空气进入肺内肺液吸收,肺小动脉开放,肺部阻力下降,流经肺部的血流明显增多,原来经动脉导管流至主动脉的血流现在流入肺动脉至肺进行气体交换,动脉导管逐渐关闭。

2.呼吸暂停 新生儿发生窒息都会经历由原发性呼吸暂停到继发性呼吸暂停的过程。胎儿或者新生儿缺氧时,呼吸先代偿性增快;若缺氧继续,则呼吸运动停止,伴有心率减慢,此时血压在正常范围内,如及时给予正确的刺激或吸氧,多能诱发自主呼吸。但如缺氧持续存在,出现喘息样呼吸,心率继续下降,同时血压开始下降,呼吸越来越弱,最后一次深呼吸后进入继发性呼吸暂停。此时新生儿心率、血压及氧饱和度均持续下降,对外界刺激无反应,此时必须给予正压人工呼吸。

3.窒息时缺氧及肺灌注减少 窒息的新生儿出生后未建立正常的呼吸、肺泡不能扩张,不能进行气体交换,造成缺氧。窒息时血氧饱和度下降、酸中毒,使新生儿肺内小动脉仍保持收缩状态,动脉导管继续开放,血液不经肺而经动脉导管进入主动脉,即使肺泡开放,血氧含量较少,使缺氧更加严重。窒息造成的严重缺氧引起多脏器损伤,尤其是呼吸中枢供氧不足加重呼吸抑制,进一步加重缺氧损伤。因此改善全身缺氧,尤其是改善呼吸中枢缺氧是窒息时复苏的关键措施。

(三)临床表现

1.肤色 胎儿娩出后,面部与全身皮肤青紫色或皮肤苍白,口唇暗紫。
2.呼吸 呼吸浅表,不规律或无呼吸或仅有喘息样微弱呼吸。
3.循环 心跳不规则,心率<80次/分且弱。
4.肌张力 对外界刺激无反应,肌张力减弱。
5.反应 喉反射存在或消失。

(四)辅助检查

1.实验室检查
(1)血气分析:为最主要的实验室检查,可评估患儿有无酸中毒及呼吸衰竭。
(2)检测血糖、血电解质、心肌酶、血尿素氮和肌酐等生化指标。
2.心电图检查 P-R间期延长,QRS波增宽,波幅降低,T波升高,ST段下降。
3.头颅B超、MRI检查 能发现是否有颅内出血等。
4.羊膜镜检 对宫内缺氧胎儿,可了解胎粪污染羊水的程度,或在胎头露出宫口时取胎儿头皮血进行血气分析,以估计宫内缺氧程度。

(五)诊断

中华医学会围产医学分会新生儿复苏学组相关专家建议,新生儿生后均须做Apgar评分,在二级以上或有条件的医院,生后应即刻做脐动脉血气分析。

1.轻度窒息 Apgar评分1 min或5 min 4~7分,且脐动脉血气pH 7.00~7.20,碱剩余分布范围为-16~10 mmol/L。

2.重度窒息　Apgar 评分 1 min 或 5 min 0~3 分,且脐动脉血气 pH<7.0,碱剩余<-16 mmol/L。

3.在脐动脉血气结果与 Apgar 评分不一致时,以脐动脉血气分析结果为准。未取得脐动脉血气分析结果的,Apgar 评分异常,以 Apgar 评分作为诊断的依据。胎儿宫内窘迫及胎心率异常等围生期缺氧的病史,如胎动异常,胎心监护显示可变减速、晚期减速、胎心变异消失等,可作为新生儿窒息的辅助诊断标准,尤其是对于没有条件做脐动脉血气的单位,可作为诊断的辅助条件。

(六)治疗与预后

1.治疗　详见新生儿复苏章节。

2.预后　新生儿窒息患儿需评估是否存在神经系统损伤及多脏器功能损伤。如均没有,则预后良好;如存在损伤,则因损伤程度差异预后不同。

二、新生儿复苏

1995 年,WHO 公布在全世界每年近五百万死亡新生儿中,约 19%出生时有窒息,如果成功地使用新生儿复苏技术,在全球范围内每年可能救助一百万以上的新生儿。我国广泛开展新生儿复苏专项技术培训后,新生儿窒息的发生率大幅度下降,现为 3%~5%。但学完新生儿复苏课程(NRP)不等于能成功地实施新生儿复苏,由经过培训的配合默契的复苏小组来进行新生儿复苏可取得最有效的结果。与年长儿或成人相比,新生儿复苏通常成功率很高。

从母体宫腔突然过渡到宫外生活的过程,是人一生中所经历的最危险的时刻。90%以上的新生儿可非常顺利地完成这个过渡;约有 10%的新生儿在出生时需要一些帮助才能开始自主呼吸;约 1%的新生儿需要各种复苏手段才能存活(图 5-1)。

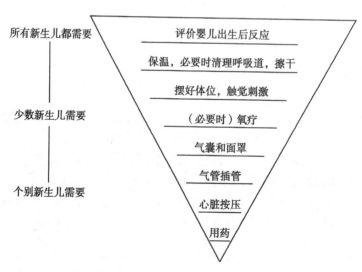

图 5-1　新生儿出生状态与处理分布

(一)出生时循环变化及窒息的特点

1.出生前、后循环的特点　出生前所有供给胎儿的氧气都是通过胎盘从母体的血液中获得。只有很少量的血液流经胎肺,肺血管明显收缩。来自右心室的血液大部分从动脉导管流入主动脉。胎肺在宫内已发育,但充满着液体。出生后在数分钟之内发生如下变化:肺扩张充气,胎肺液离开肺泡肺小动脉扩张,肺血流增多。

在宫内或产程中发生的问题可以影响胎盘或脐带血流,表现为胎心减慢;出生后主要为呼吸方面的问题,表现为肺无法通气、肺动脉持续收缩。分娩过程及最初的有效呼吸可促进肺液排出,而呼吸暂停、浅表的无效呼吸影响其清除。血管收缩致血氧不足和酸中毒使肺血流减少,而通气、氧合和纠正酸中毒可使肺血流增加。

2.出生时发生窒息时心功能和代偿机制　最初的反应是肺、肠、肾脏、肌肉和皮肤的血管床收缩,以便血液重新分配到心脏和大脑。晚期结局为心肌功能损伤,心排血量下降,脑损伤及多器官损伤。

3.窒息的表现　发绀、心动过缓、低血压、呼吸抑制(如呼吸暂停)、肌张力低下。原发性呼吸暂停的表现:呼吸加快→呼吸停止→心率下降→对刺激有反应(血压一般保持不变)。继发性呼吸暂停的表现:呼吸停止→心搏停止→对刺激无反应(血压下降)。

(二)复苏前的准备工作

1.产前咨询　分娩前要问产科医务人员 4 个问题以识别高危因素:孕周多少? 羊水清吗? 预期分娩的新生儿数目? 有何高危因素? 根据这些问题的答案决定应该配备的人员及准备复苏物品。

(1)产前因素:产妇有糖尿病、妊娠高血压、慢性高血压、贫血或同种免疫疾病、死胎或新生儿死亡史、妊娠中/后期出血、孕妇感染、孕妇心/肾/肺/甲状腺或神经疾病;羊水过多/过少、胎膜早破、过期妊娠、多胎妊娠、胎儿大小与胎龄不相符;孕妇用药,如碳酸锂/镁剂/肾上腺能阻滞药;孕妇吸毒,胎儿畸形,胎动减少;未行产前检查;年龄<16 岁或>35 岁。

(2)产时因素:急诊剖宫产,产钳/胎吸助产,臀先露/其他异常先露,早产,急产,单卵双胎,胎膜早破(>18 小时),滞产(>24 小时),第二产程延长(>2 小时),胎心过缓,胎心不稳定,产妇使用全身麻醉剂,子宫强直性收缩,产前 4 小时内用过麻醉药,羊水胎粪污染,脐带脱垂,胎盘早剥,前置胎盘。

(3)早产儿更易出现生后窒息:早产儿肺泡表面活性物质缺乏;表皮薄、体表面积大、皮下脂肪少易大量散热,体温调节功能差;易受感染;易发生颅内出血等。

2.组建团队　每个新生儿出生时,都需要至少一名熟练掌握复苏技能的医务人员负责处理新生儿,不能"电话待命"。如果预计是高危分娩,就需一个完整掌握复苏技术且配合熟练的"复苏小组",组长可由任何经过了正规新生儿复苏技术培训的医务人员担任。团队组长不但要熟知新生儿复苏流程,熟练掌握新生儿复苏技能,还要有很强的领导能力。复苏过程中,复苏组长应该站在能直接观察和指挥团队成员工作的位置上。当团队组长需要集中精力直接参与某一具体操作时,最好把领导工作交给其他有资格的组员,并用清晰的语言告诉大家这一变化,避免混乱。每个成员都要有明确分工。多胎分娩时每个新生儿都应有一个独立的复苏小组。复苏开始时,小组人员要开简短的准备会,讨论可能遇到的问题,安排好小组成员的工作任务和所负的责任,做好复苏计划。

3.检查物品　准备复苏所需要的所有仪器和材料,确保齐全且功能良好;打开辐射保暖台,检查复苏设备使之处于备用状态;使用复苏器械快速检查表核对器械和设备。

(1)保暖设备:辐射台或其他保暖设备、热毛巾、温度传感器、帽子、塑料袋或者保鲜膜。

(2)吸引设备:吸引球囊、低负压吸引器或壁式吸引器(压力80~100 mmHg)、10F 或 12F 吸痰管、连接胃管及注射器(20 mL)、胎粪吸引管。

(3)正压通气设备:新生儿复苏囊/T-组合复苏器、面罩(有软垫、早产儿及足月儿型号)、氧源(配气流表及导管)、8F胃管。

(4)气管插管器械:喉镜(0 号、1 号直叶片)、备用灯泡与电池、气管导管(2.5、3.0、3.5、4.0)、金属芯(可选)、剪刀、胶布、肩垫、酒精棉球、喉罩气道等。

(5)药物:肾上腺素(1∶10 000,只有 1∶1000 时需先配成 1∶10 000)、生理盐水或乳酸林格液、5%碳酸氢钠、纳洛酮、糖水(10%)、注射用水、注射器、胃管、脐血管插管用品(手套、剪刀、脐血管导管、三通管等)。

(6)其他用物:手套及其他保护性用品、听诊器(最好新生儿专用)、脉搏氧饱和度监测仪、心电监护仪及电极片(可选)。

4.复苏流程与要点　复苏流程见图 5-2,其要点如下。

(1)心率<60 次/分,要采取额外措施;>60 次/分,停止胸外心脏按压。

(2)心率>100 次/分,评估呼吸恢复,可逐渐停止正压通气。

(3)在 A、B、C、D 各阶段均可考虑使用气管插管。

(4)评价、决策、措施循环往复,不断重复评价,以此进一步决策和采取措施。

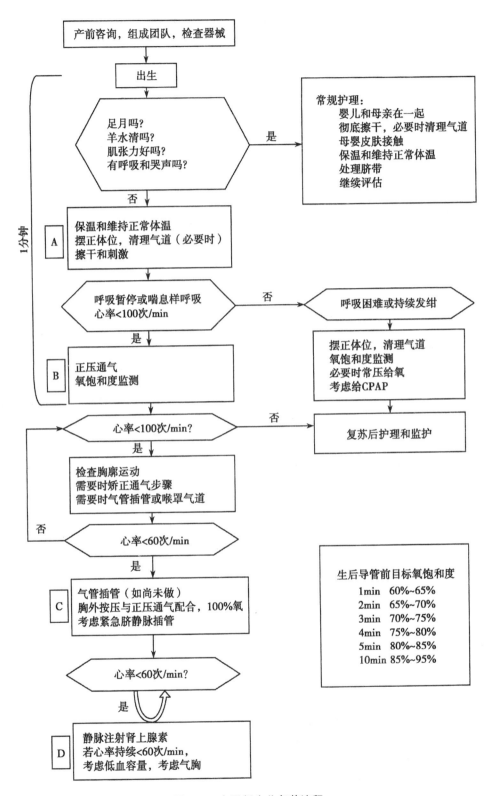

图 5-2　中国新生儿复苏流程

(三)初步复苏阶段

1.评估 4个问题(足月,呼吸/哭声,肌张力,羊水粪染)中有1个为"否",就需要一些复苏措施。Apgar评分是量化评价新生儿情况的客观办法,对表达新生儿的总体情况和复苏效果有帮助。但它不能用于决定是否需要复苏、需要什么复苏及何时复苏。通常生后1 min、5 min进行评分,如5 min评分<7分,则需每5 min评分一次,直至生后20 min。

2.保暖 将新生儿放在辐射热源下(32~36℃),摆好体位,必要时清理气道,擦干全身,拿走湿毛巾。孕周小于32周的早产儿,可采取塑料膜保温,即出生后不擦干,将躯干四肢放于塑料保鲜膜中,头在外,置于辐射保暖台进行复苏。注意体温监测,避免体温过高或过低。

3.摆正体位 新生儿在擦干前后均应适度仰卧,保持"鼻吸气"体位。

4.清理气道

(1)强调"必要时"吸引口鼻:即口鼻有分泌物或有胎粪梗阻气道时吸引口鼻,避免过度刺激。在生后第1 min过度地吸引刺激后咽部可产生迷走神经反射,引起心动过缓或呼吸暂停。如用吸引导管,吸引器的负压应为80~100 mmHg。当口腔有大量分泌物时,可将头转向一侧,便于分泌物流出。

(2)无胎粪、有胎粪但有活力(有活力:强有力的呼吸、肌张力好、心率>100次/分,三项同时具备),先口("M")后鼻("N")吸净分泌物。

(3)有胎粪且新生儿无活力,国际指南不再常规推荐气管插管吸引胎粪,用吸球清理口鼻分泌物后,如无呼吸或心率<100次/分,进行正压通气。

(4)考虑存在气道梗阻时,在其他复苏步骤前、20秒内完成气管插管吸引胎粪:常压给氧下清洁口腔与咽部,插入气管导管,连接胎粪吸引器,慢慢退出气管导管(3~5秒),随后尽快开始正压通气,不建议重复操作气管内吸引胎粪。

5.触觉刺激 清理呼吸道、擦干全身都是对新生儿的刺激。如擦干后仍无良好的哭声或呼吸,可拍打或弹足底,轻柔摩擦新生儿的背部、躯干或四肢。

6.监测 监测健康新生儿生后10 min内动脉导管前脉氧饱和度值,发现健康足月新生儿生后在呼吸室内空气的情况下(氧浓度21%),达到氧饱和度90%以上需要10 min。因此建议,初步复苏后不再评估肤色并常压给氧。如果新生儿有呼吸困难、持续发绀,可清理气道、监测氧饱和度,如果氧饱和度低于目标值,可给予正压通气或常压给氧。

7.评估 初步复苏后需评估新生儿的呼吸、心率和血氧饱和度。随后各阶段都要不断重复评估这三项,心率是最重要的指标。

(1)有力的哭声说明有呼吸,喘息为缺氧或缺血时发生的单次或多次呼吸,预示着严重的神经和呼吸问题,需要按无呼吸(呼吸暂停)的情况一样复苏。

(2)心率的评估有三种方法

1)用听诊器沿胸部左侧听诊是检查新生儿心率最准确的物理检查方法。尽管在脐根部可以感觉到脐动脉的搏动,但触诊是不准确的,可能低估真实心率。听诊时可以用手在床上按心跳的节拍拍打,让复苏小组的其他成员也了解新生儿的心率。计数新生儿心率6秒,乘以10即为每分钟的心率。

2)连接脉搏氧饱和度仪,用脉搏氧饱和度仪评估心率和氧饱和度。正确地放置脉搏氧饱和度仪的传感器:传感器的朝向应该放置正确,使其动脉面对光源,接受传送过来的红光,放置后,最好要遮盖传感器以避开室内光线的影响,如果脉搏氧饱和度仪显示的脉搏不稳定,可调整传感器的位置;传感器应先连接新生儿端,后连接仪器端,以便快速获得信号;传感器应连至右上肢:因为心脏、头颅、右上肢的血来源于主动脉的动脉导管前,称为导管前血;左上肢和双下肢接受来自动脉导管后的主动脉血,由于可能混有经动脉导管分流、含氧量低的肺动脉血,氧饱和度常较低。为测得灌注心脏和颅脑血液的氧饱和度值,传感器应连至右手或右腕部。

3)如果新生儿心率很慢或循环很差,脉搏血氧饱和度仪的功能会受影响。此时,心电图监护是可选的方法。为更准确地评估心率,2015年新生儿复苏国际指南建议用3导联心电图测量心率。

(四)正压通气

正压通气是窒息新生儿复苏最重要和最有效的步骤。

1.正压通气指征 呼吸暂停/喘息样呼吸;或心率<100次/分;如果新生儿有呼吸且心率≥100次/分,在持续气道正压通气(CPAP)或常压给氧后,新生儿血氧饱和度不能维持在目标值以上,可以考虑尝试正压通气。有以上指征者,要求在"黄金一分钟"内实施有效的正压通气。

2.正压通气设备

(1)自动充气式气囊:气囊始终保持充盈,不依赖压缩气源而能自动充气(在使用时需确保气囊已与氧源连接);在挤压后自动充盈,氧或空气进入气囊;需要连接储气氧囊才能输送100%氧气。

(2)气流充气式气囊:不用时是瘪的,只有压缩气源流入气囊才被充盈;面罩面部间完全密闭才能充盈。使用气流控制阀来控制压力/充气。

(3)T-组合复苏器:T-组合复苏器是一种由气流控制的有压力限制的机械装置,能提供恒定的吸气峰压及呼气末正压。新生儿复苏指南推荐县及县以上医疗单位尤其是三级医院使用,对早产儿的复苏更能提高效率和安全性。用法:需接上压缩气源,气体由T-组合复苏器的新生儿气体出口经一个管道输送到新生儿端,与面罩或气管导管相连。操作者用拇指或示指关闭或打开T形管的开口,控制呼吸频率及吸气时间,使气体直接进入新生儿呼吸道。由于提供恒定一致的呼气末正压及吸气峰压,维持功能残气量,更适合早产儿复苏时正压通气的需要。本装置操作容易,使用灵活,压力输出稳定,操作者不易疲劳。

3.面罩安放 选择合适大小的面罩,面罩必须覆盖下颌尖、口、鼻,也不宜过大。为了面罩与面部更好地密闭,可轻轻地下压面罩,轻柔地把下颌向上推。

4.压力设定

(1)复苏囊通气压力需要$20\sim25$ cmH$_2$O(1 cmH$_2$O$=0.098$ kPa),少数病情严重的足月儿可用$2\sim3$次$30\sim40$ cmH$_2$O压力通气。国内使用的新生儿复苏囊为自动充气式气囊(250 mL),使用前要检查减压阀,配备压力表者更好。

(2)T-组合复苏器:预先设定吸气峰压$20\sim25$ cmH$_2$O、呼气末正压6 cmH$_2$O、最大气道压(安全压)40 cmH$_2$O。

5.频率设定 $40\sim60$次/分。

6.氧浓度设定 无论足月儿或早产儿,正压通气均要在脉搏血氧饱和度仪的监测指导下进行。

（1）气体流量调节至 10 L/min。

（2）胎龄≥35 周的新生儿开始用空气进行复苏，<35 周早产儿开始给 21%~30% 浓度的氧;用空氧混合仪根据血氧饱和度调整给氧浓度,使氧饱和度达到目标值。

（3）胸外按压时给氧浓度要提高到 100%。

无法配备空氧混合仪的医疗单位,可利用自动充气式气囊复苏,有 3 种氧浓度可用:自动充气式气囊不连接氧源,氧浓度 21%(空气);连接氧源,不加储氧器,可得到约 40% 浓度的氧;连接氧源,加储氧器可得到 100%(袋状)、90%(管状)浓度的氧。

7.通气手法(图 5-3)　大声计数以保证每分钟 40~60 次呼吸。

8.判断有效通气　开始正压通气时立即连接脉搏血氧饱和度仪,并观察胸廓是否起伏。有效的正压通气表现为胸廓起伏良好,能听到双肺呼吸音,心率/血氧饱和度迅速上升。正压通气 5~10 次如胸廓无起伏,进行矫正通气步骤;如果经矫正后可见良好的胸廓起伏,30 秒有效正压通气后评估心率。

9.矫正通气步骤　如果达不到有效通气,需要矫正通气步骤:调整面罩位置,轻轻向下加压罩紧;重新摆好体位,检查是否有分泌物,必要时吸出口鼻分泌物;增大通气压力(每次增加 5~10 cmH$_2$O),气管插管;重新检查或更换复苏气囊。直至每次呼吸都能看见胸廓起伏。

10.插入胃管　正压通气超过 2 min,经口插入 8F 胃管以减轻胃胀气,用注射器抽气并保持胃管远端处于开放状态。

11.评估及处理　经 30 秒有效正压通气后,如有自主呼吸且心率≥100 次/分,可逐步减少频率并停止正压通气,根据脉搏血氧饱和度值决定是否常压给氧;如心率在 60~99 次/分,再评估正压通气技术,必要时重复矫正通气步骤,可考虑气管插管下正压通气;心率<60 次/分,应气管插管,增加氧浓度至 100% 正压通气,并开始胸外按压。

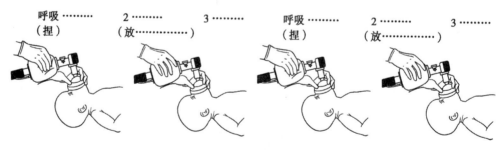

呼吸……（捏）　2……（放……）　3……　呼吸……（捏）　2……（放……）　3……

图 5-3　正压通气手法

(五)气管插管

1.气管插管的指征

（1）羊水胎粪污染新生儿无活力(气管插管吸引气管内胎粪)。

（2）气囊面罩正压通气无效或气囊面罩正压通气延长。

（3）胸外按压配合的需要。

（4）特殊情况(早产儿需用表面活性物质、膈疝等)。

2.喉镜应始终由操作者的左手持握。镜片足月儿为 1 号,早产儿为 0 号。

3.气管导管内径的选择(表 5-1)

表 5-1　气管导管内径的选择

导管内径/mm	新生儿出生体重/g	胎龄/周
2.5	<1000	<28
3.0	1000~2000	28~34
3.5	2000~3000	34~38
4.0	>3000	>38

4.气管插管步骤　气管插管操作应在 30 秒内完成。

(1)保持新生儿的头部呈"鼻吸气"体位。

(2)在整个过程中应给常压氧。

(3)喉镜沿舌面右侧滑入,将舌推至口腔左侧,推进镜片直至尖端达会厌软骨谷。

(4)轻轻拾起整个镜片。寻找解剖标志,声门呈反"V"形。

(5)必要时吸出分泌物改善视野。

(6)从口腔右侧插入气管导管,如声门关闭则稍等,待其开放时插入。若较长时间声门不开,助手可快速按压胸骨下 1/3 一次,插入气管导管直到声带线达声门水平。气管导管插入深度:端-唇距离法:新生儿体重(kg)+5(6)(cm)。

(7)退出喉镜,固定导管。

(8)如有金属芯,握住导管将其拔出。

(9)复苏后如需保留导管,胸部 X 线片确认导管位置是否仍正确。

5.气管导管插入正确时的表现　每次呼吸都有胸廓上抬且对称;双肺有呼吸音,尤其是腋下,但胃部无或有较小的声音;正压通气时无胃部扩张;呼气时气管导管内有雾气;CO_2检测器检出呼出的 CO_2;心率、血氧饱和度和新生儿反应好转;直接看到导管穿过声门。

6.常见并发症　气管插管后新生儿情况出现恶化,可能的原因有气管导管脱出至食管、气管导管阻塞、气胸或正压通气装置故障等。

(六)喉罩气道

通畅气道时气管插管的替代方式。

1.使用指征

(1)当面罩通气不成功,气管插管不能进行或不成功时,可用喉罩气道。

(2)也可用于腭裂、小下颌、大舌等畸形患儿。

(3)喉罩气道可作为第二选择的通道,成为体重>2000 g 或胎龄>34 周的新生儿气管插管的替代物。而体重<2000 g 或胎龄<34 周者应用经验较少。

2.使用方法　喉罩气道由一个可扩张的软椭圆形边圈(喉罩)与弯曲的气道导管连接而成。弯喉罩越过舌,可产生比面罩更有效的双肺通气。采用"盲插"法,用示指托起喉罩,喉罩出口面向舌面插入新生儿口腔,沿硬腭滑入至不能推进为止,使喉罩气囊环安放在声门上方。向喉罩边圈注入 2~3 mL 空气,使扩张的喉罩覆盖喉口(声门)。喉罩气道导管有一个 15 mm 接口可连接复苏囊或呼吸器进行正压通气。

3.喉罩气道的局限性

（1）不能用于气道内吸引分泌物。

（2）如需要压力较高的正压通气，因漏气可导致肺通气不充分。

（3）如气管插管不成功且需要胸外按压时，可尝试喉罩正压通气配合胸外按压，但不作为首选。

（4）不推荐经喉罩进行气道内给药。

（七）胸外心脏按压

1.指征

（1）30秒有效正压通气后，心率持续<60次/分，需要在正压通气的同时胸外按压。

（2）为保证胸外按压的有效性，建议予气管插管正压通气（氧浓度100%）。

（3）有的新生儿在气管插管正压通气30秒后病情改善，可能不再需要胸外按压。

2.机制 压迫脊柱上方的心脏，增加胸腔内压力；促进身体重要器官（包括大脑）的血液循环。

3.胸外按压方法 拇指法和双指法，拇指法首选。

4.按压部位 胸骨下1/3段（两乳头连线下方的胸骨），要避开剑突。

5.按压深度 胸廓前后径的1/3，产生可触及脉搏的效果。

6.按压频率 一个周期包括3次按压和1次通气，历时2秒。按压频率每分钟90次，呼吸每分钟30次。胸外按压者边按边重复念"1-2-3-吸"（图5-4），助手做正压通气配合。

7.胸外按压时必须确保正压通气时胸廓起伏正常，输送100%浓度氧，拇指或其他手指始终保持接触胸部按压区，下压时间比放松时间短，胸部按压与正压通气配合默契。

8.评估 60秒胸外按压和正压通气后测心率（尽量避免中断的胸外按压）。

（1）心率≥60次/分，则停止按压，以每分钟40～60次/分呼吸频率继续人工呼吸，将氧浓度下调至40%左右。

（2）心率<60次/分，检查正压通气和胸外按压操作是否正确，是否存在气胸，同时做紧急的脐静脉插管，在继续正压通气、胸外按压的同时，考虑使用肾上腺素。

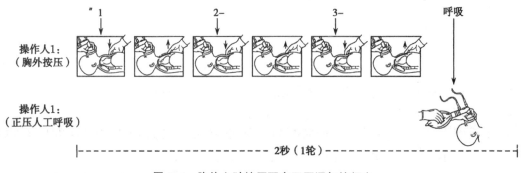

图5-4 胸外心脏按压配合正压通气的频率

（八）药物的使用

1.脐静脉插管 脐静脉是静脉注射的最佳途径，用于注射肾上腺素以及扩容剂。可插入3.5F或5F的不透射线的脐静脉导管。当新生儿复苏进行胸外按压时即可考虑开始脐静脉插管,为给药做准备。

插管方法如下:沿脐根部用线打一个松的结,如在切断脐带后有出血,可将此结拉紧。在夹钳以下离皮肤线约 2 cm 处用手术刀切断脐带,可在 11、12 点位置看到大而壁薄的脐静脉。脐静脉导管连接三通和 5 mL 注射器,充以生理盐水,导管插入脐静脉 2～4 cm,抽吸有回血即可。早产儿插入导管稍短。插入过深,则高渗透性药物和影响血管的药物可能直接损伤肝脏。务必避免将空气推入脐静脉。

2.肾上腺素

(1)使用指征:在 30 秒正压通气和 60 秒胸外按压配合正压通气后,心率仍<60 次/分,就需要使用心脏兴奋剂肾上腺素。在建立充分的正压通气前要使用,因为在缺氧的情况下肾上腺素增加心肌负荷和耗氧,可能引起心肌损伤。

(2)浓度:1∶10000。

(3)途径:中心静脉注射及骨髓腔给药为首选,其次为气管内给药。不推荐外周静脉给药。静脉注射后注意用 1～2 mL 生理盐水冲管。

(4)剂量:脐静脉或骨髓内注射 0.1～0.3 mL/kg,气管导管内给药 0.5～1.0 mL/kg;注射速度尽可能快。

(5)重复用药:必要时每 3～5 min 一次,无论首次给药途径为哪种,重复给药时需选择脐静脉给药或骨髓内注射给药。

3.扩容剂

(1)指征:给予肾上腺素后新生儿对复苏反应不良,有低血容量的病史,已充分努力复苏,但新生儿仍肤色苍白,毛细血管充盈时间延长(>3 秒),脉搏微弱。

(2)溶液:生理盐水。

(3)途径:脐静脉注射或骨髓腔给药。

(4)剂量:10 mL/kg,5～10 min 以上。

(5)重复用药:首次扩容效果不好,仍有低血容量表现,立即重复一次。

4.纳洛酮

(1)使用指征:分娩前 4 小时内母亲曾使用麻醉剂,患儿持续呼吸抑制情况下考虑应用。

(2)途径:脐静脉注射或肌内注射,肌内注射起效较慢。

(3)剂量:0.1 mg/kg。

(4)禁忌证:疑似吸毒或持续使用美沙酮维持治疗母亲的新生儿不可用,否则可导致惊厥。

(5)应用纳洛酮后继续正压通气,直到新生儿呼吸正常。复苏后需密切观察新生儿有无再次出现呼吸抑制,可能需要继续的呼吸支持和重复用药。

5.其他　分娩现场新生儿复苏一般不推荐使用碳酸氢钠。

(九)特殊情况与其他

新生儿出生时复苏效果不好的原因包括无法建立自主呼吸,用正压通气无法充分通气,良好通气下婴儿仍有发绀或心动过缓。可能由以下原因构成。

1.正压通气无法充分通气,是因气道阻塞和通气不足所致。

(1)引起气道阻塞的原因有黏液/胎粪栓、后鼻孔闭锁(插入口腔气道可改善)和 Robin

综合征(插入鼻咽管和患儿俯卧可得以缓解)。

（2）影响肺扩张因素包括气胸、胸腔积液、膈疝、肺发育不全、宫内感染性肺炎和超低出生体重儿 NRDS。

（3）急诊时,气胸可以通过透照法查出,并行胸腔穿刺。如疑似膈疝,避免气囊面罩复苏,立即气管插管正压通气,并插入胃管。

2.持续发绀和心动过缓很少由先天性心脏病引起,多因严重肺部疾病所致的继发性肺动脉高压持续胎儿循环。但发绀型先天性心脏病也需考虑。

3.正压通气已使新生儿心率和肤色改善但肌张力低下,不能开始自主呼吸,则可能是以下原因引起的颅脑活动抑制:颅脑损伤(缺氧缺血性脑病)、严重酸中毒、先天性神经肌肉疾病、母亲药物的抑制。

4.其他

（1）复苏时要采取以下措施避免脑损伤:操作要轻柔,操作时避免新生儿的头低脚高位;在正压通气时不要给过高的压力,减少颅内出血的风险;根据脉氧饱和度仪和血气监测调整通气和给氧浓度,避免 CO_2 的迅速改变。

（2）经复苏的新生儿必须密切监护,进行必要的氧疗、感染、血压、液体、呼吸暂停、血糖、喂养和温度管理。断脐后立即进行脐动脉血气分析,生后脐动脉血 pH<7,结合 Apgar 评分有助于窒息的诊断和预后的判断。及时对脑、心、肺、肾及胃肠等器官功能进行监测,早期发现异常并适当干预,以减少死亡和伤残。一旦完成复苏,为避免血糖异常,应定期监测血糖,低血糖者静脉给予葡萄糖。如合并中、重度缺氧缺血性脑病,立即转入有条件的医疗单位给予亚低温治疗。

（3）新生儿治疗的伦理道德准则应和成人及儿童的相同。在完整和充分的复苏后,心搏停止 10 min 仍无恢复,可以考虑停止复苏。

（十）复苏时注意事项

复苏新生儿时应戴手套;复苏人员不应用口经任何吸引器械吸黏液;不实施口对口复苏;可能出现溅出血液或其他体液的操作时,应戴面罩或保护性眼罩,穿工作外套和围裙。

第二节　新生儿呼吸窘迫综合征

新生儿呼吸窘迫综合征(respiratory distress syndrome,RDS)是因肺表面活性物质(pulmonary surfactant,PS)缺乏所致,以生后不久出现呼吸窘迫并进行性加重为特征的临床综合征。由于该病在病理形态上有肺透明膜的形成,故又称之为肺透明膜病(hyaline membrane disease,HMD)。多见于早产儿,其胎龄越小,发病率越高。随着产前糖皮质激素预防、出生后PS 及 CPAP 早期应用,不仅早产儿 RDS 发病率降低,RDS 的典型表现及严重程度也发生了一定的变化。

一、PS 成分与作用

PS 是由Ⅱ型肺泡上皮细胞合成并分泌的一种磷脂蛋白复合物,其中磷脂约占80%,蛋白质约占13%,其他还含有少量中性脂类和糖。PS 的磷脂中,磷脂酰胆碱即卵磷脂,是起表面活性作用的重要物质,孕 18~20 周开始产生,继之缓慢上升,35~36 周迅速增加达肺成熟水平。其次是磷脂酰甘油,孕 26~30 周前浓度很低,而后与 PC 平行升高,36 周达高峰,随之下降,足月时约为高峰值的 1/2。除卵磷脂、磷脂酰甘油外,尚有其他磷脂,其中鞘磷脂的含量较恒定,只在孕 28~30 周出现小高峰,故羊水或气管吸引物中卵磷脂/鞘磷脂(L/S)比值可作为评价胎儿或新生儿肺成熟度的重要指标。此外,PS 中还含有表面活性物质蛋白(surfactant protein,SP),包括 SP-A、SP-B、SP-C 和 SP-D 等,可与磷脂结合,增加其表面活性作用。中性脂类主要包括胆固醇、三酰甘油及自由脂肪酸等,目前其功能还未清楚,糖类主要有甘露糖和海藻糖等,与 PS 蛋白质结合。

PS 覆盖在肺泡表面,其主要功能是降低其表面张力,防止呼气末肺泡萎陷,以保持功能残气量(functional residual capacity,FRC),维持肺顺应性,稳定肺泡内压和减少液体自毛细血管向肺泡渗出。此外,PS 中 SP-A 及 SP-D 可能参与呼吸道的免疫调节作用。

二、病因

PS 缺乏是本病发生的根本原因。

1.早产 胎龄越小,PS 合成及分泌量也越低,RDS 的发生率越高。胎龄<30 周的早产儿,RDS 发生率高达 70% 以上,胎龄>36 周的早产儿,RDS 发生率仅为 1%~5%。

2.糖尿病母亲婴儿(infant of diabetic mother,IDM)也易发生此病,RDS 发生率比正常增加 5~6 倍。是因血中高浓度胰岛素能拮抗肾上腺皮质激素对 PS 合成的促进作用。

3.择期剖宫产儿 近年来 RDS 的发生率也有增高趋势,主要与分娩未发动时行剖宫产,缺乏宫缩,儿茶酚胺和肾上腺皮质激素的应激反应较弱,影响 PS 的合成分泌。

4.其他 围生期窒息,低体温,前置胎盘、胎盘早剥和母亲低血压等所致的胎儿血容量减少,均可诱发 RDS。有研究发现,由于 PS 中 SP-A 或 SP-B 基因变异或缺陷,使其不能发挥作用,此类患者,不论足月,还是早产,均易发生 RDS。

三、发病机制

由于 PS 含量减少,使肺泡表面张力增加,呼气末 FRC 降低,肺泡趋于萎陷。RDS 患者肺功能异常主要表现为肺顺应性下降,气道阻力增加,通气/血流降低,气体弥散障碍及呼吸功增加,从而导致缺氧、代谢性酸中毒及通气功能障碍所致的呼吸性酸中毒;由于缺氧及酸中毒使肺毛细血管通透性增高,液体漏出,使肺间质水肿和纤维蛋白沉着于肺泡表面形成嗜伊红透明膜,进一步加重气体弥散障碍,加重缺氧和酸中毒,并抑制 PS 合成,形成恶性循环。此外,严重缺氧及混合性酸中毒也可导致 PPHN 的发生。

四、临床表现

多见于早产儿,生后不久(一般 6 小时内)出现呼吸窘迫,并呈进行性加重。主要表现为呼吸急促(>60 次/分)、呼气呻吟、发绀、鼻翕及吸气性三凹征,严重时表现为呼吸浅表,呼吸节律不整、呼吸暂停及四肢松弛。呼气呻吟为本病的特点,是由于呼气时声门不完全开放,使肺内气体潴留产生正压,防止肺泡萎陷。体格检查可见胸廓扁平;因潮气量小听诊两肺呼吸音减低,肺泡有渗出时可闻及细湿啰音。

随着病情逐渐好转,由于肺顺应性的改善,肺血管阻力下降,有 30%~50% 患者于 RDS 恢复期出现动脉导管开放(patent ductus arteriosus,PDA),分流量较大时可发生心力衰竭、肺水肿。故恢复期的 RDS 患者,其原发病已明显好转,若突然出现对氧气的需求量增加、难以矫正和解释的代谢性酸中毒、喂养困难、呼吸暂停、周身发凉发花及肝脏在短时间内进行性增大,应注意本病。若同时具备脉压增大,水冲脉,心率增快或减慢,心前区搏动增强,胸骨左缘第二肋间可听到收缩期或连续性杂音,应考虑本病。

RDS 通常于生后 24~48 小时病情最重,病死率较高,能存活 3 天以上者,肺成熟度增加,病情逐渐恢复。值得注意的是,近年来由于 PS 的广泛应用,RDS 病情已减轻,病程亦缩短。对于未使用 PS 的早产儿,若生后 12 小时出现呼吸窘迫,一般不考虑本病。

此外,随着选择性剖宫产的增加,足月儿 RDS 发病率有不断上升趋势,临床表现与早产儿相比,起病稍迟,症状可能更重,且易并发 PPHN,PS 使用效果不及早产儿。

五、辅助检查

1.实验室检查

(1)血气分析:是最常用的检测方法,pH 和动脉氧分压(PaO_2)降低,动脉二氧化碳分压($PaCO_2$)增高,碳酸氢根减少。

(2)其他:以往通过泡沫试验及测定羊水或患者气管吸引物中 L/S 用于评估肺成熟度,目前临床已极少应用。

2.X 线检查　本病的 X 线检查具有特征性表现,是目前确诊 RDS 的最佳手段:①两肺呈普遍性的透过度降低,可见弥漫性均匀一致的细颗粒网状影,即毛玻璃样改变(图 5-5);②在弥漫性不张肺泡(白色)的背景下,可见清晰充气的树枝状支气管(黑色)影,即支气管充气征;③双肺野均呈白色,肺肝界及肺心界均消失,即白肺(图 5-6)。

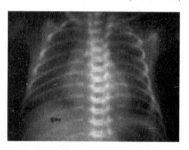

图 5-5　RDS 患者胸部 X 线片 A

双肺野透过度明显降低,呈毛玻璃样改变,双肺门处见充气支气管,双侧心缘模糊。

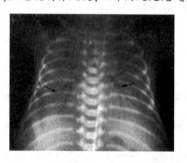

图 5-6　RDS 患者胸部 X 线片 B

双肺野透过度均匀一致性降低,未见正常肺纹理,其内可见含气支气管影。双侧心缘、膈肌及膈角均显示不清。

3.超声检查　彩色 Doppler 超声有助于动脉导管开放的确定诊断,此外,有文献报道,超声检查有助于 RDS 与湿肺相鉴别。

六、鉴别诊断

1.湿肺　又称新生儿暂时性呼吸增快或暂时性呼吸困难。多见于足月儿或剖宫产儿,是由于肺内液体吸收及清除延迟所致,为自限性疾病。

生后数小时内出现呼吸增快(60~80 次/分),但一般状态及反应较好,重者也可有发绀及呻吟等表现。听诊呼吸音减低,可闻及湿啰音。X 线胸片显示肺气肿、肺门纹理增粗和斑点状云雾影,常见毛发线(叶间积液)。一般 2~3 天症状缓解消失,治疗主要为对症即可。

2.B 组链球菌肺炎　是由 B 组链球菌败血症所致的宫内感染性肺炎。临床表现及 X 线所见有时与 RDS 难以鉴别。但前者母亲妊娠晚期多有感染、羊膜早破或羊水有异味史,母血或宫颈拭子培养有 B 组链球菌生长;患者外周血象、C-反应蛋白、血培养等也可提示有感染证据,此外,病程与 RDS 不同,且抗生素治疗有效。

3.膈疝　生后不久表现为阵发性呼吸急促及发绀。腹部凹陷,患侧胸部呼吸音减弱甚至消失,可闻及肠鸣音;X 线胸片可见患侧胸部有充气的肠曲或胃泡影及肺不张,纵隔向对侧移位。部分病例在产前即可被胎儿超声所诊断。

七、治疗

目的是保证通换气功能正常,待自身 PS 产生增加,RDS 得以恢复。机械通气和应用 PS 是治疗的重要手段。

(一)一般治疗

1.保温　将婴儿置于暖箱或辐射式抢救台上,保持皮肤温度在 36.5℃。

2.监测体温、呼吸、心率、血压和动脉血气。

3.保证液体和营养供应　第 1 天液体量为 70~80 mL/(kg·d),以后逐渐增加,液体量不宜过多,否则易导致动脉导管开放,甚至发生肺水肿。

4.抗生素　RDS 患者不能排除败血症时,建议常规使用抗生素。

(二)氧疗和辅助通气

1.吸氧　轻症可选用鼻导管、面罩、头罩或鼻塞吸氧,维持 PaO_2 50~80 mmHg(6.7~10.6 kPa)和经皮血氧饱和度($TeSO_2$)90%~95%为宜。

2.nCPAP　对于所有存在 RDS 高危因素的早产儿,生后早期应用 CPAP,可减少 PS 应用及气管插管。对已确诊的 RDS,使用 CPAP 联合 PS,是 RDS 治疗的最佳选择。

(1)方法:鼻塞最常用,也可经鼻罩、面罩、鼻咽管进行。

(2)参数:压力为 3~8 cmH_2O,RDS 至少保证 6 cmH_2O,但一般不超过 10 cmH_2O。气体流量最低为患者 3 倍的每分通气量或 5 L/min,FiO_2 则根据 SaO_2 进行设置和调整。

除 nCPAP 外,目前还有许多无创通气的方式,包括经鼻间歇正压通气(NIPPV)、双水平正压通气(BiPAP)、加温湿化高流量鼻导管(HHHFNC)及高频通气(NFHV),也应用于临床治疗 RDS,但与经典 nCPAP 相比,其优势作用和远期效果还有待于进一步研究和证实。

3.CMV　近年来,由于 PS 普遍应用于 RDS,使得机械通气参数较前降低,机械通气时间明显缩短。

（1）指征：目前国内外尚无统一标准，其参考标准为：①$FiO_2 = 0.6$，$PaO_2 < 50$ mmHg（6.7 kPa）或 $TcSO_2 < 85\%$（发绀型先天性心脏病除外）；②$PaCO_2$ 60~70 mmHg（7.8~9.3 kPa）伴 pH<7.25；③严重或药物治疗无效的呼吸暂停。具备上述任意一项者即可经气管插管应用机械通气。

（2）参数：吸气峰压（peak inspiratory pressure，PIP）应根据患者胸廓起伏设定，一般 20~25 cmH_2O，呼气末正压（positive end expiratory pressure，PEEP）4~6 cmH_2O，呼吸频率（RR）20~40 bpm，吸气时间（TI）0.3~0.4 s，FiO_2 依据目标 $TcSO_2$ 调整，15~30 min 后检测动脉血气，依据结果，决定是否调整参数。

4.HFV　对 CMV 治疗失败的 RDS 患者，HFV 可作为补救治疗，但有研究报道，HFV 作为 RDS 患者首选方式，应用越早，能减少 BPD 发生、缩短住院时间、减少 PS 用量及提前拔管。

（三）PS 替代疗法

可明显降低 RDS 病死率及气胸发生率，同时可改善肺顺应性和通换气功能，降低呼吸机参数。临床应用 PS 分为天然型 PS、改进的天然型 PS、合成 PS 及重组 PS，目前使用最多的是从猪肺、小牛肺提取的天然型 PS。

1.应用指征　用于已确诊的 RDS 患者。对于较大的早产儿，在需氧浓度大于 40%、对极不成熟早产儿需要浓度大于 30% 时，或在 nCPAP 支持下需氧浓度大于 30% 时应用。

2.使用时间　对母亲产前未使用激素或需气管插管稳定的极早产儿，应在产房内使用；对于已确诊 RDS 的患者，越早应用效果越好；对部分 RDS 仍在进展患者（如持续不能离氧，需要机械通气），需使用第二剂或第三剂 PS。

3.使用剂量　每种 PS 产品均有各自的推荐剂量，多数报道首剂 100~200 mg/kg，第二剂或第三剂给予 100 mg/kg；对已确诊 RDS，首剂 200 mg/kg 的疗效优于 100 mg/kg

4.使用方法　药物（干粉剂需稀释）摇匀后，经气管插管缓慢注入肺内。目前已开展微创技术使用 PS（即 LISA 和 MIST），即不采用传统气管插管，使用细的导管置入气管内，在不间断鼻塞 CPAP 下，缓慢注入 PS。

（四）关闭动脉导管

1.保守处理　①保证足够的肺氧合；②限制液体量：80~100 mL/（kg·d），如有光疗可增加至 100~120 mL/（kg·d）；③输注悬浮红细胞，维持血细胞比容>35%；④机械通气时，维持适当 PEEP，可以减少左向右分流，增加周身循环血量；⑤如果有存在液体潴留的证据，可应用利尿剂。

2.药物关闭

（1）吲哚美辛：为非限制性环氧化酶抑制剂，对环氧化酶-1 和环氧化酶-2 均有抑制作用，能使 66%~98.5% 的 PDA 关闭。静脉制剂为首选剂型，口服剂型胃肠道反应多见。常用剂量为 0.2 mg/kg，间隔 12~24 小时，连用 3 剂，一般用药首剂 2 h 后都能观察到明显的收缩效应。常见不良反应为胃肠道出血穿孔、肾功能损害、低钠血症和脏器血流暂时性减少等。

（2）布洛芬：也属非限制性环氧化酶抑制剂，主要通过抑制花生四烯酸经环氧化酶-2 催化生成前列腺素途径，达到促进 PDA 关闭的作用。大量的临床证据表明，布洛芬在关闭

PDA 的疗效与吲哚美辛是相同的。目前推荐的剂量为首剂 10 mg/kg，第 2 剂 5 mg/kg，第 3 剂 5 mg/kg，每剂间隔为 24 小时。静脉制剂最好，但口服剂型的疗效也是被公认的。由于布洛芬对环氧化酶-2 作用较明显，对环氧化酶-1 较弱，因此，对脏器血流的影响较小，尤其是肾脏不良反应更小。

此外，目前也有应用对乙酰氨基酚关闭动脉导管，但有关其疗效及安全性尚需进一步证实。

3.手术治疗　手术结扎是目前关闭 PDA 的最确实方法，一般在使用药物治疗第 2 个疗程失败后，仍反复发生或持续 PDA，伴有显著左向右分流，患者(特别是超低出生体重儿)需对呼吸支持依赖或肺部情况恶化，以及存在药物治疗禁忌证时，建议手术治疗。但手术结扎有引起气胸、乳糜胸及脊柱侧弯、左侧声带麻痹等潜在风险。

八、预防

1.将妊娠不足 30 周存在早产风险的孕妇应转运到具有救治 RDS 能力的围产中心。

2.对所有妊娠不足 34 周存在风险的孕妇，应给予产前激素治疗。

3.对妊娠不足 39 周，如没有明确指征，不建议择期剖宫产。

第三节　胎粪吸入综合征

胎粪吸入综合征(meconium aspiration syndrome，MAS)是胎儿在宫内或产时吸入被粪便污染的羊水而引起的呼吸道阻塞性、肺组织化学性炎症及肺表面活性物质失活而导致一系列全身症状的临床综合征，多见于足月儿及过期产儿。MAS 以呼吸困难为主要临床表现，严重患儿合并肺不张、持续性肺动脉压力增高等，是导致新生儿呼吸衰竭和死亡的主要原因之一，病死率达 7.0%～15.2%。

一、病因及发病机制

1.胎粪的排出　12% 的活产婴儿在分娩过程中有羊水胎粪污染，其发生率随胎龄增加而增加。在 >42 周胎龄分娩者，羊水胎粪污染的发生率超过 30%；<37 周者发生率 <2%；<34 周极少发生。3%～12% 有羊水胎粪污染的新生儿发展成 MAS。

2.宫内窘迫、产时窒息缺氧　急、慢性宫内缺氧可导致肠系膜血管收缩，肠道缺血，肠蠕动亢进，肛门括约肌松弛而引起大量胎粪排出；另外，宫内窘迫缺氧也可刺激迷走神经，促进肠蠕动增加和促使胎粪排出污染羊水。

3.胎粪的吸入　在明显的宫内缺氧所引起的胎儿窘迫、出现喘息时，可使胎粪进入小气道或肺泡。在生后的呼吸开始后，尤其是伴有喘息时，可使胎粪吸入至远端气道。

4.胎粪吸入后的病理生理　如宫内已有胎粪吸入或随着生后呼吸的建立，胎粪小颗粒进入远端气道引起小气道梗阻，产生小节段肺不张，局限性阻塞性肺气肿、化学性炎症及继发性肺表面活性物质失活，使肺的通气、血流比例失调，影响气体交换，造成低氧血症及酸中毒，甚至并发气胸及持续性肺动脉高压。胎粪吸入综合征患儿约有 1/3 并发肺动脉高压，在宫内期待长时间受压可导致肺血管重构造成持续性肺动脉高压(图 5-7)。

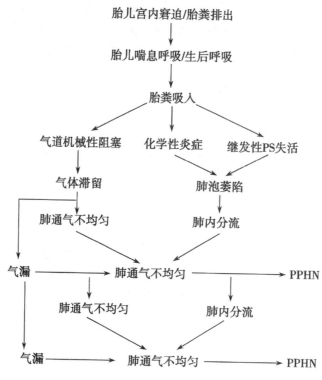

图 5-7　胎粪吸入综合征的病理生理

二、临床表现

出生时皮肤常覆盖胎粪,指/趾甲及脐带被胎粪污染呈黄绿色,经复苏建立自主呼吸后不久出现呼吸困难,表现为呼吸急促、呻吟、发绀及三凹征等。当气体滞留于肺部时,因肺部过度扩张可见胸廓前后径增宽呈桶状,听诊可闻及粗大啰音及细小捻发音;上述症状及体征于生后 12~24 小时随着胎粪进一步吸入远端气道而更为明显,多数病例于 7~10 天恢复,部分患儿可持续至数周。

出生时有严重窒息者可有苍白和肌张力低下,严重缺氧可造成心功能不全,心率减慢,末梢循环灌注不良及休克表现。10%~20% 可伴有气胸及纵隔气肿。当并发肺动脉高压时常呈严重发绀。

三、辅助检查

1.胸部 X 线检查　①弥漫或局限的斑片影;②肺气肿,横膈平坦或下降;③重症者出现大片肺不张或肺实变,可并发纵隔气肿、气胸等气漏;④由于围生期缺氧,心影可增大。上述 X 线片表现在生后 12~24 小时最为明显。

2.肺脏超声检查　①广泛多处的肺实变;②实变区域胸膜线大部分消失、不连续、增粗、模糊,A 线消失,实变区下方及周围可见致密 B 线;③非实变区域大多数表现为 B 线或呈肺间质综合征改变,重症可表现为致密 B 线,甚至白肺;④部分重症者可见胸腔积液。

3.血气分析　可见低氧血症、高碳酸血症、代谢性酸中毒或混合性酸中毒。合并 PPHN 时,可间接测定患儿肺动脉压力。

四、诊断与鉴别诊断

1.诊断标准　典型的 MAS 包括以下几个特点:①有羊水胎粪污染的证据;②指/趾、皮肤和脐带等被胎粪污染而发黄;③生后早期出现呼吸困难;④典型的胸部 X 线片表现;⑤气管内吸出胎粪

2.鉴别诊断　①大量羊水吸入:多见于胎儿严重窒息,因胎儿宫内的喘气,吸入羊水内的脱落的上皮细胞阻塞末端气道而引起的呼吸困难。因为羊水是清澈的,患儿生后多表现为窒息后肺水肿及相关症状,预后相对较好;②新生儿感染性肺炎:原发性的感染性肺炎常为先天或经产道感染所致。母亲常有相应的感染病史和临床表现。新生儿可有感染的临床表现及实验室检查证据。X 线胸片可表现为弥漫均一的肺密度增加或似支气管肺炎,可有胸膜渗出;③足月儿 RDS:常见于选择性剖宫产患儿。患儿常无羊水胎粪污染的证据,临床表现及 X 线胸片与早产儿 RDS 相似,但临床症状较早产儿 RDS 可能更重,并发 PPHN 概率更高。

五、治疗

1.产科处理和预防　产前应对胎儿进行密切的电子监测及超声检查,发现可能存在的宫内缺氧及羊水胎粪污染。当发现羊水胎粪污染时,不建议常规对刚分娩出的新生儿进行口咽部及鼻咽部的吸引;通过评估新生儿是否有活力(有活力:有自主呼吸,心率>100 次/分,肌张力好),如"无活力",应采用气管插管进行气管内胎粪吸引。

2.一般处理及监护　应注意保温;有呼吸系统症状者应进行血氧饱和度检测,血气分析监测氧合状态,及时处理低氧血症及高碳酸血症。严重窒息者应每隔 2 小时监测血压 1 次。但当有低血压、灌注不足及心排血量不足表现时,必要时可用正性肌力药物,生理盐水扩容,必要时可考虑血浆或 5%白蛋白;对于严重窒息患儿尚需精确记录尿量,限制液体量,以防止脑及肺水肿,有代谢性酸中毒者应以碳酸氢钠纠正。此外,尚需检测血糖及血钙,发现异常均应及时纠正。

3.氧疗　证实有低氧血症时应氧疗,随时调整吸入氧浓度,维持血氧饱和度于 90% ~ 95%之间,因持续低氧会造成肺血管痉挛并发持续肺动脉高压。给予头罩湿化、加温湿化用氧有助于气道内胎粪的排出。

4.机械通气　严重病例当吸入氧浓度增加 60%,而 $PaO_2<50$ mmHg 或 $PaCO_2>60$ mmHg 时需机械通气治疗。我国新生儿机械通气常规推荐呼吸机初调参数:PIP 20 ~ 25 mmHg,PEEP 3~6 mmHg,呼吸频率 20~25 次/分,吸气时间 0.4~0.5 秒,潮气量 4~6 mL/kg。另外,因高频机械通气可减少患儿气道损伤及气漏的出现,更适于 MAS 的患儿,呼吸的频率为 8~12 Hz。

5.肺表面活性物质治疗　胎粪可抑制肺表面活性物质的活性,生后早期应用 200 mg/kg 猪肺表面活性物质,相对较长的给药时间(20 min)可有效改善氧合,减少机械通气时间、住院时间及减少膜肺的应用。

6.抗生素治疗　在 MAS 的经典治疗中,常需要选择广谱抗生素,同时积极寻找细菌感染证据以确定抗生素疗程。但近年来,国外研究显示,常规应用广谱抗生素并未改善 MAS 的临床进程及预后。因此,抗生素在 MAS 治疗中的作用仍需重新评估。

7.镇静药的应用　当患儿机械通气时有躁动时,应考虑应用镇静剂或肌松剂。

8.合并 PPHN 治疗　一氧化氮吸入(iNO)治疗可选择性扩张肺动脉,降低肺动脉压力。当氧合指数(OI)>20,可选择使用 iNO。但有 30%~50%MAS 合并 PPHN 患儿对 iNO 无效,可选择磷酸二酯酶抑制剂治疗,如西地那非、米力农等。

9.体外膜肺(ECMO)治疗　对重症 MAS 和难治性呼吸衰竭患儿可应用 ECMO 治疗。需要进行 ECMO 的婴儿中有 35% 是由于 MAS 引起的。当用 ECMO 治疗时,MAS 患儿的存活率接近 95%。

第四节　新生儿持续肺动脉高压

新生儿持续肺动脉高压(persistent pulmonary hypertension of the newborn,PPHN)是指生后早期肺血管阻力持续性增高,肺动脉压超过体循环动脉压,使由胎儿型循环过渡至正常"成人"型循环发生障碍,引起心房和(或)动脉导管水平血液的右向左分流,临床上出现严重低氧血症等症状。PPHN 是新生儿常见急诊和危重症,多见于足月儿或晚期早产儿,有报道发病率约为 1.9/1000 活产新生儿。1969 年首次认识该病时,因考虑其血流动力学改变类似于胎儿循环,曾称为持续胎儿循环(persistent fetal circulation,PFC),但因生后肺动脉压的持续增高,故现称为新生儿持续肺动脉高压。

一、病因与发病机制

PPHN 的病因和危险因素比较多,常见病因为胎粪吸入综合征(MAS)、呼吸窘迫综合征(RDS)、窒息、先天性膈疝、剖宫产等,其他危险因素有感染、母亲孕期用药、遗传因素等。

1.缺氧　是 PPHN 最常见的病因,包括各种原因所致的缺氧,如宫内慢性缺氧或围生期窒息、许多肺部疾病等。缺氧可致内源性一氧化氮合酶(eNOS)及 Ca^{2+} 敏感钾通道基因表达降低,而后者是介导肺血管扩张的重要介质。

2.肺部疾病　新生儿 MAS 和 RDS 是 PPHN 的重要病因,尤其是重度 MAS 和择期剖宫产所致的足月儿 RDS,常伴有非常严重的 PPHN,病死率比较高。研究显示,剖宫产明显增加新生儿 PPHN 发生率。

3.肺发育不良　包括肺实质及肺血管发育不良,如先天性膈疝是 PPHN 的常见病因。肺发育不良常存在肺动脉可溶性鸟苷酸环化酶(sGC)活性降低,使血管反应性下降。

4.感染　感染性肺炎或败血症时,由于细菌或病毒、内毒素等引起的心脏收缩功能抑制,肺微血管血栓形成,血液黏滞度增高,肺血管痉挛等导致肺动脉高压。

5.孕期用药　有报道母亲孕期使用非类固醇类抗炎药物(NSAID)和选择性五羟色胺再摄取抑制剂(SSRI)类抗抑郁药,可使新生儿 PPHN 发生率增加,但目前还不能确定。

6.甲状腺功能亢进　母亲孕期甲亢和新生儿甲亢可直接或间接影响肺血管的成熟、内源性舒血管物质的代谢、氧耗、血管平滑肌的反应性及表面活性物质的产生,导致 PPHN。

7.遗传因素　内源性一氧化氮(NO)在调节肺血管张力及生后循环转换中起重要作用,研究显示,氨基甲酰磷酸合成酶基因多态性与 PPHN 相关,由于遗传因素而致的氨基甲酰磷酸合成酶功能低下,使精氨酸和瓜氨酸水平下降而影响 NO 的产生,导致 PPHN。

二、病理变化

PPHN 肺血管病理变化基本包括 3 种类型。

1.肺血管发育不全 指气道、肺泡及相关的动脉数量减少,血管面积减小,使肺血管阻力增加。见于先天性膈疝、肺发育不良等,该类型治疗效果最差。

2.肺血管发育不良 指在宫内表现为平滑肌从肺泡前生长至正常无平滑肌的肺泡内动脉,而肺小动脉的数量正常。由于血管平滑肌肥厚、管腔减小,使血流受阻。慢性宫内缺氧可引起肺血管重塑和血管中层肌肥厚,胎儿动脉导管早期关闭(如母亲应用阿司匹林、吲哚美辛等)可继发肺血管增生,这些患者的治疗效果较差。

3.肺血管适应不良 指肺血管阻力在生后不能迅速下降,肺小动脉数量及肌层的解剖结构正常。常由于围生期应激所致,如低氧、酸中毒、胎粪吸入、高碳酸血症、低体温等,这些患者占 PPHN 的大多数,其肺血管阻力增高是可逆的,对药物治疗常有反应。

三、临床表现

1.病史 多为足月儿或过期产儿,也常见于晚期早产儿。常有宫内缺氧或围生期窒息病史,原发病常为 MAS、择期剖宫产相关的 RDS、先天性膈疝等。

2.临床表现 主要表现为严重发绀,一般在生后 12 小时内发绀就很严重。常表现为差异性发绀:动脉导管开口前(右手)与动脉导管开口后(左手和下肢)的经皮血氧饱和度差>10%,提示患儿有 PPHN 并存在动脉导管水平的右向左分流。生后短期内可有呼吸困难,但一般气急不明显,常无呼吸暂停、三凹征或呻吟。继发于 MAS 和 RDS 者,生后短期内呼吸困难比较严重。胸骨左缘或右下可闻及三尖瓣反流所致的心脏收缩期杂音,但体循环血压正常。

3.辅助检查 动脉血气分析显示严重低氧血症。患儿胸部 X 线片示心脏增大,单纯特发性 PPHN 肺野常清晰,血管影少,其他原因所致的 PPHN 则表现为相应的肺部 X 线片特征,如胎粪吸入综合征等。心电图检查可见右心室占优势,也可出现心肌缺血表现。

四、诊断

1.病史 仔细询问 PPHN 相关病史,包括产前、产时和产后缺氧病史,肺部疾病、剖宫产等。

2.临床特点 新生儿生后早期出现严重发绀、低氧血症,给予积极通气仍不能缓解,胸片病变与低氧程度不平行,除外气漏及发绀型先天性心脏病者,应考虑 PPHN 可能。

3.胸片 对发绀新生儿应立即摄 X 线胸片,观察肺部病变。如肺部病变不严重,与发绀程度不相称,应考虑 PPHN。如存在严重 MAS、RDS、先天性膈疝应考虑同时伴有 PPHN。

4.心脏超声检查 一旦考虑 PPHN,应立即做心脏超声检查,排除先天性心脏病的存在,测定肺动脉压力。常用多普勒超声技术测定三尖瓣反流和肺动脉瓣反流压差法,推算肺动脉收缩压(PASP)和肺动脉舒张压(PARP)。检测三尖瓣反流峰值流速(VTR)及压差($\triangle P=4VTR2$),根据三尖瓣反流压差法估测 PASP,在无右室流出道梗阻和肺动脉狭窄时,PASP 等于右室收缩压(RVSP),根据 $\triangle P=RVSP-$右房压(RAP),$PASP=4\times VTR^2+RAP$,当右房大小分别为正常、轻度和明显扩大时,RAP 分别为 0.667、1.33、2.0 kPa。

一般认为 PASP>4.0 kPa 为肺动脉高压(PHN),与心导管测压值相关性较好。

(1)肺动脉高压的间接征象:如右室收缩前期与收缩期时间比值、肺动脉血流加速时间、加速时间/右室射血时间比值、肺动脉平均血流速度等,动态观察对评估 PPHN 疗效有一定意义。

（2）肺动脉高压的直接征象：可显示开放的动脉导管，根据导管水平的血流方向可确定右向左分流、双向分流或左向右分流；测定三尖瓣反流速度，计算肺动脉压，肺动脉收缩压 = $4 \times$ 反流血流速度^2 + CVP（5 mmHg），当肺动脉收缩压 ≥75% 体循环收缩压时，可诊断为肺动脉高压。

五、治疗

治疗目的是尽快降低肺动脉压力，维持体循环血压，纠正右向左分流，改善氧合水平。

1.维持内环境稳定　尽可能纠正缺氧，维持酸碱平衡和水电解质平衡，根据血气分析结果纠正酸中毒，使 pH 维持在 7.35~7.45。

2.维持正常血压　当有血容量丢失或因应用血管扩张剂后血压降低时，可使用 0.9% NaCl 扩容。同时可使用多巴胺 3~5g/（kg·min）和（或）多巴酚丁胺 5~10g/（kg·min）。

3.机械通气　应保持良好的氧合，使 PaO_2 维持在 50~70 mmHg 左右，$PaCO_2$ 35~45 mmHg，氧饱和度维持在 90%~95%。如患儿无明显肺实质性疾病，呼吸机参数尽可能调低。如严重肺部疾病，调高呼吸机参数，呼吸频率可设置 40~60 次/分，吸气峰压 20 cmH_2O 左右，呼气末正压 5~6 cmH_2O，吸气时间 0.3~0.4 秒。如氧合改善不明显，使用高频呼吸机。

4.吸入一氧化氮（iNO）　是治疗 PPHN 最有效的治疗方法。一氧化氮是由血管内皮细胞产生和释放的血管活性物质，吸入一氧化氮可以激活鸟苷酸环化酶，产生环鸟苷一磷酸使肺血管平滑肌舒张。一般使用 iNO 30~60 min 后肺动脉压开始下降，血氧饱和度和动脉血氧分压明显改善。

（1）适应证：主要用于足月儿或晚期早产儿 PPHN，对中重度 PPHN，出现低氧血症者，应立即使用 iNO 治疗。

（2）剂量和治疗时间：iNO 起始剂量常用（15~20）$\times 10^6$（ppm），一般 30~60 min 起效，如效果不明显，可调高至（20~30）$\times 10^6$（ppm），如病情改善逐渐减量。多数病例维持 iNO 治疗 3~5 天即可取得显著疗效，先天性膈疝等严重病例需要用更长时间。

（3）撤离方法：病情明显改善后，iNO 需逐渐减量，不可骤停，否则会导致缺氧加重、病情反跳。根据 $TcSO_2$ 和 FiO_2 监测结果调节 iNO 剂量，如 $TcSO_2$ 维持在 90%~95%，FiO_2 降至 30%~40% 时，逐渐下调 iNO 剂量，减至 10ppm 后 6~12 小时减至 5ppm，然后再逐渐减量，直至停用。

（4）不良反应：常见不良反应有高铁血红蛋白血症、凝血功能障碍。需监测血高铁血红蛋白水平，每 12 小时测定一次，使其水平不超过 3%；观察有无出血倾向，监测血小板和凝血功能。

5.使用药物降低肺动脉压　虽然 iNO 疗效显著，但仍有 20%~30% 的 PPHN 病例对 iNO 效果不明显，需要药物治疗，常用药物有以下几类。

（1）西地那非：是磷酸二酯酶 5（PDE25）抑制剂，磷酸二酯酶能降解 cGMP，西地那非则抑制磷酸二酯酶对 cGMP 的降解作用，从而增加 cGMP 水平，促进肺血管舒张、抑制血管平滑肌生长，可显著减少停用 iNO 引起的反跳性血管痉挛。随机盲法对照临床研究显示，口服西地那非组（1 mg/kg，每 6 小时 1 次）较对照组氧合显著改善，病死率显著下降，是目前治疗新生儿 PPHN 的常用药物。剂量 1~2 mg/kg，每 6~12 小时一次，口服。新生儿使用西地那非的药代动力学及安全性需要进一步研究。

（2）米力农:是磷酸二酯酶 3(PDE23)抑制剂,可改善心肌收缩力、降低血管阻力。近年报道米力农治疗 PPHN,可明显改善氧合,但部分患儿出现脑室内出血,是否与药物有关还不清楚,需进一步大样本随机对照研究。

6.吸入 NO 供体　雾化吸入 NO 供体可在肺内局部产生 NO,扩张肺血管,可有效降低肺动脉高压而不影响体循环血压。NO 供体是一类含有硝基在体内生成 NO 而发挥作用的血管扩张药,主要包括有机硝酸盐即硝酸酯类、有机亚硝酸盐、斯德酮亚胺类、无机亚硝酸盐、亲核一氧化氮供体和硝普钠等,目前研究较多的是硝酸甘油和硝普钠。

7.体外膜肺　对重症 PPHN 可使用体外膜氧合(ECMO)。国外学者总结 2000—2010 年 ECMO 治疗新生儿 PPHN 的 10 年经验,1569 例新生儿 PPHN 接受 ECMO 治疗,治疗日龄(3.1±0.1)天,ECMO 持续时间(6.9±0.1)天,结果存活率达 81%。

第六章　心血管危重症

第一节　心力衰竭

心力衰竭为儿科常见急症,是心室收缩和(或)舒张功能障碍导致心排血量不足,组织的血液灌注减少,不能满足机体需要,造成神经-内分泌系统过度激活,导致一系列病理生理改变,是各种心脏病的严重阶段。心力衰竭是一个综合征,由四部分组成:心功能障碍,运动耐力减低,肺、体循环充血,以及后期出现心律失常。心功能障碍是构成心力衰竭的必备条件,其他三部分是心功能不全代偿机制的临床表现。

一、病因

根据病理生理变化特点可将心力衰竭病因分为三大类。

1.心肌病变

(1)原发性心肌病变:心肌炎、心肌病、心内膜弹力纤维增生症等。

(2)心肌代谢障碍:新生儿重度窒息、休克、严重贫血、高原病、维生素 B_1 缺乏等。

2.心室压力负荷过重指心脏在收缩时承受的阻抗负荷增加。左室压力负荷过重见于主动脉瓣狭窄、主动脉缩窄、高血压等。右室压力负荷过重见于肺动脉瓣狭窄、肺动脉高压、新生儿持续性肺动脉高压等。

3.心室容量负荷过重　指心脏舒张期承受的容量负荷过大。左室容量负荷过重见于动脉导管未闭、室间隔缺损、主动脉瓣或二尖瓣关闭不全等。右室容量负荷过重见于房间隔缺损、全肺静脉异位引流、三尖瓣或肺动脉瓣关闭不全等。严重贫血、甲状腺功能亢进、肾脏疾病引起水钠潴留等则引起左、右室容量负荷过重。

新生儿和婴儿心力衰竭的病因与年长儿不尽相同。新生儿期,危重先天性心脏病是心力衰竭的主要原因,常见的有完全型大动脉转位、左心发育不良综合征、主动脉弓离断、严重主动脉缩窄、重度主动脉瓣狭窄、重度肺动脉瓣狭窄、肺动脉闭锁、全肺静脉异位引流等。此外,早产儿动脉导管未闭、新生儿呼吸窘迫综合征、新生儿持续性肺动脉高压、肺炎、肺不张等也是常见原因。

婴儿期,除先天性心脏病仍是常见原因外,心肌病变如心内膜弹力纤维增生症、心糖原贮积症、病毒性心肌炎、心肌病等引起的心力衰竭增多。

近年来川崎病发病数增多,其冠状动脉病变为婴幼儿心力衰竭病因之一。

4 岁以后儿童心力衰竭的原因主要为风湿热及心肌病。

克山病为我国地方性心肌病,分布于我国东北到西南 18 个省,1980 年以来发病趋于少见,为流行地区心力衰竭的病因之一。

高原性心脏病多见于海拔 3000 米及以上的高原地区,低氧性毛细血管前肺小动脉收缩所致血管阻力增高可能是本病的发病原因,导致肺动脉高压和右室压力负荷过重。

一些因素可诱发或加重心力衰竭,包括肺炎、输液过快或钠摄入量过多、电解质紊乱和酸碱平衡失调、停用洋地黄过早或洋地黄过量、过度劳累、情绪激动和贫血等。

二、病理生理

心力衰竭的病理生理变化不仅是血流动力学障碍,而且是一组神经体液因子参与调节、导致心室重塑的分子生物学改变过程。

1.血流动力学障碍

(1)心室容量负荷过重:通常用舒张末压表示。依照斯塔林(Starling)定律,在一定范围内心肌收缩力与心肌纤维长度成正比;但容量超过临界水平,则心排血量反而减低,心室舒张末压升高,随后心房压升高,发生肺静脉淤血、肺水肿或体循环淤血、肝大。

(2)心室压力负荷过重:可用血压表示。在心肌收缩力和前负荷恒定时,后负荷下降,心排血量增加;反之则减少。

(3)心肌收缩减退:指心肌本身的收缩力,与心肌分子结构及兴奋-收缩耦联过程有关。受交感神经系统调节,β受体兴奋时,心肌收缩力增强,心排血量增加。心肌病变时心肌收缩力下降,心排血量减少。

(4)心率异常:心排血量等于心率乘以每搏量,心率变化可影响每搏量及心排血量。在一定范围内增快心率可提高心排血量。当心动过速,心率>150次/分钟,心室舒张充盈期短,充盈量不足,每搏量减少,心排血量反而下降。心动过缓,心率<40次/分钟,舒张期充盈已达极限,不能提高每搏量,因而心排血量随之下降。

(5)心室收缩运动不协调:心室收缩时,室壁运动协调可维持最大的每搏量。心肌缺血、发生炎症,可导致室壁矛盾运动;心律失常可使房室运动不协调,均可导致每搏量下降。

2.循环内分泌系统激活　心肌损伤早期迅速激活循环内分泌系统,包括交感神经和肾素血管紧张素醛固酮系统等,心功能得到代偿,临床可无心力衰竭征象,但上述内稳定调节机制继续进行,并激活心脏、血管和其他组织的自分泌和旁分泌。前者为局部分泌作用于自身细胞,后者为局部分泌作用于邻近细胞。在心力衰竭不断进展恶化过程中,自分泌和旁分泌起着重要作用。

(1)交感神经系统:心排血量下降反射性兴奋交感神经,大量去甲肾上腺素(norepinephrine,NE)和肾上腺素由交感神经末梢和肾上腺髓质释放到血液循环中,血中儿茶酚胺水平升高,使未受损的心肌收缩力增强,心率加快,外周血管收缩,在心力衰竭早期可部分代偿血流动力学异常。但长期儿茶酚胺持续过度增高,可带来明显不良反应,①心肌代谢增加,氧耗加大;②心肌β受体密度下调,心肌收缩力下降;③外周血管收缩,致心脏后负荷过重、室壁应力增加和组织灌注不足;④直接心肌毒性作用,引起心肌变性、坏死;⑤激活肾素-血管紧张素-醛固酮系统,进一步加重外周血管收缩及水钠潴留。

(2)肾素-血管紧张素-醛固酮系统(renin-angiotensin-aldosterone system,RAAS):RAAS的激活是一个主要的神经体液调节过程。心力衰竭时,肾血流灌注降低及交感神经兴奋,刺激肾小球旁器释放肾素,是激活 RAAS 的主要机制,但心力衰竭患儿的低钠饮食和应用利尿剂也是 RAAS 激活的重要因素。血液中肾素使肝脏分泌的血管紧张素原催化为血管紧张素Ⅰ,后者经肺部被血管紧张素转换酶(angiotensin converting enzyme,ACE)水解为血管紧张素Ⅱ(AngⅡ)。AngⅡ具有较 NE 更强烈的收缩血管作用,并可刺激肾上腺皮质球状带增加醛固酮分泌,引起水钠潴留和排钾、镁。另外,ACE 和激肽酶Ⅱ是同一种酶,可催化缓激肽降解、失活,血浆缓激肽水平降低,使前列腺素 E 合成减少。后者有舒张血管作用,因而加重了血管收缩。Ang Ⅱ除强烈收缩外周血管外,尚可致心肌坏死和促进动脉粥样硬化;过多醛固酮可促进钾、镁排出,致心律失常阈值下降,并有造成心肌胶原纤维沉积的作用。持续 RAAS 过度激活,使心力衰竭恶化。

除循环内分泌系统外,心脏、血管及脑组织等存在自身的 RAAS。当心脏超负荷时,室壁应力增加,激活心肌细胞内的 Ang Ⅱ与细胞膜 Ang Ⅱ受体结合,通过一系列分子生物学和生物化学过程,致心肌细胞基因表达异常,心肌重塑,促进心力衰竭恶化。

(3)心房钠尿肽(atrial natriuretic peptide,ANP):是心房肌合成的内分泌素,具有利钠、排尿、扩张血管和抑制 RAAS 作用。心力衰竭时,外周血 ANP 水平较正常对照组高出 2~10 倍。外周血 ANP 水平与心力衰竭严重程度呈正相关,病情好转,ANP 水平迅速下降。心力衰竭时,心房钠尿肽活化可能是一种保护性神经内分泌机制,对过度的 RAAS 激活有对抗作用,并延缓病情进展,具有利钠排尿的作用。

此外,生长激素、内皮素、血管升压素以及一些细胞因子如肿瘤坏死因子-α、白细胞介素-2、白细胞介素-6 等也参与心力衰竭的病理生理过程。

3.心室重塑　心室重塑是心力衰竭发生发展的重要环节,由一系列分子和细胞机制导致心肌结构、功能和表型的变化。这些变化包括心肌细胞肥大、凋亡、胚胎基因和蛋白质的再表达,心肌细胞外基质量和组成的变化。其机制尚不清楚。临床表现为心肌质量、心室容量的增加和心室形状的改变。神经内分泌系统的长期、慢性激活促进心肌重塑,加重心肌损伤和功能恶化,又进一步激活神经内分泌系统,形成恶性循环。因此,治疗心力衰竭的关键环节之一是阻断神经内分泌系统,阻断心室重塑。

三、诊断

心力衰竭是一组临床综合征,临床表现是诊断的重要依据,患儿的症状及体征系代偿功能失调引起,因原发心脏病变及患儿年龄而有所不同。年长儿心力衰竭表现与成人相似。而新生儿及婴儿则迥然不同。新生儿早期表现常不典型,如嗜睡、淡漠、乏力、拒食或呕吐、体重增加不明显,有时单纯表现为烦躁不安。这些非特异症状常被忽视。婴儿心力衰竭起病较急,发展迅速,患儿可突然出现烦躁不安、呼吸困难。先天性心脏病左向右分流者,起病稍缓,喂养困难。吮奶时气促、多汗,常因呼吸困难而间断,甚至拒食。体重不增,烦躁,多汗,喜竖抱并伏于成人肩上;呼吸促,干咳;由于扩张的肺动脉或左房压迫喉返神经,患儿哭声变弱,声音嘶哑;心前区隆起,心尖冲动强,心动过速,肝大,肺部有喘鸣音;颈静脉怒张及水肿均不明显,只能通过量体重判断有无水肿存在。

1.临床表现　心力衰竭患儿的典型临床表现可分三个方面。

(1)心肌功能障碍

1)心脏扩大。

2)心动过速:是较早出现的代偿现象。每搏量下降的情况下,心动过速在一定范围内可提高心排血量,改善组织缺氧状况。

3)心音低钝:第一心音低钝,严重者出现舒张早期奔马律,后者是由心室突然扩张与快速充盈所致,提示患儿严重心功能不全。但新生儿时期很少听到。

4)末梢循环灌注不良:患儿脉搏无力,血压偏低,脉压变窄,可有交替脉。四肢末梢发凉及皮肤发花等,是急性体循环血流量减少的征象。

(2)肺循环淤血

1)呼吸急促:由于肺毛细血管压力升高,发生肺间质水肿,影响换气功能,呼吸频率加快;心力衰竭严重者,发生肺泡及细支气管水肿,呼吸困难加重,伴有三凹征。运动后呼吸困难及阵发性夜间呼吸困难,为年长儿左心衰竭的特征。新生儿和小婴儿多表现为喂养困难。

2)肺部啰音:肺水肿、肺泡渗出可出现湿啰音。小气道阻力增大产生喘鸣音,是婴儿左心衰竭的体征。

3)咳嗽:支气管黏膜充血可引起干咳。如肺泡或支气管黏膜小血管破裂,可咳泡沫血痰,但婴幼儿少见。

(3)体循环淤血

1)肝大:肝大是体静脉淤血最早、最常见的体征。正常婴幼儿肝可在肋下2 cm处,心力衰竭时超过此限且边缘较钝,进行性增大则更有意义。年长儿可诉肝区疼痛或压痛。长期肝淤血,可出现轻度黄疸。

2)颈静脉怒张:年长儿右心衰竭多有颈静脉怒张;婴儿由于颈部短,皮下脂肪多,不易显示。年幼儿头皮静脉或手背静脉充盈饱满,也是体静脉淤血的常见征象。

3)水肿:成人及年长儿皮下水肿是右心衰竭的重要体征,而婴儿则因容量血管床相对较大,故水肿不明显,主要表现为眼睑或骶尾部轻度水肿,但每天测体重均有增加,是体液潴留的客观指标。腹腔积液及全身性水肿仅见于较大儿童。

2.心力衰竭的类型

(1)按起病缓急:分为急性心力衰竭和慢性心力衰竭。急性心力衰竭是由突然发生心脏结构和功能异常所引起,严重者发生急性肺水肿、心源性休克,多见于暴发性心肌炎、先天性心脏病手术后、川崎病冠状动脉病变引起心肌梗死等。慢性心力衰竭是逐步发生的心脏结构和功能异常,心肌重构是其特征,一般均有代偿性心脏扩大或心肌肥厚。急性心力衰竭可演变为慢性心力衰竭。慢性心力衰竭可因某些诱因如感染而突然加重,称为慢性心力衰竭急性发作。

(2)按心脏受累部位:可分为左侧心力衰竭、右侧心力衰竭和全心力衰竭。左侧心力衰竭是因为左心室代偿功能不足,以肺循环淤血症状为主要表现。右侧心力衰竭是因为右心室代偿功能不足,以体循环淤血症状为主要表现。全心力衰竭是因为左、右心室代偿功能均不足。左侧心力衰竭如持续存在,终将因逆行性肺动脉高压、右心室压力负荷增加而导致全心力衰竭。

(3)根据心排血量属绝对降低或相对不足:分为低排血量型心力衰竭和高排血量型心力衰竭。低排血量型心力衰竭的心排血指数(cardiac index,CI)<2.5 L/(min·m^2)。高排血量型心力衰竭CI范围在3~5 L/(min·m^2)。后者心排血量虽比一般人高,但仍不能满足机体代谢的需要,属相对不足。

(4)按心力衰竭时心肌收缩和舒张功能的改变:分为收缩性心力衰竭和舒张性心力衰竭。收缩性心力衰竭是因为心室收缩力受损,射血功能减退,表现为心室扩大、射血分数降低等。舒张性心力衰竭是因为心室松弛功能障碍,舒张期充盈减少,心室充盈压增高。有的患儿同时存在收缩性心力衰竭和舒张性心力衰竭。

3.心力衰竭的程度　临床上一般依据病史、临床表现及劳动耐力的程度,将心脏病患儿心功能分为以下四级。

(1) Ⅰ级:患儿体力活动不受限制。学龄期儿童能够参加体育课,并且能像正常儿童一样活动。

(2) Ⅱ级:患儿体力活动轻度受限。休息时没有任何不适,但一般活动时出现症状,如疲乏、心悸和呼吸困难。学龄期儿童能够参加体育课,但活动量比同龄正常儿童小。可能存在继发性生长障碍。

(3) Ⅲ级:患儿体力活动明显受限。轻劳动时即有症状,例如步行 15 min 即有疲乏、心悸和呼吸困难。学龄期儿童不能参加体育活动。存在继发性生长障碍。

(4) Ⅳ级:在休息状态也有症状,完全丧失劳动力。存在继发性生长障碍。

上述心功能分级对婴儿不适用。婴儿心功能评价可参考改良 Ross 心力衰竭分级计分法(表 6-1)。

表 6-1　改良 Ross 心力衰竭分级计分方法

症状和体征	计分		
	0	1	2
病史			
出汗	仅在头部	头部及躯干(活动时)	头部及躯干(安静时)
呼吸过快	偶尔	较多	常有
体格检查			
呼吸	正常	吸气凹陷	呼吸困难
呼吸次数/(次·min^{-1})			
0~1 岁	<50	50~60	>60
1~6 岁	<35	35~45	>45
7~10 岁	<25	25~35	>35
11~14 岁	<18	18~28	>28
心率/(次·分$^{-1}$)			
0~1 岁	<160	160~170	>170
1~6 岁	<105	105~115	>115
7~10 岁	<90	90~100	>100
11~14 岁	<80	80~90	>90
肝大(肋缘下)	<2 cm	2~3 cm	>3 cm

注:0~2 分为无心力衰竭;3~6 分为轻度心力衰竭;7~9 分为中度心力衰竭;10~12 分为重度心力衰竭。

4.辅助检查　辅助检查有助于进一步查明病因及并发症,为治疗方案提供科学依据。

(1)胸部 X 线检查:可评价心脏大小、肺部情况。心胸比例>0.5 提示心脏增大;但新生儿和小婴儿的心胸比例正常可>0.55,婴儿正常的胸腺心脏影,可被误诊为心脏扩大,应予注意。急性心力衰竭或舒张性心力衰竭可无心脏增大。明显肺淤血、肺水肿提示严重左心衰竭。

（2）心电图：对心律失常及心肌缺血引起的心力衰竭有诊断价值，对应用洋地黄治疗有指导意义。

（3）超声心动图：对于病因诊断及治疗前后心功能评估十分重要。二维超声心动图测定心功能的常用指标为左室射血分数（EF）即心脏每次收缩时射出血量与心室舒张末期容量之比。其计算公式为，射血分数＝（心室舒张末期容量－心室收缩末期容量）/心室舒张末期容量＝每搏量/心室舒张末期容量。它反映心室泵血功能。心室收缩力越强，则每搏量越大，心室舒张末期残余血量越小，即射血分数增高。如低于 0.45，提示心功能不全。临床上也可测量左室舒张末期内径和收缩末期室壁应力，分别反映左心室容量负荷和压力负荷状况。

应用多普勒超声心动图检测经二尖瓣和三尖瓣的血流频谱，可清晰显示心室舒张充盈。E 峰为快速充盈血流速度，A 峰为心房收缩期血流速度。正常 E/A>1。舒张功能障碍时 A 峰代偿性升高，E/A<1。如 EF、SF 正常，E/A<1，则为舒张功能障碍。近年来也采用组织多普勒技术测量房室瓣环运动速度，分别称为 e 峰和 a 峰（与舒张期充盈的 E 峰和 A 峰相对应），计算 e/a 比值，如果该比值<1，提示心室舒张功能减退。

（4）中心静脉压：即将导管插至腔静脉接近右心房处测量压力。中心静脉压直接与右房压相关联；如右室生理及解剖均正常，则可反映右室舒张末期压力。通常以中心静脉压作为右室前负荷的指标，提示回心血量及右心功能，正常值为 6~12 cmH_2O。如超过 12 cmH_2O，表明血容量增多，右心衰竭或输液量过多、输液速度过快。低于 6 cmH_2O 提示血容量不足。因此，中心静脉压可作为指导输液治疗的参考。右室舒张末期容量能更好地反映前负荷，除与舒张末期压力有一定关系外，心室顺应性也是决定因素之一。心室顺应性下降时，舒张末期容量减少，而压力上升。

（5）肺毛细血管楔压：采用漂浮导管测定。插管经右室进入肺动脉，至其末端，将导管前端气囊充气，即可测定肺毛细血管楔压。它可间接反映肺静脉压、左房压及左室舒张末期压力，用于评价左室前负荷及左心功能。正常值为 8~12 mmHg。如上升到 20 mmHg 以上，提示肺淤血、肺水肿或左心衰竭。检测肺毛细血管楔压，对指导扩容、防止肺水肿、使用扩血管及利尿药有参考意义。左室舒张末期压力与容量相关，但受心室顺应性的影响。

（6）心排血量：应用热稀释法测定心排血量（cadiac output，CO），按体表面积计算出心脏指数。正常小儿心排血指数（CI）为 3.5~5.5 L/（min·m^2）。

（7）血浆脑钠肽（brain natriuretic peptide，BNP）：BNP 及其前体氨基末端脑钠肽（NT-proBNP）主要由心室肌细胞分泌，心室扩大、心室壁应力增高均可导致分泌增加，可反映心力衰竭的程度。但新生儿期、肥厚型心肌病、川崎病和肾功能不全时 BNP 也可以增高，应加以注意。

四、鉴别诊断

年长儿童心力衰竭有典型的症状和体征，一般无诊断困难。婴儿心力衰竭应与毛细支气管炎、支气管肺炎相鉴别。轻度发绀、呼吸急促、心动过速、肝大是心力衰竭和肺部感染的共性体征；肺炎合并阻塞性肺气肿使横膈下降，可出现肝下移，造成肝大假象。有时吸氧有助于肺源性或心源性发绀的鉴别诊断；吸氧后肺源性发绀可减轻或消失，血氧分压升高，氧饱和度正常;而心源性者则改善不明显。肺部满布湿啰音、胸片表现肺部有片状阴影者,支持肺部炎症改变。心脏增大、杂音明显、有肺淤血的 X 线改变,则为心力衰竭。必要时进行心脏超声检查,有助于鉴别诊断和明确病因。

五、治疗

治疗原则是消除病因及诱因,改善血流动力学状况,保护心功能。

1.一般治疗 保证患儿休息、防止躁动,必要时用镇静剂、采取半卧位、供给湿化氧,避免便秘及排便用力。婴儿吸吮费力,宜少量多次喂奶。给予营养丰富、易于消化的食物。急性心力衰竭或严重水肿者,应限制液体摄入量及食盐,大约每天入量为 1200 mL/m²(体表面积),或 50~60 mL/kg。

2.药物治疗

(1)洋地黄类药物:洋地黄可使心肌收缩力增强,心排血量增加,心室舒张末期压力下降,改善组织灌注及静脉淤血状态。洋地黄还作用于心脏传导系统,延长房室结和希氏束的不应期,减慢心室率。用于心力衰竭伴心房颤动,效果肯定。

1)洋地黄制剂及其用法:地高辛可供口服及静脉注射;毛花苷 C 及毒毛花苷 K 仅供静脉注射。儿科以地高辛为首选药物。地高辛口服后,70%~80% 从肠道吸收,30~60 min 起作用,2~3 小时达峰浓度,最大效应维持 4~6 小时,半衰期为 36 小时,每天排泄量为体存量的 33%,70%~90% 以原型从肾脏排泄;静脉注射 5~30 min 起作用,1.5~3 小时达高峰。地高辛可经过胎盘进入胎儿循环,脐血地高辛水平与母血相近。毛花苷 C 肌内注射吸收不良,不能达到快速起作用的效果。静脉注射 3~6 min 开始起作用,1~2 小时达高峰,半衰期 23 小时,主要由肾脏排泄。毒毛花苷 K 静脉注射 5~10 min 起作用,0.5~2 小时达高峰,半衰期 21 小时,主要由肾脏排泄。

洋地黄正性肌力作用与用量呈线性关系。中毒量与治疗量较接近,故计算用量时必须十分仔细,并反复核对。各种制剂用量见表 6-2。早产儿和肾功能不良、心肌炎、心肌病、低血钾、酸中毒等患儿应用易致洋地黄中毒,用量宜减少。

表 6-2 洋地黄制剂的剂量及用法

制剂(剂型)	给药途径	负荷量/(mg·kg⁻¹)	维持量/(mg·kg⁻¹)
地高辛			
(0.25 mg/片)	口服	早产儿 0.02 足月儿 0.02~0.03 婴儿及儿童 0.025~0.04	1/5~1/4 负荷量分 2 次,每 12 小时一次
(0.5 mg/2 mL)	静脉注射	75% 口服量	
毛花苷 C(0.4 mg/2 mL)	静脉注射	<2 岁 0.03~0.04 >2 岁 0.02~0.03	
毒毛花苷 K(0.25 mg/2 mL)	静脉注射	<2 岁 0.006~0.012 >2 岁 0.005~0.010	

2)洋地黄用法

A.负荷量法:在 24 小时内投以负荷量,首次用量为负荷量的 1/2,余半量分 2 次,相隔

6~12 小时。负荷量 12 小时后,再加用维持量。对于起病迅速、病情严重的急性心力衰竭患儿,采用负荷量法,以便及时控制心力衰竭。

B.维持量法:每日用维持量,地高辛维持量为负荷量的 1/5~1/4,分 2 次服用。每日服用地高辛维持量,经过 4~5 个半衰期,即 6~8 天,可达到稳定的有效血药浓度。慢性心力衰竭者,可用维持量法。维持量持续多久,应视病因能否解除而定。病因短期内可消除者,往往不需用维持量,或数天即可停止;病因不能消除者,需持续用药数年。心内膜弹力纤维增生症患儿需用 2 年以上,并随患儿的年龄及体重增长相应增加维持量。

3)洋地黄中毒及血药浓度测定:使用洋地黄时,应了解患儿近期使用洋地黄的情况。肾功能不全、心肌疾病、低血钾、低血镁、酸中毒、缺氧等患儿对洋地黄的敏感性增强,应用时易中毒。地高辛与维拉帕米、普萘洛尔、奎尼丁、普罗帕酮、胺碘酮、卡托普利合用,可使肾清除及分布容积下降,致血药浓度升高,易发生中毒。地高辛与红霉素合用会增加地高辛吸收,致血浓度升高,可致中毒。

洋地黄中毒为一种严重并发症,可促使患儿心力衰竭加重,发生严重心律失常等,甚至造成死亡。治疗用药中发生中毒,婴儿和儿童的表现与成人不同,心律失常以窦性心动过缓、窦房传导阻滞、不完全性房室传导阻滞、交界性心律、非阵发性窦性心动过速及室上性心动过速伴房室传导阻滞为多见,而室性期前收缩及室性心动过速则较成人少见,可因室颤而致死;神经系统症状如嗜睡、昏迷、视力障碍则不多见;胃肠道反应有食欲缺乏、恶心、呕吐等,多见于年长儿。急性中毒(误服、企图自杀等)者神经系统症状较重,常并发高血钾。

测定地高辛血清水平对地高辛治疗剂量是否恰当及有无中毒风险均有参考意义。应用地高辛,口服 6 小时或静脉注射 4 小时后,其心肌与血清浓度较恒定,应在此时采血测定。地高辛的有效治疗血清浓度,婴儿为 2~3 ng/mL,儿童为 0.5~2 ng/mL。采用相同的治疗剂量,婴儿血清水平明显高于儿童的原因尚未明确。可能与婴儿循环血液中的内洋地黄素含量较年长儿多有关。内洋地黄素是一种内分泌素,在放射免疫测定中与地高辛抗体有交叉免疫反应。有人报道,未接受地高辛治疗的婴儿,用放射免疫方法测定其地高辛血清浓度可达 0.5~1.5 ng/mL。地高辛中毒时,新生儿血药浓度大多>4 ng/mL,婴儿>3~4 ng/mL,儿童>2 ng/mL。洋地黄中毒与药物血浓度并非绝对一致,中毒与有效治疗水平可有重叠。故仍需参考病史、心电图改变及临床表现确定。

4)洋地黄中毒的治疗:首先应立即停药,并测定患儿血清地高辛、钾、镁浓度及肾功能,建立静脉输液并监测心电图。若中毒较轻,血清钾正常,一般在停药 12~24 小时后中毒症状消失。若中毒较重,血清钾低或正常、肾功能正常者,可静脉滴注 0.3% 氯化钾,以每小时 0.3~0.5 mmol/kg 的速度缓慢滴注,总量不超过 2 mmol/kg;有二度以上房室传导阻滞者禁用。窦性心动过缓、窦房传导阻滞者可用阿托品每次 0.01~0.03 mg/kg,口服、皮下注射或静脉注射,每天 3~4 次。苯妥英钠对洋地黄中毒所致的房室传导阻滞、室性期前收缩、室上性心动过速及室性心动过速疗效较好,静脉注射苯妥英钠 2~3 mg/kg,一次量不超过 100 mg,溶于生理盐水缓慢静脉注射,不应少于 5 min,必要时 15 min 后可重复使用。本品碱性强,不可漏至血管外。利多卡因用于室性心律失常者,静脉注射每次 1~2 mg/kg,一次量不超过 100 mg,必要时 5~10 min 重复一次,总量不超过 5 mg/kg。有效后改为 20~50 μg/(kg·min)静脉滴注维持。高度房室传导阻滞者可安装临时起搏器。

(2)利尿剂:利尿剂可减轻肺水肿,降低血容量、回心血量及心室充盈压,减轻心室前负荷,为治疗心力衰竭第一线药。常用利尿剂有三类。

1)襻利尿剂:主要作用于襻上升支,抑制钠和水再吸收,促进钠钾交换,故排钠、氯及钾。利尿作用强而迅速,用于急性心力衰竭、肺水肿及难治性心力衰竭。此类药物包括呋塞米、依他尼酸、布美他尼(bumetanide)等。后者口服吸收 59%~89%,半衰期 0.3~1.5 小时,65% 由肾排泄。利尿效应较呋塞米强 40 倍。襻利尿剂除引起低血钠、低血钾、代谢性碱中毒外,对听神经有毒性作用,致耳鸣、眩晕、听力低下、耳聋。多发生于药量较大及肾功能不全者。布美他尼较少发生听神经毒性反应。襻利尿剂与血管紧张素转化酶抑制剂(angiotensin converting enzyme inhibitor,ACEI)合用,可加强利尿剂作用,并预防低钾血症。

2)噻嗪类利尿剂:主要作用于远端肾小管,抑制钠再吸收,钠与钾交换增加,促进钾排出。此类药有氯噻嗪、氢氯噻嗪、美托拉松(metolazone)等。后者作用较氢氯噻嗪强 10 倍,口服 65% 吸收,半衰期 4~5 小时,主要由肾排泄,口服 1 小时起作用,持续 24 小时。噻嗪类利尿剂多用于轻、中度慢性心力衰竭。

3)保钾利尿剂:此类药有螺内酯、氨苯蝶啶、阿米洛利(amiloride)等。主要作用于集合管,抑制钠与钾、氢交换,利尿作用较弱,一般不单独使用。螺内酯尚有拮抗醛固酮的作用,防止心肌纤维化。阿美洛利作用较氨苯蝶啶强 10 倍,口服 15%~25% 吸收,半衰期 21 小时,由肾排泄。此类药有保钾作用,肾功能不全者慎用。

急性心力衰竭、肺水肿选作用迅速的强效利尿剂,静脉注射呋塞米,首剂 1~2 mg/kg,多于 1~2 小时利尿,每 6~12 小时可重复使用。静脉用药数天后,可继续口服维持疗效。慢性心力衰竭口服氢氯噻嗪或美托拉松。

呋塞米与美托拉松合用有协同作用,在肾血流量下降、肾小球滤过率减低及肾前性肾功能不全时也可发挥作用,出现大量利尿,应密切监测血压及水电解质平衡。可隔天服药或间歇治疗,服药 4 天,停药 3 天,避免电解质紊乱。保钾利尿剂通常与其他类利尿药合用,可预防低钾血症。

治疗心力衰竭出现利尿剂耐药性,多由应用利尿剂或血管扩张药造成血压下降、肾灌注不足、滤过率降低或严重心脏病心排血量过低造成。应注意是否并发低血容量、低钠、低钾血症。低钠血症通常反映水潴留。由于低血钠,襻利尿剂效应不良,应短期内提高钠盐摄入,限制输液量,但禁忌输入高渗盐水。利尿剂联合应用非甾体抗炎药,如吲哚美辛、阿司匹林,可影响利尿效果。

(3)血管扩张药

1)血管紧张素转化酶抑制剂(ACEI):降低循环中 RAAS 活性,使 Ang Ⅱ减少,并参与心血管局部 RAAS 的调节作用。其血流动力学效应有扩张小动脉和静脉,减轻心室前、后负荷,降低心肌耗氧和冠状动脉阻力,增加冠状动脉血流和心肌供氧,改善心功能。ACEI 与直接扩张血管药比较有以下优点。①疗效持久;②不激活 RAAS 和交感神经系统;③有保护衰竭心脏的作用,使肥厚的心肌回缩。ACEI 治疗心力衰竭已取得满意效果,为治疗心力衰竭的首选药物,可延长患儿寿命,改善生活质量。儿科尚未见大量的 ACEI 治疗心力衰竭的临床研究,但小儿先天性左向右分流型心脏病、心内膜弹力纤维增生症及扩张型心肌病并发心力衰竭,联合应用 ACEI、利尿剂和地高辛均取得满意效果。儿科常用卡托普利、依那普利和贝那普利。

A.卡托普利:血流动力学效应有体循环和肺循环阻力下降,心脏指数、每搏指数均增加,肺毛细血管楔压下降。患儿乏力、气促等临床症状减轻,心功能提高Ⅰ~Ⅱ级,运动耐力增加,尿量增多,发生心律失常减少。后者可能是纠正低血钾和抑制交感神经活性所致。本药口服65%~75%吸收,1小时后血浆浓度达峰值,半衰期(1.9±0.5)小时,作用持续8小时,故口服每天3次为宜。主要由肾排泄,尿毒症患儿半衰期延长。与地高辛合用,可使后者血浓度升高10%左右。但地高辛中毒反应未见增加。用于心力衰竭患儿,可使体内总钾含量及血清钾浓度升高,不宜补钾。口服从小剂量开始,7~10天内逐渐增加至有效量。新生儿用量为每次0.1~0.5 mg/kg,每8~12小时一次,最大量2 mg/(kg·d);>1个月为每次0.5~1 mg/kg,每8~12小时一次,最大量4 mg/(kg·d)。

B.依那普利:与卡托普利比较有以下不同点:口服起效时间慢,服药后4小时达血药浓度峰值;血压下降较明显,而对水钠排泄作用不明显。口服从小剂量开始,于1~2周内逐渐加量。新生儿用量,每次0.05~0.2 mg/kg,每12~24小时一次,最大量0.4 mg/(kg·d);>1个月,每次0.05~0.25 mg/kg,每12~24小时一次,最大量0.5 mg/(kg·d)。本剂可供静脉注射,用量每次5~10 μg/kg,每8~24小时一次。

C.贝那普利:药代动力学与依那普利相近。口服用量从0.1 mg/(kg·d)开始,于1周内逐渐增加至0.3 mg/(kg·d),分1~2次服。ACEI应从小剂量开始,逐渐递增,达目标量后长期维持。ACEI的不良反应有低血压、咳嗽、高血钾及较少见的血管神经性水肿。咳嗽是由于缓激肽增多,刺激咽喉及气管壁引起咳嗽反射,亚裔发生风险稍高。卡托普利尚可引起胃肠不适、嗅觉不良、皮疹、蛋白尿、肾功能损伤及粒细胞减少症。依那普利可引起低血糖反应。ACEI与吲哚美辛合用可影响治疗效果。应避免与非甾体抗炎药、保钾利尿药合用,肾功能不全者慎用。

2)硝普钠:释放一氧化氮,松弛血管平滑肌。静脉输入,作用强,生效快,半衰期短。主要效应为扩张周围小动脉,减轻后负荷,而扩张静脉,使回心血量减少也有利。对急性心力衰竭,尤其是左心力衰竭、肺水肿,伴有周围血管阻力增高者,效果显著。从小剂量开始,逐渐递增,并监测血流动力学参数。见效时心排血量增加,周围阻力及肺毛细血管楔压下降。本药有降低血压反应,应密切监测血压,原有低血压者禁用。硝普钠代谢过程产生氰化物,在肝内迅速转化为硫氰酸盐,由肾排泄。长期大量应用或肾功能障碍者,可发生氰中毒,出现恶心、呕吐、心动过速、定向障碍、呼吸急促及意识障碍。应监测血硫氰酸盐浓度,如>10 g/dL为中毒。硝普钠溶液受光降解,使用及保存均应避光,随配随用。

3)硝酸甘油:代谢过程产生一氧化氮,扩张血管,主要作用于静脉。对心脏手术后低心排血量综合征伴左室充盈压升高及肺水肿者,可选用静脉输入硝酸甘油。前负荷降低时不宜应用,以免使心排血量减少,应监测血流动力学改变。儿科用硝酸酯类不多。

血管扩张药与儿茶酚胺类药物联合应用对心脏术后低心排血量心力衰竭、急性心力衰竭、严重慢性心力衰竭治疗无效者,可取得即时血流动力学改善。通常用硝普钠和多巴胺或多巴酚丁胺联合静脉输入。术后低心排血量者可联合用硝普钠与肾上腺素。

(4)非洋地黄类正性肌力药:这类药物通过增加心肌细胞内钙含量或增加心肌细胞对钙的敏感性而发挥正性肌力作用。临床常用的有以下几种。

1)β受体激动剂:又称儿茶酚胺类药物,主要包括肾上腺素、异丙肾上腺素、多巴胺、多巴酚丁胺等。通过与心肌细胞膜β受体结合,使细胞内环腺苷酸(cyclic adenosine monophosphate,cAMP)增加,促进细胞内钙浓度增加,增强心肌收缩力,但对心率、周围血管及肾血管的作用则有不同。常用于低输出量性急性心力衰竭及心脏手术后低心排血量综合征。

A.多巴胺:通过兴奋心脏 β_1 受体,增强心肌收缩力,并作用于肾、肠系膜、冠状动脉和脑动脉的多巴胺受体,引起相应的血管扩张,但在高浓度时主要兴奋 α 肾上腺素能受体使周围血管收缩。小剂量[$2\sim5$ mg/(kg·min)]输入后,心脏指数增高,尿量增多,尿钠排泄增多,而对周围血管阻力及心率无影响。在高剂量[15 μg/(kg·min)]时,对肾血流量作用减弱。剂量进一步增加至 20 μg/(kg·min),则 α 肾上腺素能作用占优势,肾血流量减少,周围血管阻力增高。治疗心力衰竭开始剂量 $2\sim5$ μg/(kg·min),如有严重低血压可增加为 $5\sim10$ μg/(kg·min)。碱性液可降低多巴胺活性,宜用 $5\%\sim10\%$ 葡萄糖液或生理盐水配制。漏出血管外可致组织坏死。不良反应有恶心、呕吐、心动过速及心律失常,尤其多见于原有心律失常患儿或剂量超过 10 μg/(kg·min)时。应监测血压、中心静脉压和(或)肺毛细血管楔压、心率及尿量。

B.多巴酚丁胺:为多巴胺的衍生物。主要作用于心脏 β_1 受体,对血管 α 和 β_2 受体作用轻微。可增加心肌收缩力及心排血量,对周围血管阻力无明显影响。与多巴胺比较,对心率和血压影响较小,亦无扩张肾血管作用。初始量为 $2\sim3$ μg/(kg·min),可逐渐增加至 20 μg/(kg·min)。必要时监测血流动力学指标、心率及血压。

上述两药作用迅速,持续时间短,应持续静脉滴注。一般静脉输入后 $1\sim2$ min 即显效, $10\sim15$ min 达高峰,但停药 $10\sim15$ min,药效即消失。通常用于急性心力衰竭、心源性休克的短期应急治疗。慢性顽固心力衰竭可采用间歇治疗,每周静脉滴注 1 次,患儿症状改善,住院或急诊次数减少;而长期持续用药可致死亡率提高,可能因致心律失常不良反应引起。多巴胺和多巴酚丁胺联合应用,各 7.5 μg/(kg·min),常取得较好效果,并避免剂量较大引起周围血管收缩和心律失常的不良反应。此两药可与硝普钠合用。

2)磷酸二酯酶抑制剂:通过抑制磷酸二酯酶,减少细胞内 cAMP 降解,增加钙浓度,加强心肌收缩力。同时扩张外周血管,减轻心室前、后负荷。

A.氨力农(amrinone):又称氨联吡啶酮。静脉注射首剂负荷量 0.5 mg/kg,继以 $3\sim10$ μg/(kg·min)输入。不良反应大,可引起血小板减少、低血压、昏厥、肝损伤等。

B.米力农(milrinone):又称甲腈吡啶酮。作用较氨联吡啶酮强 10 倍,不良反应较轻。静脉注射首剂负荷量 50 μg/kg,以后 $0.25\sim1.0$ μg/(kg·min)静脉滴注。用于低输出量性心力衰竭、经常规治疗无效者。作为多巴胺、多巴酚丁胺的辅助治疗,短期静脉用药可改善血流动力学状况,但长期应用与安慰剂比较,死亡率增高。顽固性慢性心力衰竭采用间歇用药,每周静脉滴注 1 次。

3)左西孟旦(levosimendan):增加心肌细胞对钙的敏感性,增强心肌收缩力。应用于治疗扩张型心肌病和心脏手术后的心力衰竭,短期效果良好。静脉注射负荷量 12 μg/kg,以后 $0.1\sim0.2$ μg/(kg·min),一般用 24 小时。

4)环磷酸腺苷葡甲胺(MCA):是人工合成的环磷酸腺苷衍生物,提高心肌细胞内钙离子的浓度,改善心肌收缩力,并能扩张外周血管,减轻心脏压力负荷。使用剂量为 $2\sim4$ mg/kg,溶于 10 mL 葡萄糖,缓慢静脉推注,每天 1 次,注射后 $10\sim20$ min 起效, $1\sim2$ 小时达到高峰, $6\sim8$ 小时消失。一般用 $5\sim7$ 天。

(5)β受体阻滞剂:慢性心力衰竭者经强心剂、利尿剂和(或)ACEI 治疗仍无好转,可维持原治疗,加用 β 受体阻滞剂。β 受体阻滞剂治疗慢性心力衰竭的机制,①阻断神经内分泌系统介导的心肌重塑;②保护心肌,防止儿茶酚胺对心肌的毒性作用,减少儿茶酚胺引起心肌钙负荷过重,减少儿茶酚胺代谢过程中产生的氧自由基对心肌的损害;③上调β受体密度,恢复心肌的正性肌力反应,改善心肌收缩功能;④减慢心率,延长舒张期,改善心肌血流灌注;⑤抗心律失常作用;⑥改善舒张功能。

成人用β受体阻滞剂治疗慢性心力衰竭取得了较多经验。20世纪70年代中期以来进行过多次临床试验,应用美托洛尔(metoprolol)、比索洛尔(bisoprolol)、奈比洛尔(nebivolol)等治疗长期扩张型心肌病及冠心病并发的慢性心力衰竭,试验结果提示可改善症状,并提高左室射血分数(LVEF)。有限的研究显示,卡维地洛治疗可改善慢性心力衰竭患儿生活质量,并延长生存。曾有报道加用卡维地洛治疗扩张型心肌病及先心病慢性心力衰竭患儿,初始平均量 0.08 mg/(kg·d),分2次,每2周递增,12周后达最大耐受平均量 0.46 mg/(kg·d) [0.04~0.75 mg/(kg·d)]。67%患儿心功能显著改善。54%出现头晕、低血压、头痛的不良反应;30%严重反应,终至心脏移植、安置起搏器或死亡。另外报告8例婴儿扩张型心肌病(EF<30%),加用卡维地洛后效果显著,并易耐受。美托洛尔初始量 0.2~0.5 mg/(kg·d),分2次,逐渐增量,最大耐受量 1~2 mg/(kg·d)。用药期间应监测血压、心电图、心力衰竭征象。出现严重反应宜减量或停用。哮喘、慢性支气管炎、血压过低、心动过缓、二度以上房室传导阻滞者禁用。

(6)其他抗心力衰竭药物

1)血管紧张素Ⅱ受体拮抗剂:AngⅡ受体拮抗剂通过阻止AngⅡ与受体结合,抑制AngⅡ效应,从而减轻前、后负荷,保护心脏,改善心功能,常用药物有罗沙坦(losantan)、依白沙坦(irbesantan)等。有研究认为罗沙坦与ACEI联合应用比单用ACEI更能改善左室功能。

2)钙通道阻滞剂:治疗慢性严重心力衰竭,患儿在原有治疗基础上加用氨氯地平,经长期治疗观察,疗效良好。

(7)改善心肌代谢药

1)辅酶Q10:有增强心肌细胞线粒体功能,改善心肌代谢,稳定细胞膜和抗氧自由基的作用,保护心肌。用辅酶Q10防治阿霉素对心肌损伤有益。用量 1 mg/(kg·d),分2次服,长期治疗,患儿在3个月内显效。

2)果糖-1,6-双磷酸(fructose-1,6-bisphosphate):可改善心肌线粒体能量代谢,稳定细胞膜,抑制中性粒细胞产生氧自由基,从而保护心肌。用量每次 100~250 mg/kg,静脉输入,7~10天为一个疗程。对于慢性心力衰竭也可用口服制剂。

3.非药物治疗

(1)心室辅助装置(ventricular assist device, VAD):主要用于难治性、Ⅴ级心力衰竭,作为等待心脏移植的过渡方法。

(2)主动脉内球囊反搏(intra-aortic balloon counter pulsation, IABP):用于心肌炎、心肌病和心脏手术后心力衰竭药物不能控制者。但小婴儿因主动脉顺应性较好,故IABP的效果较差。

(3)体外膜氧合器(extracorporeal membrane oxygenation, ECMO):应用于心力衰竭治疗的指征与VAD相似,但同时也适用于肺部病变导致严重呼吸功能障碍者。

(4)心脏移植:心力衰竭死亡率高,部分患儿最终需进行心脏移植。近年由于免疫抑制治疗的改进,心脏移植的存活率明显提高,10年存活率>50%。手术指征为心肌病终末期治疗无效,复杂先天性心脏病手术危险极高以及部分先天性心脏病术后心功能不全治疗无效者。心脏移植术后死亡主要原因有感染、排斥反应、移植冠状动脉病、肺动脉高压等。

4.急性左心力衰竭(肺水肿)的治疗 急性肺水肿常发生于严重慢性心力衰竭急剧加重、急性心肌梗死、急性左室容量负荷过重(瓣膜关闭不全或室间隔缺损)及二尖瓣狭窄。患儿急性发生呼吸困难、咳粉红色泡沫痰、心动过速、大汗及发绀。肺部有喘鸣音及啰音。动脉血氧饱和度下降。紧急处理包括:①体位。患儿取坐位,双下肢下垂床边,以利呼吸,并可减少静脉回流;②吸氧。维持动脉血氧分压在 60 mmHg 以上,严重者用机械通气;③镇静。静脉或皮下注射吗啡 0.1~0.2 mg/kg,必要时 2~4 小时再用。吗啡增加静脉容量、降低左房压,同时缓解患儿烦躁不安;④利尿。静脉注射强效利尿剂,呋塞米每次 1~2 mg/kg;⑤扩张血管。静脉输注硝酸甘油 1~5 μg/(kg·min),降低前、后负荷;⑥增加心肌收缩力。静脉注射地高辛;心排血量降低及低血压者静脉输入快速作用正性肌力药多巴胺、多巴酚丁胺,必要时联合用硝普钠;⑦肾上腺皮质激素。改善心肌代谢,解除支气管痉挛。

5.病因治疗 在治疗心力衰竭的同时,应初步确定病因。可消除的病因必须根治或使之减轻。小儿心力衰竭的主要病因之一为先天性心脏畸形,尤其是常见的左向右分流型先天性心脏病,应于适当时机手术根治。目前严重先天性心脏病患儿均可手术纠治,甚至在心力衰竭时进行手术,以改善供氧及减轻肺循环容量负荷,挽救患儿生命。其他病因也应积极治疗。用抗生素控制感染性心内膜炎或其他感染;输红细胞纠正严重贫血;应用抗心律失常药或电学治疗控制心律失常;对于急性风湿性心脏病或急性心肌炎患儿,给予肾上腺皮质激素也十分重要。

第二节 心源性休克

心源性休克是指心排血量减少所致的周围循环衰竭。由于心脏排血能力急剧下降,或心室充盈突然受阻,引起心排血量减少,血压下降,造成生命器官血液灌注不足,以迅速发展的休克为其临床特征。

一、病因

1.心肌弥漫性损害 病毒或细菌感染所引起的心肌炎、心肌病、川崎病冠状动脉病变、心脏手术后低心排血量综合征、冠状动脉起源异常和左心发育不良综合征等先心病均可导致急性心肌收缩力下降,心脏输出量严重不足。其中以暴发性心肌炎最常见。

2.心室后负荷过重 体、肺循环高压,左、右心室流出道狭窄,主动脉或肺动脉狭窄等,使心室射血时阻力增高,后负荷加重,引起继发性心肌舒张、收缩功能减弱。

3.心室前负荷过重 瓣膜关闭不全,心内或大血管间左向右分流,主动脉窦瘤破裂入心腔,心脏外伤、穿孔,输液、输血过多、过快等,可引起继发性心肌收缩力减弱。

4.心室前负荷不足 大量心包积液、心包缩窄、限制型心肌病、二尖瓣狭窄、心房黏液瘤嵌顿、张力性气胸及急性肺栓塞等,可引起心室充盈受限,回心血量减少。

5.严重心律失常 快速型心律(室上性、室性心动过速)、室颤、起搏器综合征(设定的室率大于房率)、严重心动过缓等,可引起心排血量不足。

6.全身因素 缺氧、缺血、代谢障碍(低血糖)、电解质紊乱(酸中毒、低或高钾血症)、药物中毒(洋地黄、奎尼丁、维拉帕米等过量)等,可继发严重的心律失常和(或)心肌收缩力下降,均可引起心排血量下降。

二、病理生理

心源性休克首要的病理机制是心排血量急剧下降导致微循环障碍和生命器官灌注不足,继而急性细胞缺氧,细胞毒性物质生成、堆积而导致器官功能衰竭。在整个过程中,机体不断地进行自身代偿以期扭转、减缓病理改变,如果失代偿则进入不可逆状态。

1.早期血流低灌注 发生在能承受较长时间缺血的组织器官,如皮肤、脂肪、肌肉和骨骼。通过颈动脉窦和主动脉弓压力感受器的作用,反射性兴奋交感神经、肾上腺髓质系统,血中儿茶酚胺水平增高,选择性使内脏、皮肤组织的小动脉、微动脉、终末动脉收缩,导致毛细血管前阻力显著增加;另外,肾素-血管紧张素-醛固酮系统激活及抗利尿激素分泌增多,以保证生命器官的血液供应,并维持血压。因而,在此阶段患儿血压尚可维持正常,但因周围血管收缩、舒张压增高而使脉压减小。神志清楚。代谢性酸中毒尚未出现或轻微,动脉血pH正常。

2.中期血流低灌注 发生在除心脏和脑以外的生命器官,这些器官只能承受短时间的缺血,如肝、肠道和肾等。组织缺血缺氧使无氧酵解增加,乳酸增多,出现代谢性酸中毒,造成微动脉、毛细血管前括约肌松弛,此时微静脉、小静脉仍收缩,从而血液灌入多、流出少,外周阻力下降,加之缺血所致的左室做功受损、瓣膜功能及乳头肌功能异常导致每搏量的进一步减少,因而血压下降。

3.晚期血流低灌注 波及心脏或脑。此前,机体已通过代偿机制尽可能保留这两个重要器官的灌注,如休克继续进展,则脑血管和冠状动脉灌注不良,机体呈现严重酸中毒和意识障碍。

三、临床表现与诊断

心源性休克一般进展迅速,根据其发生、发展的病理生理学特征,临床可分为三期。

1.休克初期(代偿期) 表现为直立性低血压,即血压在坐位和立位时降低,而平卧位可以正常,收缩压变化>10 mmHg。脉压降低,心率加快,神志清醒,但烦躁不安,焦虑或易激惹;患儿畏寒,面色苍白,四肢湿冷;尿量正常或稍减少。

2.休克期(失代偿期) 出现间断平卧位低血压,收缩压降至80 mmHg以下。脉压在20 mmHg以下;患儿神志尚清楚,但反应迟钝,意识模糊;皮肤湿冷,呈大理石样花纹,毛细血管再充盈时间延长;心率更快,脉搏无力;浅表静脉萎陷,呼吸稍快,肠鸣音减弱;尿量减少或无尿,婴儿少于2 mL/(kg·h),儿童少于1mL/(kg·h)。

3.休克晚期 血压降低且固定不变或不能测出。患儿昏迷,肢冷发绀。心率加快更为明显或转为缓慢。脉搏微弱或触不到;呼吸急促或缓慢、不整。腹胀,肠麻痹;少尿或无尿。此期可出现弥散性血管内凝血和多脏器损伤。前者表现为皮肤黏膜出血、便血、咯血及血尿,最终导致呼吸衰竭、肾衰竭以及多脏器衰竭,甚至死亡。

四、诊断

心源性休克的诊断实际上包括对休克和其心源性病因两部分的综合诊断。病因因原发病不同而异。感染性心肌炎可发生在感染的急性期或恢复期,听诊时心音低钝,有奔马律或心律失常。阵发性室上性心动过速，多有阵发性发病史，并有典型的心电图改变。急性心脏压塞，则有心包炎的病史，并有颈静脉怒张、奇脉及心音遥远等心脏压塞症状。肺栓塞则多发生于感染性心内膜炎、栓塞性静脉炎及手术后患儿，常有突然胸痛、呼吸困难及咯血等症状。

五、鉴别诊断

应与儿科常见的感染性休克、吐泻引起的电解质紊乱所致休克、过敏性休克、急性中枢神经系统疾病等相鉴别。

六、监测

对心源性休克的监测项目与其他类型休克相同，如体温、脉搏、血压、呼吸、尿量、经皮动脉血氧饱和度、血气、血生化(电解质、肝、肾功能)、中心静脉压、心电监护，并根据情况选择胸部 X 线检查、超声心动图检查，必要时进行肺毛细血管楔压、心排血量监测等。

七、治疗

应分秒必争积极治疗。治疗关键是提高心排血量，改善组织细胞氧供应及减少氧消耗。

1.一般治疗

(1)镇静:保持安静有助于减少耗氧量。可选用 10%水合氯醛 40 mg/kg 保留灌肠，地西泮 0.1~0.25 mg/kg 静脉注射或苯巴比妥 6~8 mg/kg 肌内注射。必要时可皮下或肌内注射吗啡 0.1~0.2 mg/kg。患儿高热时应积极降温。

(2)给氧:保持气道通畅，采用鼻塞给氧(2~5 L/min)，维持动脉 $PO_2 \geqslant 70$ mmHg，经皮动脉血氧饱和度≥90%。当吸氧难以纠正低氧血症或出现高碳酸血症呼吸性酸中毒时，需做气管插管机械通气。

(3)纠正电解质、酸碱平衡紊乱:休克时微循环功能发生障碍，大量血液淤滞于毛细血管床内，回心血量减少，有效循环量不足。心源性休克主要由心功能不全引起，扩容往往不能使心排血量增多。输液过多或过快，反而会导致肺水肿，使病情恶化，故输液应谨慎。首次输液可给予 10%葡萄糖生理盐水或低分子右旋糖酐，剂量为 5~10 mL/kg，于 30 min 内静脉滴注，休克状态无改善可重复 1 次。如患儿血压回升、四肢转暖、尿量增多，应减慢输液速度，并根据中心静脉压或肺毛细血管楔压再决定扩容与否。在患儿无呕吐、腹泻或其他额外体液丢失的情况下，每天入量宜控制在 1200 mL/m²，多用 10%葡萄糖维持液缓慢均匀静脉滴注。休克常合并代谢性酸中毒，可降低心脏收缩能力，可用碳酸氢钠纠正。另外，低钾、低镁是室性心律失常的促发因素，有可能使原有心源性休克恶化，因此应积极纠正电解质紊乱。

2.正性肌力药物

(1)儿茶酚胺类药物:又称拟交感胺升压药，通过心脏 β_1 受体兴奋作用，促使心脏收缩力加强。此类药物作用迅速，其药理作用常与剂量相关。由于药物半衰期短，必须持续静脉滴注，最好采用输液泵维持，以保持均匀的浓度及速度，不可快速静脉注射。此类药物同时还通过对 α 受体作用促使血管收缩，心率增快，可引起血压增高、某些器官血管过度收缩及室性心律失常，导致后负荷增加和心肌耗氧增加等不良作用。常用药物有以下几种。

1)多巴胺:详见本章第一节心力衰竭。

2）多巴酚丁胺：详见本章第一节心力衰竭。

3）异丙肾上腺素：激动 β 受体，0.05~0.5 μg/（kg·min）。增强心肌收缩力，血管扩张（以骨骼肌血管为主）、心率增快、心肌耗氧量增加，心肌缺血区的灌注减低。因此，对心源性休克不推荐使用。仅在严重心动过缓、房室传导阻滞、应用阿托品无效及起搏器不能立即使用时应用。需注意可能产生室性心律失常。

（2）磷酸二酯酶抑制剂：有增加心肌收缩和血管扩张的作用，常用的有氨力农（amrinone）及米力农（milrinone）。详见本章第一节心力衰竭。

（3）洋地黄制剂：洋地黄类药对心源性休克的初始治疗不起作用，仅于阵发性室上性心动过速或心房纤颤电击复律无效时为控制心率才使用，并需慎重观察可能发生的不良反应。

3.血管扩张剂　在应用正性肌力药的同时，血管扩张药可减轻心脏前后负荷，提高心排血量。扩张静脉可减低前负荷，缓解过高的心充盈压，从而使扩张的心腔恢复，心肌壁张力减低，心肌耗氧减少，并可使肺血管充盈压减低，缓解肺水肿。扩张动脉则减少动脉阻力，减轻左室后负荷，改善左室射血，心排血量增加。扩张微循环血管增加营养性毛细血管血流。此类药物作用时间短，需持续静脉滴注。对于心源性休克，要注意从小剂量开始，在有创性血流动力学监测指导下，逐渐调整用量。

4.利尿剂　应用利尿剂可减轻肺淤血，但骤然利尿有加重低血压及减少冠脉血流灌注的危险，故危重情况下应慎用。如果利尿效果不理想时应考虑系低血容量、心排出量严重下降以及肾血流量不足的影响。

5.皮质类固醇　可减轻炎症反应，维持细胞内线粒体和溶酶体膜正常。大剂量皮质激素具有增加心排血量、减低周围血管阻力、增加冠状动脉血流量的作用。尽管目前对合并感染的患儿应用仍有争议，但对伴有心血管功能衰竭的肾上腺皮质功能危象的患儿，应用皮质激素是必要的；对暴发性心肌炎可短期大剂量冲击疗法，静脉输入地塞米松每次 0.5~1 mg/kg，或甲泼尼龙每次 1~2 mg/kg，可以 4~8 小时重复使用，症状缓解后迅速减量及停药。

6.改善心肌代谢　可使用大剂量维生素 C，3~5 g 静脉滴注，能量合剂（ATP 20 mg，辅酶 A 50U，细胞色素 C 30 mg，加入 10% 葡萄糖 50~100 mL）静脉滴注，果糖-1,6-双磷酸果糖，100~200 mg/kg 加入注射水中静脉滴注，每天一次。

7.机械辅助装置　休克时应用各种辅助装置是现代休克治疗的进展之一，主要有主动脉内球囊反搏（IABP）、心室（左室或双室）辅助装置（VAD）、体外膜氧合器（ECMO）、腹膜透析（peritoneal dialysis，PD）等。目前，ECMO 已经越来越多地得到应用并取得令人鼓舞的效果。ECMO 可减少肺血流量，减轻肺水肿，减轻心室射血所做的功及维持动脉血压；同时用于纠正电解质紊乱。多用于急性心肌病变、双心室衰竭等引起的心源性休克。

8.病因治疗　在治疗休克的同时，应及时做出病因诊断，针对病因治疗。

（1）重症心肌炎：可采用皮质类固醇等免疫抑制剂治疗，静脉滴注氢化可的松 5~10 mg/kg 或地塞米松 0.3~0.5 mg/kg；静脉注射大剂量维生素 C 每次 200 mg/kg，每 6 小时 1 次。对心肌功能（尤其舒张功能）有益的 β 受体阻滞剂、钙通道阻滞剂及血管紧张素转化酶抑制剂因可能加重心源性休克患儿的低血压，所以在病情稳定之前不能使用这些药物。

（2）心律失常：快速性心律失常首选同步直流电击或经食管心房超速抑制恢复窦性心律。室上性心动过速可静脉注射快速洋地黄制剂或升压药（如去氧肾上腺素）。室性心动过速可选用利多卡因。缓慢型心律失常或合并严重快速心律失常的治疗，尽快安装临时起搏器常可迅速改善病情。

（3）急性心脏压塞：心包穿刺引流减压可迅速缓解症状；引流液可送病原学检查。

（4）先天性心脏病：如严重先天性瓣膜或瓣下狭窄、腱索或乳头肌断裂所致急性严重二尖瓣反流、急性主动脉反流等需立即行心脏矫治手术，才能快速逆转严重的循环功能衰竭。

（5）非心脏因素：如肺栓塞、张力性气胸、血胸以及药物不良反应或中毒等，均应给予相应积极处理。

第三节　感染性心内膜炎

感染性心内膜炎是心脏内膜的感染性疾病，最常累及自身或人工置植的瓣膜，也可累及其他部位的心内膜、大动脉内膜、心内或血管内植入物（如补片、管道）表面。心内膜炎的临床病程经过主要与病原微生物的类型有关，现已不再应用急性及亚急性心内膜炎的名称。感染性心内膜炎在小儿较成人少见，近年有增多的趋势，新生儿感染性心内膜炎发病已较前增多。除了发病增多以外，患儿基础心脏病的种类，各种病原微生物的比例等也有变化。这些变化与先天性心脏病手术机会增多、先天性心脏病患儿寿命延长、风湿热发病率降低、心导管检查、介入治疗及静脉内置管应用增多有关。

在抗生素问世以前，感染性心内膜炎病例很少能存活。随着感染性心内膜炎的早期诊断、抗生素治疗及并发症的外科手术治疗等方面的进展，感染性心内膜炎病例的预后已有明显改善。

一、病因

1.易感因素　感染性心内膜炎患儿中绝大多数（>90%）伴有基础心脏病变，其中以先天性心脏病最为多见（80%~90%），先天性心脏病中以室间隔缺损、动脉导管未闭、主动脉瓣狭窄等多见，很少见于继发性房间隔缺损。发绀型先天性心脏病或经过姑息、纠治手术后病例，特别是外科手术植入人工瓣膜、应用管道或人工修补材料，或术后存在残余分流、梗阻的病例均易发生感染性心内膜炎。室间隔缺损、动脉导管未闭、房间隔缺损术后超过 6 个月如无残余分流并不增加感染性心内膜炎的风险。随着围手术期抗生素的正规应用，术后早期感染性心内膜炎的发生率明显下降。后天性心脏病中，风湿性瓣膜病及二尖瓣脱垂综合征也可并发感染性心内膜炎。这些心脏病变常伴心室或血管内较大的压力阶差，产生高速的血液激流冲击心内膜面而产生损伤。心内膜下胶原组织暴露，血小板及纤维蛋白在此凝聚、沉积形成无菌性赘生物。当发生菌血症时，细菌在上述部位黏附、定居并繁殖，形成有菌赘生物。赘生物附着部位多在压力低的一侧，如室间隔缺损在缺损的右缘、三尖瓣隔叶及肺动脉瓣；动脉导管未闭在肺动脉端；主动脉关闭不全在瓣叶左室侧等。近年来，随着风湿热发病率降低，风湿性心脏病已不多见。但在有些地区风湿性心脏病仍是感染性心内膜炎较多见的基础心脏病。

心导管检查、经导管介入治疗、静脉内置管等也是感染性心内膜炎的易感因素。

近年来新生儿感染性心内膜炎发生率增高，一项多中心资料显示儿童感染性心内膜炎在新生儿期诊断的占 7.3%，这与新生儿期侵入性诊断及治疗措施（如中央静脉置管）有关。

感染性心内膜炎病原微生物多为咽喉部、消化道、皮肤部位的常居菌，拔牙、洗牙、牙周手术、扁桃体切除术等均可导致菌血症。

近年来,感染性心内膜炎见于无基础心脏病变患儿的比例增多,目前大约占 8% ~ 10%。无基础心脏病的病例多为金黄色葡萄球菌感染,多见于 2 岁以下婴儿及长期应用免疫抑制剂者。

2.病原体 80%以上的小儿感染性心内膜炎病例是由链球菌和葡萄球菌引起,其中链球菌约占 50%,葡萄球菌约占 30%。近年来葡萄球菌的比例有增加的趋势,并超过链球菌。有学者报道在 2000—2003 年期间 632 例小儿感染性心内膜炎病例中,金黄色葡萄球菌占 57%,草绿色链球菌占 20%。国内资料显示,葡萄球菌的比例确有增加,但链球菌仍为小儿感染性心内膜炎最常见的病原菌。其他病原菌还有肠球菌、肺炎双球菌及 β 溶血性链球菌等 G⁺球菌和大肠埃希菌、铜绿假单胞菌及 HACEK 杆菌族(嗜血菌属、放线杆菌属、人心杆菌属、埃肯菌属、金氏菌属)等 G⁻杆菌。肠球菌性心内膜炎在小儿较成人少见,HACEK 杆菌族也不常见。真菌性心内膜炎的病原体以念珠菌属、曲霉菌属及组织胞浆菌属较多见。细胞内微生物包括巴尔通体、立克次体感染所致的心内膜炎在小儿甚罕见。人工瓣膜植入术后早期以金黄色葡萄球菌常见,而晚期以链球菌感染常见。静脉注射麻醉剂的药瘾者,以金黄色葡萄球菌、铜绿假单胞菌及念珠菌属感染多见。

二、病理变化

1.心脏及血管 本病的基本病理改变是心瓣膜、心内膜及大血管内膜表面附着疣状感染性赘生物。活动期赘生物分三层:最里层主要由血小板、纤维素、红细胞、胶原纤维、坏死组织及细菌组成;中层由细菌组成;外层由纤维素与细菌组成。愈合期最外层被纤维素所覆盖,中层及内层发生玻璃样变与钙化。心瓣膜的赘生物可造成瓣膜溃疡及穿孔等,还可累及腱索及乳头肌,使腱索缩短或断裂,甚至可侵入瓣膜环及心肌,形成窦道及心肌脓肿、室间隔穿孔、主动脉窦感染性动脉瘤。巨大的赘生物可堵塞瓣膜口,导致急性循环障碍。

赘生物受血流冲击常有细微栓子脱落。由于栓子的大小及栓塞部位的不同,可发生不同的器官栓塞并引起不同的后果。左心脱落的栓子引起肾、脑、脾、肢体和肠系膜动脉栓塞;右室的栓子引起肺栓塞。其中肺栓塞的发生率最高。微小栓子栓塞毛细血管产生皮肤瘀点,在小动脉引起内皮细胞增生及血管周围炎症反应,形成 Osler 结。感染性栓子栓塞后可发生以下变化:①栓塞部位远端组织发生缺血性梗死;②栓塞部位附近炎症扩散;③栓塞部位的动脉内膜炎破坏动脉弹力层及肌层,或微小的栓子栓塞大动脉壁的营养血管,使大动脉壁坏死形成感染性动脉瘤。目前研究认为 Osler 结节有可能是组织针对感染所产生的免疫性血管炎表现。Janeway 斑是含有细菌和中性粒细胞的感染性栓子导致的栓塞,并继发皮下出血坏死。视网膜可见视丘附近小而苍白的 Roth 斑,常伴有出血灶。

2.肾 肾是体循环栓塞的最常见器官,其病理改变为:①肾动脉栓塞引起梗死病灶;②局灶性肾小球肾炎;③弥漫性肾小球肾炎。后两种可能是微小栓塞或肾小球免疫性损伤所致。

3.中枢神经系统 病变广泛,可涉及脑动脉、脑膜、脑室膜、脑实质、脑神经及脊髓。主要病理改变为血管损伤。微小血管栓塞可造成精神异常或弥漫性脑膜脑炎,发生出血、水肿、脑软化及脑脓肿。大脑动脉感染性动脉瘤破裂后发生脑出血,脑室内或蛛网膜下腔出血。

在发病过程中,细胞介导免疫及体液免疫系统活性增强。多克隆 B 细胞和抗原特异性 B 细胞的激活导致高 γ-球蛋白血症。肾脏病理表现为有免疫复合物沉积的局灶性和弥漫性肾小球肾炎。约有半数病例的类风湿因子和循环免疫复合物阳性,在治疗有效时其血浆水平降低。另外,抗心内膜抗体、抗内膜抗体、抗肌纤维膜抗体和抗核抗体等自身抗体水平也增高。

三、临床表现

感染性心内膜炎是累及多系统的疾病,临床表现及相关的并发症与心内膜炎感染破坏导致的血流动力学改变、赘生物引起的栓塞及免疫反应有关,与病原微生物也有密切关系。金黄色葡萄球菌导致的心内膜炎,因其毒力、破坏力强,起病急,全身感染症状明显,常引起瓣膜穿孔、腱束断裂导致急性血流动力学障碍。草绿色链球菌心内膜炎则起病缓慢,多呈非特异性临床表现。近年来感染性心内膜炎的临床表现有向急性经过的转变。

临床表现可归纳为 4 个方面:①全身感染症状;②心脏症状;③栓塞及血管征象;④免疫反应征象。发热是感染性心内膜炎最常见的症状,体温在 38~39℃,也有超过 40℃,热型不规则或低热。部分病例有寒战、头痛、关节痛、肌痛等,10%~15%病例体温正常。其他症状可有苍白、乏力、恶心、呕吐及腹痛等。

心功能不全也是感染性心内膜炎常见的临床表现,尤其在原有先天性心脏病或经过手术矫治后的病例中,可呈现心功能不全或原有心功能不全加重,难以控制。体温正常的感染性心内膜炎患儿多有心功能不全。感染性心内膜炎并发心功能不全主要由瓣膜破坏、腱束断裂等引起血流动力学改变所致。瓣膜损伤后可出现相应的心脏杂音,或使原有的杂音在性质、响度方面发生改变。但在原有心脏杂音基础上心脏杂音的改变较难察觉。

栓塞由败血症、免疫复合物介导血管炎及细菌性赘生物引起。栓塞事件可见于 20%~50%的感染性心内膜炎病例。栓塞可累及脑、肺、肾、脾、冠状动脉及外周动脉。栓塞临床表现视累及的器官而异,一般为脾大、腹痛、便血、血尿等。肺栓塞则有胸部剧痛,频咳与咯血,可出现胸腔积液,呈血色。神经系统损害包括卒中、脑脓肿、脑出血、惊厥、广泛性血管炎及脑膜炎。这些事件发生率在感染性心内膜炎病例中可高达 30%。血管征象中瘀斑可出现在球结膜、口腔黏膜及四肢皮肤。瘀斑及 Janeway 斑(手掌和足底红斑或无压痛的出血性瘀点病变)在小儿病例少见。

免疫反应引起的征象如指/趾甲下出血(呈暗红、线状)、Osler 结节(指/趾掌面红色皮下结节)、Roth 斑(眼底椭圆形出血斑,中央苍白),均不是感染性心内膜炎特有的征象,在小儿病例中非常少见,即使在成人感染性心内膜炎病例中也较前少见(<5%)。免疫复合物性肾小球肾炎在感染性心内膜炎病例中少于 15%,也有高达 43%,呈现血尿,肾功能不全。

新生儿感染性心内膜炎的临床表现不典型,全身中毒症状掩盖心内膜炎的症状,与脓毒血症及其他原因引起的心功能不全难以区别。常见感染性栓塞引起的骨髓炎、脑膜炎、肺炎等临床表现,也可有呼吸窘迫、心脏杂音、低血压等。新生儿感染性心内膜炎死亡率高。

四、辅助检查

1.一般化验检查　常见的血象为进行性贫血与白细胞增多,中性粒细胞升高。血沉增快,C-反应蛋白阳性。当合并免疫复合物介导的肾小球肾炎、严重心力衰竭或缺氧引起红细胞增多症时可导致血沉降至正常的假象。血清球蛋白常增多,甚至白蛋白、球蛋白比例倒置。γ-球蛋白升高,循环免疫复合物增高及类风湿因子阳性。尿中有红细胞。

2.心电图 由于心肌可以同时存在多种病理改变,因此可能出现致命的室性心律失常。房室瓣反流影响心房可导致心房颤动。完全性房室传导阻滞、右束支阻滞、左前或左后分支阻滞均有报道,提示心肌化脓灶或炎症反应加重。

3.血培养 持续菌血症是感染性心内膜炎的典型表现,未用抗生素时,血培养阳性率达90%以上。近期使用过抗生素是导致血培养假阴性的主要原因。对疑诊者尽量在取血培养后应用抗生素。由于菌血症是持续性的,等待体温升高时取血培养是不必要的。一般认为,对大多数病例分别取血 2~3 次(每次间隔至少 30 min)培养已足够。最好选择不同部位取静脉血,同时做药敏试验。感染性心内膜炎的菌血症多为低水平(<100 个细菌/mL),每次采取血量:儿童 5~7 mL,婴幼儿 1~3 mL。保持血液与培养液的比例为 1∶10,血量过多可能减少细菌的检出机会。分别采用需氧和厌氧培养基,必要时加做真菌培养。在心内膜炎病例中血培养阴性占 2%~40%,在儿童中比例较高。血培养阴性有两种类型:同时或先前用过抗生素,或存在常规血培养生长困难的微生物,以前一种常见。曾使用抗生素可使血培养阳性率降低 35%~40%。为了减少曾用抗生素对血培养的影响,在病情允许的情况下,停用抗生素≥48 小时再进行血培养检查。条件致病菌生长缓慢,有特殊营养需求,培养时间较长,一般需保持 3~4 周。细胞内微生物包括巴尔通体、立克次体血培养困难,需应用血清学检查确诊。分子技术是通过 PCR 即核酸扩增试验对细菌 DNA 特定区域确认及扩增,还可以测序分型,用于血培养阴性患儿检测病原微生物,并可对培养获得的细菌(有时≥2 种)定性及确定细菌的耐药性。PCR 方法敏感,获取结果较快,但存在假阴性及假阳性问题需要注意。

4.超声心动图检查 应用超声心动图技术有可能观察到心内膜受损的部分表现,不仅能显著地提高临床诊断的敏感性,而且也使临床确诊感染性心内膜炎成为可能。心内膜受损的超声心动图征象主要有赘生物、心内(瓣周)脓肿、人工瓣膜或心内修补材料新的部分裂开及瓣膜穿孔等,其中赘生物最常见。赘生物在二维超声心动图中呈回声增强的团块,摆动或不摆动,附着于瓣膜、心腔壁、肺动脉壁、心腔内植入的补片、管道壁。赘生物的检出率与病原体、病程、检查者的经验等有关,一般为 57%~81%。太小的赘生物(<2 mm)则很难被发现。因此,初次超声心动图检查阴性不能排除心内膜炎,疑似病例需要复查。有时赘生物与血栓、脱垂瓣叶、心脏肿瘤、黏液样病变很难区别。小儿感染性心内膜炎病例中心内脓肿及人工瓣膜部分裂开少见,而先天性心脏病根治术中的补片部分裂开时而可见。同时应用彩色多普勒血流显像有助发现瓣膜穿孔及瓣膜反流。虽然经食管超声心动图对感染性心内膜炎检查优于经胸超声心动图,小儿胸壁较薄,透声条件较好,经胸超声心动图对感染性心内膜炎检查已能够达到临床要求。

五、诊断

感染性心内膜炎累及全身多系统,临床表现多样化,早期诊断颇为困难。尤其是随着抗生素的广泛应用和病原学的变化,临床表现更趋不典型。最初确定诊断仅限于有病理证据者。1994 年,Durack 等提出感染性心内膜炎诊断新标准(Duke 标准),首次增加应用超声心动图检查的心内膜受累证据,并作为感染性心内膜炎临床确诊的依据。国外研究资料显示,在经过手术或病理证实的感染性心内膜炎病例中,按 Duke 标准诊断有 18%~24%病例未被确诊。在 Duke 标准基础上经过研究不断完善,2010 年中华医学会儿科学分会心血管学组及中华儿科杂志编辑委员会提出"儿童感染性心内膜炎诊断标准"(表 6-3)。

表 6-3 儿童感染性心内膜炎的诊断标准(2010)

1.病理学指标

(1)赘生物(包括已形成栓塞的)或心脏感染组织经培养或镜检发现微生物

(2)赘生物或心脏感染组织经病理检查证实伴活动性心内膜炎

2.临床指标

(1)主要指标

1)血培养阳性分别 2 次血培养有相同的感染性心内膜炎的常见微生物(草绿色链球菌、金黄色葡萄球菌、凝固酶阴性葡萄球菌、肠球菌等)

2)心内膜受累证据(超声心动图征象)

①附着于瓣膜、瓣膜装置、心脏或大血管内膜、置植人工材料上的赘生物;或

②腱索断裂、瓣膜穿孔、人工瓣膜或缺损补片有新的部分裂开;或

③心腔内脓肿

(2)次要指标

1)易感染条件:基础心脏疾病、心脏手术、心导管术、经导管介入治疗、中心静脉内置管等

2)较长时间的发热≥38℃,伴贫血

3)原有的心脏杂音加重,出现新的心脏杂音或心功能不全

4)血管征象重要动脉栓塞、感染性动脉瘤、瘀斑、脾大、颅内出血、结膜出血、Janeway 斑

5)免疫学征象肾小球肾炎、Osler 结节、Roth 斑、类风湿因子阳性

6)微生物学证据血培养阳性,但未符合主要标准中要求

3.诊断依据

(1)具备下列①~⑤项任何之一者可诊断为感染性心内膜炎:①临床主要指标 2 项;②临床主要指标 1 项和临床次要指标 3 项;③心内膜受累证据和临床次要指标 2 项;④临床次要指标 5 项;⑤病理学指标 1 项

(2)有以下情况时可以排除感染性心内膜炎诊断:①有明确的其他诊断解释心内膜炎表现;②经抗生素治疗≤4 天临床表现消除;③抗生素治疗≤4 天手术或尸检无感染性心内膜炎的病理证据

(3)临床考虑感染性心内膜炎,但不具备确诊依据时仍应进行治疗,根据临床观察及进一步的检查结果确诊或排除感染性心内膜炎

任何诊断标准均不能代替临床的分析判断。许多感染性心内膜炎的临床表现是非特异性的,需要排除其他相关疾病并结合诊断标准综合分析。血培养持续阳性获得致病微生物及超声心动图检查发现心内膜受累表现是临床确诊的关键。要注意的是,血培养结果受曾用抗生素、采血量、培养技术培养及条件的影响;超声心动图检查结果受病程、心内膜受累表现明显程度、检查者经验等因素影响。据国内报道,经病理或手术确诊的感染性心内膜炎病例中,血培养阳性率尚较低(29%~67%),血培养符合诊断标准的则更低(26%),心内膜受累超声征象检出率差异明显(60%~97%)。小儿感染性心内膜炎的诊断,特别是早期诊断存在挑战。在临床实践中,儿科医师与微生物专业及心脏超声专业人员应加强联系,共同努力改进技术才能提高诊断效果。

六、预防

感染性心内膜炎的死亡率及病残率仍然比较高,感染性心内膜炎的预防显然具有重要的意义。根据临床经验及研究资料,以往应用抗生素预防感染性心内膜炎的效果仍存在疑问,此外尚存在抗生素不良反应及产生耐药性的弊端。注意口腔卫生与及时治疗口腔疾病对预防感染性心内膜炎可能较应用抗生素预防更重要。

目前认为抗生素预防对象应限于感染性心内膜炎发生率高的人群或并发症、死亡率高的感染性心内膜炎患儿,即高危病例:①曾有感染性心内膜炎病史;②使用人工瓣膜或人工材料于心脏瓣膜修复术的患儿;③未经治疗的发绀型先天性心脏病患儿、先天性心脏病姑息分流、使用管道或其他人工材料术后患儿、先天性心脏病修复术后有残留分流或瓣膜反流患儿、先天性心脏病修复术后无残留分流或梗阻患儿,术后6个月直到人工材料内皮化形成。高危病例在接受涉及牙龈组织、牙齿根尖周围部位或引起口腔黏膜破损的牙科手术前需要抗生素预防。抗生素预防不推荐常规用于呼吸道(气管镜、支气管镜、喉镜)、消化道(胃镜、结肠镜、经食管超声)及泌尿道(膀胱镜)检查操作时。对青霉素或氨苄西林无过敏者,术前30~60 min应用阿莫西林或氨苄西林50 mg/kg,1次口服或静脉注射,也可换用头孢氨苄50 mg/kg,1次口服。对阿莫西林及氨苄西林过敏者可用克林霉素20 mg/kg,1次口服或静脉注射。

七、治疗

1.抗生素治疗　去除引起感染的病原体是治疗的关键。早期及有效的抗生素治疗可以提高本病的治愈率。抗生素的选择最好根据检出的病原微生物及其对抗生素的敏感程度。应采用杀菌型并且对组织有较好穿透性的抗生素。抑菌型抗生素疗效差,易于复发,一般不用。根据病原体对抗生素的敏感程度,选择不同作用机制的抗生素联合用药,以达到最大的杀菌协同作用。感染性心内膜炎在感染部位通常有赘生物形成,赘生物内细菌浓度高,并能抵御吞噬及其他机体防御机制,细菌的代谢率低,故需要足够剂量及比较长期的抗生素治疗。选择静脉给药以保持稳定有效的血浓度达到治疗效果。选择合适的抗生素及治疗方案后尚需要密切观察临床症状并根据血培养及炎症标志物评价治疗效果,同时监测药物血浓度,特别是氨基糖苷类抗生素和糖肽类抗生素,有利于调整剂量,预防抗生素不良反应。感染性心内膜炎治疗的指南推荐,以β-内酰胺类抗生素(青霉素及头孢菌素类)与氨基糖苷类抗生素联合治疗可获得协同作用,为治疗感染性心内膜炎的有效药物。最近的相关指南中已有所改变,不再推荐氨基糖苷类抗生素用于自体瓣膜或金黄色葡萄球菌性心内膜炎。因为没有证据显示其临床有益,而且增加肾脏毒性。氨基糖苷类药物不良反应严重,在儿科病例中应慎重使用。通常抗生素治疗需要持续4~6周,根据临床及实验室检查的变化进行调整,有时需要更长时间的治疗。停用抗生素后8周内需要复查血培养,复发多数发生在该阶段。

(1)链球菌性心内膜炎:青霉素敏感(最低抑菌浓度≤0.10 μg/mL)的链球菌感染者,青霉素20万 U/(kg·d),分4~6次静脉注射,或头孢曲松(ceftriaxone)100 mg/(kg·d),1次/天,或分2次静脉注射,治疗4周。

对青霉素敏感性较差者(最低抑菌浓度≥0.20 μg/mL),青霉素20万~30万 U/(kg·d),分4~6次静脉注射4周,加庆大霉素3 mg/(kg·d),分3次静脉注射,最初2周。或头孢曲松(ceftriaxone)100 mg/(kg·d),1 次/天,或分 2 次静脉注射 4 周,加庆大霉素 3 mg/(kg·d),分 3 次静脉注射,最初 2 周。如对青霉素或头孢曲松过敏者,万古霉素 30~40 mg/(kg·d)(日总量<2 g),分 2~3 次静脉注射(每次持续>1 小时),4 周。注意观察对肾、耳的毒性。

(2)肠球菌性心内膜炎:对青霉素敏感性较差,宜首选氨苄西林,300 mg/(kg·d)(每天总量不超过 12g)分 4~6 次静脉注射,合并应用庆大霉素 3 mg/(kg·d),分 3 次静脉注射,疗程 4~6 周。对 β-内酰胺类抗生素过敏者,万古霉素合并庆大霉素治疗 6 周,或氨苄西林/舒巴坦 300 mg/(kg·d),分 4 次静脉注射,合并庆大霉素治疗 6 周。

(3)葡萄球菌性心内膜炎:很多金黄色葡萄球菌株耐青霉素,故应选用耐青霉素酶的青霉素。苯唑西林 200 mg/(kg·d),分次,每 4~6 小时一次,静脉注射;或头孢唑啉 100 mg/(kg·d),分次,每 8 小时一次,静脉注射,6 周。加或不加庆大霉素 3 mg/(kg·d),每 8 小时一次,静脉注射,最初 3~5 天。

对青霉素过敏,苯唑西林耐药或疗效不佳者可用万古霉素,加或不加庆大霉素。

对万古霉素耐药或不耐受,达托霉素 6 mg/kg,1 次/天,静脉注射。

(4)革兰氏阴性杆菌性心内膜炎:革兰氏阴性杆菌包括大肠埃希菌、铜绿假单胞菌及 HACEK 菌族等,应根据细菌学检查结果选择合适的抗生素。一般可选用第三代头孢菌素,如头孢哌酮(cefoperazone)、头孢噻肟(cefotaxime)、头孢曲松(ceftriaxone)等,并加用庆大霉素,或氨苄西林与庆大霉素联合应用,疗程至少 6 周。

(5)真菌性心内膜炎:两性霉素 B,1 mg/(kg·d),静脉注射,维持 3~4 小时,疗程≥6 周,加或不加 5-氟胞嘧啶,150 mg/(kg·d)分次口服,每 6 小时一次。常需外科手术去除赘生物及病灶。经过以上治疗后换用咪唑类药(如氟康唑、伊曲康唑、伏立康唑)长期抑制性治疗。经抗真菌药物治疗有效,但不适合手术者需长期口服咪唑类药。

对于临床确诊,血培养尚未明确病原菌或血培养阴性的感染性心内膜炎患儿选择抗生素治疗方案时需要结合临床特点、病程经过、是否用过抗生素、有否心脏手术及人工材料植入及当地细菌耐药情况等判断可能的病原菌,也称为经验治疗方案。血培养前曾用抗生素治疗,无基础心脏病,自体瓣膜感染者,急性起病,药物选择需针对金黄色葡萄球菌;临床经过呈亚急性.药物选择需同时针对金黄色葡萄球菌、链球菌、肠球菌,HACEK 杆菌族,药物首选氨苄西林/舒巴坦钠或阿莫西林/克拉维酸加庆大霉素,或氯唑西林/头孢唑林;人工瓣膜或人工材料置入性心内膜炎,在心脏手术后 1 年内发病,治疗需针对苯唑西林耐药的葡萄球菌选用万古霉素;在心脏术后 1 年后发病,病原菌以苯唑西林敏感的葡萄球菌,草绿色链球菌、肠球菌多见。在治疗过程中需要密切观察,根据病情及检验结果决定是否需要调整抗生素,同时注意抗生素的不良反应。

在治疗过程中,如果有效可见发热缓解,自觉症状好转,尿中红细胞消失较慢,约需 1 个月或更久,白细胞恢复也较慢,血沉恢复约在 1.5 个月。终止治疗的依据为:体温、脉搏正常,自觉情况良好,体重增加,栓塞现象消失,血象及血沉恢复正常等,如血培养多次阴性,则更可靠。停止治疗后,应随访 2 年,以便对复发者及时治疗。

2.外科手术治疗 急性心力衰竭、脑栓塞及感染持续不能被控制是感染性心内膜炎的死亡原因。很多时候抗生素治疗不足以控制病情,需要外科手术共同治疗处理。近年来早期外科治疗感染性心内膜炎取得良好效果,对心脏赘生物和污染的人工材料清创,修复或置换损害的瓣膜,挽救严重患儿生命,病死率明显降低,治愈率提高。手术指征有:①二尖瓣或主动脉瓣损坏,重度反流导致心力衰竭;②经过合适的抗生素治疗1周以上仍持续发热、血培养阳性或心内赘生物增大;③心脏瓣膜穿孔、破损、瓣周脓肿或窦道形成,呈现局部破坏性感染或感染扩散;④大型或有脱落风险的赘生物,特别是位于左心瓣膜上的赘生物;⑤真菌或抗生素耐药病原体引起的心内膜炎等。据报道,需要外科治疗的感染性心内膜炎患儿约占25%~30%。如有外科治疗指征应尽早手术。术前心力衰竭程度与术后死亡率有关,把握手术时机非常重要。术后继续用抗生素,与术前用药时间相加至少达到1个完整疗程。如果手术时取得的赘生物等病灶组织经培养为阳性,用药时间宜更长。

八、预后

随着超声诊断、抗生素治疗及外科治疗技术的提高,小儿的死亡率有所下降,但仍然是危害较大的感染性疾病。顽固性充血性心力衰竭是致死的主要原因,主要由瓣膜破坏、腱索断裂所致,与人工瓣膜功能障碍及基础心脏病等也有关。有严重脑并发症者,病死率高,幸存者多有后遗症。心内膜炎的复发可在完成有效抗感染疗程后3~6个月发生。复发时的病原菌不一定与既往一致。

第七章　呼吸道感染

第一节　上呼吸道感染

急性呼吸道感染通常分为急性上呼吸道感染和急性下呼吸道感染。

急性上呼吸道感染是指喉部以上,上部呼吸道的鼻和咽部的急性感染。也常用"急性鼻咽炎""急性咽炎""急性扁桃体炎"等名词诊断,统称为上呼吸道感染,简称"上感",是小儿最常见的疾病。

一、流行病学

急性上呼吸道感染,全年都可发生,冬春较多。在幼儿期发病最多,5岁以下小儿平均每人每年发生4~6次;学龄儿童逐渐减少。致病病原一般通过飞沫传播,也可以接触传播,偶尔通过肠道。可以流行或散发。传染期在轻症只限于最初几日,重症则较长,继发细菌感染后则更延长。人体对上述病毒的免疫力一般较短,仅1~2个月或稍长,但也有长达数年者。

二、病原学

上呼吸道感染以病毒为主,可占原发感染的80%以上。支原体和细菌较少见。病毒感染后,上呼吸道黏膜失去抵抗力,细菌可乘虚而入,并发混合感染。

1.常见病毒

(1)鼻病毒:属小RNA病毒科,有100余种不同血清型,是普通感冒最常见的病原体。

(2)冠状病毒:分离需特殊方法。普通感冒常见两大病原体鼻病毒和冠状病毒,其感染症状局限于上呼吸道,多在鼻部。

(3)柯萨基病毒及埃可病毒:此类病毒均微小,属于微小病毒,常引起鼻咽部炎症。

(4)流感病毒:分甲、乙、丙三种血清型。在感染人类的三种流感病毒中,甲型流感病毒有着极强的变异性,乙型次之,而丙型流感病毒的抗原性较稳定。甲型可因其抗原结构发生较剧烈的变异而导致大流行,估计每隔10~15年一次。乙型流行规模较小且局限。丙型一般只造成散发流行,病情较轻。以上三型在小儿呼吸道疾病中主要引起上感,也可以引起喉炎、气管炎、支气管炎、毛细支气管炎和肺炎。

(5)副流感病毒:分四种血清型,其中Ⅰ型和Ⅲ型属于呼吸道病毒属,Ⅱ型和Ⅳ型属于腮腺炎病毒属,Ⅰ型、Ⅱ型及Ⅲ型是引起婴儿、儿童、免疫缺陷患儿下呼吸道感染的主要病原;Ⅳ型又分A、B两个亚型,较少见,可在儿童及成人中发生上呼吸道感染。

(6)呼吸道合胞病毒:存在A、B两个亚型,对婴幼儿呼吸道有强致病力,可引起小流行。1岁以内婴儿75%左右发生过毛细支气管炎,30%左右致喉炎、气管炎、支气管炎及肺炎等。2岁以后毛细支气管炎发病减少。5岁以后,仅表现为轻型上感,下呼吸道感染明显减少。

以上所述后三种病毒均属于黏液病毒。在急性上呼吸道感染中以副流感病毒、呼吸道合胞病毒及冠状病毒较为多见。

(7)腺病毒:为DNA病毒,属腺病毒科,能感染人类的有51种不同血清型,是儿童上呼吸道感染的重要病原,可以引起鼻咽炎、咽炎、咽结合膜炎、滤泡性结膜炎,也可引起肺炎流行。其中,3、7 型是引起腺病毒肺炎的主要病原。近年也有 55 血清型引起上呼吸道感染和肺炎的报道 3 句。

2.肺炎支原体　又名肺炎原浆菌或胸膜肺炎样微生物(PPLO),不但引起肺炎,也可引起上呼吸道感染,肺炎多见于 5~14 岁小儿。

3.常见细菌　仅为原发性上呼吸道感染的 10%。上呼吸道的继发性细菌感染大多属于 B 族溶血性链球菌 A 组、肺炎链球菌、嗜血流感杆菌及葡萄球菌,其中链球菌往往引起原发性咽炎,卡他奈瑟球菌,是鼻咽部常见菌群之一,有时在呼吸道可发展为致病菌感染,且有增多趋势,次于肺炎链球菌和流感杆菌感染。

三、诱因

1.某些左向右分流型的先天性心脏病　如室间隔缺损、房间隔缺损、动脉导管未闭等,因肺血多,可经常出现呼吸道感染。

2.某些胃食管的先天性异常　如食管裂孔疝,膈膨升等,因胃肠管压迫肺组织,患儿易出现反复的呼吸道感染。

3.免疫功能异常　这是引起患儿反复发生呼吸道感染的重要因素。婴幼儿时期,特异性免疫功能和非特异性免疫功能均不成熟,某些患儿存在着免疫功能缺陷,其缺陷的原因可为原发性,也可继发于某些疾病如肾病综合征或使用某些免疫抑制剂等。

4.气管、支气管异物　某些幼儿吸入异物史不清,在度过了剧咳的急性期后,肺内异物可经常招致肺感染,经抗生素治疗后有效,但易复发。

5.营养性疾病　如营养不良、贫血、维生素 A 缺乏、佝偻病以及小儿腹泻等。

6.卫生习惯及生活条件不良　如住处拥挤、通风不良、阴暗潮湿、阳光不足、家长吸烟、护理不周等。

7.交叉感染　在入托和入所的婴幼儿,由于集体托幼相互密切接触而致。

四、病理改变

早期仅有上呼吸道黏膜下水肿,主要是血管扩张和单核细胞浸润,以后转成中性粒细胞浸润。上皮细胞受损后剥脱,到恢复期重新增生修复至痊愈。

五、临床表现

病情轻重程度相差很大,一般年长儿较轻,婴幼儿时期则重症较多。

1.潜伏期　多为 2~3 日或更久。

2.轻症　只有鼻部症状,如流清鼻涕、鼻塞、喷嚏等,也可有流泪、轻咳或咽部不适,可在 3~4 日内自然痊愈。如感染涉及鼻咽部,常有发热、咽痛、扁桃体炎及咽后壁淋巴组织充血和增生,有时淋巴结可轻度肿大。发热可持续 2~3 日至一周左右。在婴儿常易引起呕吐和腹泻。

3.重症　体温可达 39~40℃或更高,伴有寒战、头痛、全身无力、食欲减退、睡眠不安等,可因为鼻咽部分泌物引起较频繁的咳嗽。有时红肿明显波及扁桃体,出现滤泡性脓性渗出物,咽痛和全身症状加重,鼻咽部分泌物从稀薄变到稠厚。颌下淋巴结显著肿大,压痛明显。如果炎症波及鼻窦、中耳或气管,则发生相应症状,全身症状也比较严重。急性上呼吸道感染所致高热惊厥多见于婴幼儿。于起病后1~2日内发生,很少反复发生。急性腹痛有时很剧烈,多在脐部周围;无压痛,早期出现,多为暂时性,可能与肠蠕动亢进有关;也可持续存在,多因并发急性肠系膜淋巴结炎所致。

4.病程　轻型病例发热时间1~2日至5~6日,但较重者高热可达1~2周,偶有长期低热达数周者,由于病灶未清除,需较长时间才能痊愈。

六、并发症

急性上呼吸道感染如不及时治疗,可引起很多并发症,特别在婴幼儿时期更多见。并发症分三大类:①感染自鼻咽部蔓延至附近器官,较为常见的有急性结膜炎、鼻窦炎、口腔炎、喉炎、中耳炎和颈淋巴结炎,其他如咽后壁脓肿、扁桃体周围脓肿、上颌骨骨髓炎、支气管炎和肺炎也不少见;②病原通过血液循环播散到全身,细菌感染并发败血症时,可导致化脓性病灶,如皮下脓肿、脓胸、心包炎、腹膜炎、关节炎、骨髓炎、脑膜炎、脑脓肿和泌尿系感染等;③由于感染和变态反应对机体的影响,可发生风湿热、肾小球肾炎等。

七、实验室检查

末梢血象检查病毒感染一般白细胞偏低或在正常范围,但在早期白细胞和中性粒细胞百分比可较高;细菌感染时白细胞总数多增高,严重病例也可减低,但中性粒细胞百分数仍增高。在使用抗菌药物前行咽拭子培养可发现致病菌。病毒分离和血清学检查可明确病原,近年来免疫荧光、免疫酶及分子生物学技术可做出早期诊断。链球菌引起者于感染2~3周后ASO滴度可增高。末梢血涂片找异常淋巴细胞可与传染性单核细胞增多症鉴别。

八、诊断及鉴别诊断

根据临床表现一般可做出诊断,但需与以下疾病鉴别,特别是一些重症患者或出现其他系统症状时。

1.流行性感冒　由流感病毒、副流感病毒引起。有明显的流行病史,局部症状较轻,全身症状较重。常有高热、头痛、四肢肌肉酸痛等,病程较长。

2.急性传染病　早期上感常为各种传染病的前驱症状,如麻疹、流行性脑脊髓膜炎、百日咳、猩红热等,应结合流行病史、临床表现及实验室资料等综合分析,并观察病情演变加以鉴别。

3.传染性单核细胞增多症　为EB病毒感染,病初多表现为扁桃体的炎性病变及渗出,病程后期出现颈淋巴结炎及轻度肝脾的肿大,疾病恢复过程较长,末梢血涂片找异常淋巴细胞,EB病毒抗体可协助诊断。

4.急性阑尾炎　伴腹痛者应注意与急性阑尾炎鉴别。本病腹痛常先于发热,腹痛部位以右下腹为主,呈持续性,有固定压痛点、反跳痛及腹肌紧张、腰大肌试验阳性等体征,白细胞及中性粒细胞增高。

5.有高热惊厥者须与中枢性神经系统感染鉴别　上呼吸道感染发生惊厥者,发作后神志清醒,一般只发作1~2次,多发生于高热的第1日,随体温下降,惊厥亦停止,缺乏神经系统体征,全身情况较佳,必要时可做腰椎穿刺,进行脑脊液检查以资区别。

6.有消化道症状者须与胃肠疾病作鉴别　婴幼儿上呼吸道感染,往往有消化道症状如呕吐、腹痛、腹泻等往往误诊为"原发性胃肠病",须详细了解病史及查体以便进行适当治疗。

7.与过敏性鼻炎鉴别　有些"上呼吸道感染"患儿全身症状不重,常有喷嚏、流清水鼻涕、鼻黏膜苍白,病程较长且反复发作,应考虑过敏性鼻炎,鼻拭子涂片如嗜伊红细胞增多,可助诊断,此病多见于学龄前及学龄儿童。

在排除上述疾病后,尚应对上呼吸道感染的病因进行鉴别:病毒性或细菌性感染,以便指导治疗。

九、预后

上呼吸道感染多为自限性疾病。全身症状如精神、食欲等,常较体温和白细胞更为重要。如饮食、精神如常者多预后好;精神萎靡、多睡或烦躁不安、面色苍白者,应加以警惕。

十、预防

增强机体抵抗力,防止病原体入侵是预防上呼吸道感染的关键。主要措施包括:平日注意锻炼身体,合理安排户外活动,以适应环境和气候的变化;衣着适宜,随气候变化及时增减,防止受凉或过热;合理喂养,积极防治营养不良、贫血及佝偻病等;讲卫生,避免交叉感染,接触患者后洗手;避免去人多拥挤及通风不良的场所。

十一、治疗

以充分休息、预防并发症为主,并重视一般护理和支持疗法。

1.一般治疗及护理

(1)居住环境要注意清洁、安静、光线充足,室温、湿度适宜;高热时卧床休息;供给足够水分;注意口腔、鼻及眼的局部清洁;注意呼吸道隔离,加强呼吸道管理,减少继发细菌感染的机会。

(2)对症治疗

1)高热可用冷敷、温湿敷或乙醇擦浴降温,口服对乙酰氨基酚或布洛芬,也可用肌内注射或静脉注射解热镇痛药,如阿司匹林类。

2)高热惊厥者可予以镇静、止惊等处理。①地西泮:每次 0.3 mg/kg 静脉注射,20~30 min 后可重复注射;②苯巴比妥钠:每次 5~8 mg/kg 肌内注射;③10% 水合氯醛:每次 0.5 mL/kg 灌肠。

3)鼻塞:先清除鼻腔分泌物,用 0.5% 呋喃西林麻黄碱合剂于睡前或喂奶前 10~15 min 滴鼻,1~2 滴/次。

4)咽痛:大部分可自行缓解,多饮水、口服对乙酰氨基酚或布洛芬退热、止痛有利于缓解局部症状,国外学者提出阿司匹林在儿童应慎用,它有引发瑞氏综合征的可能,这多见于疱疹类病毒的感染。

5)咳嗽:婴幼儿一般不用镇咳药,常用祛痰止咳药物。

2.抗感染治疗

(1)抗病毒药物:大多数上呼吸道感染由病毒引起,可试用利巴韦林(病毒唑,virazole),10~15 mg/(kg·d)静脉点滴,3~5 日为一个疗程。甲型乙型流感均可选用神经氨酸酶抑制剂奥司他韦、帕拉米韦。奥司他韦可应用于 1 岁以上儿童,剂量为:≤15 kg 30 mg,每日 2 次;15~23 kg 45 mg,每日 2 次;23~40 kg 60 mg,每日 2 次;>40 kg 75 mg,每日 2 次。连续用 5 天。帕拉米韦剂量为:帕拉米韦氯化钠注射液每日 1 次,每次 10 mg/kg,30 min 以上单次静脉滴注。

（2）抗生素：细菌性上呼吸道感染或病毒性上呼吸道感染继发细菌感染者可选用抗生素治疗，咽拭子培养阳性结果有助于指导抗菌治疗。对年龄较小、全身感染中毒症状重者，或已出现中耳炎并发症者，其他如糖尿病患儿、免疫缺陷患儿，均是抗生素应用的指征。常选用青霉素类及大环内酯类抗生素，青霉素 V 为首选，头孢类抗生素亦较常用，有青霉素过敏史患儿可选用红霉素或其他大环内酯类药物，疗程多为 1 周。若证实为链球菌感染，或既往有风湿热、肾炎病史者，青霉素疗程应为 10~14 日。

3.中药治疗　儿童急性上呼吸道感染 90%以上由病毒引起的，我国中医中药是以临床实践为基础的实践科学，在治疗儿童上呼吸道感染方面积累了丰富的经验。儿童急性上呼吸道病毒感染属于中医学"感冒"范畴，中医认为感冒主要是感受外邪所致。根据临床表现可分为三型：风寒感冒、风热感冒、暑湿感冒。中医称流行性感冒为"时行感冒"，其临床表现与风热感冒相似，属于风热感冒的重症。儿童感冒后，易出现以下病情转化：①易于寒随热化灼津炼液成痰，表现为高热、咳痰；②热盛时容易引起惊厥（热惊）；③易因食滞引起吐泻等胃肠证候。无论风寒、风热或暑湿感冒，其病位在表，治疗以疏风解表为基本原则。以辛温解表治风寒型，以辛凉解表治风热型，以清暑解表治暑湿型。治疗兼证时应在解表的基础上，分别佐以清热、化痰、镇惊、消导之法。另需注意，儿童为稚阴稚阳之体，过汗易耗津伤阳，故在治疗时应注意不宜发汗太过，体虚外感者可酌情加用扶正药物。此外扁桃体炎为上呼吸道感染中的一种常见病，现对其中医治疗一并叙述。

（1）普通感冒

1）风寒感冒：多见于较大儿童感冒初期，出现恶寒、发热、无汗（或微汗）流涕、头身疼痛、咳嗽有痰、舌质淡红、舌苔薄白、脉浮紧，治以辛温解表法。方剂：荆防败毒散加减。中成药：感冒清热冲剂。

2）风热感冒：多见于婴幼儿，发热较重，或汗出而热不解，鼻塞、流黄涕、面赤、咽红，或咳嗽有痰，舌尖稍红，苔薄白或黄白相间，脉浮数或滑数。治以辛凉解表、清热解毒法。方剂：银翘散加减。常用的中成药有：小儿感冒冲剂、小儿肺热咳喘口服液、小儿豉翘清热颗粒、银翘解毒片、双黄连口服液、双花口服液及黄栀花口服液、连花清瘟胶囊、芩香清解口服液等。

3）暑湿感冒：夏季发病，表现为高热无汗，头痛，身重困倦，胸闷恶心，食欲缺乏，或呕吐、腹泻，或鼻塞、流涕、咳嗽，舌苔薄白或腻，质红，脉数。治以清暑化湿、解表透邪法。方剂：藿香正气散或新加香薷饮加减。常用中成药有藿香正气水、藿香正气软胶囊等。

4）流行性感冒：起病急骤，全身症状重。高热寒战，头晕头痛，鼻塞、喷嚏、咳嗽，面目红赤，哭闹不安或烦躁不宁，咽红肿痛，无汗或汗出热不解，肌肉酸痛，腹胀、腹痛，或有呕吐、泄泻，舌质红、苔黄腻，脉数。治以清热解毒法；方剂：银翘散合普济消毒饮加减等。

按上述普通感冒各型，随证选加下列药物：①高热加黄芩 6 g；高热大便干者加小儿牛黄散，每次 0.3~0.6 g，每日冲服 2~3 次；②暑季感冒，高热神倦，恶心、呕吐，苔腻，加藿香 6 g，佩兰 6 g；③咳嗽重者加前胡 9 g，杏仁 6 g；④高热惊厥可加钩藤 9 g，蝉衣 6 g 或珍珠母 15 g；⑤兼食滞者可加焦山楂 9 g，建曲 9 g 或莱菔子 6 g。

（2）急性扁桃体炎：中医称"乳蛾"，根据临床表现不同分为"喉蛾红肿"（相当于急性扁桃体炎）和莲房蛾（相当于隐窝性急性扁桃体炎）。在急性期均为清热泻火，解毒消肿为主要疗法，同时可应用外治法。急性扁桃体炎可为病毒感染或细菌性感染，也可为两者混合感染。辨证:外感风热、肺胃热盛。治则:疏风清热,利咽消肿。方剂:银翘散加减。

此外,局部可用锡类散或冰硼散吹喉,每次每侧吹少许,每日 2~3 次。病情重的婴幼儿,咳嗽反射可能减弱,用药吹喉时应慎重,药量宜少,以防啼哭挣扎时吹入气道。

4.其他　如适量补充锌剂及维生素 C,肌内注射干扰素等方法,均有一定作用。

第二节　支气管炎

一、急性支气管炎

急性支气管炎或急性气管支气管炎在婴幼儿时期发病较多、较重,常并发或继发于呼吸道其他部位的感染,并为麻疹、百日咳、伤寒和其他急性传染病的一种临床表现。发生支气管炎时,气管大多同时发炎,如果涉及毛细支气管,则其病理与症状均与肺炎相仿。

1.病因　主要感染病原是病毒、肺炎支原体或细菌,或为其混合感染。病毒感染中,以流感、腺病毒、副流感病毒及呼吸道合胞病毒等占多数,肺炎支原体也不少见。凡可引起上呼吸道感染的病毒都可成为支气管炎的病原体,在病毒感染的基础上,致病性细菌可引起继发感染。较常见的细菌是肺炎链球菌、β 溶血性链球菌 A 族、葡萄球菌及嗜血流感杆菌,有时为百日咳杆菌、沙门氏菌属或白喉杆菌。环境污染、空气污浊或经常接触有毒气体也可刺激支气管黏膜引发炎症。免疫功能低下或特异体质,如营养不良、佝偻病、变态反应,以及慢性鼻炎、咽炎等皆可为本病的诱因。

2.临床表现　急性支气管炎常见症状是咳嗽。通常先有上呼吸道感染症状,典型的表现是在上呼吸道感染 3~4 天后开始相对缓慢地发病,频繁剧烈的无痰干咳,以后渐有支气管分泌物,胸骨下较低部位的不适或胸痛是经常出现的症状。在胸部可闻干、湿啰音,以不固定的中等水泡音为主,偶尔可限于一侧。婴幼儿不会咳痰,多经咽部咽下。症状轻者无明显病容,重者发热 38~39℃,偶尔达 40℃,多 2~3 天退热。感觉疲劳、影响睡眠食欲,甚至发生呕吐、腹泻、腹痛等消化道症状。年长儿可诉头痛及胸痛。咳嗽一般延续 7~10 天,有时迁延 2~3 周,或反复发作。如不经适当治疗可引起肺炎如继发肺炎链球菌肺炎、流感嗜血杆菌肺炎等。

身体健壮的小儿少见并发症,但在营养不良、免疫功能低下、先天呼吸道畸形、慢性鼻咽炎、佝偻病等患儿中,易并发肺炎、中耳炎、喉炎、鼻窦炎等。一般白细胞正常或稍低,升高者可能有继发性细菌感染。

3.X 线检查　胸片显示双肺纹理粗、多。

4.诊断和鉴别诊断　根据呼吸道症状、体征,结合辅助检查一般可诊断。重症支气管炎与肺炎早期难以鉴别,如呼吸频率明显增快:2 个月以下小儿,60 次/分、2~12 个月小儿,50 次/分、1~5 岁以下≤40 次/分,听到细湿啰音或捻发音,咳嗽后啰音无明显减少应考虑肺炎。可行胸部 X 线检查以确诊。并应注意与支气管异物、肿物压迫等疾病相鉴别。

5.治疗

(1)一般治疗:关于休息、饮食、室内温度、湿度的调整等详见"上呼吸道感染"。婴儿须经常调换体位,使呼吸道分泌物易于排出。因咳嗽频繁妨碍休息时,可给祛痰药物。应避免给予中枢性镇咳药物,以免抑制分泌物的排出。当急性支气管炎发生痉挛时可给予支气管扩张药物。

（2）其他治疗：目前常用的化痰药有愈创木酚甘油酯为恶心祛痰药。儿童用法：每次0.025～0.1 g，每天3次口服。氨溴索为黏液溶解剂，可降低痰液的黏稠度，儿童用量：每次0.15～0.3 mg/kg，每天2次口服。乙酰半胱氨酸可使痰液的黏蛋白的双硫键断裂，降低痰液的黏稠度，儿童剂量：每次0.1 g，依照年龄大小每天2～4次。羟甲司坦（carbocistein）：作用与乙酰半胱氨酸相似，儿童每天30 mg/kg。每天2～3次。并发细菌感染时，可选用适当抗生素。

（3）中医治疗：本病中医称为外感咳嗽，由于致病因素不同，临床分为风寒咳嗽、风热咳嗽和实热喘。治法以疏风散寒、清热宣肺，降热平喘为主。可结合临床辨证施治。

1）风寒咳嗽：以突然咳嗽、声咳急频为主，痰稀薄、鼻塞、流清涕、咽痒或头痛、恶寒或不发热，苔微白，脉浮。治以辛温解表，散寒止咳。常用杏苏散加减。

2）风热咳嗽：咳嗽不爽，痰以黄黏稠为主，咽红口干，鼻塞流黄涕，或伴发热有汗，舌苔微黄，脉浮数。治以辛凉解表，宣肺止咳。常用桑菊饮加减。

3）实热喘：除上述症状外，患儿发热较高，同时伴有喘憋。治以宣肺化痰，降逆平喘。常用麻杏石甘汤加减。

二、慢性支气管炎

慢性支气管炎指反复多次的支气管感染，病程超过2年，每年发作时间超过3个月，有咳、喘、炎、痰四大症状，X线胸片显示间质性慢性支气管炎、肺气肿等改变。慢性支气管炎的认识来源于成人，在儿童其作为一个独立的疾病存在是有争议的。

1.病因　在小儿，单纯性慢性支气管炎很少见，一般与慢性鼻窦炎、增生体炎、原发性或继发性呼吸道纤毛功能异常等有关联。可继发于重症腺病毒肺炎、麻疹肺炎、毛细支气管炎和肺炎支原体感染之后，也可由于长期吸入有害尘烟、削弱了呼吸道防御功能而发生。病毒与细菌可为本病的主要病原体。慢性支气管炎的病例应注意基础疾病的存在。

2.病理生理　慢性支气管炎的早期病变位于小气道。由于该区的纤毛上皮由少到无，管壁无软骨，仅有一层薄的肌层，其总体横断面积大，气流速度到此大为减慢，故细菌、病毒及有害物质容易沉着，发生病理改变。造成不同程度的纤维增生或黏膜溃疡，导致气道狭窄和阻塞以及细支气管周围炎。此后支气管也有相似的炎症改变，黏液腺分泌增多，纤毛上皮遭到不同程度的损伤或破坏，使痰液排出困难，潴留于支气管内，影响通气。病变进一步发展时，支气管壁溃疡破坏，形成肉芽组织和机化，用力呼气时，胸腔和支气管周围的肺泡内压力增高，小支气管容易塌陷，造成阻塞性肺气肿等病理生理改变。

3.临床表现　约有半数患儿生长发育落后于同龄儿，体力较差。多在冬季发病，早晚加重，尤以夜间为甚。常在感冒后产生持久性咳嗽，多日不愈，或伴轻度至中度喘息，痰量或多或少，咳出后才舒服。患儿常感胸痛。如不积极治疗，则频发和加重，病程拖延，体质更弱，甚至夏季也可发病。最终因支气管或肺间质破坏，可并发肺不张、肺气肿、支气管扩张等不可逆性损伤。

4.诊断和鉴别诊断　结合病史、临床表现及胸部X线检查，可以肯定诊断。但应与慢性鼻窦炎、增生体肥大、睡眠呼吸暂停综合征、肺结核、变异性哮喘、支气管扩张症、原发性纤毛运动障碍以及胃食管反流等慢性呼吸道疾病相鉴别。

还应与慢性化脓性肺疾病鉴别:慢性化脓性肺疾病用来描述一组具有这些慢性支气管扩张的临床特点。具有咳嗽、咳痰,但影像学缺乏支气管扩张的证据的肺部疾病。可能是支气管扩张的前兆。

5.预防及治疗

(1)一般措施:必须注意营养,加强户外活动和体格锻炼。对有关病因如鼻窦炎、增生体炎等应及时根治。要重视季节性变化和避免可能存在的过敏原以减少发作次数。痰多的患者可以用愈创木酚甘油酚和氨溴索,还有稀化黏素(桃金娘油),为黏液溶解性祛痰药,还具有增加黏膜纤毛运动,有助于痰液排出。用于 4 岁以上,120 mg/粒。每次 1 粒,2 次/天口服。

(2)抗生素治疗:慢性支气管炎急性发作大多是由细菌感染引起,故采用有关抗菌药物治疗。

第三节　毛细支气管炎

毛细支气管炎在广义上为一病理学描述,主要累及直径 75～300 μm 的细支气管,其特征为小气道上皮细胞的急性炎症、黏膜水肿和坏死,黏液产生增多,导致细支气管狭窄以及支气管痉挛等。而狭义的毛细支气管炎是临床诊断,即感染性细支气管炎,主要发生于 2 岁以下的婴幼儿,以流涕、咳嗽起病,逐渐发展为气促、喘息、三凹征、呼气相延长、可闻及哮鸣音及细湿啰音。

一、流行病学

毛细支气管炎具有季节性,受纬度和气象条件(如风速和露点温度等)的影响。在北半球温带气候,多在 10 月末出现,高峰季节是 1 月份和 2 月份,4 月份结束。而我国南方的高峰季节则在春季或夏季。赤道以北的热带和亚热带地区发病高峰季为雨季,而南美和南非地区,流行发生在旱季。

毛细支气管炎主要见于 2 岁以下的婴幼儿,发病高峰年龄是 2～6 月龄。美国和欧洲地区 1 岁以下儿童因毛细支气管炎住院者约为 3%。严重毛细支气管炎的高危因素有:年龄小于 12 周、早产婴儿、低出生体重、慢性肺疾病、囊性纤维化、先天性气道畸形、咽喉功能不协调、先天性心脏病、神经系统疾病、免疫缺陷或唐氏综合征患儿等。其中,最常见的是早产,其次为先天性心脏病。

二、病因

毛细支气管炎通常指感染性细支气管炎,是儿童时期常见的疾病。由易感染支气管上皮细胞的病毒引起,最常见的是呼吸道合胞病毒(respiratory syncytial virus,RSV),它可引起 50%～90% 的毛细支气管炎,此外,流感病毒 A 和 B、副流感病毒(parainfluenza viruses, PIVs)、腺病毒及鼻病毒等均可以引起毛细支气管炎等下呼吸道感染。但是,对于病毒性的呼吸道感染,只有 40% 能明确病原。随着分子生物学技术的发展,一些新的病毒得到认识,包括人偏肺病毒(human metapneumo virus,hMPV)、人冠状病毒(humancorona virus,HcoV) NL63 和 HKU1、人博卡病毒(human Boca virus,HBoV)、新型肠道病毒、双埃可病毒(parecho-virus,HpeV)、多瘤病毒(polyomavirus,PyV)等,受到医学界的广泛关注,其流行病学与临床特征也得到较为深入的研究。除病毒外,肺炎支原体(mycoplasma pneumoniae,MP)、肺炎衣原体(chlamydia pneumonia,CP)感染也可引起毛细支气管炎。

病毒混合感染在毛细支气管炎中并不少见。住院的毛细支气管炎患儿,10%~40%可有病毒混合感染,最常见的是RSV与鼻病毒混合感染。

三、发病机制

RSV是毛细支气管炎最常见的病原,RSV感染机制复杂,也是研究最多的病毒之一。下面以RSV为例,简述毛细支气管炎的发病机制。

1.RSV的分子生物学特点 呼吸道合胞病毒是副黏病毒科肺病毒属成员,中等大小(120~300 nm),有包膜,为非节段性单股负链RNA病毒,有15222个核苷酸,转录成10个编码不同蛋白的基因,其中3个蛋白为跨膜蛋白,即G、F和SH;2个为非糖基化的基质蛋白M和M2(22K);3个与病毒RNA相结合并形成核衣壳的蛋白N、P和L;另外两个主要存在于感染细胞,而在病毒颗粒内含量很少的非结构蛋白NS1和NS2ORSV存在A、B两个亚型。在我国主要流行A亚型。F与G蛋白为引起免疫反应的主要抗原,都可使机体产生中和抗体,疫苗及单克隆抗体的标靶多选择在这两个蛋白。F蛋白可引起体液免疫和细胞免疫。G蛋白更倾向于引起TH2类反应。

2.RSV感染的免疫学机制

(1)天然免疫为RSV感染提供第一道防线。呼吸道分泌物的一些成分能抑制RSV感染,特别是黏液分泌物中的成分,包括集合素、乳铁蛋白和Clara细胞分泌蛋白。这些天然成分与RSV表达的糖蛋白结合,通过聚集或活化白细胞而清除病毒。另一种参与RSV感染反应的重要物质是种系编码的型识别受体(pattern recognition receptor,PRR),识别病毒的组分,并与巨噬细胞作用诱导对病毒颗粒的调理作用,在宿主防御和肺脏炎症过程中发挥整合作用。

RSV感染呼吸道上皮可诱导一系列的化学因子和细胞因子表达,也是RSV感染先天免疫的重要组成,影响病毒清除和致病之间的平衡。RSV感染肺泡上皮细胞后,诱导CC(1-309、Exodus-1、TARC、RANTES.MCP-1、MDC、MIP-lap)、CXC(GRO-apy、ENA-78、IL8、I-TAC)、CX3C(fractalkine)等化学因子的表达。婴儿严重RSV毛细支气管炎时CC趋化因子中RANTES和巨噬细胞炎症蛋白-1α(macrophage inflammatory protein 1α,MIP-1α)显著升高。另外,大量的细胞因子如IL-4、IL-6、IL-11及TNF-α等,在RSV感染后也有表达增高。这些细胞因子和化学因子作用于巨噬细胞、嗜酸性粒细胞、B淋巴细胞、中性粒细胞和NK细胞,对控制感染非常重要,但是在反应失衡时,则加重炎症反应。白三烯是由活化的炎症细胞释放的一类小分子介质,参与炎症反应的调节,婴儿RSV感染和动物模型均证实在鼻咽分泌物和气管支气管分泌物中含有白三烯。RSV感染后可以诱导支气管上皮细胞表达5-脂氧酶,可使LTs升高1.5倍。

(2)神经免疫:RSV感染与气道神经源性炎症放大有关。神经激肽1(NK1)受体介导P物质的炎症和免疫调节作用,RSV感染可上调编码NK1受体亚型基因的表达,从而增强神经介导的气道炎症水肿。神经生长因子(nerve growth factor,NGF)在神经免疫中发挥重要作用。NGF来源于气道上皮,能够增加P物质合成,并上调其受体。选择性NGF阻滞剂可抑制RSV感染时神经介导的炎症反应。

(3)获得性免疫:研究发现,婴儿经胎盘获得高滴度的抗体后,不易发生严重的毛细支气管炎,而且,静脉应用 RSV 特异的免疫球蛋白(IVIG)及单克隆抗体(palivizumab)可成功地预防 RSV 感染,这些结果提示 RSV 特异性免疫球蛋白具有保护作用。RSV 中和抗体的存在,比血清中抗 F 蛋白和(或)抗 G 蛋白的绝对滴度更为重要。

3.宿主因素 近年来,随着对遗传研究的不断深入,人们逐渐认识到遗传机制的差异是许多疾病发生、发展的内因。较多的研究发现,白细胞介素-8、4、6、10、CCR5(RANTES 和 MIP-1α 的受体)、TLR4、IFN-γ 和表面活性蛋白等均存在基因多态性,且可能与 RSV 毛细支气管炎的疾病易感性、病情严重程度等相关。有报道,严重 RSV 感染者与 SP-D 编码第 11 个氨基酸蛋氨酸的等位基因频率显著增加,CCR5 的变异(-2459G 和-2554T),IL-4 基因启动区域的一种多态性(C-590T)或 IL-4 受体 α 链(IL-4 receptor α chain,IL-4Rα)基因的 2 种多态性(150V 和 Q551R)等有关。

总之,RSV 感染发病机制复杂,是个体特性和环境因素相互作用的结果。

四、临床表现

1.症状和体征 毛细支气管炎早期表现为鼻塞,伴/不伴流涕、咳嗽,低至中度发热(>39℃高热不常见);1~3 日后,出现阵发性咳嗽,3~4 天后出现喘息、呼吸急促和呼吸困难,严重时可有发绀;5~7 天达疾病高峰。其他常见症状还有:呕吐、烦躁、易激惹、纳奶量下降。小于 3 个月的小婴儿可出现呼吸暂停。体征包括呼吸频率增快,听诊可闻及哮鸣音及细湿啰音,呼气相延长。严重时可出现鼻翼扇动、三凹征或胸凹陷、心动过速、发绀及脱水征等。50%左右的婴儿体温可达 38.5 毛或更高。呼吸暂停多见于小婴儿、早产儿或低出生体重儿,呼吸暂停缓解后可出现严重的呼吸困难。

2.病情严重度分级(表 7-1)

表 7-1 病情严重度分级

项目	轻度	中度	重度
喂养量	正常	下降至正常一半	下降至正常一半以上或拒食
呼吸频率	正常或稍增快	>60 次/分	>70 次/分
胸壁吸气性	轻度(无)三凹征	中度(肋间隙凹陷较明显)	重度(肋间隙凹陷极明显)
鼻翼扇动或呻吟	无	无	有
血氧饱和度	>92%	88%~92%	<88%
精神状况	正常	轻微或间断烦躁、易激惹	极度烦躁不安、嗜睡、昏迷

注:中-重度毛细支气管判断标准为存在其中任何 1 项即可判定

3.毛细支气管炎的肺外表现

(1)心血管系统:1972 年报道了第一例儿童患 RSV 毛细支气管炎期间出现了临床症状性心肌炎,并在其心肌组织中检测到 RSV。其他的早期报道有二度房室传导阻滞、RSV 相关的多灶性房性心动过速以及其他类型的室上性心动过速。一些危及生命的心律失常也有报道,如伴有心源性休克的房扑、室速、室颤等。另有因心包积液导致心脏压塞的报道。

心血管系统受累也可表现为不伴有心律失常的低血压,心肌损害以及肌钙蛋白 I 和肌钙蛋白 T 升高,甚至休克。

(2)中枢神经系统表现:RSV 感染最常见的神经系统并发症为中枢性呼吸暂停,多见于 2 个月以下的婴儿,其他神经系统受累包括抽搐、嗜睡、喂养或吞咽困难、肌张力异常或斜视、脑脊液或脑电图异常。国外有报道,入住普通病房的 RSV 毛细支气管炎患儿神经系统并发症的发生率为 1.2%(除外单纯性高热惊厥)。也有报道,可在 RSV 毛细支气管炎患儿脑脊液中检测到 RSV 特异性抗体,提示 RSV 可直接侵袭进入中枢神经系统。引起 RSV 毛细支气管炎患儿抽搐的另一原因与低钠血症有关。

(3)内分泌作用:有报道,ICU 中住院的 RSV 毛细支气管炎患儿有 1/3 合并低钠血症,ADH 分泌增加。低钠血症和低钠惊厥与应用低张液体补液有关。

(4)消化系统:RSV 可直接侵犯免疫功能正常儿童的肝脏,毛细支气管炎患儿可有转氨酶增高。

(5)其他肺外表现:RSV 毛细支气管炎其他的肺外表现包括低体温、皮疹、血小板减少及结膜炎。16%~50% 以上的毛细支气管炎儿童可发生中耳炎。

五、实验室检查

1.病毒分离　病毒分离培养是将待测标本接种于培养细胞上培养,然后检测出来。例如 RSV,阳性标本可以使细胞融合成大的合胞体。病毒分离为检测呼吸道病毒的金标准,但是病毒分离一般需要 1~2 周,因而只能做回顾性诊断;其阳性率也较低,检出率为 50%~60%,且成本高,不能分型,因而,不适合临床早期诊断和病情应急诊断的需要。

2.免疫学检测技术

(1)免疫荧光检测技术:免疫荧光技术(immunofluorescence assay,IFA)是目前应用最为广泛的呼吸道病毒快速检测技术,由于敏感性及特异性较高,已被 WHO 推荐为快速诊断 RSV 的首选方法。IFA 分为直接法和间接法,间接法比直接法敏感性强 10~20 倍。基于间接 IFA 法推出的商品化免疫荧光检测试剂 Chemicon 能同时检测 RSV、流感病毒 A、流感病毒 B、副流感病毒 I~III 和腺病毒。该方法具有简单、稳定、敏感、特异性强的特点,采集标本后一般 2~3 小时内可出结果。

(2)酶免疫法:包括酶联免疫吸附试验、桥联酶标技术(辣根过氧化物酶抗辣根过氧化物酶桥联酶标法和碱性磷酸酶抗碱性磷酸酶桥联酶标法)、免疫印迹技术等。其中,碱性磷酸酶抗碱性磷酸酶桥联酶标法(alkaline phosphotase anti-alkaline phosphotase,APAAP)使用设备简单,检测过程快捷,整个操作过程只需 3~4 小时,日益被基层单位采用。2002 年美国 FDA 批准了两种快速检测 RSV 抗原的方法——美国 Binax 公司 NOWRSV 试验和 BD Directigen EZ 试验。这两种方法均较直接 IFA 快捷,缺点在于前者只能分析鼻洗液标本,结果分析有时间限制,而后者无此缺点,但其敏感性和特异性稍低。

(3)其他免疫学检测技术:包括光学免疫分析法、快速侧流免疫检测技术和碳凝集试验。

3.分子生物学检测技术

(1)核酸分子杂交技术:该技术能够直接检测病毒核酸,同时做出分型。分子杂交技术与 IFA 阳性率大致相同,两种方法的敏感性有较好的相关性,但操作复杂。

（2）PCR 技术

1）RT-PCR 技术（反转录 PCR）：与病毒分离和 IFA 相比,RT-PCR 的结果不受标本病毒失活的影响,也不需要完整的受感染细胞。但是由于 RSV 核酸为 RNA,易降解,对其敏感性可造成一定影响,同时操作繁琐,操作过程易污染。

2）NPCR 技术（巢式 PCR）：能够快速特异地检测临床标本中的 RSV,同时又能分型,快速简易,成本低。一般需要 2 日,比常规的病毒分离所需时间有明显缩短。但是 NPCR 需要两次 PCR 反应,极易造成标本之间的污染。

3）RQ-PCR 技术（定量实时 PCR）：该方法基于 TaqMan 探针技术,将传统的 RT-PCR 技术和荧光检测技术结合起来,具有更高敏感性和特异性,不仅可以检测 RSV 的 A、B 型,还可以检测亚型。该方法操作简便、快速、高效,具有很高的敏感性和特异性,而且在封闭的体系中完成扩增并进行实时测定,大大减少了污染的可能。

六、影像学特点

胸片可表现为过度通气和小片肺不张影等非特异征象。"毛细支气管炎"和"肺炎"常用于描述包括 RSV 感染的病毒性下呼吸道感染,在美国和欧洲一些国家,如存在局限的啰音及胸片上的实变影,即可诊断为"RSV 肺炎"。

七、诊断

毛细支气管炎是医师根据患者的病史和体格检查得出的临床诊断。多在 RSV 局发的冬春季节发病。常见的症状为喘息样呼吸困难伴有卡他症状,少数婴儿,特别是早产儿,在出现特征性的咳嗽、呼吸急促、辅助呼吸肌应用前可表现为呼吸暂停。

应当根据病史和体格检查诊断毛细支气管炎并评估其严重程度。是否有发生重症毛细支气管炎的危险因素等。

八、鉴别诊断

毛细支气管炎的鉴别诊断包括:吸入性肺炎、细菌或其他病毒性肺炎、心力衰竭、囊性纤维化、原发纤毛运动障碍、气道软化、支气管肺发育不良、异物吸入以及气胸等。

九、治疗

RSV 感染的治疗基本上是支持治疗。住院指征主要是肺脏听诊有啰音及氧饱和度降低,其他需要考虑的有呼吸暂停、有基础心肺疾病、年龄小于 6 周、小于 32 周的早产儿和（或）慢性肺疾病、严重的呼吸窘迫、严重脱水、低氧血症等。对住院治疗的病儿应密切监测病情,保持气道通畅（体位、吸痰等）,给予足够的液体。呼吸道管理非常重要,必须在喂养之前、每次吸入治疗之前及必要时给患儿吸痰,以保持呼吸道通畅。

1.氧疗　呼吸空气条件下,睡眠时血氧饱和度持续低于 88%,或清醒时血氧饱和度持续低于 90% 者有吸氧指征。给氧前宜先吸痰清理气道、摆正体位,以保证气道通畅。

2.补液　由于毛细支气管炎患儿呼吸急促,从气道丢失水分增加,以及进食进水减少,故机体的液体需要量较多,同时为了减少吸入的可能,所以医师应当评估患儿是否有脱水表现,给予口服、鼻饲或静脉补液。

3.支气管舒张剂及胆碱能受体拮抗剂　可以试验性雾化吸入 β₂ 受体激动剂或联合应用 M 受体阻滞剂,尤其是当有过敏性疾病,如哮喘、过敏性鼻炎等疾病家族史时。

4.CPAP 或机械通气等呼吸支持指征　①进行性加重的三凹征、鼻翼扇动及呻吟;②进行性的呼吸急促,鼻导管吸氧下不能维持正常的血氧饱和度;③呼吸暂停,特别是频繁的呼吸暂停。对喘憋严重并出现呼吸困难者使用经鼻持续气道正压通气(continuous positive airway pressure,CPAP),能降低有创气管插管率,有效改善呼吸窘迫,减少呼吸做功,改善氧合。

5.高流量鼻导管吸氧(high nasal cannula,HFNC)　可作为毛细支气管炎患儿给氧的方式,其优势在于可更好地湿化气道,并提供一定气道压力,改善通气血流比例。与常规吸氧方式比较,未入住重症监护病房(ICU)的毛细支气管炎患儿通过 HFNC 可减少治疗升级的风险。但与常规吸氧方式相比,并不能缩短吸氧时间、住院天数。

6.抗生素　不常规使用,在合并细菌感染时或胸片提示有大片状阴影时,可以考虑应用。

7.糖皮质激素　不推荐常规使用全身性糖皮质激素治疗,可选用雾化吸入糖皮质激素治疗。

8.3%高渗盐水雾化吸入　最新的研究并未完全明确 3%高渗盐水雾化吸入治疗毛细支气管炎的有效性。住院患儿在严密监测下试用 3%高渗盐水雾化吸入时,使用前可雾化吸入支气管舒张剂;使用中若患儿咳喘加重需立即停用,并注意吸痰、保持气道通畅。

9.利巴韦林　为广谱的抗病毒药物,并不常规用于 RSV 毛细支气管炎。

10.干扰素　建议毛细支气管炎早期使用 IFN-α1b 注射液进行抗病毒治疗,雾化吸入:2~4 μg/(kg·次),2 次/天,疗程 5~7 天;或肌内注射:1 μg/(kg·次),1 次/天,疗程 3~5 天。

11.免疫球蛋白　重症 RSV 毛细支气管炎高危患儿每月注射 1 次 RSV 免疫球蛋白,每次 750 mg/kg,可明显降低 RSV 感染率、早产儿及支气管肺发育不良儿的住院率,但不能缩短住院时间及减少临床症状,也不能减少机械通气的使用,疗效不确定,作为预防用药仍有争论。

12.白三烯受体调节剂　由于已经确定白三烯在 RSV 感染中发挥作用,因此,白三烯调节剂可作为发作性病毒诱发喘息的治疗选择。国外的研究显示:RSV 毛细支气管炎婴儿服用孟鲁司特治疗后,咳嗽症状明显减少,关于孟鲁司特组患儿无症状天数较对照组显著增多,喘息再次发生延迟约 2 个月。国外有报道,年龄 6 个月以上,剂量为每日 4 mg,疗程为 2 周至 1 个月。

13.其他　重组人类脱氧核糖核酸酶,是一种能裂解 DNA 的分子,在 RSV 感染史,DNA 可使肺内分泌物黏稠度增加,加重肺部病变,重组的脱氧核糖核酸酶能分解 DNA,使稠厚的黏液栓子溶解而促进肺内病变恢复。用法为每日雾化吸入 2.5 mg。双嘧达莫,是一种嘧啶衍生物,具有广泛的抗病毒作用,研究显示,双嘧达莫 3~5 mg/(kg·d)分次口服,连用 5 日,能明显改善临床症状,缩短病程并改善患儿的免疫功能。是治疗 RSV 感染的新药。

十、预防

1.被动免疫　帕利珠单抗(palivizumab)为直接针对 RSV 表面糖蛋白的人类重组单克隆抗体,抗病毒活性较 RSV 免疫球蛋白高 20~30 倍。可以在 RSV 流行季节每月注射一次。每次 15 mg/kg,连用 5 次,可以降低病毒效价、降低感染率、住院率及高危婴儿 ICU 的住院率,减少中到重度感染持续的天数,安全有效。

RSV-IGIV(respigam)为从成人血清提取出的一种抗体,可用于每月注射,可减少住院率,缺点为静脉用药,价格昂贵,效果远不及帕利珠单抗。且注射次数等无循证医学材料。

2.主动免疫 目前还没有用于临床的有效的 RSV 疫苗。

十一、预后

绝大多数毛细支气管炎患儿可以痊愈,住院患儿中 3%~7%需要机械通气,部分病例可能会留有闭塞性细支气管炎等后遗症,有 34%~50%毛细支气管炎患儿日后会继发气道高反应性疾病。研究显示,大约 62%的毛细支气管炎患儿会在病后的 1 年内再次发生喘息,45%的毛细支气管炎可发展为哮喘。影响毛细支气管炎的因素包括:环境因素、母乳喂养情况、哮喘家族史、患儿性别、年龄、基础疾病情况、特应性体质、维生素 D 缺乏、疾病严重程度等。大量临床研究证实 RSV 毛细支气管炎后,喘息发作频繁,哮喘患病率增高。另一项研究对未住院治疗的轻~严重 RSV 感染婴儿进行前瞻性研究,在 6、8、11、13 岁时对家长进行问卷调查。结果显示,6 岁时,感染过 RSV 的儿童发生反复喘息的情况比非 RSV 感染儿童高 4.3倍。但是这种差异到 13 岁时则不再具有统计学意义。

在一项规模较小、回顾性研究中,与未干预组儿童比较,应用 RSV 免疫球蛋白预防严重RSV 感染高危儿童,7~10 年后肺功能得到改善、过敏较少、哮喘的症状较少,提示严重 RSV感染者可能易患过敏和哮喘。但是,这需要大规模、前瞻性的随机双盲对照研究来证实两者的关系。

毛细支气管炎在既往健康儿童中引起的死亡较少。英国对 11 个冬季的流行病学研究显示,1~12 月龄儿童中 RSV 引起的死亡率平均为 2.9/100000。西班牙 2 岁以下儿童 RSV毛细支气管炎病死率为 3.4/100000。而存在基础疾病,如慢性肺疾病、先天性心脏病等情况时,病死率显著增高,可达 2.0%~37.0%。死亡的危险因素为:低出生体重、产次高、5 minApgar 评分低、母亲年龄过于年轻、未婚母亲以及孕期吸烟。

第四节 反复呼吸道感染

一、定义和诊断标准

呼吸道感染是儿童尤其婴幼儿最常见的疾病,据统计发展中国家每年每个儿童患 4.2~8.7 次的呼吸道感染,其中多数是上呼吸道感染,肺炎的发生率则为每年每 100 个儿童 10次。反复呼吸道感染是指一年内发生呼吸道感染次数过于频繁,超过一定范围。国外较为公认反复呼吸道感染的标准是 3 岁前每年呼吸道感染次数大于 7 次,3 岁后大于 6 次。根据反复感染的部位可分为反复上呼吸道感染和反复下呼吸道感染(支气管炎和肺炎),反复肺炎指 1 年内患 2 次或 2 次以上肺炎或在一生中任意时段内患 3 次或 3 次以上肺炎,每次肺炎的诊断需要有胸部 X 线的证据。我国儿科学会呼吸学组于 1987 年制订了反复呼吸道感染的诊断标准,并于 2007 年进行了修订(表 7-2)。

表7-2 反复呼吸道感染判断条件

年龄/岁	反复上呼吸道感染/(次·年$^{-1}$)	反复下呼吸道感染/(次·年$^{-1}$)	
		反复气管支气管炎	反复肺炎
0~2	7	3	2
3~5	6	2	2
6~14	5	2	2

注:(1)两次感染间隔时间至少7天。

(2)若上呼吸道感染次数不够,可以将上、下呼吸道感染次数相加,反之则不能。但若反复感染是以下呼吸道为主,则应定义为反复下呼吸道感染。

(3)确定次数须连续观察1年。

(4)反复肺炎指1年内反复患肺炎≥2次,肺炎须由肺部体征和影像学证实,两次肺炎诊断期间肺炎体征和影像学改变应完全消失

二、病因和基础疾病

小儿反复呼吸道感染病因复杂,除了与小儿时期本身的呼吸系统解剖生理特点以及免疫功能尚不成熟有关外,微量元素和维生素缺乏、环境因素、慢性上气道病灶等是反复上呼吸道感染常见原因。对于反复下呼吸道感染尤其是反复肺炎患儿,多数存在基础疾病,笔者对北京某儿童医院106例反复肺炎患儿回顾性分析发现,其中88.7%存在基础病变,先天性或获得性呼吸系统解剖异常是最常见的原因,其次为呼吸道吸入、先天性心脏病、哮喘、免疫缺陷病和原发纤毛不动综合征等,另有少部分患儿无法找到明确病因;国外研究反复肺炎最常见的原因是吸入综合征。另外,引起反复呼吸道感染的危险因素还有早产、特应性体质、被动吸烟、室内外空气污染和慢性神经系统疾病等。

1.小儿呼吸系统解剖生理特点 小儿鼻腔短,后鼻道狭窄,没有鼻毛,对空气中吸入的尘埃及微生物过滤作用差,同时鼻黏膜嫩弱又富于血管,极易受到损伤或感染,由于鼻道狭窄经常引起鼻塞而张口呼吸。鼻窦黏膜与鼻腔黏膜相连续,鼻窦口相对比较大,鼻炎常累及鼻窦。小儿鼻咽部较狭小,喉狭窄而且垂直,其周围的淋巴组织发育不完善,防御功能较弱。婴幼儿的气管、支气管较狭小,软骨柔软,缺乏弹力组织,支撑作用薄弱,黏膜血管丰富,纤毛运动较差,清除能力薄弱,易引起感染,并引起充血、水肿、分泌物增加,易导致呼吸道阻塞。小儿肺的弹力纤维发育较差,血管丰富,间质发育旺盛,肺泡数量较少,造成肺含血量丰富而含气量相对较少,故易感染,并易引起间质性炎症或肺不张等。同时,小儿胸廓较短,前后径相对较大呈桶状,肋骨呈水平位,膈肌位置较高,使心脏呈横位,胸腔较小而肺相对较大,呼吸肌发育不完善,呼吸时胸廓活动范围小,肺不能充分地扩张、通气和换气,易因缺氧和CO_2潴留而出现面色发绀。以上特点容易引起小儿呼吸道感染,分泌物容易堵塞且感染容易扩散。

2.小儿反复呼吸道感染的基础病变

(1)免疫功能低下或免疫缺陷病:小儿免疫系统在出生时发育尚未完善,随着年龄增长逐渐达到成人水平,故小儿特别是婴幼儿处于生理性免疫低下状态,是易患呼吸道感染的重要因素。新生儿外周血T细胞数量已达成人水平,其中CD4细胞数较多,但CD4辅助功能

较低且具有较高的抑制活性,一般 6 个月时 CD4 的辅助功能趋于正常。与细胞免疫相比,体液免疫的发育较为迟缓,新生儿 B 细胞能分化产生 IgM 的浆细胞,但不能分化为产生 IgG 和 IgA 的浆细胞,有效的 IgG 类抗体应答需在生后 3 个月后才出现,2 岁时分泌 IgG 的 B 细胞才达成人水平,而分泌 IgA 的 B 细胞 5 岁时才达成人水平。婴儿自身产生的 IgG 从 3 个月开始增多,1 岁时达成人的 60%,6~7 岁时接近成人水平。IgG 有 IgG1、IgG2、IgG3 和 IgG4 四个亚类,在正常成人血清中比率为 70%、20%、6% 和 4%,其中 IgG1、IgG3 为针对蛋白质抗原的主要抗体,而 IgG2、IgG4 为抗多糖抗原的重要抗体成分,IgG1 在 5~6 岁,IgG3 在 10 岁左右,IgG2 和 IgG4 在 14 岁达成人水平。新生儿 IgA 量极微,1 岁时仅为成人的 20%,12 岁达成人水平。另外,婴儿期非特异免疫如吞噬细胞功能不足,铁蛋白、溶菌酶、干扰素、补体等的数量和活性不足。

除了小儿时期本身特异性和非特异性免疫功能较差外,许多研究表明反复呼吸道感染患儿(复感儿)与健康对照组相比多存在细胞免疫、体液免疫或补体某种程度的降低,尤其是细胞免疫功能异常在小儿反复呼吸道感染中起重要作用,复感儿外周血 CD3$^+$ 细胞、CD4$^+$ 细胞百分率及 CD47/CD8$^+$ 比值降低,这种异常标志着辅助性 T 细胞功能相对不足,不利于对病毒等细胞内微生物的清除,也不利于抗体产生,因只有在抗原和辅助性 T 细胞信号的协同作用下,B 细胞才得以进入增生周期。在 B 细胞应答过程中,辅助性 T 细胞(Th)除提供膜接触信号外,还分泌多种细胞因子,影响 B 细胞的分化和应答特征。活化的 Th1 细胞可通过分泌白细胞介素 2(IL-2),使 B 细胞分化为以分泌 IgG 抗体为主的浆细胞;而活化的 Th2 细胞则通过分泌白细胞介素 4(IL-4),使 B 细胞分化为以分泌 IgE 抗体为主的浆细胞。活化的抑制性 T 细胞(Ts)可通过分泌白细胞介素 10(IL-10)而抑制 B 细胞应答,就功能分类而言,CD8$^+$T 细胞属于抑制性 T 细胞。反复呼吸道感染患儿 CD8$^+$ 细胞百分率相对升高必然会对体液免疫反应产生不利影响,有报道复感儿对肺炎链球菌多糖抗原产生抗体的能力不足。分泌型 IgA(SIgA)是呼吸道的第一道免疫屏障,能抑制细菌在气道上皮的黏附及定植,直接刺激杀伤细胞的活性,可特异性或非特异性地防御呼吸道细菌及病毒的侵袭,因此对反复呼吸道感染患儿注意 SIgA 的检测。IgM 在早期感染中发挥重要的免疫防御作用,且 IgM 是通过激活补体来杀死微生物的。补体系统活化后可通过溶解细胞、细菌和病毒发挥抗感染免疫作用,补体成分降低或缺陷时,机体的吞噬和杀菌作用明显减弱。

呼吸系统是免疫缺陷病最易累及的器官,因此需要特别注意部分反复呼吸道感染患儿不是免疫功能低下或紊乱,而是存在各种类型的原发免疫缺陷病,最常见的是 B 淋巴细胞功能异常导致体液免疫缺陷病,如 X 连锁无丙种球蛋白血症(XLA),常见变异型免疫缺陷病(CVID)、IgG 亚类缺乏症和选择性 IgA 缺乏症等。106 例反复肺炎患儿发现 6 例原发免疫缺陷病,其中 5 例为体液免疫缺陷病,年龄均在 8 岁以上,反复肺炎病程在 2~9 年,均在 2 岁后发病,表现间断发热、咳嗽和咳痰,肝脾大 3 例,胸部 X 线合并支气管扩张 3 例,诊断根据血清免疫球蛋白的检查,2 例常见变异性免疫缺陷病反复检查血 IgG、IgM 和 IgA 测不出或明显降低。1 例 X 连锁无丙种球蛋白血症为 11 岁男孩,2 岁起每年肺炎 4~5 次,其兄 3 岁时死于多发性骨结核;查体扁桃体未发育,多次测血 IgG、IgM 和 IgA 含量极低,外周血 B 淋巴细胞明显减少,细胞免疫功能正常。1 例选择性 IgA 缺乏和 1 例 IgG 亚类缺陷年龄分别为 10 岁和 15 岁,经检测免疫球蛋白和 IgG 亚类诊断,这例 IgG 亚类缺陷患儿反复发热、咳嗽 6 年半,每年患肺炎住院 7~8 次。查体:双肺可闻及大量中等水泡音,杵状指/趾。免疫功能检查

IgG 略低于正常低限,IgG2、IgG4 未测出。肺 CT 显示两肺出现广泛支气管扩张现象。慢性肉芽肿病是一种原发吞噬细胞功能缺陷病,由于遗传缺陷导致吞噬细胞杀菌能力低下,临床表现婴幼儿期反复细菌或真菌感染(以肺炎为主)及感染部位肉芽肿形成,常规细胞和体液免疫检查正常,呼吸爆发试验及基因检测可确定诊断,近年来研究发现多例反复肺炎患儿存在吞噬细胞功能缺陷。

继发性免疫缺陷多考虑恶性肿瘤、免疫抑制剂治疗和营养不良,目前 HIV 感染已成为获得性免疫缺陷的常见原因,2 例艾滋病患儿年龄分别为 4 岁和 6 岁,病程分别为 3 个月和 2 年,均表现间断发热、咳嗽,1 例伴腹泻和营养不良,2 例均有输血史,X 线片表现为两肺间质性肺炎,经查血清 HIV 抗体阳性确诊。

(2)先天气道和肺发育畸形:气道发育异常包括喉气管支气管软化、气管性支气管、支气管狭窄和支气管扩张,其中以喉气管支气管软化症最为常见,软化可发生于局部或整个气道,气道内径正常,但由于缺乏足够的软骨支撑这些患儿在呼气时气道发生内陷,气道阻力增加,气道分泌物排出不畅,易于感染。平静呼吸或咳嗽时呼气相气道动力性内陷超过气道内径的 50%,可认为存在气道软化,轻度<70%;中度 70%~90%;重度>90%。62 例反复下呼吸道感染患儿支气管镜检查 32 例(52%)存在气道软化,这些患儿气道分泌物多,支气管肺泡灌洗液培养流感嗜血杆菌和肺炎链球菌阳性率高。气管性支气管是指气管内额外的或异常的支气管分支,通常来自气管右侧壁,这种异常损害了右上肺叶分泌物的排出或造成气管的严重狭窄。先天性支气管狭窄导致的肺部感染可发生于主干支气管或中叶支气管,而肺炎和肺不张后的支气管扩张发生于受累支气管狭窄部位的远端。

支气管扩张是先天或获得性损害。获得性支气管扩张多是由于肺的严重细菌感染后导致的局部气道损害,麻疹病毒、腺病毒、百日咳杆菌、结核分枝杆菌是最常见的病原,近年发现支原体感染也是支气管扩张的常见病原。支气管扩张分为柱状和囊状扩张,早期柱状扩张损害仅涉及弹性和气道肌肉支撑组织,积极治疗可部分或完全恢复。晚期囊状扩张损害涉及气道软骨,这时支气管形成圆形的盲囊,不再与肺泡组织交流。抗菌药物不能渗入到扩张区域的脓汁和潴留的黏液中,囊状支气管扩张属于不可逆性,易形成反复或持续的肺部感染。

肺发育异常包括左或右肺发育不良、肺隔离症、肺囊肿和先天性囊性腺瘤畸形均可引起反复肺炎。肺隔离症是一块囊实性成分组成的非功能性肺组织团块异常连接到正常肺,其血供来自主动脉而不是肺血管,通常表现为学龄儿童反复肺炎。支气管源性肺囊肿常位于气管周围或隆突下,囊肿被覆纤毛柱状上皮、平滑肌、黏液腺和软骨,感染可发生于囊肿本身或被囊肿压迫的周围肺。很多患者在婴儿期表现呼吸困难,这些患儿肺炎的发生往往是邻近正常肺蔓延而来,而一旦感染发生由于与正常的支气管树缺乏连接使感染难以清除。先天性囊性腺瘤畸形,现称为先天性肺气道畸形,约 80% 出生前经超声诊断,表现为生后不久出现的呼吸窘迫,一小部分表现为由于支气管压迫和分泌物清除障碍引起的反复肺炎。

(3)原发纤毛不动综合征:属于常染色体隐性遗传病,由于纤毛先天结构缺陷导致纤毛运动不良,气道黏液纤毛清除功能障碍,临床表现为自婴儿早期出现的反复上呼吸道感染、支气管炎、肺炎和支气管扩张,可同时合并鼻窦炎、中耳炎。部分病例有右位心或内脏转位称为 Kartagener 综合征,鼻一氧化氮测定、纤毛摆动检查、纤毛超微结构和基因检测有助于本病诊断。

（4）囊性纤维化：属于常染色体隐性遗传病，CF基因突变引起跨膜传导调节蛋白功能障碍，呼吸道和外分泌腺液体和电解质转运失衡，呼吸道分泌稠厚的黏液并清除障碍，在儿童呼吸系统常表现为反复肺炎、肺不张、支气管扩张和慢性鼻窦炎，其他表现脂肪痢、营养不良和生长发育落后。汗液检查钠氯离子浓度异常增高。囊性纤维化是欧洲和美洲白色人种儿童反复肺炎的常见原因，但近年我国儿童也有数十例的报道。

（5）先天性心脏病：先心病的患儿易患反复肺炎有几个原因：心脏扩大的血管或房室压迫气管，引起支气管阻塞和肺段分泌物的排出受损，导致肺不张和继发感染；左向右分流和肺血流增加，增加了反复呼吸道感染的易感性，其机制尚不清楚；长期肺水肿伴肺静脉充血使小气道直径变小，肺泡通气减少和分泌物排出减少易于继发感染等。

3.反复呼吸道感染的原因

（1）反复呼吸道吸入：许多原因可以造成反复呼吸道吸入，可能是由于结构或功能的原因不能保护气道，或由于不能把口腔分泌物（食物、液体和口腔分泌物）传送到胃，或由于不能防止胃内容物反流。肺浸润的部位取决于吸入发生时患儿的体位，立位时多发生于中叶或肺底，而仰卧位时则易累及上叶。

吞咽功能障碍可由中枢神经系统疾病、神经肌肉疾病或环咽部的解剖异常引起。闭合性脑损伤或缺氧性脑损伤形成的完全性中枢神经系统功能障碍经常发生口咽分泌物控制不良，通常伴有严重的智力落后和脑性瘫痪。慢性反复发作的癫痫也可导致反复吸入发生。外伤、肿瘤、血管炎、神经变性等引起的脑神经损伤或功能障碍也与吞咽功能受损有关。某些婴儿吞咽反射成熟延迟可以引起环咽肌肉不协调导致反复吸入。神经肌肉疾病如肌营养不良可以有吞咽功能异常，气道保护反射如咳嗽呕吐反射减弱或缺乏，易于反复的微量吸入和感染。上气道的先天性或获得性的解剖损害如腭裂、喉裂和黏膜下裂引起吸入与吞咽反射不协调、气道清除能力下降和喂养困难有关。

食管阻塞或动力障碍也可引起呼吸道反复的微量吸入，血管环是外源性的食管阻塞最常见的原因，经肺增强CT和血管重建可确诊。其他较少见原因有肠源性的重复畸形、纵隔囊肿、畸胎瘤、心包囊肿、淋巴瘤和神经母细胞瘤等。食管异物是内源性食管阻塞的最常见原因，最重要的主诉是吞咽困难、吞咽痛和口腔分泌物潴留，部分患儿表现为反复喘鸣和胸部感染。食管瘘和食管狭窄也可引起食管内容物的吸入，表现为反复下呼吸道感染。

气管食管瘘与修复前和修复后的食管运动障碍有关，多数的气管食管瘘在出生后不久诊断，但小的H型的瘘可引起慢性吸入导致儿童期反复下呼吸道感染。许多儿童在气管食管瘘修复后仍有吸入是由于残留的问题如食管狭窄、食管动力障碍、胃食管反流和气管食管软化持续存在。胃食管反流的儿童可表现慢性反应性气道疾病或反复肺炎。

（2）支气管腔内阻塞或腔外压迫：①腔内阻塞：异物吸入是儿科患者腔内气道阻塞最常见的原因。常发生于6个月~3岁，窒息史或异物吸入史仅见于40%的患者，肺炎可发生于异物吸入数日或数周，延迟诊断或异物长期滞留于气道是肺炎反复或持续的原因。例如：1例2岁女孩，临床表现反复发热、咳嗽4个月，家长否认异物吸入史，外院反复诊断左下肺炎。查体左肺背部可闻及管状呼吸音及细湿啰音，杵状指/趾。胸片：左肺广泛蜂窝肺改变，右肺大叶气肿，纤维支气管镜检查为左下异物（瓜子壳）。造成腔内阻塞的其他原因有支气管结核、支气管腺瘤和支气管内脂肪瘤等；②腔外压迫：肿大的淋巴结是腔外气道压迫最常见的原因。感染发生是由于管外压迫导致局部气道狭窄引起黏液纤毛清除下降，气道分泌物在气道远端至阻塞部位的潴留,这些分泌物充当了感染的根源,同时反复抗生素治疗可引起耐药病原菌的感染。

气道压迫最常见原因是结核分枝杆菌感染引起的淋巴结肿大,肿大淋巴结可以发生在支气管旁、隆突下和肺门周围区域。在某些地区真菌感染如组织胞浆菌病或球孢子菌病也可引起气道压迫和继发细菌性肺炎。

非感染原因引起的肺淋巴结肿大也可导致外源性气道压迫。结节病可引起淋巴组织慢性非干酪性肉芽肿样损害,往往涉及纵隔淋巴结。纵隔的恶性疾病如淋巴瘤偶尔引起腔外气道压迫,但以反复肺炎为主要表现并不常见。

心脏和大血管的先天异常也可导致大气道的管外压迫,压迫导致气道狭窄或引起局部的支气管软化,感染的部位取决于血管压迫的区域。这些异常包括双主动脉弓、由右主动脉弓组成的血管环、左锁骨下动脉来源异常、动脉韧带、无名动脉压迫和肺动脉索,其中最常见的是双主动脉弓包围气管和食管,症状通常始于婴儿早期,除了感染并发症外,可能包括喘息、咳嗽和吞咽困难。肺动脉索为一实体,左肺动脉缺如,供应左肺的异常血管来自右肺动脉,这一血管压迫了右支气管。

(3)支气管哮喘:特应性体质是发生反复呼吸道感染的危险因素之一,过敏性气道黏膜炎症易于合并感染,同时哮喘患儿存在气道黏膜上皮细胞防御缺陷。支气管肺炎是哮喘的一个常见并发症,同时也有部分反复肺炎患儿实际上是未诊断的哮喘,这在临床并不少见。造成哮喘误诊为肺炎原因是部分哮喘患儿急性发作时,临床表现不典型,如以咳嗽为主要表现,无明显的喘息症状,由于黏液栓阻塞胸部 X 线片表现为肺不张,也有部分原因是对哮喘的认识不够。

(4)营养不良、微量元素及维生素缺乏:营养不良能引起广泛免疫功能损伤,由于蛋白质合成减少,胸腺、淋巴结萎缩,各种免疫激活剂缺乏,免疫功能全面降低,尤其是细胞免疫异常,营养不良引起免疫功能低下容易导致感染;反复感染又可引起营养吸收障碍而加重营养不良,造成恶性循环。

钙剂能增强气管、支气管纤毛运动,使呼吸道清除功能增强,同时又可提高肺巨噬细胞的吞噬能力,加强呼吸道防御功能。因此血钙降低必然会影响机体免疫状态导致机体抵抗力下降以及易致呼吸道感染。当患维生素 D 缺乏性佝偻病时,患儿可出现肋骨串珠样改变、赫氏沟、肋骨外翻、鸡胸等骨骼的改变,能使胸廓的生理活动受到限制而影响小儿呼吸,并加重呼吸肌的负担。

微量元素锌、铁缺乏可影响机体的免疫功能与反复呼吸道感染有关。锌对免疫系统的发育和免疫功能的正常会产生一定的影响。锌参与体内 40 多种酶的合成,并与 200 多种酶活性有关。缺锌可引起体内相关酶的活性下降,导致核酸、蛋白、糖、脂肪等多种代谢障碍。同时缺锌可使机体的免疫器官胸腺、脾脏和全身淋巴器官重量减轻甚至萎缩,致使 T 细胞功能下降,体液免疫功能受损而削弱机体免疫力而导致反复呼吸道感染。

铁是人体中最丰富的微量元素,婴幼儿正处在生长发育的黄金时期,对铁的需要相对增多,如体内储蓄铁减少,不及时补充,可导致铁缺乏。铁也与多种酶的活性有关,如过氧化氢酶、过氧化物酶、单胺氧化酶等。缺铁时这些酶的活性降低,影响机体的代谢过程及肝内 DNA 的合成,儿茶酚胺的代谢受抑制,并且铁能直接影响淋巴组织的发育和对感染的抵抗力。缺铁性贫血或铁缺乏症儿童的特异性免疫功能(包括细胞和体液免疫功能)和非特异性免疫功能均有一定程度的损害,故易发生反复呼吸道感染。有研究表明反复呼吸道感染患儿急性期血清铁水平明显低于正常,感染发生频度与血清铁下降程度有关,补充铁剂后感染次数明显减少,再感染症状也明显减轻。

铅暴露对儿童及青少年健康可产生多方面危害,除了对神经系统、精神记忆功能、智商及行为能力等方面的影响外,铅暴露对幼儿免疫系统功能也有影响,且随着血铅水平的增高,这种影响越显著;有研究表明铅能抑制某些免疫细胞的生长和分化,削弱机体的抵抗力,使机体对细菌、病毒感染的易感性增加;血铅含量与血 IgA、IgG 水平存在较明显的负相关,因此血铅升高也是反复呼吸道感染的一个原因。

维生素 A 对维持呼吸道上皮细胞的分化及保持上皮细胞的完整性具有重要的作用。正常水平的维生素 A 对维持小儿的免疫功能具有重要的作用。而当维生素 A 缺乏时,呼吸道黏膜上皮细胞的生长和组织修复发生障碍,带纤毛的柱状上皮细胞的纤毛消失,上皮细胞出现角化,脱落阻塞气道管腔,而且腺体细胞功能丧失,分泌减少,呼吸道局部的防御功能下降。此时病毒和细菌等微生物易于侵入造成感染。有研究表明反复呼吸道感染患儿血维生素 A 的水平降低,且降低水平与疾病严重程度呈正相关,回升情况与疾病的恢复水平平行,补充维生素 A 可降低呼吸道感染的发生率。

(5)环境因素:环境的变化与呼吸道的防卫有密切关系,尤其是小儿对较大的气候变化的调节能力较差,在北方多见于冬春时,南方多见于夏秋两季气温波动较大时。当白天与夜间温差加大、气温多变、忽冷忽热时,小儿机体内环境不稳定,对外界适应力差,很易患呼吸道感染。此外空气污染程度与小儿的呼吸道感染密切相关,居住在城镇比在农村儿童发病率高,与城镇内汽车尾气、工业污水、废气等对空气污染有关,家庭内化纤地毯、室内装修、油漆和被动吸烟等,有害气体吸入呼吸道,直接破坏支气管黏膜的纤毛上皮,降低呼吸道黏膜抵抗力,易患呼吸道感染。居住人口密集,人员流动多,空气流动差,也会增加发病率。

家庭中有呼吸系统病患者、入托、家里饲养宠物也是易患反复呼吸道感染的环境因素,原因是这些情况下儿童易受生活环境中病原体的传染、过敏原刺激以及脱离家庭进入陌生的环境(托儿所)发生心理、生理、免疫方面的改变和缺少了家里父母的悉心照顾。

(6)上呼吸道慢性病灶:小儿上呼吸道感染如治疗不及时,可形成慢性病灶如慢性扁桃体炎、鼻炎和鼻窦炎,细菌长期处于隐伏状态,一旦受凉、过劳或抵抗力下降时,就会引起反复发病。小儿鼻窦炎症状表现不典型,常因鼻涕倒流入咽以致流涕症状不明显,而以咳嗽为主要症状。脓性分泌物流入咽部或吸入支气管导致咽炎、腺样体炎、支气管炎等疾病。因此慢性扁桃体炎,慢性鼻-鼻窦炎和过敏性鼻炎是部分患儿反复呼吸道感染的原因。

三、诊断思路

对于反复呼吸道感染患儿首先是根据我国中华医学会儿科学分会呼吸学组制订的标准确定诊断,然后区分该患儿是反复上呼吸道感染,还是反复下呼吸道感染(支气管炎、肺炎),或者是二者皆有。

对于反复上呼吸道感染患儿,多与免疫功能不成熟或低下、护理不当、入托幼机构的起始阶段、环境因素(居室污染和被动吸烟)、营养因素(微量元素缺乏,营养不良)有关,部分儿童与慢性病灶有关,如慢性扁桃体炎、慢性鼻窦炎和过敏性鼻炎等,进一步检查包括血常规、微量元素和免疫功能检查,摄鼻窦片,请五官科会诊等。

对于反复支气管炎的学前儿童,多由于反复上呼吸道感染治疗不当,使病情向下蔓延,少数有潜在基础疾病,如先天性喉气管支气管软化症,伴有反复喘息的患儿尤其应与婴幼儿哮喘、支气管异物相鉴别。反复支气管炎的学龄儿童,多与反复上呼吸道感染治疗不当、鼻咽部慢性病灶、咳嗽变应性哮喘和免疫功能低下引起一些病原体反复感染有关;进一步的检查包括血常规、免疫功能、过敏原筛查、病原学检查(咽培养,支原体抗体等)、肺功能、五官科检查(纤维喉镜),必要时行支气管镜检查。

对于反复肺炎患儿多数存在基础疾病,应进行详细检查,首先根据胸部X线片表现区分是反复或持续的单一部位肺炎还是多部位肺炎,在此基础上结合病史和体征选择必要的辅助检查。对于反复单一部位的肺炎,诊断第一步应进行支气管镜检查,对于支气管异物可达到诊断和治疗目的,也可发现其他的腔内阻塞如结核性肉芽肿、支气管腺瘤或某些支气管先天异常如支气管软化、狭窄,开口异常或变异。如果支气管镜正常或不能显示,胸部CT增强和气管血管重建可以明确腔外压迫造成支气管阻塞(纵隔肿物、淋巴结或血管环),支气管扩张和支气管镜不能发现的远端支气管腔阻塞以及先天性肺发育异常如肺发育不良、肺隔离症、先天性肺囊肿和先天囊腺瘤样畸形等。

对于反复或持续的多部位的肺炎,如果患儿为婴幼儿,以呛奶、溢奶或呕吐为主要表现,考虑呼吸道吸入为反复肺炎的基础原因,应进行消化道造影、24小时食管pH检测。心脏彩超检查可以除外有无先天性心脏病。免疫功能检查除了常规的CD系列和Ig系列外,应进行IgG亚类、SIgA、补体以及呼吸爆发试验检查。年长儿自幼反复肺炎伴慢性鼻窦炎或中耳炎,应考虑免疫缺陷病、原发纤毛不动综合征或囊性纤维化,应进行免疫功能检查、纤毛活检电镜超微结构检查或汗液试验以及基因检测。反复肺炎伴右肺中叶不张,应考虑哮喘,应进行过敏原筛查、气道可逆性试验或支气管激发试验有助于诊断。有输血史,反复间质性肺炎应考虑HIV感染进行血HIV抗体检测。反复肺炎伴贫血应怀疑特发性肺含铁血黄素沉着症,应进行胃液或支气管肺泡灌洗液含铁血黄素细胞检查。

四、鉴别诊断

1.支气管哮喘 哮喘常因呼吸道感染诱发,因此常被误诊为反复支气管炎或肺炎。鉴别主要是哮喘往往有家族史、患儿多为特应性体质如易患湿疹、过敏性鼻炎,肺部可多次闻及喘鸣音,过敏原筛查阳性,肺功能检查可协助诊断。

2.迁延性细菌性支气管炎 婴幼儿临床表现湿性(有痰)咳嗽4周以上,伴或不伴有喘息,易误诊为反复呼吸道感染。本病是细菌引起支气管内膜的持续感染,胸部影像表现肺纹理增多、支气管壁增厚和斑片影等,支气管肺泡灌洗液细胞分析以中性粒细胞为主,细菌培养阳性,需要2周以上的抗感染治疗。

3.特发性肺含铁血黄素沉着症 急性出血等易误诊为反复肺炎,特点为反复发作的小量咯血,往往为痰中带血,同时伴有小细胞低色素性贫血,咯血和贫血不成比例,胸片双肺浸润病灶短期内消失。慢性反复发作后胸片呈网点状或粟粒状阴影,易误诊为粟粒性肺结核。例如,患儿男,4岁,反复咳嗽6个月,咯血1次。反复诊断为肺炎,入院前10日患儿咯血1次,查体:面色苍白,双肺可闻及痰鸣音和中等水泡音,胃液含铁血黄素细胞阳性,诊断肺含铁血黄素沉着症。

4.闭塞性细支气管炎 临床表现为重症肺炎或急性肺损伤后反复或持续喘息、气促,或咳嗽、喘鸣和运动不耐受,肺部听诊可闻及喘鸣音和固定中小水泡音,肺功能提示阻塞性通气障碍,高分辨肺CT表现为过度充气,马赛克灌注及支气管扩张。病因多为重症腺病毒或支原体肺炎、渗出性多形红斑和反复吸入等。

5.肺结核　小儿肺结核临床多以咳嗽和发热为主要表现,如纵隔淋巴结明显肿大可压迫气管、支气管出现喘息症状,易于误诊为反复肺炎和肺不张。鉴别主要通过结核接触史、卡介苗接种史和结核菌素试验,以及肺CT上有无纵隔和肺门淋巴结肿大等。

五、治疗

1.病因治疗　对于反复呼吸道感染患儿应积极寻找病因,并进行有针对性的病因治疗。如存在原发免疫缺陷病,可给予静脉丙种球蛋白替代治疗、骨髓或造血干细胞移植等治疗;治疗慢性鼻窦炎和过敏性鼻炎,手术治疗先天性肺囊性病和先天性心脏病等。如存在由胃食管反流引起的反复吸入,需注意喂养体位,必要时抗反流治疗。如经汗液和基因检测为囊性纤维化,应注意防治呼吸道感染,给予口服消化酶治疗。

2.免疫调节治疗　当免疫功能检查,发现患儿存在免疫功能低下时,可使用免疫调节剂进行免疫调节治疗。所谓免疫调节剂泛指调节、增强和恢复机体免疫功能的药物。此类药物能激活一种或多种免疫活性细胞,增强机体的非特异性和特异性免疫功能,包括增强淋巴细胞对抗原的免疫应答能力,提高机体内IgA、IgG水平,从而使患儿低下的免疫功能好转或恢复正常,以达到减少呼吸道感染的次数。目前常用的免疫调节剂有以下几种,在临床中可以根据经验和患儿具体情况选用。

(1)细菌提取物

1)必思添:含有两个从克雷伯肺炎杆菌中提取的糖蛋白,能增强巨噬细胞的趋化作用和使白细胞介素-1(IL-1)分泌增加,从而提高特异性和非特异性细胞免疫及体液免疫,增加T、B淋巴细胞活性,提高NK细胞、多核细胞、单核细胞的吞噬功能。用法为每月服用8日,停22日,第1个月为1 mg,2次/天;第2、3个月为1 mg,1次/天,空腹口服,连续3个月为1个疗程。这种疗法是通过反复刺激机体免疫系统,使淋巴细胞活化,并产生免疫回忆反应,达到增强免疫功能的作用。

2)细菌溶解产物:自8种呼吸道常见致病菌(流感嗜血杆菌、肺炎链球菌、肺炎和臭鼻克雷伯菌、金黄色葡萄球菌、化脓性和绿色链球菌、脑膜炎奈瑟菌)提取,具有特异和非特异免疫刺激作用,能提高反复呼吸道感染患儿T淋巴细胞反应性及抗病毒活性,能激活黏膜源性淋巴细胞,刺激补体及细胞活素生成及促进气管黏膜分泌分泌型免疫球蛋白。实验表明,口服泛福舒后能提高IgA在小鼠血清中的浓度及肠、肺中的分泌。用法为每日早晨空腹口服1粒胶囊(3.5 mg/cap),连服10日,停200,3个月为1个疗程。

3)细菌溶解物:为呼吸道常见的6种致病菌(肺炎链球菌、流感嗜血杆菌b型、卡他布兰汉姆菌、金黄色葡萄球菌、A组化脓性链球菌和肺炎克雷伯菌)经特殊处理而制成的含有细菌溶解物和核糖体提取物的混悬液,抗原可透过口腔黏膜,进入白细胞丰富的黏膜下层,通过刺激巨噬细胞,释放淋巴因子,激活T淋巴细胞和促进B淋巴细胞成熟,并向浆细胞转化产生IgA。研究证实,舌下滴入细菌溶解物可提高唾液分泌型IgA(SIgA)水平,尤适用于婴幼儿RRI。用法为将药液滴于舌下或唇与牙龈之间,<10岁7滴/次,早晚各1次,直至用完1瓶(18 mL),10岁15滴/次,早晚各1次,直至用完2瓶(36 mL)。用完上述剂量后停药2

周,不限年龄再用 1 瓶。

4)卡介苗:是减毒的卡介苗及其膜成分的提取物,能调节体内细胞免疫、体液免疫、刺激单核-吞噬细胞系统,激活单核-巨噬细胞功能,增强 NK 细胞活性,诱生白细胞介素、干扰素来增强机体抗病毒能力,可用于 RRI 治疗。2~3 次/周,0.5 mL/次(0.5 mg/支),肌内注射,3 个月为 1 个疗程。

(2)生物制剂

1)丙种球蛋白(IVIG):其成分 95% 为 IgG 及微量 IgA、IgM。IgG 除能防止某些细菌(金葡菌、白喉杆菌、链球菌)感染外,对呼吸道合胞病毒(RSV)、腺病毒(ADV)、埃可病毒引起的感染也有效。IVIG 的生物功能主要是识别、清除抗原和参与免疫反应的调节。用于替代治疗性连锁低丙种球蛋白血症或 IgG 亚类缺陷症,血清 IgG<2.5 g/L 者,常用剂量为 0.2~0.4 g/(kg·次),1 次/月,静脉滴注。也可短期应用于继发性免疫缺陷患儿,补充多种抗体,防治感染或控制已发生的感染。但选择性 IgA 缺乏者禁用。另外需注意掌握适应证,避免滥用。

2)干扰素(IFN):能诱导靶器官的细胞转录出翻译抑制蛋白(TIP)-mRNA 蛋白,它能指导合成 TIP,TIP 与核蛋白体结合使病毒的 mRNA 与宿主细胞核蛋白体的结合受到抑制,因而妨碍病毒蛋白、病毒核酸以及复制病毒所需要的酶合成,使病毒的繁殖受到抑制。其还具有明显的免疫调节活性及增强巨噬细胞功能。1 次/天,10 万~50 万 U/次,肌内注射,3~5 日为 1 个疗程。治疗慢性肉芽肿病用量:重组人干扰素 γ50 万 U/mm² 皮下注射,3 次/周。也可用干扰素雾化吸入防治呼吸道感染。

3)转移因子:是从健康人白细胞、脾、扁桃体提取的小分子肽类物质,作用机制可能是诱导原有无活性的淋巴细胞合成细胞膜上的特异性受体,使之成为活性淋巴细胞,这种致敏淋巴细胞遇到相应抗原后能识别自己,排斥异己而引起一系列细胞反应,致敏的小淋巴细胞变为淋巴母细胞,并进一步增生、分裂,并释放出多种免疫活性介质,以提高和触发机体的免疫防御功能,改善机体免疫状态。1~2 次/周,2 mL/次,肌内注射或皮下注射,3 个月为 1 个疗程。转移因子口服液含有多种免疫调节因子,与注射制剂有相似作用,且无明显不良反应,更易被患儿接受。

4)胸腺素:从动物(小牛或猪)或人胚胸腺提取纯化而得。可使由骨髓产生的干细胞转变成 T 淋巴细胞,它可诱导 T 淋巴细胞分化发育,使之成为效应 T 细胞,也能调节 T 细胞各亚群的平衡,并对白细胞介素、干扰素、集落刺激因子等生物合成起调节作用,从而增强人体细胞免疫功能,用于原发或继发细胞免疫缺陷病的辅助治疗。

5)分泌型 IgA(SIgA):对侵入黏膜中的多种微生物有局部防御作用,当不足时,可补充 SIgA 制剂。临床应用的 SIgA 制剂如乳清液,为人乳初乳所制成,富含 SIgA。SIgA 可防止细菌、病毒吸附、繁殖,对侵入黏膜中的细菌、病毒、真菌、毒素等具有抗侵袭的局部防御作用。5 mL/次,2 次/天口服,连服 2~3 周。

(3)其他免疫调节剂

1)西咪替丁:为 H₂ 受体阻滞剂,近年发现其有抗病毒及免疫增强作用。15~20 mg/(kg·d),分 2~3 次口服,每 2 周连服 5 日,3 个月为 1 个疗程。

2)左旋咪唑:为小分子免疫调节剂,可激活免疫活性细胞,促进 T 细胞有丝分裂,长期服用可使 IgA 分泌增加,增强网状内皮系统的吞噬能力,因此能预防 RRI。2~3 mg/(kg·d),

分 1~2 次口服,每周连服 2~3 日,3 个月为 1 个疗程。

3)羧甲基淀粉:可使胸腺增大,胸腺细胞增多,选择性刺激 T 细胞,提高细胞免疫功能,增加血清 IgG、IgA 浓度。3 岁以下 5 mL/次;3~6 岁 10 mL/次;7 岁以上 15 mL/次,口服,3 次/天,3 个月为 1 个疗程。

4)匹多莫德:是一种人工合成的高纯度二肽,能促进非特异性和特异性免疫反应,可作用于免疫反应的不同阶段,在快反应期,它可刺激非特异性自然免疫,增强自然杀伤细胞的细胞毒作用,增强多形性中性粒细胞和巨噬细胞的趋化作用、吞噬作用及杀伤作用;在免疫反应中期,它可调节细胞免疫,促进白介素-2 和 γ 干扰素的产生;诱导 T 淋巴细胞母细胞化,调节 TH/TS 的比例使之正常化;在慢反应期,可调节体液免疫,刺激 B 淋巴细胞增生和抗体产生。该药本身不具有抗菌活性,但与抗生素治疗相结合,可有效地改善感染的症状和体征,缩短住院日,因此该药不仅可用于预防感染,也可用于急性感染发作的控制。

(4)中药制剂:黄芪是一种常用的扶正中药,具有增强机体和非特异免疫功能的作用,能使脾脏重量及其细胞数量增加,促进抗体生成,增加 NK 细胞活性和单核细胞吞噬功能。其他常用的中成药有玉屏风散(生黄芪、白术、防风等)、黄芪防风散(生黄芪、生牡蛎、山药、白术、陈皮、防风)、健脾粉(黄芪、党参、茯苓、白术、甘草),以及槐杞黄颗粒等。

3.去除环境因素,补充微量元素和维生素　合理饮食,加强营养;避免被动吸烟及异味刺激,保持室内空气新鲜,适当安排户外活动及身体锻炼。铁、锌、钙及维生素 A、维生素 B、维生素 C、维生素 D 等,可促进体内各种酶及蛋白的合成,促进淋巴组织发育,维持体内正常营养状态和生理功能,增强机体的抗病能力。

4.合理使用抗病毒药以及抗菌药物　应严格掌握各种抗菌和抗病毒药的适应证、应用剂量和方法,防止产生耐药性或混合感染。避免滥用激素导致患儿免疫功能下降继发新的感染。

5.反复呼吸道感染的预防　提高父母对反复呼吸道感染的认识在儿童反复呼吸道感染预防中起重要作用。教育父母坚持母乳喂养,避免将儿童暴露于吸烟或室内外污染的环境,及时将儿童与家庭中呼吸道感染者隔离,按计划进行免疫接种以增加易感儿童对常见病毒和细菌如流感病毒、麻疹、百日咳、肺炎链球菌和流感嗜血杆菌等的抵抗力和减少发病。

第五节　支气管肺炎

支气管肺炎又称小叶性肺炎,为儿童最常见的肺炎。本部分以支气管肺炎为例,论述肺炎的病因、病理和病理生理改变、临床表现、诊断、治疗和预防等方面的问题。

一、病因

支气管肺炎分离的细菌病原主要为肺炎链球菌、流感嗜血杆菌、金黄色葡萄球菌等。一些研究显示化脓性链球菌和革兰氏阴性菌也能引起儿童重症肺炎。

细菌毒力与细菌的结构有关,有荚膜的细菌可以抵御噬菌作用,毒力较大。同一种细菌按荚膜成分不同可分为若干血清型。不同细菌的荚膜不同,毒力也不同。例如,流感嗜血杆菌分为 a~f 六个血清型。其中 b 型毒力最大,是儿童败血症、脑膜炎和肺炎的主要致病菌之一。

由于病毒学的发展,国内外研究显示病毒性肺炎的总发病数有增多趋势,常见的病毒包括 RSV、人鼻病毒、人偏肺病毒、腺病毒、副流感病毒、流感病毒等。两种及两种以上病毒混合感染并不少见。

二、病理变化

支气管肺炎的病理形态为一般性和间质性两大类。

1.一般支气管肺炎　主要病变散布在支气管壁附近的肺泡,支气管壁仅黏膜发炎。肺泡毛细血管扩张充血,肺泡内水肿及炎性渗出,浆液性纤维素性渗出液内含大量中性粒细胞、红细胞及病原微生物。病变通过肺泡间通道和细支气管向周围邻近肺组织蔓延,呈小点片状的灶性炎症,而间质病变多不显著。有时小病灶融合起来成为较大范围的支气管肺炎,但其病理变化不如大叶性肺炎那样均匀致密。后期肺泡内巨噬细胞增多,大量吞噬细菌和细胞碎屑,可致肺泡内纤维素性渗出物溶解吸收、炎症消散、肺泡重新充气。

2.间质性肺炎　主要病变表现为支气管壁、细支气管壁及肺泡壁的充血、水肿与炎症细胞浸润,呈细支气管炎、细支气管周围炎及肺间质炎的改变。蔓延范围较广,当细支气管壁上皮细胞坏死,管腔可被黏液、纤维素及破碎细胞堵塞,发生局限性肺气肿或肺不张。病毒性肺炎主要为间质性肺炎。但有时灶性炎症侵犯到肺泡,致肺泡内有透明膜形成。晚期少数病例发生慢性间质纤维化,可见于腺病毒肺炎。某些病原的特殊病变详见下文。

三、病理生理

肺炎时,由于气体交换面积减少和病原微生物的作用,可发生不同程度的缺氧和感染中毒症状。中毒症状如高热、嗜睡、昏迷、惊厥以及循环衰竭和呼吸衰竭,可由毒素、缺氧及代谢异常(如代谢性酸中毒、稀释性低钠血症)引起。

缺氧是由呼吸功能障碍引起,包括外呼吸及内呼吸功能障碍两方面。

1.外呼吸功能障碍　可由下列因素引起:①毛细支气管壁因充血、水肿而增厚,管腔变小甚至堵塞。由于气道阻力与管腔半径的 4 次方成反比(即管腔半径减半,则阻力增加 16 倍),因而造成了呼吸功能的严重障碍。同时,由于气流排出受阻,可引起肺气肿。如小支气管完全堵塞,则可致肺不张;②肺泡内有炎症渗出物;③由于炎症使肺泡表面活性物质生成减少,可致微型肺不张;④肺泡膜增厚,由肺泡透明膜形成和肺泡壁炎症细胞浸润及水肿所致。

由于以上变化,可使肺泡通气量下降,通气/血流比例失调及弥散功能障碍,结果导致低氧血症,甚至出现二氧化碳潴留。

2.内呼吸功能障碍　当细胞缺氧时,胞质内酶系统受到损害,不能维持正常功能,导致组织对氧的摄取和利用不全,以及电解质酸碱失衡,可引起多系统功能障碍。危重患儿可发生心力衰竭和呼吸衰竭,微循环障碍甚至并发弥散性血管内凝血。

四、临床表现

1.一般症状　起病急骤或迟缓。可有发热、拒食或呕吐、嗜睡或烦躁、喘憋等症状。发病前数日可先有轻度的上呼吸道感染。早期体温多在 38～39℃,也可高达 40℃ 左右,大多为弛张型或不规则发热。弱小婴儿大多起病迟缓,发热不高,咳嗽和肺部体征均不明显。常见拒食、呛奶、呕吐或呼吸困难。

2.呼吸系统症状及体征 咳嗽及咽部痰声,一般早期就很明显。呼吸增快,可达 40~80 次/分,呼吸和脉搏的比例自 1:4 上升为 1:2 左右。常见呼吸困难,严重者呼气时有呻吟声、鼻翼、三凹征、口周或甲床发绀。有些患儿头向后仰,以使呼吸通畅。若患儿被动地向前屈颈时,抵抗很明显。这种现象应和颈肌强直区别。

胸部体征早期常不明显,或仅有呼吸音变粗或稍减低。以后可听到中、粗湿啰音,有轻微的叩诊浊音。数天后,可闻细湿啰音或捻发音。病灶融合扩大时,可听到管状呼吸音,并有叩诊浊音。如果发现一侧肺叩诊实音和(或)呼吸音消失,则应考虑有无合并胸腔积液或脓胸。

WHO 儿童急性呼吸道感染防治规划特别强调呼吸增快是肺炎的主要表现。呼吸急促指:<2 月龄,呼吸≥60 次/分;2~12 月龄,呼吸≥50 次/分;1~5 岁以下,呼吸≥40 次/分。重症肺炎征象为易激惹或嗜睡、拒食、胸壁吸气性凹陷及发绀。呼吸增快与放射学诊断的肺炎有高度的敏感性(74%)和特异性(67%),这为基层医务人员和初级卫生保健工作者提供简单可行的诊断依据,值得推广。

3.其他系统的症状及体征 较多见于重症患儿。

(1)消化道症状:婴幼儿患肺炎时,常伴发呕吐、腹泻、腹痛等消化道症状。呕吐常发生在强烈的咳嗽之后。腹胀严重时致膈肌上升,压迫胸部,更加重呼吸困难。有时下叶肺炎可引起急性腹痛,应与腹部外科疾病(急腹症)鉴别。

(2)循环系统症状:较重肺炎患儿可出现脉搏加速,可达 140~160 次/分,心音低钝,如患儿心率增至 160~200 次/分或以上,与体温升高和呼吸困难不相称,肝脏显著增大或在短时间内增大,面色苍白、口唇发绀,或颜面、四肢水肿,尿少,则为充血性心力衰竭的征象。有时四肢发凉、口周灰白、脉搏微弱,则为末梢循环衰竭。

(3)神经系统症状:常见烦躁不安、嗜睡,或两者交替出现。幼婴易发生惊厥,多由于高热或缺钙所致。如惊厥的同时有明显嗜睡或烦躁、意识障碍,甚至发生强直性肌痉挛、偏瘫或其他脑征,则可能并发中枢神经系统病变,如脑膜脑炎、中毒性脑病等。

4.X 线检查 不同病因的肺炎在 X 线上的表现既有共同点,又各有其特点。

(1)病灶的形态:支气管肺炎主要是肺泡内有炎性渗出,多沿支气管蔓延而侵犯小叶、肺段或大叶。可表现为非特异性小斑片状肺实质浸润阴影,以两肺下野、心膈角区及中内带较多。常见于婴幼儿。小斑片病灶可部分融合在一起成为大片状浸润影,甚至可类似节段或大叶性肺炎的形态。若病变中出现较多的小圆形病灶时,则应考虑可能有化脓性感染存在。

(2)肺不张和肺气肿征:由于支气管内分泌物和肺炎的渗出物阻塞,可产生肺不张或肺气肿。在儿童肺炎中肺气肿是早期常见征象之一,在病程中出现泡性肺气肿及纵隔气肿的机会也比成人多见。

(3)肺间质 X 线征:婴儿的肺间质组织发育好,患支气管肺炎时,可出现肺间质 X 线征象。常见两肺中内带纹理增多、模糊或出现条状阴影,甚至聚集而成网状。这些间质的改变与两肺下野的肺过度充气而呈现明亮的肺气肿区域形成鲜明的对比。流感病毒、麻疹病毒、百日咳杆菌所引起的肺间质炎性都可有这些 X 线征象。

(4)肺门 X 线征:肺门周围局部的淋巴结大多数不肿大或仅呈现肺门阴影增深,甚至肺门周围浸润。

（5）胸膜的 X 线征：胸膜改变较少。有时可出现一侧或双侧胸膜炎或胸腔积液的现象。

尽管各种不同病因的支气管肺炎在 X 线片表现上有共同点，但又不尽相同。因此，必须掌握好各种肺炎的 X 线片表现，密切结合临床症状才能做出正确诊断。

5.一般病程　经过治疗后，轻型病例（一般为年龄较大儿童及体质较强的幼儿）大多在 1~2 周内痊愈。重型病例（大多属于体质较弱的婴儿，合并佝偻病或各种先天性疾病者）则病程往往迁延，胸部体征消失较慢，且易复发。有并发症时病程可延长。

五、实验室检查

1.血常规　细菌性肺炎患儿白细胞总数大多增高，一般可达 $(15 \sim 30) \times 10^9/L$，偶可高达 $50 \times 10^9/L$。中性粒细胞达 $60\% \sim 90\%$。但在重症金黄色葡萄球菌或革兰氏阴性杆菌肺炎，白细胞可不高或降低。病毒性肺炎时，白细胞总数多低下或正常。

2.C-反应蛋白　在细菌感染，C-反应蛋白（C-reactive protein，CRP）的阳性率可高达 96%，即使反应低下、常规检查正常的患儿，CRP 也可呈阳性，并随感染的加重而升高。同时，CRP 还有助于细菌、病毒感染的鉴别。大多数病毒感染的患儿 CRP 值较低（2~4 mg/L），当 CRP ≥ 40 mg/L 时应考虑细菌病原，而且 CRP 值的高低用于病情轻重的鉴别更有意义。

3.血气分析、血乳酸盐和阴离子间隙（AG）测定　对重症肺炎可以依此了解缺氧与否及严重程度、电解质与酸碱失衡的类型及程度，有助于诊断治疗和判断预后。

4.病原学检查

（1）细菌涂片和培养：包括直接涂片镜检和细菌分离鉴定。采取相应的标本，如咽拭子、胸腔积液、痰、支气管肺泡灌洗液等，采用相应标本涂片、染色镜检或者进行病原分离及鉴定。镜下见到典型的菌体形态、排列、染色性质即可做出初步诊断，病原的分离为确定感染的最可靠方法。

需要注意的是，咽拭子和鼻咽分泌物中分离到的菌株只能代表上呼吸道存在的细菌，并不能代表下呼吸道感染的病原。胸腔积液在化脓性胸膜炎患儿的培养阳性率较高。严格规范的痰标本采集和培养对确定细菌性肺炎仍有参考价值。支气管肺泡灌洗术所取标本采用防污、刷检等技术，能更好地反映下呼吸道病原。

（2）细菌或病毒抗原的检测：常用免疫学方法检测细菌或病毒的抗原成分。常用的方法有沉淀反应、协同凝集试验、免疫荧光法、对流免疫电泳、免疫酶技术等。如呼吸道病毒间接免疫荧光法可以同时检测甲型及乙型流感病毒、RSV、副流感病毒 1、2、3 型及腺病毒抗体。

（3）病原核酸的检测：通过检测病原体特异性核酸（DNA 或 RNA）来发现相关的细菌、病毒或支原体，此方法灵敏，能进行微量检测，也能发现不完整的病毒和新病毒。

（4）其他方法：细菌代谢产物的检测、细菌内毒素定量测定等。

5.血清学检查

（1）双份血清：适用于抗原性较强，以及病程较长的细菌感染性疾病及一些非典型病原的诊断。由于健康人群中的隐性感染，其抗体水平普遍较高，单份血清往往不能区分现症感染或既往感染。故通常采取双份血清，如果 S2/S1 ≥ 4 倍升高，则可确定为现症感染。常用的方法有凝集试验和沉淀试验。

（2）单份血清：包括特异性 IgM 和特异性 IgG 检测。IgM 产生得较早，消失得快，所以多能代表现症感染，临床使用较广泛。可用 ELISA 和微量免疫荧光法（MIF）。特异性 IgG 产生较晚,不能作为早期诊断,但在疾病的某一时期单份血的 IgG 达到一定的水平,也可认为是现症感染。如颗粒凝集法测定肺炎支原体 IgM 抗体,一般认为 MP-IgM≥1∶160,有较高的诊断价值;肺炎衣原体特异性 IgG 效价≥1∶512,即可认为是现症感染。

六、并发症

早期正确治疗者并发症很少见。支气管肺炎最多见的并发症为不同程度的肺气肿或肺不张,可随肺炎的治愈而逐渐消失。长期肺不张或反复发作的肺炎,可导致支气管扩张或肺源性心脏病。细菌性肺炎应注意脓胸、脓气胸、肺脓肿、心包炎及败血症等,如金黄色葡萄球菌肺炎。有些肺炎还可并发中毒性脑病。少数重症肺炎患儿还可并发弥散性血管内凝血、胃肠出血或黄疸、噬血细胞综合征等。有些肺炎患儿迅速发展成呼吸衰竭而危及生命。有些严重肺炎患儿可致水电解质紊乱和酸碱失衡,尤需注意并发低钠血症、混合性酸中毒和乳酸酸中毒。

七、诊断与鉴别诊断

1.诊断　根据急性起病、呼吸道症状及体征,一般临床诊断不难。必要时可做胸部 X 线检查。气管分泌物细菌培养、鼻咽拭子病毒核酸检测有助于病原学诊断。其他病原学检查包括抗原和抗体检测。白细胞明显升高和中性粒细胞增多、血清 C-反应蛋白升高时有助于细菌性肺炎的诊断。末梢血白细胞减低或正常,则多见于病毒性肺炎。

2.鉴别诊断　在婴儿时期,常需与肺结核及其他引起呼吸困难的病症作鉴别。

(1)肺结核:鉴别时应重视家庭结核病史、结核菌素试验以及长期的临床观察。肺结核 X 线大多见肺部病变明显而临床症状较少,两者往往不成比例。

(2)发生呼吸困难的其他病症:喉部梗阻的疾病一般有声音嘶哑、哮吼、吸气性呼吸困难等症状。如患儿呼吸加深,应考虑是否有酸中毒。支气管哮喘的呼吸困难以呼气相为主。婴儿阵发性心动过速虽有气促、发绀等症状,但有发作性心动过速的特点,可借助于心电图检查。

八、预后

预后取决于患儿年龄、肺部炎症能否及时控制、感染病原的数量、毒力强弱,细菌对抗菌药物的敏感程度、患儿机体免疫状况以及有无严重并发症等。由于诊断及时、应用呼吸支持以及采用中西医结合综合治疗,肺炎病死率已明显下降,并发症也显著减少。但弱小婴儿患肺炎后因抵抗力低、病变范围较广泛、病程容易迁延,尤应重视。年龄越小,肺炎的发病率和病死率越高,尤以新生儿和低出生体重儿显著。在营养不良、佝偻病、先天性心脏病、原发性免疫缺陷病、先天性气管、支气管、肺发育异常、麻疹、百日咳等的基础上并发肺炎,则预后较差。肺炎并发脓气胸、气道梗阻、中毒性脑病、心力衰竭和呼吸衰竭时,也使预后变差。从病原方面考虑,葡萄球菌肺炎易发生并发症,病程常迁延;流感嗜血杆菌及肺炎杆菌所致的肺炎也比较严重。肺炎支原体肺炎也可出现严重并发症。根据北京某儿童医院研究发现,凡血气分析 pH<7.25、$PaCO_2$>70 mmHg 及严重低氧血症(吸入 40% 以上氧浓度时,PaO_2<50 mmHg),伴/不伴有高乳酸盐血症(血乳酸盐测定值>正常值+2 个标准差)者病死率较高。

九、预防

为预防肺炎,应着重注意下列措施。

1.加强护理和体格锻炼 婴儿时期应注意营养的均衡摄入,尽量母乳喂养,及时增添辅食,培养良好的饮食及卫生习惯,多晒太阳。防止佝偻病及营养不良是预防重症肺炎的关键。注意洗手,避免被动吸烟。从小锻炼身体,室内要开窗通风,经常在户外活动或在户外睡眠,使机体耐寒及对环境温度变化的适应能力增强,就不易发生呼吸道感染及肺炎。

2.预防急性呼吸道感染及呼吸道传染病 对婴幼儿应尽可能避免接触呼吸道感染的患者。注意防治容易并发严重肺炎的呼吸道传染病,如百日咳、流感、腺病毒及麻疹等。尤其对免疫缺陷病或应用免疫抑制剂的患儿更要注意。疫苗接种可以有效降低儿童肺炎的患病率。流感疫苗可以有效预防流感,年龄在 6 个月以上者可以接种,在流感流行高峰前 1~2 个月接种。随着流感嗜血杆菌和肺炎链球菌疫苗的应用,其覆盖的血清型引起的肺炎发病率下降。

3.预防并发症和继发感染 已患肺炎的婴幼儿抵抗力弱,易感染其他疾病,应积极预防可能引起严重预后的并发症,如脓胸、脓气胸等。在病房中应将不同病原的患儿尽量隔离。恢复期及新入院的患儿也应尽量分开。医务人员接触不同患儿时,应注意消毒隔离操作。

十、治疗

本文所述为一般肺炎的治疗。应采取中西医结合及综合措施。从整体出发,加强护理,保证休息、营养及液体入量,积极控制感染,防止并发症。及时进行对症治疗,包括镇静、止咳平喘、强心、氧疗、纠正水电解质紊乱等。

轻症支气管肺炎给予适当治疗后多迅速痊愈,可在门诊或家庭治疗,常在 1~2 周内即告痊愈。危重患儿应重视缺氧、中毒性脑病、心力衰竭、呼吸衰竭、水及电解质紊乱以及其他严重的并发症(气胸、脓气胸等),及时给予适当处理。具体治疗方法如下。

1.一般治疗

(1)护理:环境要安静、整洁。对患儿耐心护理,使其精神愉快。要保证患儿休息,避免过多治疗措施。室内要经常通风换气,使空气比较清新,并须保持一定温度(20℃左右)、湿度(相对湿度以 60% 为宜)。烦躁不安常可加重缺氧,可给镇静剂如苯巴比妥或水合氯醛等。但不可用过多的镇静剂,避免咳嗽受抑制使痰液不易排出。避免使用呼吸兴奋剂,以免加重患儿的烦躁。

(2)饮食:应维持足够的入量,给予流食,如人乳、牛乳、米汤、菜水、果汁等,并可补充维生素 C、维生素 A、维生素 D,复合维生素 B 等。应同时补充钙剂。对病程较长者,要注意加强营养,防止发生营养不良。

2.抗菌药物疗法 怀疑细菌性肺炎的住院患儿,应尽量在获得标本进行细菌培养后经验性给予抗菌药物治疗。一般先用青霉素类或头孢菌素,直至体温正常后 5~7 日止。对危重患儿还可根据药物说明书增加剂量。通常在使用 3 天不见效时,根据细菌培养和耐药结果改用其他抗菌药物。怀疑非典型病原感染的患儿,应给予大环内酯类抗菌药物。对原因不明的病例,可先联合应用两种菌药物,一般选用 β 内酰胺类联合大环内酯类。在明确病原后,则给予针对性治疗。

不同年龄肺炎患儿经验性抗菌药物治疗见表 7-3。由于氨基糖苷类抗菌药物有明显耳、肾毒性,肺炎儿童应尽量避免使用。喹诺酮类抗菌药物对骨骼发育可能产生不良影响,应避免用于 18 岁以下的未成年人。四环素类药物引起牙齿黄染及牙釉质发育不良,不可用于 8 岁以下患儿。

表 7-3 不同年龄肺炎患儿经验性抗菌药物治疗

年龄组	门诊患儿	住院患儿,无肺叶或肺小叶浸润、无胸膜渗出或两者都无	住院患儿,有脓毒症体征、肺部浸润、大量胸膜渗出或三者皆具备
出生~产后20 天	收入院	氨苄西林,可联合使用或不用头孢噻肟	静脉使用氨苄西林,可联合使用或不用头孢噻肟
3 周~3 个月	不发热,口服红霉素;出现发热或缺氧症状立即收住院治疗	不发热,静脉应用红霉素;如果发热,加用头孢噻肟或头孢呋辛	静脉使用头孢噻肟或头孢呋辛
3 个月~5 岁	怀疑细菌性肺炎者口服阿莫西林、阿莫西林/克拉维酸或头孢羟氨苄、头孢克洛;病毒性肺炎患儿不应使用任何抗菌药物;怀疑非典型病原使用大环内酯类抗菌药物	对于病毒性肺炎患儿不应使用任何抗菌药物;如果怀疑细菌性肺炎,可考虑静脉使用氨苄西林治疗;非典型病原使用大环内酯类抗菌药物	静脉使用头孢噻肟或头孢呋辛,效差考虑耐药菌感染者,换用万古霉素等
5~15 岁	口服红霉素、克拉霉素或阿奇霉素	静脉红霉素或口服阿奇霉素。如果有确凿的证据提示为细菌感染时(例如:白细胞计数高、寒战,对大环内酯类药物无效等),加用阿莫西林或二代头孢菌素	静脉使用头孢噻肟或头孢呋辛。如患儿病情无改善可考虑加用阿奇霉素

儿童轻症肺炎首选青霉素类、第一代、二代头孢菌素。对青霉素过敏者用大环内酯类。疑为支原体或衣原体肺炎,首选大环内酯类。

院内获得性肺炎或重症肺炎常由耐药菌引起,选用抗菌药物如下:①肺炎链球菌常为早发的院内获得性肺炎或重症社区获得性肺炎的病原,选用阿莫西林、阿莫西林/克拉维酸钾或头孢曲松、头孢噻肟,备选万古霉素或利奈唑胺;②金黄色葡萄球菌肺炎可以选用苯唑西林、第 1 或 2 代头孢菌素、万古霉素、利奈唑胺、替考拉宁;③有结构性肺疾病或呼吸机相关肺炎常为铜绿假单胞菌或肺炎克雷伯菌或肠杆菌肺炎,宜用第三代头孢菌素或头孢哌酮舒巴坦,必要时可选用碳青霉烯类。

抗菌药物应使用到体温恢复正常后 5~7 天。停药过早不能完全控制感染;不可滥用抗菌药物,否则易引起体内菌群失调,造成致病菌耐药和真菌感染。

对年龄较大、病情较轻的患儿,或在对磺胺药尚未发生耐药现象的地区,仍可使用磺胺药,常用有 SIZ、SMZ。甲氧苄啶(TMP)能增加磺胺类药物的疗效,常与之合并应用(如 SMZ-co)。

3.抗病毒疗法 比起抗菌药物而言,抗病毒药物少之又少,使得抗病毒治疗受到很大制约。如临床考虑病毒性肺炎,可试用利巴韦林,其为广谱抗病毒药物,能竞争性抑制病毒合成酶,从而抑制病毒复制,可用于治疗副流感病毒、腺病毒以及 RSV,给药途径为喷雾、雾化吸入、口服或静脉滴注。更昔洛韦目前是治疗 CMV 感染的首选药物。干扰素不能直接使病毒灭活,而是间接地使病毒复制、繁殖受到抑制,从而达到抗病毒的作用。神经氨酸酶抑制剂可用于甲型和乙型流感病毒的治疗。

4.免疫疗法　大剂量免疫球蛋白静脉注射对严重感染有良好治疗作用,除了对病毒抗原直接起免疫封闭的作用外,同时可通过 IgG Fc 段激活巨噬细胞而清除病毒。静脉注射后,能迅速提高患儿血液中 IgG 水平,增强机体的抗感染能力和调理功能。因其具有广谱抗病毒、细菌或其他病原体的 Ig 抗体,故具有免疫替代和免疫调节的双重治疗作用。一般用量 400 mg/(kg·d),连用 3~5 天。要注意的是选择性 IgA 缺乏者禁用,偶可见过敏反应、血尿、溶血、肾衰、无菌性脑膜炎、脑栓塞,丙型肝炎传播等,且价格昂贵,不宜作常规治疗。目前人们普遍认同在高危儿中应用帕利珠单抗防治 RSV 感染。

5.中医疗法　本病在中医学中属于温热病范畴中的"风温犯肺""肺热咳喘"等证。儿童肺炎发病急、变化快,邪热容易由卫、气迅速转入营、血,进而引起心、肝两经证候,故按临床表现分为轻、重两大类型施治,并注意并发症及肺炎恢复期的治疗。

(1)普通型肺炎(邪在卫、气)的证治:患儿表现高热、有汗或无汗(一般早期少汗,邪达气分时则多汗、口渴)、呼吸急促、咳嗽有痰、轻度喘憋、鼻翕、面赤口渴、咽红、舌尖红、舌苔黄白相兼、脉浮数。治以宣肺清热化痰法。常用麻杏石甘汤加减。

(2)重型肺炎(气、血两燔或热入营血)的证治

1)气(营)血两燔:高热持续,咳嗽喘憋,躁扰不安,痰声漉漉,精神萎靡,口渴,舌质红,苔黄腻而干,脉弦数或滑数。治以清宣肺热,平喘化痰法。常用麻杏石甘汤和玉女煎(系《温病条辨》的玉女煎去牛膝、熟地,加细生地、元参)加减。

2)热入营血:高热持续不退,咳嗽喘憋加重,气促鼻翕明显,呼吸极度困难,痰壅喉头,胸腹胀满,烦躁不安;或口周发绀,口唇焦裂,舌质红绛,苔黄厚或垢腻,脉弦数或滑数。若出现脉细数无力,应注意出现气阳衰竭。治以清营解毒,平喘化痰法。常用清营汤加减。

(3)并发症的证治:重症肺炎容易出现正不胜邪、气阳衰竭的征候,此时宜中西医配合治疗,临床常见并发症如下。

1)邪盛正衰、毒热内陷(中毒性脑病):主要表现面色晦暗,壮热持续,神昏惊厥,颈强咳喘,纳呆便溏,舌质红绛,舌苔黄而干,脉细数或弦数,治以扶正祛邪,开窍逐痰。常用三甲复脉汤加减。

2)正气衰竭,痰涎壅盛(呼吸衰竭):主要表现壮热稽留,面灰肢冷,呼吸困难,或气短汗多,神昏烦躁,咳重痰稠黏。舌质淡,苔少而干,脉细数无力。治以扶正祛邪,补气化痰。常用生脉散加减。

(4)肺炎恢复期的证治:病邪虽减,气阴耗伤,余邪未尽,仍有低热,咳嗽痰喘,精神萎靡,食欲缺乏,阴伤较重者,则舌质嫩红,舌苔少而欠津。治以养阴清热,常用沙参麦门冬汤加减。若余热未尽而咳喘者,治以清肺泻余热,止咳平喘。可用泻白散加减。

(5)对病程迁延性患儿还可用芥末泥或芥末湿布敷胸背,或拔火罐。使胸背皮肤受到刺激后充血,从而消减肺部淤血,并能促进肺部渗出物的吸收和啰音的消失。敷芥末泥比较温和,可用于 1 岁以下儿童;拔火罐的作用较强,只可用于较大儿童。病危或心力衰竭时,禁忌

用这些刺激疗法。

6.对症治疗

(1)退热与镇静:一般先用物理降温,如温水外敷额头、温水浴等,或口服对乙酰氨基酚、布洛芬等退热,对高热严重的病例可用氯丙嗪与异丙嗪合剂肌内注射。

(2)止咳平喘的治疗:应清除鼻内分泌物,有痰时用祛痰药(如氨溴索、N-乙酰半胱氨酸,雾化或口服,前者也可以静脉注射),痰多时可吸痰。最好提高室内相对湿度达65%左右,同时多给患儿饮水。咳喘重时可雾化吸入布地奈德(0.5~1 mg/次,2次/天)或丙酸倍氯米松(0.4 mg/次,1~2次/天)联合 β_2 受体激动剂和抗胆碱药。无效时可静脉滴注氢化可的松每次 5 mg/kg,每 6~8 小时 1 次,连用 2~4 次;或甲泼尼龙每次 1~2 mg/kg。

(3)氧疗:病情较重者需要氧疗。一般幼儿可用鼻导管,氧流量 0.5~1 L/min。重症可用面罩给氧,氧流量 2~4 L/min。对呼吸道分泌物阻塞、呼吸困难、发绀严重的患儿,可用氧气帐。面罩给氧时,吸入氧浓度大于或等于 0.5,动脉血氧分压小于 0.78 kPa(60 mmHg)或血氧饱和度小于 92%,可考虑应用持续气道正压通气(continuous positive airway pressure,CPAP)。

(4)心力衰竭的治疗:重症肺炎的婴幼儿以及合并先天性心脏病的肺炎患儿,往往发生心力衰竭,出现心率增快(达 140~160 次/分)、烦躁不安、肝脏在短时间内增大、水肿、面色苍白发灰,甚至心脏扩大及有奔马律。心力衰竭除给氧、祛痰、止咳、镇静等一般处理外,应早用强心药物。治疗参阅心力衰竭章节。

(5)腹胀的治疗:多为感染所致的动力性肠梗阻(麻痹性肠梗阻)。一般采用非手术疗法,如禁食、胃肠减压、针刺足三里、合谷、灸中脘、关元穴,肾囊封闭可预防严重腹胀。肛管排气、小剂量 2% 肥皂水或少量 3% 盐水灌肠等刺激结肠活动,也有助于减轻腹胀。例如,可先用稀释肥皂水(约 2%)灌肠后留导管排气。肯定无机械性肠梗阻,应用上述方法不见效时可用新斯的明,每次 0.03~0.04 mg/kg 肌内注射,较大儿童可按每岁 0.05~0.1 mg 计算。对重度腹胀者,可用胃肠减压法抽出胃肠内容物及气体。也可用葱白捣烂后敷贴脐部并作针刺及腹部按摩。对低血钾所致的腹胀,可口服 10% 氯化钾溶液,约每剂 0.5 mL/kg,3~4 次/天。

(6)弥散性血管内凝血(DIC)的治疗:包括治疗原发病,消除诱因;改善微循环;抗凝治疗等,详见血液系统疾病相关章节。中医可用复方丹参、川芎、三棱、莪术等活血化瘀药物。

7.液体疗法 一般肺炎患儿可口服保持液体入量,不需输液。对不能进食者,可进行静脉滴注。总液量以 60~80 mL/(kg·d) 为宜,婴幼儿用量可偏大,较大儿童则应相对偏小。对高热及喘重或微循环功能障碍的患儿,由于不显性失水过多,总液量可偏高。急性期患儿易发生钠潴留,故钠的入量不宜过多,不合并腹泻者,一般不应超过 3 mmol(相当于生理盐水 20 mL)/(kg·d),静脉滴注液可以 10% 葡萄糖与生理盐水配制成 4:1 或 5:1 的混合液。静脉滴注速度不可太快,应控制在 5 mL/(kg·h) 以下。输液时间不可太长,以免影响休息和变换体位,能口服时即应停止输液。热量的供给应争取达到 210~250 J/(kg·d) 以上。

有明显脱水及代谢性酸中毒的患儿,可 1/3~1/2 张含钠液补足累积丢失量,然后用上述液体维持生理需要。

有时,病程较长的严重患儿或在大量输液时可出现低钙血症,有手足搐搦或惊厥,应由静脉缓慢注射 10% 葡萄糖酸钙 10~20 mL。有时可发生低钠血症,如血钠降至 125 mmol/L

（125 mEq/L）以下，应在限制液量的同时，注射高渗盐水[3%盐水 6~12 mL/kg，可使血钠提高 5~10 mmol/L（5~10 mEq/L）]。血钾一般不低，血钾低者应适当供给钾盐。

8.全身糖皮质激素治疗　一般肺炎不需应用。严重肺炎，在有效抗感染治疗的同时，在下列情况下可加用：①中毒症状严重，如出现休克、中毒性脑病、超高热（体温在 40℃ 以上持续不退）等；②喘憋严重、支气管痉挛明显；③早期胸腔积液，为了防止胸膜粘连也可局部应用。以短期治疗不超过 3~5 天为宜。一般静脉滴注氢化可的松 5~10 mg/（kg·d）或甲泼尼龙 1~2 mg/（kg·d）或口服泼尼松 1~2 mg/（kg·d）。用激素超过 7 天者，停药时宜逐渐减量。

9.其他并发症的治疗　较严重的并发症为脓胸、脓气胸、肺脓肿、心包炎及脑膜炎等。其治疗方法详见论述这些病的专节。

第八章　呼吸系统重症

第一节　急性呼吸窘迫综合征

急性呼吸窘迫综合征(acute respiratory distress syndrome,ARDS)是在严重感染、休克、创伤及烧伤等疾病过程中,肺毛细血管内皮细胞和肺泡上皮细胞炎症性损伤造成弥漫性肺泡损伤,导致急性低氧性呼吸功能不全或衰竭。以肺容积减少、肺顺应性降低、严重的通气/血流值失调为病理生理学特征,其临床特征是进行性低氧血症和呼吸窘迫,肺部影像学表现为非均一性的渗出性病变。尽管成人和儿童在 ARDS 存在相似的病理生理学改变,但在危险因素、病因、并发症、呼吸机设置及预后等方面均有较大差异。

一、流行病学

儿童 ARDS 的发病率约为每年 3.5/10 万。在儿童重症监护病房(pediatric intensive care unit,PICU)患儿中 ARDS 的发病率为 1.44%~2.30%,病死率为 33.7%~61.0%。随着疾病严重等级的增加,病死率也随之升高。

与其他危重症相比,ARDS 有更高的病死率、更长的 PICU 住院时间和机械通气时间。根据中国 25 家儿童医院 PICU 调查,国内儿童 ARDS 的患病率为 1.42%,ARDS 病死率为 62.9%,占同期 PICU 病死率的 13.1%,死亡相对风险性是 PICU 平均水平的 9.3 倍,救治代价为一般危重患儿的 4~5 倍。

二、病因

ARDS 病因复杂多样,有 100 余种,包括气道直接(如吸入胃内容物或毒性物质)或经血流间接(如脓毒症或创伤)等致病因素。

ARDS 常见的危险因素:肺炎、脓毒症、非心源性休克、误吸胃内容物、严重创伤、肺挫伤、急性胰腺炎、严重烧伤、药物过量、多次输血、肺血管炎和溺水。其中,严重感染是导致 ARDS 最常见的原因。最近的流行病学研究还提出多种医院内可预防的危险因素,如多种血液制品输血、高潮气量机械通气、高浓度吸氧、过多的液体复苏、医院获得性肺炎及高风险的手术(特别是主动脉、心脏和急腹症)。慢性肝病、免疫抑制、低蛋白血症和肥胖也与 ARDS 有关。

据报道,在儿童 ARDS 的危险因素中,肺部感染、误吸胃内容物和脓毒症分别占 35%、15% 和 13%。危险因素不同,ARDS 患病率也不同。严重感染时 ARDS 患病率可高达 25%~50%,大量输血可达 40%,多发性创伤达到 11%~25%;而在严重误吸时,ARDS 患病率达 9%~26%。如同时存在 2 个或 3 个危险因素,ARDS 患病率将进一步升高。危险因素持续时间越长,ARDS 患病率越高,持续 24 小时、48 小时、72 小时,ARDS 发病率分别为 76%、85% 和 93%。

遗传因素在 ARDS 易感性、发病和治疗反应中也具有重要作用。目前已报道 ARDS 易感性与表面活性物质蛋白-B、血管紧张素转换酶、TNF-α 和 NF-κB 等几十种基因多态性有关。

三、发病机制

尽管 ARDS 病因各异,其基本发病机制却具有相似性。其共同的基础是各种原因导致的肺泡毛细血管急性损伤。在致病因子的作用下,中性粒细胞等炎症细胞黏附在血管内皮细胞表面并被招募到肺部,继而释放出氧自由基、蛋白分解酶和花生四烯酸代谢产物,激活多种炎症细胞(如肺内巨噬细胞),释放出大量的细胞因子和炎症介质(如 IL-1、IL-6、IL-8 和 TNF-α),形成"瀑布样"链锁炎症反应。因此,ARDS 是由多种病因激发的全身炎症反应在肺的表现。

强烈的肺部炎症导致肺泡毛细血管内皮细胞和肺泡上皮细胞受损,引起肺泡毛细血管通透性增加,使体液和大量含蛋白质液体从毛细血管间隙流向肺泡和肺间质,形成急性肺间质水肿和肺泡水肿。肺泡 Ⅱ 型上皮细胞损伤将减少肺泡表面活性物质的生成,导致透明膜形成和肺泡群陷闭。肺部不断释放的毒素和炎症介质经循环带到肺外脏器,导致全身炎症反应综合征和多器官障碍综合征。

四、病理改变

各种原因所致 ARDS 的病理改变基本相同。其特点是肺水肿和透明膜形成,并伴有肺间质纤维化。典型的 ARDS 病理变化可分为急性期、亚急性期和慢性期,这三期相互关联且部分重叠,常伴随有其他并发症。

1.急性期 急性期见于发病后 1~3 天。先后可见肺泡上皮细胞广泛坏死和基膜脱落,肺泡上皮细胞和肺泡毛细血管内皮细胞通透性增加导致的肺水肿,在肺泡腔由纤维蛋白质和基质蛋白质构成的透明膜形成,中性粒细胞和巨噬细胞等炎症细胞渗出并聚集在肺泡。

2.亚急性期 亚急性期见于发病后 3~7 天,显著增生出现在发病后 2~3 周。部分的肺水肿被重吸收,肺泡 Ⅱ 型上皮细胞大量增生,伴有纤维细胞增生和胶原沉积。

3.慢性期 若病变迁延不愈超过 4 周,则进入纤维化期。中性粒细胞浸润减少,肺泡间隔内纤维组织增生而致肺泡隔增厚,Ⅲ 型弹性纤维被 Ⅰ 型胶原纤维替代,肺容积明显缩小。

五、病理生理改变

1.肺容积减少 由于肺水肿、肺泡塌陷、肺泡内渗出导致不同程度肺容积减少,肺总量、肺活量、潮气量和功能残气量明显低于正常。其中,以功能残气量减少最为明显。1986 年,有学者对 ARDS 患儿行胸部 CT 扫描,结果发现大量肺泡塌陷,参与通气的肺泡仅占肺容积 20%~30%,其功能仅相当于 5~6 岁儿童的肺,称为"婴儿肺"。

2.肺顺应性降低 由于肺水肿和肺泡塌陷引起肺不张,导致 ARDS 肺顺应性降低,表现为肺压力-容积曲线向右下方向移位,即获得同样潮气量,需要较高气道压。肺顺应性降低是 ARDS 患儿呼吸困难的主要机制。

3.通气/血流值降低 广泛的肺泡水肿、肺泡萎陷、小气道闭塞和潮气量降低引起肺泡通气不足。而循环于毛细血管内的静脉血却照常灌注,不能充分氧合,会造成动脉血内有静脉血混杂和通气/血流值降低,产生肺内分流。ARDS 早期肺内分流率可达 10%~20%,后期高达 30%以上。大量肺内分流和通气/血流值降低引起顽固性低氧血症。

4.肺动脉高压 ARDS 早期的肺动脉高压主要与缺氧性肺血管收缩、肺微小血栓形成和具有缩血管作用的炎症因子有关。ARDS 后期的肺动脉高压不但与炎症因子有关.还与肺血管的重塑相关。

六、临床表现

临床表现取决于原发病和受累脏器的数目与类型。典型的 ARDS 分为急性肺损害期、潜伏期、急性呼吸衰竭期、严重生理异常期或终末期。由于原发病引起的肺损伤过程隐匿且难以辨别或病情发展迅速,往往不易确定急性肺损害期及潜伏期,多到急性呼吸衰竭才明确诊断。对于有潜在肺损伤易感因素的患儿,应尽早识别并处理 ARDS。

1.症状 大多在各种原发病过程中逐渐出现。脓毒症和创伤在 24 小时内发生 ARDS 的概率分别为 54% 和 29%,90% 以上患儿发病在危险因素出现后的 5 天内,100% 在 7 天内达到诊断标准。在此期间的临床表现多为原发病的表现。

呼吸频速和呼吸窘迫是 ARDS 最常见的症状,其严重程度与基础呼吸频率和肺损伤严重程度有关。有些婴儿呼吸急促不明显,但很快出现潮式呼吸等中枢呼吸衰竭。除非有严重贫血或恰当治疗纠正了低氧血症,否则很容易见到发绀。这种发绀常常不能被鼻导管或面罩吸氧所缓解,需要用持续气道正压通气(CPAP)才能纠正,也不能用原发病来解释。肺顺应性进行性下降,常需要依赖较高气道压力进行机械通气。

2.体征 可无明显的肺部体征。有的出现发绀、双肺湿啰音和哮鸣,后期可有肺实变。

3.辅助检查

(1)影像学:早期病变以间质性改变为主,胸部 X 线片常无明显改变。病情进展后,可出现肺内实变,可见散在斑片状密度增高阴影,有时可见支气管充气征,实变影呈区域性重力性分布,以中下肺野和肺外带为主。后期为大片实变,支气管气相明显,呈“白肺”改变。如果既往存在呼吸系统疾病或 ARDS 的病因为中毒性肺炎、吸入毒性气体或胃内容物,可有明显影像学变化或与上述改变重叠。值得注意的是,ARDS 胸片改变较临床症状延迟 4~24 小时,而且受治疗干预的影响很大。

胸部 CT,尤其是高分辨 CT,可清晰地显示病变部位、范围和形态。ARDS 胸部 CT 表现显示病变分布不均匀,在重力依赖区(仰卧位在背部)呈实变影,常见支气管充气征,中间区域呈毛玻璃样影。通过 CT 扫描评估的肺重量在 ARDS 时增加,并且与 ARDS 的严重程度呈正相关。CT 有利于对肺泡出血、急性间质性肺炎、过敏性肺炎、急性嗜酸细胞性肺炎、支气管炎伴机化性肺炎等疾病进行鉴别诊断。胸部 CT 有助于评估肺复张和合理设置呼气末正压(PEEP)。

(2)血气分析:PaO_2 和 PaO_2/FiO_2 是主要的客观诊断指标。顽固性低氧血症($PaO_2 <$ 60 mmHg 和 $PaO_2/FiO_2 < 300$ mmHg)是常用的诊断依据。ARDS 早期至急性呼吸衰竭期,常表现为呼吸性碱中毒和不同程度的低氧血症,肺泡—动脉血氧分压差升高(35~45 mmHg)。除表现为低氧血症外,ARDS 换气功能障碍表现为无效腔通气增加,ARDS 后期往往表现为动脉 $PaCO_2$ 升高和 pH 下降。

(3)超声心动图:美国欧洲共识会议(American-European Consensus Conference,AECC)标准中将肺动脉楔压(pulmonary arter wedge pressure,PAWP)≥2.4 kPa(18 mmHg)作为排除心源性肺水肿的指标。测定 PAWP 需要置入 Swan-Ganz 气囊漂浮导管。临床无法做到对每例患儿进行该检查。建议采用超声心动图对 ARDS 患儿进行床旁心功能检查,测定时间为胸片显示有肺水肿时,间隔不超过 24 小时。若>18 mmHg,考虑心源性肺水肿,不能诊断 ARDS。肺静脉血流频谱 AR 波流速>0.3 m/s 或时间>30 ms,不能诊断 ARDS。射血分数< 50% 或短轴缩短率<30%,不能诊断 ARDS。

（4）肺超声:评估胸腔积液、气胸、肺间质综合征、肺实变、肺脓肿、肺复张或再萎陷等情况,可以在床旁准确判断肺形态的变化和帮助调节 PEEP。

（5）生物学标志物:肺泡灌洗液中 IL-8、血清脂多糖结合蛋白都能作为判断 ARDS 高危因素的指标。血浆中克拉拉细胞蛋白(clara cell protein, CC16) 显著高于无 ARDS 患儿。如果以 CC16≥18 ng/mL 作为诊断 ARDS 的标准,敏感性为 80%,特异性为 92%。

七、诊断与鉴别诊断

ARDS 诊断标准必须联合危险因素、临床表现、氧合指标、影像学变化甚至生物学标志物等进行综合考虑。1994 年,AECC 提出 ARDS 及急性肺损伤(acute lung injury, ALI) 的诊断标准。然而,该标准缺乏判断急性的明确标准、动脉血氧分压(PaO_2)/吸入氧体积分数(FiO_2)值对机械通气设置的改变较敏感、胸部影像学缺少可靠的评判标准、较难判断是否存在由静水压升高引起的肺水肿等。2012 年,欧洲危重病医学会与美国胸科学会组成的委员会发表的柏林标准在 AECC 标准基础上提出更加详细的诊断标准(表 8-1)。但是,柏林标准也有一定局限性:儿童使用动脉导管的频率少于成人,需要增加动脉血氧饱和度(SpO_2)等无创性的监测指标;对于存在慢性心源性肺疾病或机械通气的患儿,没有具体说明诊断细节;以 5 cmH_2O(1 cmH_2O = 0.098 kPa)定为 PEEP 最小值可能不合适;使用高频振荡通气时,缺乏 PEEP 数据。

表 8-1 2012 年 ARDS 柏林诊断标准

诊断指标	轻度	中度	重度
发病时机	有已知危险因素或加重呼吸道症状,1 周内急性发作		
低氧血症(PaO_2/FiO_2)[a]	201~300 mmHg	≤200 mmHg	≤100 mmHg
肺水肿原因	且 PEEP≥5 cmH_2O	且 PEEP≥5 cmH_2O	且 PEEP≥5 cmH_2O
	无法用心力衰竭或液体负荷过多解释的呼吸衰竭;如果没有危险因素,则需要客观评估(如心脏超声检查)排除静水压升高的肺水肿		
胸部影像学[b]	双肺浸润影	双肺浸润影	累及 3 个象限的浸润影
生理改变	无	无	VECorr > 10 L/min 或 CRS<40 mL/cmH_2O

a.如果海拔超过 1000m,应根据如下公式进行校正:PaO_2/FiO_2×(大气压/760)。

b.胸片或 CT 扫描。VECorr = VE×$PaCO_2$,40 为校正分钟呼出通气量,VE 呼出潮气量,CRS 为静息时呼吸系统顺应性。

为了解决儿童 ARDS 诊疗方面的问题,2015 年,由来自 8 个国家的 27 名专家组成的儿童肺损伤诊疗专家组对儿童 ARDS 诊断、治疗及预后等 9 个方面提出 151 条专家建议,制订儿童 ARDS 的诊断标准(表 8-2)及高危人群的识别标准(表 8-3),弥补了 2012 年柏林标准的不足。

表8-2 儿童 ARDS 诊断标准

项目	定义
年龄	除外围生期相关性肺疾病患儿
发病时间	病因明确的损害发生在 7 天以内
肺水肿原因	无法完全用心力衰竭或者液体超负荷来解释的呼吸衰竭
胸部影像学	胸部影像学发现与肺实质疾病一致的新发浸润影
氧合程度	无创机械通气,无严重程度分级,全面罩双水平正压通气或 CPAP>5 cmH$_2$O,P/F 值≤300,S/F 值≤264
特殊疾病	有创机械通气,轻度 4≤01<8,5≤OSI<7,5;中度 8≤OI<16,7.5≤OSI<12.3;重度 OI≥16,OSI≥12.3
发绀型心脏病	符合以上关于年龄、发病时间、肺水肿原因及胸部影像学的标准,且急性氧合障碍不能用自身的心脏疾病来解释
慢性肺疾病	符合以上关于年龄、发病时间、肺水肿原因、胸部影像学表现为新发浸润影,且氧合水平从患儿自身基线水平有明显下降,符合以上氧合障碍标准
左心功能障碍	符合以上关于年龄、发病时间、肺水肿原因、胸部影像学表现为新发浸润影,氧合障碍符合以上标准且不能用左心功能障碍来解释

注:CPAP,持续气道正压通气;PaO$_2$,动脉血氧分压;FiO$_2$,吸入氧体积分数;SpO$_2$,动脉血氧饱和度;OI,氧合指数,OI=FiO$_2$×平均气道压×100/PaO$_2$;OSI,血氧饱和度指数,OSI=FiO$_2$×平均气道压×100/SpO$_2$;对于使用无插管辅助通气或鼻导管吸氧的患儿,具体见高危患儿识别标准;当 PaO$_2$ 可被获取时,优先使用基于 PaO$_2$ 的氧合参数;当 PaO$_2$ 不能被获取时,暂停 FiO$_2$ 维持 SpO$_2$≤97% 并计算出 OSI 或 SpO$_2$/FiO$_2$ 值。ARDS 根据 OI 或 OSI 的严重程度分级不适用于常规接受有创机械通气的慢性肺疾病儿童或发绀型先天性心脏病的儿童。

表8-3 ARDS 高危患儿识别标准

项目	定义
年龄	排除早产相关肺疾病的患儿
时间	7 天内出现已知的临床损害
肺水肿原因	呼吸衰竭不能完全以心力衰竭或液体超负荷解释
胸部影像	胸部影像出现符合急性间质性肺炎表现的新发浸润性改变无创通气,经鼻或面罩 BiPAP 或 CPAP FiO$_2$≥40% 才使 SpO$_2$ 达到 88%~97%
氧合程度	面罩,鼻导管或高流量吸氧,以最小吸氧流量维持 SpO$_2$ 为 88%~97%。<1 岁:2 L/min;1~5 岁:4 L/min;5~10 岁:6 L/min;>10 岁:8 L/min 有创通气,通过氧供维持 SpO$_2$≥88% 但 OI<4 或 OSI<5

注:BiPAP,双水平气道正压通气;CPAP.持续气道正压通气;PaO$_2$,动脉血氧分压;FiO$_2$,吸入氧体积分数;SpO$_2$,动脉血氧饱和度;OI,氧合指数,OI=FiO$_2$×平均气道压×100/PaO$_2$,OSI,血氧饱和度指数,OSI=FiO$_2$×平均气道压×100/SpO$_2$;考虑到可获取的数据不足,当患儿使用混合氧气吸氧时,风险氧流量=FiO$_2$×氧流量(L/min);当 PaO$_2$ 不能被获取时,暂停 FiO$_2$ 维持 SpO$_2$≤97% 并计算出 OSI。

1.儿童 ARDS 诊断标准　2015 年,儿童 ARDS 诊断标准具有以下特点:抛弃先前的 ALI 和 ARDS 分类,根据 ARDS 的严重程度进行分级;选择氧合指数(OI),在动脉血气不可获取的情况下采用氧饱和度指数(OSI),而不是以 PaO_2/FiO_2(P/F)值去判定儿童 ARDS 的严重程度;去除辨别双肺和单肺浸润的差别;不设年龄划分,新生儿达到标准也可诊断;增加非侵入正压支持治疗的使用;强调 ARDS 的早期干预;提出先天性心脏病和慢性肺疾病合并 ARDS 的定义。

(1)年龄:包括从新生儿到青春期所有年龄段。ARDS 的排除标准包括围生期特有的急性低氧血症原因,如早产儿相关性肺疾病、围生期肺损伤(如胎粪吸入综合征及分娩期间获得的肺炎和脓毒症)、其他先天异常(如先天性膈疝或肺泡毛细血管发育不良)。

(2)发病时间必须在 7 天以内。

(3)在满足所有其他 ARDS 标准的情况下,如果急性低氧血症和近期的胸部影像学变化不能由急性左心衰竭或液体超负荷来解释时,可以诊断儿童 ARDS。

(4)胸部影像学上出现与急性肺实质病变一致的新浸润影是诊断 ARDS 的必要条件。

(5)确定低氧血症:对于进行有创通气治疗的患儿,推荐 OI,即 OI = FiO_2×平均气道压(Paw)×100/PaO_2,作为肺疾病严重程度的主要指标,优于 P/F 值。对于接受无创面罩通气(CPAP 或者 BiPAP)且 CPAP 不小于 5 cmH$_2$O 的患儿,P/F 值应该用于诊断 ARDS。对于接受有创机械辅助通气的患儿,当 OI 指数无法获得时,应用 OSI,即 OSI = FiO_2×Paw×100/SpO_2,评估低氧血症对患儿 ARDS 的风险程度分层。对于接受无创面罩通气(CPAP 或者 BiPAP)且 CPAP 不小于 5 cmH$_2$O 的患儿,当 P/F 值无法获取时,SpO_2/FiO_2 可以作为 ARDS 的诊断指标。

(6)慢性心肺疾病:对于存在慢性肺部疾病接受吸氧、无创通气或者气管切开术进行有创通气治疗的患儿,如果出现符合 ARDS 标准的急性表现(急性起病、损害病因明确、影像学表现为新发的肺实质改变),氧合情况从基础值急剧恶化符合 ARDS 氧合诊断标准,可以考虑 ARDS。对于发绀型先天性心脏病患儿,如果出现符合 ARDS 标准,氧合情况急剧恶化且不能用基础疾病解释,可以考虑存在 ARDS。接受机械通气的慢性肺部疾病或发绀型先天性心脏病的患儿,若急性发作时满足 ARDS 标准,不应依据 OI 或 OSI 进行风险分层。

2.鉴别诊断

(1)重症肺炎:主要产生 Ⅱ 型呼吸衰竭,经过控制感染、改善通气和换气功能,多数患儿可以迅速好转。如果肺炎过程中或肺炎一度好转后,呼吸困难又明显加重,临床症状与肺部体征不相符合;肺部湿啰音突然广泛或增多;在肺炎病变基础上出现肺部弥散浸润影或增厚影;血气分析仅有 PaO_2 降低,$PaCO_2$ 早期降低,晚期升高;一般方法给氧无效,不能解除发绀和呼吸困难等症状;有效镇静、强心、利尿不能改善病情时,就应考虑 ARDS。

(2)心源性肺水肿:有心血管病史或过量快速输液史,因左心衰竭使肺循环静脉压增高而致血管内液体外漏产生压力性肺水肿。急性起病,不能平卧,咳粉红色泡沫痰,呼吸困难,双肺可闻及大量湿啰音和哮鸣音,胸部 X 线检查心脏影显著增大,双肺蝶翼样阴影。可产生轻度低氧血症,经吸氧后明显好转,对强心、利尿和扩血管等治疗反应好。对于鉴别困难者,可行肺动脉导管血流动力学检测,PAWP<18 mmHg 可排除心源性肺水肿,但 PAWP>18 mmHg 并不能只诊断为心源性肺水肿而除外 ARDS,也要考虑两者同时存在的可能性。如肺水肿液蛋白浓度明显增高而 PAWP>18 mmHg,提示可能同时存在压力性肺水肿和渗透性肺水肿,需谨慎处理。

（3）其他疾病:与肺弥漫性病变(如急性间质性肺炎、特发性肺纤维化)和肺栓塞等鉴别。

八、治疗

1.综合性治疗和药物治疗

（1）积极治疗原发病和避免医源性高危因素:积极控制原发病和遏制其诱导的全身失控性炎症反应是治疗的关键。严重感染是引起 ARDS 首位高危因素,也是影响 ARDS 的首要原因。因此,应积极控制感染,抢救休克,尽量少用库存血,及时进行骨折复位和固定等措施也很重要。

（2）液体管理:ARDS 患儿在最初 3 天的液体量呈负平衡,可显著降低患儿的病死率。2006 年,美国心肺和血管研究院公布了 ARDS 协作网"水分与导管治疗项目"(Fluids and Catheters Treatment Trial,FACTT)结果,限制性液体管理策略使呼吸机脱机天数缩短,肺生理学指标得到相应的改善,ICU 外的治疗天数延长,并且使 60 天内的死亡率下降,这些数据表明限制性液体管理策略对于 ARDS 患儿的预后效果更好。应用利尿剂减轻肺水肿能改善氧合、减轻肺损伤、缩短 ICU 住院时间。但是,应用利尿剂减轻肺水肿可能会导致有效循环血量下降和器官灌注不足。因此,在维持循环稳定和保证组织器官灌注前提下,以最低有效血容量来维持循环功能,实施限制性液体管理(利尿和限制补液),保持体液负平衡,一般按生理需要量的 70% 给予。必要时可放置 Swan-Ganz 漂浮导管,动态监测 PAWP 保持 PAWP 在 $14\sim16$ cmH$_2$O。若无测定 PAWP 条件,应仔细观察患儿尿量、血压、随时调整输入液体量,避免输液过多过快。值得注意的是,尽管在 FACTT 研究中表明限制性液体管理策略有较好的预后,但休克的患儿是否如此,尚待进一步研究;对于脓毒症的早期治疗不宜限制液体量,进行早期有目标性的治疗(大量液体复苏)可以改善预后;由于没有将需要透析治疗的患儿考虑在 FACTT 的研究之中,关于这类患儿还没有明确的液体管理策略可供参考。

采用晶体液还是胶体液进行液体复苏存在争论。低蛋白血症是严重感染发生 ARDS 的独立危险因素,可导致 ARDS 病情恶化,机械通气时间延长,病死率增加。尽管白蛋白联合呋塞米治疗未能明显降低伴低蛋白血症 ARDS 患儿的病死率,但与单纯应用呋塞米相比,氧合明显改善、休克时间缩短。对于有低蛋白血症的患儿,在补充白蛋白等胶体液时联合应用呋塞米,有助于实现液体负平衡。

（3）营养支持:应尽早给予营养支持,首选肠内营养,强调个体化治疗和采用持续泵入。在 ARDS 早期应采用允许性低热量的能量供给原则,避免过度喂养。适当降低糖类比例,降低呼吸商。采取充分措施,避免反流和误吸。

一项 Meta 分析显示,给予含有高浓度的二十碳五烯酸 γ-亚油酸和 ω-3 脂肪酸的肠内营养能增加氧合、减少 ICU 停留时间和降低 28 天死亡率。在标准营养配方基础上,添加鱼油、亚麻酸与抗氧化剂的营养配方可能为 ALI 患儿更理想的选择。最近研究发现,每天 2 次给予 n-3 脂肪酸、γ-亚油酸和抗氧化剂并不能缩短机械通气时间和降低 60 天死亡率。

（4）糖皮质激素:作用于 ARDS 的多个发病环节,糖皮质激素很早就已经用于 ARDS 的治疗。但是,糖皮质激素给药的时机和剂量备受争议。

有学者使用多层贝叶斯模型方法对 1996—2007 年所有随机对照试验进行 Meta 分析,

结果显示糖皮质激素在预防 ARDS 方面并没有明显优势,高危患儿使用糖皮质激素反而易使患儿发展为 ARDS,并增加死亡率,不建议常规使用糖皮质激素防治 ARDS。有学者对来自韩国 2009 年 245 名 H1N1 流感患儿进行研究,糖皮质激素治疗组 30 天的病死率高于非激素治疗组,笔者认为对于 H1N1 流感病毒感染而导致的 ARDS 患儿不建议早期给予糖皮质激素治疗,可能与糖皮质激素可延长病毒的复制有关。然而,对于其他因素导致的 ARDS,早期给予糖皮质激素可能改善预后,国外这些对美国 4 家三级医院 ICU 共 79 名患儿实施 2∶1 随机对照研究(randomized control trial,RCT),结果显示早期给予甲基泼尼松龙持续性治疗可通过明显降低重要炎症和凝血指标改善临床症状和预后,但需要进一步大规模 RCT 进行证实。

在以往关于糖皮质激素治疗 ARDS 的研究中,研究者们所采用的甲泼尼龙剂量不一。有学者对 1967—2007 年所有使用低剂量甲泼尼龙 $0.5 \sim 2.5$ mg/(kg·d)治疗 ARDS 的研究进行 Meta 分析,结果显示低剂量持续使用糖皮质激素治疗 ARDS 有利于改善患儿的预后(包括死亡率),并且未见糖皮质激素相关不良反应增加。有学者进行应用糖皮质激素高、低剂量组之间预后的比较,发现对于 ARDS 及重症肺炎使用低剂量糖皮质激素持续治疗可降低病死率,改善预后。

(5)粒细胞-巨噬细胞集落刺激因子(GM-CSF):维持肺稳态的重要成分,也是肺泡上皮细胞生长因子、肺泡细胞修复来源物质。目前的研究结果存在争议,需要更大样本量研究 GM-CSF 在 ARDS 中的疗效和安全性。

(6)输血:在临床稳定、有充分氧输送证据(除外发绀型心脏病、出血、严重低氧血症)的患儿,建议将血红蛋白浓度 70g/L 作为 ARDS 患儿红细胞输注的临界值。

(7)血液净化:在高容量血液滤过的情况下,连续性血液净化可清除 1 万~30 万的中分子量细胞因子,通过吸附机制清除 IL-6 等细胞因子,减少肺血管外的肺水含量,维持内环境稳定和机体容量调节,改善氧合。但是,血液净化确切疗效尚待进一步研究。

(8)干细胞治疗:儿科报道较少。大部分成果为病例报道或动物试验,证据可信度不高。因此,2015 年指南未将干细胞治疗纳入治疗措施中。

(9)其他:研究表明,β_2 受体激动剂并不能降低 ARDS 死亡率。因此,不推荐使用 β_2 受体激动剂。前列腺素 E_1、酮康唑、己酮可可碱、内毒素和细胞因子单克隆抗体、重组人活化蛋白 C 等药物的作用不确定,需要进一步研究明确。

2.呼吸支持治疗　呼吸支持治疗是纠正或改善顽固性低氧血症的关键手段,可以防止肺泡塌陷、减轻肺水肿、改善肺泡氧合和防止呼吸肌疲劳。

(1)氧疗:是纠正 ARDS 低氧血症的基本手段,使 PaO_2 达到 $60 \sim 80$ mmHg。根据低氧血症改善的程度和治疗反应调整氧疗方式。首先使用鼻导管,当需要较高的吸氧浓度时,可采用面罩或头罩吸氧。但是,氧疗常常难以奏效。

(2)无创支持通气:在 ARDS 高危患儿中,早期无创正压通气可以改善气体交换、降低呼吸功,避免潜在的有创通气并发症。对于免疫功能低下的 ARDS 患儿,早期可以首先试用无创支持通气。但是,2015 年指南不推荐有严重疾病的 ARDS 患儿进行无创支持通气。

接受无创支持通气患儿若临床症状无明显改善或有恶化的表现,包括呼吸频率增加、呼吸功增加、气体交换障碍、意识水平改变,则需要气管插管和有创机械通气。ARDS 患儿接受无创通气时,应该使用口鼻或全面罩,实现最有效的人机同步,应该密切监测潜在的并发症,如皮肤破裂、胃腹胀满、气压伤及结膜炎等。接受无创正压通气时,强烈推荐进行加温加湿。

(3)常频机械通气

1)时机选择:ARDS患儿经高浓度吸氧($>50\%$)不能改善低氧血症($PaO_2 < 60$ mmHg)时,应气管插管。早期机械通气能更有效地改善低氧血症、降低呼吸功、缓解呼吸窘迫、改善全身缺氧和防止肺外器官损害。

2)体位:气管插管可导致声门关闭功能丧失、胃内容物反流并误吸到下呼吸道。因此,平卧位机械通气容易出现呼吸机相关肺炎(VAP),而半卧位则显著降低VAP。如果没有脊髓损伤等体位改变的禁忌证,ARDS患儿应采用$30° \sim 45°$角半卧位。

3)通气模式:压力限制型通气模式易于与患者的自主呼吸同步,可减少或避免应用镇静剂和肌松剂;提供的气流为递减波型,有利于气体的交换和增加氧合;压力波形近似方形,产生同样潮气量所需压力明显要比容量限制型通气模式低;ARDS肺部病变多为不均匀分布,若有一持续压力平台,可率先使一些顺应性好的肺泡得到充气,随着压力的持续及时间的推移,另一些顺应性稍差的肺泡亦得到充气而不致压力过高,从而避免了呼吸机相关肺损伤(VALI)。

在压力限制型通气模式的常用通气模式,如压力辅助通气(pressure assisted ventilation,PAV)、压力控制通气(pressure controlled ventilation,PCV)、压力支持通气(PSV)和压力控制-同步间歇指令通气(pressure controlled-synchronized intermittent mandatory ventilation,PC-SIMV)中,在ARDS的早期阶段,选用PCV,因为PCV比PAV、PSV和PC-SIMV可提供更多的通气辅助功,从而减少患儿自主呼吸功和氧耗量。在撤机时,可改用PC-SIMV或PSV,以锻炼患儿的呼吸肌力量。

采用保留部分自主呼吸的通气模式是ARDS呼吸支持的趋势。部分通气支持模式可部分减少对机械通气的依赖,降低气道峰值压,通过提高心排血量而增加全身氧的输送,改善通气/血流值,保留患儿主动运动能力和呼吸道清洁排痰能力,减少对血流动力学和胃肠运动的干扰。一项前瞻性对照研究显示,与控制通气相比,保留自主呼吸的患儿镇静剂使用量、机械通气时间和ICU住院时间均明显减少。因此,在循环功能稳定、人机协调性较好的情况下,ARDS患儿机械通气时有必要保留自主呼吸。常用的自主呼吸模式有以下几种。

①压力支持通气(PSV):需要自主呼吸触发,触发后每次吸气时呼吸机给予一定支持压力,呼吸频率完全决定于患儿,潮气量大小决定于压力大小和患儿呼吸力量。该模式除有定压型模式的优点外,尚有比较完善的自主呼吸特点,需患儿有较好的自主呼吸触发能力。PSV非常符合ARDS患儿具有较强的自主呼吸、较大的吸气流速、较快的呼吸频率和较大通气量的特点。早期研究提示,ARDS患儿应尽早使用PSV+PEEP治疗,以减轻呼吸肌营养不良和缩短呼吸机时间。近年来,PSV改善ARDS观点受到挑战。随着PSV支持水平增加,潮气量明显增加,吸-呼气转换时间明显延迟,触发延迟时间显著延长,人机难以同步。神经电活动辅助通气(neurally adjust ventilation,NAVA)是应用实时监测膈肌电活动信号实施机械通气的新技术,通过膈肌电活动信号触发吸气和呼气切换,根据膈肌电活动信号的幅度决定通气支持水平。吴晓燕等研究提示,与PSV相比,NAVA通气支持时间、通气支持水平与自身呼吸形式更加匹配,应用NAVA更能改善ARDS患儿人机同步性。

②反比通气(inverse ratio ventilation,IRV):当吸气时间超过1/2呼吸周期,称为IRV。IRV可使气道平均压增高,肺内分流减少,而伴以较低的PEEP和PIP水平。因为呼气时间

缩短,产生内源性 PEEP,可增加功能残气量。但是,IRV 与自主呼吸不协调,且可能对血流动力学产生影响,并不能降低死亡率,主要用于正压通气无效的患儿。

③双相正压通气(biphasic positive airway pressure,BiPAP):让患儿的自主呼吸交替地在两种不同的气道正压水平上进行,以两个压力水平间转换引起呼吸容量的改变而达到机械通气辅助的作用,其实质是自主呼吸+双水平的持续气道正压。BiPAP 可满足从指令到间歇指令和自主呼吸的不同需要,不仅允许自主呼吸间断出现,也允许在两个压力水平上持续存在,克服传统机械通气自主呼吸和控制通气不能并存的特点,改善人机对抗。研究表明,肺复张手法联合 BiPAP 比单纯小潮气量容量控制/辅助通气具有迅速改善氧合、肺顺应性明显增加、缩短带机时间、稳定血流动力学及减少镇静药物的使用等优点。

4)镇静、镇痛和肌松:机械通气需要考虑用镇静镇痛剂,以缓解焦虑、躁动、疼痛,减少过度的氧耗。镇静方案包括镇静目标和评估镇静效果的标准。根据镇静目标来调整镇静剂的剂量,常用 Ramsay 评分来评估镇静深度、制订镇静计划。以 Ramsay 评分 3~4 分作为镇静目标。每天均需中断或减少镇静药物剂量直至患儿清醒,以判断患儿的镇静程度和意识状态。

恰当的肌松剂应用能增加胸壁顺应性,促进人机同步,减少机体氧耗和呼吸功,甚至可能会降低呼吸机相关肺损伤(VALI)。不合理应用肌松剂会导致痰液引流障碍、肺不张、通气/血流值失衡和 ICU 获得性衰弱等严重并发症,延长机械通气时间和住院时间。机械通气的 ARDS 患儿应尽量避免使用肌松剂。如确有必要使用肌松剂,应监测肌松水平,以预防膈肌功能不全。

5)肺保护性通气策略(限制潮气量和平台压):自 1972 年以来,应用大潮气量(10~15 mL/kg)一直是 ARDS 正压通气的标准用法。20 世纪 90 年代,VALI 受到重视,并提出保护性机械通气策略。其中,小潮气量通气是最为接受的一种模式。研究显示,肺保护性通气措施可明显减少 VALI。大潮气量通气可引起肺泡过度扩张和呼气时肺泡萎陷,反复的潮气性肺泡过度牵拉可诱发病理改变与 ARDS 相似的弥漫性肺泡损伤;损伤的肺可诱导释放促炎细胞因子进入循环,引起多器官功能衰竭。2000 年,美国 ARDS 协作网进行的大样本多中心 RCT 显示,小潮气量(6 mL/kg 理想体重)的病死率(31%)比常规通气组(12 mL/kg 理想体重)的病死率(39.8%)降低 9%,28 天内平均上机天数明显减少。小潮气量通气还能降低炎性介质和细胞因子水平,对 ALI 患儿具有良好的抗炎和屏障保护作用。Meta 分析显示,小潮气量通气可显著降低气胸发生率和病死率。

气道平台压是指吸气平台时的气道压力。气道峰压包括用于扩张肺泡的压力(约等于平台压)和用于扩张气道的压力。因此,肺泡压以平台压而不是气道峰压表示更为准确,平台压能更直接地反映 VALI 的危险程度,高平台压不仅可引起气压伤,也可引起类似 ARDS 的弥漫性肺损伤。研究发现,大约 1/3 的严重 ARDS 患儿,尽管用 6 mL/kg 理想体重的潮气量进行通气,根据胸部 CT 扫描,仍有肺泡过度扩张的证据;对于使用 6 mL/kg 潮气量,气道平台压仍在 28~30 cmH_2O 以上的患儿,逐步减小潮气量至 4 mL/kg,以控制气道平台压在 25~28 cmH_2O,72 小时后肺泡灌洗液中 IL-1b、IL-6、IL-8 及 IL-Ra 等炎症因子的表达均显著下降。对于重症 ARDS 患儿即使设定 6 mL/kg 的潮气量,若平台压仍在 28~30 cmH_2O 甚至以上,仍有可能导致 VALI,需要结合平台压进一步降低潮气量。

由于不同 ARDS 患儿的正常通气肺组织容积差异较大,可能出现同一潮气量通气时不同 ARDS 肺组织所受应力水平存在显著差异。因此,ARDS 患儿潮气量的选择应强调个体化,还应综合考虑患儿病变程度、平台压水平、胸壁顺应性和自主呼吸强度等因素的影响。如对于胸壁顺应性显著降低的患儿(如严重肥胖、腹腔高压),常因胸腔内压力异常增加导致大量肺泡塌陷,为增加跨肺泡压复张塌陷肺泡,此时平台压水平有可能会超过 30 cmH_2O。对于重度 ARDS 患儿,过强的自主吸气会显著增大跨肺泡压和增加肺泡过度牵张的风险,此时应适当降低平台压水平或抑制自主呼吸强度。

对于任何机械通气的患儿,在控制通气模式下,应该根据肺的病理状态和呼吸系统顺应性设置潮气量。2015 年指南推荐,以患儿的年龄或者体重为依据(5~8 mL/预计千克体重),控制潮气量在患儿生理潮气量范围之内或以下。呼吸系统顺应性差的患儿,潮气量应为预测每千克体重 3~6 mL。对于肺顺应性保持较好的患儿,潮气量应更接近生理范围(5~8 mL/预测千克体重)。在没有跨肺压数值的情况下,吸气平台压力不超过 28 cmH_2O。胸壁弹性增加(即胸壁顺应性减小)的患儿可以允许吸气平台压稍高(29~32 cmH_2O)。

6) 允许性高碳酸血症:在保证 ARDS 患儿氧合的同时,允许 $PaCO_2$在一定范围内缓慢升高,即允许性高碳酸血症(permissive hypercapnia,PHC)。应用小潮气量通气难免发生高碳酸血症和呼吸性酸中毒。PHC 是肺保护性通气策略的结果,并非 ARDS 的治疗目标。目前采用 PHC 策略的安全性还有争议。大多数研究提示实施 PHC 策略是安全的。但在缺血性心脏病、左心衰竭或右心衰竭、肺动脉高压和颅脑损伤时应禁用。目前尚无理想的 $PaCO_2$上限值,一般主张保持 pH>7.2,$PaCO_2$不超过 9.33 kPa(70 mmHg)。对于非常严重的二氧化碳潴留患儿(经积极处理后 pH 仍低于 7.2),不推荐常规补充碳酸氢盐。有条件单位此时可考虑联合应用体外膜肺氧合(ECMO)、体外二氧化碳清除技术。

7) 确定最佳 PEEP:ARDS 肺泡塌陷不但可导致顽固性低氧血症,且部分可复张的肺泡周期性塌陷开放而产生的剪切力会导致或加重呼吸机相关肺损伤。PEEP 在具有导致肺复张效应的同时,也具有肺泡过度膨胀的双刃剑效应。肺复张与高 PEEP 联合使用有可能使原来正常通气的肺泡过度膨胀,导致 VALI 和加重 ARDS。ARDS 应采用防止肺泡塌陷的最佳 PEEP。

在过去 10 余年,已有 3 个 RCT 研究评价两种不同 PEEP 法对 ARDS 患儿病死率的影响,在应用小潮气量通气的基础上积极加用高 PEEP 可明显改善 ARDS 患儿的氧合,但是不能降低 ARDS 的死亡率和 VALI 的发生率。Meta 分析显示,高 PEEP 加小潮气量通气不能改善成人 ARDS 的病死率。虽然高 PEEP 与低 PEEP 法的 RCT 未能证明降低 ARDS 的病死率。然而,从总体上看,最佳 PEEP 的选择应强调个体化设置。高 PEEP 对于重度 ARDS 患儿是有好处的。对于轻度 ARDS(或急性肺损伤)患儿,应慎重使用高 PEEP。

设置最佳 PEEP 的方法有很多,包括 FiO_2/PEEP 递增法、低位转折点法、最大顺应性法、肺牵张指数法、胸部 CT 导向的 PEEP 递减法和最佳氧合法。研究显示,在小潮气量通气的同时,以静态压力-容积(P-V)曲线低位转折点压力+2 cmH_2O 来确定 PEEP 能遏制肺部炎症介质的释放,降低 ARDS 的死亡率。一项多中心 RCT 显示,用 FiO_2/PEEP 递增法治疗 ARDS 的住院死亡率为 55.5%,而低位转折点设置 PEEP 治疗 ARDS 的住院死亡率明显降低为 34%。若有条件,应根据静态 P-V 曲线低位转折点压力+2 cmH_2O 来确定最佳 PEEP。

2015 年指南推荐:通过缓慢增减 PEEP 达到肺复张目的,同时严密监测氧合水平和血流动力学改变;而对于 PEEP 的调节,重度 ARDS 患儿使用中等水平的 PEEP(10~15 cmH$_2$O)并缓慢增加直至出现可被观察到的氧合水平和血流动力学反应;当 PEEP 水平高于 15 cmH$_2$O 时,平台压需要一定限制。一般情况下,PEEP 初调时,可用 3~5 cmH$_2$O,FiO$_2$ 维持在 30%~50%;若氧合不佳,可参考 FiO$_2$ 逐步上调 PEEP,每次可调 2 cmH$_2$O,儿童 PEEP 一般用 10~15 cmH$_2$O 已经足够,最高根据年龄可调至 16~20 cmH$_2$O。

8)肺复张:是在设定潮气量的基础上,在短暂时间内(一般是 30~120 秒)以较高的 CPAP 或 PEEP,一般是 30~45 cmH$_2$O,使萎陷的肺泡尽可能复张,促使塌陷肺泡复张、增加肺容积、改善氧合。肺复张是肺保护性通气策略的重要手段。

常用的肺复张手法包括控制性肺膨胀、PEEP 递增法及压力控制法。尽管研究显示肺复张联合高 PEEP 保持肺泡开放可持续改善患儿的氧合状况,儿童患儿应用肺复张手法(采用恒压通气、吸气压 30~40 cmH$_2$O,持续时间为 15~20 秒)后 6 小时,FiO$_2$ 可降低 6.1%。但是,ARDS 协作网经 550 例的临床验证,认为肺复张手法可短暂改善氧合而不能改善病死率,可增加气胸发生率肺复张的效果与 ARDS 的病因、肺损伤的严重程度、ARDS 病程、实施肺复张的压力和时间、患儿的体位及肺的可复张性等因素有关。肺复张治疗 ARDS 是否安全也无定论。Fan 等发现肺复张手法还可引起 8%~12% 患儿出现短暂而显著的低血压及低氧血症,实施过程中需要密切关注正常通气肺泡是否出现过度膨胀甚至发生气压伤。

2015 年指南不推荐常规应用肺复张,仅用于威胁生命的难治性低氧血症,建议对中重度 ARDS 患儿实施肺复张,不建议对 ARDS 患儿进行持续肺复张,对血流动力学不稳定和有气压伤高危风险患儿实施肺复张应慎重。

9)吸入气氧浓度(FiO$_2$):对于不同病情的 ARDS 患儿,氧合目标的设定应根据患儿是否存在组织缺氧的危险因素(如血红蛋白下降、血容量不足和心排血量降低)进行适当调整 FiO$_2$ 水平并维持 SpO$_2$ 为 88%~95% 和 PaO$_2$ 为 55~80 mmHg。一旦氧合改善,应及时降低 FiO$_2$。对于严重的低氧血症,为达到该目标可能需进行高浓度吸氧,甚至需要 100% 吸氧。尽管可能出现氧中毒,但是没有研究证实单独高浓度吸氧会加重 ARDS 肺损伤。如果不及时纠正严重的低氧血症,则会危及患儿的生命安全。

10)俯卧位通气:通过减少肺组织压缩,促进肺内液体移动,改善通气/血流值,明显增加氧合。PALISI 研究显示,俯卧位通气可显著改善急性肺损伤儿童的氧合,但是对脱离呼吸机天数、死亡率、肺损伤恢复时间、无肺外器官衰竭天数和认知功能损害等无显著改善。最近研究显示,俯卧位通气优于仰卧位通气,可以降低严重 ARDS 患儿的死亡率。研究发现,俯卧位通气联合肺复张可显著改善氧合。

俯卧位通气主要用于治疗早期重度 ARDS(PaO$_2$/FiO$_2$<100 mmHg),尤其对于 PEEP 水平>10 cmH$_2$O 患儿,2015 年指南不推荐将其作为常规治疗。如果无严重低血压和室性心律失常等禁忌证,可考虑俯卧位通气作为短期的抢救措施。需要注意预防婴儿猝死综合征、气道阻塞、低血压、呕吐和意外拔管。

11)撤离机械通气:不同病种导致的呼吸衰竭儿童中,拔管失败率为 2%~20%,最常合并上气道水肿。对于儿科患儿(包括新生儿),预防使用糖皮质激素既能减少拔管后喘鸣的发生,又可减少再插管的次数。只要患儿一般情况好,神志清醒,有较强的咳痰能力,PEEP 降至 5 cmH$_2$O 以下,FiO$_2$ 降至 40% 以下,PaO$_2$60~70 mmHg,即可停机。一旦达到撤机指征,应立即撤机,无须感染完全控制或病变完全恢复正常;避免加用经面罩机械通气"康复"或

"过渡",或进行所谓的"序贯通气"。

（4）高频振荡通气（high-frequency oscillatory ventilation，HFOV）：是一种完全不同于传统机械通气的呼吸支持方式，气道内气体在设定的平均气道压力水平上进行高频振荡，从而产生小于解剖无效腔的潮气量（1~4 mL/kg）和高通气频率（3~15 Hz，即180~900次/分）。HFOV通过较高的平均气道压持续维持肺泡开放，改善氧合；因其潮气量很小，能避免肺泡过度牵张，减少VALI发生。

Meta分析显示，HFOV虽可改善氧合但不能改善患儿病死率。2015年指南推荐，在低氧性呼吸衰竭患儿的呼吸道平台压超过28 cmH$_2$O而又没有胸壁弹性下降证据的情况下，HFOV可作为一种替代的通气模式，且应被考虑在中重度急性呼吸窘迫综合征（PARDS）患儿中使用。

在HFOV时，可调节的参数有FiO$_2$、平均气道压力（mean airway pressure，MAP）、振幅及呼吸频率（1 Hz=60次/分）。参数调整需要根据患儿实际情况、胸部X线片和血气结果来进行。HFOV参数初设时，应用稍高于常频通气时的MAP（2~3 cmH$_2$O），以达到合适的肺容量（功能残气量），保持肺泡扩张和良好的氧合。若氧合不满意，可每次1~2 cmH$_2$O的幅度提高MAP。FiO$_2$可先设置为100%，后根据患儿的血氧饱和度调整。振幅可先置为30~35 cmH$_2$O，以可触及良好的胸廓抬举为准，根据患儿的二氧化碳潴留情况调整。呼吸频率初设需按不同的年龄段设置（婴儿10~15 Hz，儿童6~10 Hz，成人4~7 Hz），每次调整不超过1.0 Hz；吸/呼值通常为0.33。每次调整好参数后，应及时复查血气，定期复查胸片。

当病情稳定好转后，使用HFOV的患儿很少直接撤机，通常转为常频机械通气。转为常频机械通气时，应考虑患儿原发病的治疗情况及氧合、通气状况。当原发病好转，FiO$_2$降至60%以下，MAP降至l0~20 cmH$_2$O，若能维持正常氧合，无二氧化碳潴留，可转为常频通气。

HFOV的危险主要有肺泡过度膨胀、气漏。尽管气胸是应用HFOV的适应证，但是有报道HFOV气压伤总体发病率与常频通气相近或更高。在使用HFV时，气道湿化不充分、MAP过高、感染或气管供血减少，则可能出现呼吸道黏膜缺血坏死，导致坏死性气管支气管炎；使用较高的MAP可能会导致静脉回流减少而出现低血压，对于接受HFOV的患儿需加强对循环系统的监测。HFOV可增加脑室内出血和脑室周围白质软化的机会，增加颅内出血的危险。HFOV治疗早期过度通气会造成低二氧化碳血症，使脑血流减少，造成缺血性脑损伤，还存在继发呼吸机相关性肺炎、高浓度氧所致氧中毒的风险。

（5）体外膜肺氧合（ECMO）：是重症ARDS的救援措施。目前静脉-静脉ECMO是较理想的选择，对新生儿、儿童的治疗效果优于成人。体外生命支持组织报道1990—2010年共44 824例用ECMO治疗患儿，接受ECMO的ARDS儿童存活率为54%。2009年英国的常规通气支持与ECMO治疗成人重型呼吸衰竭的多中心研究显示，ARDS早期接受ECMO治疗6个月生存率63%，而传统机械通气组6个月存活率仅47%，对于严重ARDS接受高浓度氧吸入或较高压力支持治疗超过7天的患儿，ECMO的疗效明显下降；建议Murray评分>3或pH<7.2的成人重症ARDS都有指征者早期进行ECMO治疗。在2009年H1N1大流行性期间，多个研究显示，采用ECMO治疗的成人和儿童严重ARDS存活率都在70%以上，ECMO能够降低严重ARDS患儿住院死亡率，改善远期预后。然而，对现有的9篇（包括3篇随机对照研究）文献的Meta分析表明，ECMO不能改善成人ARDS的预后。2015年指南建议，重度ARDS患儿如果呼吸衰竭被考虑是可逆的或适合进行肺移植的，应该考虑接受ECMO；对可

能从中获益的患儿不应作太多限制,但若其生存分析结果有限的话,则不建议使用。

(6)体外二氧化碳清除技术(extracororeal CO_2 removal,$ECCO_2R$):能有效清除二氧化碳。目前临床上可选择无泵式体外肺辅助系统(pumpless extracorporeal lung assist device,pECLA)或低流速泵驱动静脉二氧化碳清除系统。

与单独使用小潮气量通气或高频通气相比,$ECCO_2R$能减少肺损伤和显著改善ARDS预后。有学者以pH作为启动指征,当ARDS患儿平台气道压在$28\sim30~cmH_2O$时,按每千克体重1mL降低潮气量直到平台气道压在$25\sim28~cmH_2O$,同时为保证清除二氧化碳和缓冲pH,可以增加呼吸频率直到40次/分及每小时20 mmol输注碳酸氢钠,如经过上述治疗后,pH仍小于7.25,立即启动$ECCO_2R$。

(7)非机械通气辅助治疗

1)肺表面活性物质:ARDS患儿多伴有肺表面活性物质(PS)减少或功能缺失,易引起肺泡塌陷。1980年日本学者首次用牛PS治疗10例新生儿呼吸窘迫综合征患儿获得成功。PS能增强肺顺应性、减少呼吸功,维持肺泡稳定性,促进肺水清除,降低前脉细血管张力,对肺泡上皮细胞有保护作用。2005年,国外学者对153例1~21岁的ARDS患儿采用2次经气管滴入$80~mL/m^2$小牛PS,显示小牛PS可显著增加氧合和降低病死率。但是,一项Meta分析纳入9个临床试验共2575例ARDS患儿,给予外源性PS仅能改善给药后24小时内的氧合,并不能改善患儿死亡率,而且氧合超过给药后120小时,会有较高的不良反应发生率。此外,也尚未解决PS最佳用药剂量、给药时间和间隔等问题。2015年指南推荐,外源性PS不能作为常规治疗。

2)一氧化氮吸入:是内源性血管扩张剂。吸入一氧化氮可选择性地扩张肺血管,从而显著降低肺动脉压,减少肺内分流,改善通气/血流值失调,同时具有抗炎的特性。一项Meta分析14个随机对照研究,共纳入1303例ARDS患儿,结果显示吸入一氧化氮仅能一过性提高开始24小时氧合,不能降低死亡率、机械通气时间和住院时间,反而可能增加肾功能不全风险。2015年指南推荐,吸入一氧化氮不作为儿童ARDS的常规治疗,可用于被证实有肺动脉高压或严重右心室功能不全的患儿和作为重度患儿的抢救措施或转换体外生命支持的桥梁。

九、监测

1.监测所有ARDS患儿或者ARDS高危人群生命体征,评估潮气量及肺顺应性。

2.有创通气的ARDS患儿,持续监测呼出潮气量和吸气压,避免损伤性肺通气。在压力控制模式时,以峰值压力为基础监测吸气压。在容量控制模式时,以平台压为基础监测吸气压。对于怀疑胸壁顺应性异常或有自主呼吸的患儿,评估吸气压要谨慎。监测流速一时间曲线和压力一时间曲线,检测呼气流量受限程度或人机是否不同步。在婴儿和低龄儿童中,应在气管插管末端监测呼气相潮气量,并对呼吸通路的顺应性进行适当补偿。

3.监测氧合参数、严重程度评分及二氧化碳。监测FiO_2、SpO_2、Paw和PEEP,评估ARDS的严重程度。根据ARDS严重程度、无创监测指标,调整监测血pH和$PaCO_2$频率;不推荐采集外周静脉血气监测ARDS患儿病情。

4.对于有创机械通气的儿童,建议采用呼气末二氧化碳.时间曲线、二氧化碳体积图和(或)经皮二氧化碳测量连续监测二氧化碳水平。

5.至少每天对患儿的临床和生理条件进行评估,避免不必要的长时间机械通气,尽早脱离呼吸机。

6.复查胸部影像学的频率要根据临床情况决定。

7.血流动力学监测可用于评价机械通气及疾病对于心功能的影响或氧转运情况。对疑似伴有心功能不全的 ARDS 患儿,建议完善超声心动图,评估心功能、前负荷状态及肺动脉压力。对于严重的 ARDS 患儿,要留置外周动脉导管,连续监测动脉血压和血气分析。

第二节 呼吸衰竭

呼吸衰竭是指由于各种原因导致的呼吸生理功能严重障碍而失代偿,使机体动脉血氧分压(PaO_2)降低和(或)二氧化碳分压($PaCO_2$)增加。儿童呼吸系统发育尚不充分,当受到各种致病因素损害时容易引起失代偿而发生呼吸衰竭,急性呼吸衰竭是儿科临床最常见的危重急症之一。

一、分类

1.按照发病时间和病情进展情况分类 可分为急性呼吸衰竭和慢性呼吸衰竭。慢性呼吸衰竭是由慢性呼吸系统疾病所致,如慢性阻塞性肺疾病、慢性肺纤维化、重度肺结核等,患者的呼吸功能损害是渐进性的,因此,呼吸功能障碍逐渐发生,而使机体出现缺氧或伴二氧化碳潴留。当机体有较长时间的代偿和适应仍能满足个人的生活及基本活动称为代偿性慢性呼吸衰竭;当并发呼吸道感染或因其他因素所致代偿失调时称为失代偿性慢性呼吸衰竭。儿童期多以急性呼吸衰竭为主,因此本章节主要讨论急性呼吸衰竭。

2.按照引起呼吸衰竭的原发病变部位分类 可以分为中枢性呼吸衰竭(神经中枢病变)、外周性呼吸衰竭(外周呼吸器官病变)和混合性呼吸衰竭(神经中枢及呼吸器官均有病变)。

3.按照动脉血气的结果分类 可以分为Ⅰ型呼吸衰竭和Ⅱ型呼吸衰竭。Ⅰ型呼吸衰竭又称为低氧血症型呼吸衰竭或换气障碍型呼吸衰竭,血气结果为 PaO_2 降低,见于肺实质严重损伤的各种病变。Ⅱ型呼吸衰竭又称为通气功能衰竭,血气表现为 PaO_2 降低的同时伴 $PaCO_2$ 升高,见于各种肺内病变(呼吸道梗阻或生理无效腔增大)和肺外因素(中枢性呼吸衰竭、呼吸肌疾病、胸廓疾病)引起肺泡通气量不足。Ⅰ型呼吸衰竭患儿病情继续加重可转变为Ⅱ型呼吸衰竭,而Ⅱ型呼吸衰竭经治疗好转后,也可能转变为Ⅰ型呼吸衰竭并最终治愈。

二、病因

1.气道梗阻

(1)儿童常见的气道梗阻原因

1)过敏反应:常见过敏原包括动物毛发、皮屑、蜜蜂或昆虫叮咬,食物(如坚果、鱼、虾、蟹及贝类),药物,花粉,植物等。过敏诱发气道黏膜发生血管神经性水肿导致呼吸道阻塞,引起通气功能障碍。

2)化学灼伤:气道黏膜、肌层、软骨和浆膜组织结构被化学性物质(酸、碱)损害导致通气功能障碍。

3)急性喉炎:多见于病毒、细菌感染。喉部黏膜发生炎症、水肿及炎症分泌物阻塞导致通气功能障碍。

4)急性会厌炎:常见于 B 型嗜血流感杆菌(Haemophilus influenzae type B,HiB)感染,也可见于其他细菌或病毒感染。会厌炎性肿胀阻塞气管导致通气功能障碍。

5)烟火吸入灼伤:气道黏膜灼伤肿胀坏死导致通气功能障碍。

6)异物吸入:儿童容易因为好奇或意外将异物吸入呼吸道,如花生、食物、气球残片、纽扣、硬币或小玩具等。阻塞气道导致通气功能障碍。

7)扁桃体周围脓肿:多见于 A 组 β 溶血性链球菌感染。巨大脓肿会阻塞气道导致通气功能障碍。

8)咽后壁脓肿:儿童容易发生咽部淋巴组织化脓性感染,局部形成脓肿阻塞气道导致通气功能障碍。

9)气管软化:原发性气管软化系软骨发育不良所致,继发性气管软化见于气管外的巨大血管压迫、气管食管瘘术后或长期气管插管的患儿。吸气时气管管径明显缩小导致通气功能障碍。

10)创伤:儿童多动而且缺乏自我保护意识,容易发生颈部和上呼吸道创伤。

11)声带病变:如声带严重水肿、发育异常。

12)天性气道畸形:如后鼻孔闭锁,小下颌畸形(Pierre Robin 综合征),会厌畸形,喉部畸形、囊肿,气管畸形等。

2.肺部及胸部疾病　新生儿期以呼吸窘迫综合征(RDS)、胎粪吸入综合征、气漏综合征、肺不张、肺出血、先天性膈疝、先天性乳糜胸、支气管肺发育不良、新生儿肺炎、支气管肺先天发育异常等为主要病因。儿童期以细菌或病毒感染性肺炎、闭塞性气管炎、毛细支气管炎、哮喘、张力性气胸、脓胸、血气胸等疾病常见。

3.心脏疾病　严重先天性心脏病、严重心律失常、心肌炎、心内膜弹力纤维增生症等伴心力衰竭和肺水肿时容易导致呼吸功能不全甚至衰竭。

4.神经系统及肌肉疾病　新生儿期的常见疾病包括严重窒息所致呼吸衰竭、早产儿频发呼吸暂停、严重颅内出血、破伤风、膈神经麻痹等。儿童期的常见疾病为脑炎、脑膜炎、惊厥持续状态、中枢神经系统畸形、脊髓病变、重症肌无力、药物中毒等。

5.其他　严重营养不良,遗传性代谢病,中毒等。

三、缺氧与二氧化碳潴留的发生机制

呼吸衰竭的主要病理生理改变是缺氧和二氧化碳潴留。

1.通气功能障碍　气道内的病变,如气道黏膜肿胀、分泌物、血、异物堵塞,气道外的病变导致气道受压变形,严重时均会导致气道梗阻,使呼吸阻力明显增加,肺泡通气量下降。由于肺泡通气量决定了二氧化碳的排出速率,因此,当气道梗阻使肺泡二氧化碳排出减少时就会导致二氧化碳在肺泡内累积;同时,气道梗阻导致的通气功能障碍还会使肺泡通气量减少和吸入的氧减少,结果导致肺泡内氧分压降低。新生儿气道细小,毛细支气管缺乏平滑肌,气管和支气管壁软弱,更容易塌陷,使气道阻力增加。由于这些生理上的不足,即使气道黏膜只有轻微炎症和水肿,也会大大增加呼吸道阻力,在肺部疾病时更易于发生阻塞性通气功能障碍,因此新生儿极易发生急性呼吸衰竭。

通气功能障碍引起的肺泡内氧分压降低和二氧化碳分压增高会破坏肺泡-血液之间氧

和二氧化碳气体交换的生理平衡状态,导致机体氧供应不足和二氧化碳排出不够。肺泡内的氧、二氧化碳与血液间的梯度决定了肺气体交换的效率。常用肺泡气体方程式来表示 FiO_2、$PaCO_2$ 与肺泡氧分压(alveolar oxygen partial pressure, PAO_2)的关系:$PAO_2 = [FiO_2(760-47)] - PaCO_2/R$。R 为呼吸商(常为 0.8)。根据 PAO_2 与 PaO_2 的差值可以分析呼吸衰竭程度。

2.弥散障碍　肺泡内的二氧化碳与氧气通过分子弥散,顺着压力差的方向运动,肺泡毛细血管内游离的二氧化碳与氧气也通过分子弥散,顺着压力差的方向运动。在生理情况下,肺泡内的氧压力高于毛细血管内,因此氧气向着毛细血管内弥散;而二氧化碳的运动方向相反。二氧化碳和氧气的运动速度与肺泡膜两侧的气体分压差、单位时间内弥散量的大小、肺泡膜面积与气体弥散常数及血液与肺泡的气体接触时间相关。当肺实质病变时,如 RDS 时,肺泡膜增厚,弥散距离变大导致弥散量减小;肺炎时,肺泡壁由于炎性渗出而增厚,也会导致弥散距离增大,弥散量减小;另外血液与肺泡气体接触时间变短也会影响气体的弥散。由于二氧化碳的弥散能力很强,所以肺泡二氧化碳分压(alveolar partial pressure of carbon dioxide, $PACO_2$)几乎与 $PaCO_2$ 相同,而且肺实质轻度病变时对其影响很小。氧气的弥散能力明显弱于二氧化碳,因此,一般临床上肺组织病变导致气体的弥散功能障碍首先影响的是氧气。

3.通气/血流值失调　肺泡内氧气通过弥散进入肺泡毛细血管,同时肺泡毛细血管内的二氧化碳弥散进入肺泡内,这个过程称为肺换气。换气过程能否顺利进行不仅与肺泡内与肺泡毛细血管内的氧气与二氧化碳分压梯度密切相关(这个压力梯度依赖于肺泡保持正常的通气量),还与肺泡毛细血管能否保持正常的血流速度密切相关。例如,当肺泡通气正常而肺泡的血流障碍(肺血管栓塞或肺灌注不良)时,尽管肺泡内的氧气和二氧化碳与肺泡毛细血管内的氧气和二氧化碳的压力能够保持平衡,但是完成了气体交换的血液量少于正常,而导致机体实际有部分血液未能完成气体交换,这种情况称为无效腔通气;又如,当肺泡通气不足(肺泡萎陷)而肺泡血流正常时,流经肺泡的血流中有部分不能进行气体交换,这种情况称为肺内分流。因此通气(V)与血流(Q)比值必须相互适应才能保证正常的气体交换。上述无效腔通气和肺内分流的情况会导致通气与血流比值(V/Q)失调。在肺内分流情况下,由于二氧化碳的排出有可能通过肺泡通气的增加或缓冲系统所代偿,从而使得 $PaCO_2$ 无明显增加;但是未经肺氧合的分流血液的混入,可使 PaO_2 明显降低,此时必须吸入较高浓度的氧气才能纠正低氧血症。

4.肺外分流　除呼吸系统本身病变所致的通气和弥散障碍所出现的低氧和高碳酸血症外,先天性心脏病或早期新生儿动脉导管和卵圆孔尚未解剖性关闭,当肺部疾病导致肺动脉压力增高时(PPrN),可出现动脉导管和(或)卵圆孔水平的右向左分流。此时严重的低氧血症与肺部病变不成比例,一般吸氧难以纠正低氧血症。

四、缺氧与二氧化碳潴留对人体的影响

低氧、高碳酸血症和继发的酸中毒均会引起机体各脏器功能异常。轻度的低氧和高碳酸血症即可引起心率和心排血量增加,此种情况称为机体的代偿性反应。当缺氧程度继续加重时,细胞的能量代谢迅速衰竭,细胞出现水肿,从而导致脏器出现功能障碍。如果细胞能量代谢不能及时扭转,细胞开始出现不可逆性的坏死时,各脏器的功能逐渐衰竭。

低氧和高碳酸血症可引起肺血管阻力增加甚至导致肺动脉高压,使右心负荷增加;同时,低氧引起心肌细胞损伤,心脏收缩能力降低,结果导致循环衰竭和血压降低,进一步加重全身组织氧气供应不足而形成代谢性酸中毒、肾衰竭。低氧和高碳酸血症还可引起脑水肿,严重时导致呼吸中枢损伤,引起中枢性呼吸衰竭。

五、临床表现

1.呼吸困难　呼吸困难表现为不同程度的频率、节律和幅度改变。外周性呼吸衰竭主要表现为气促、辅助呼吸肌做功(点头样呼吸、鼻翼扇动、三凹征),而疾病的终末期却表现为呼吸变浅,呈喘息样。中枢性呼吸衰竭主要表现为呼吸节律明显异常,出现潮式、间歇或抽泣样呼吸。

2.发绀　发绀是缺氧所致。当动脉血氧饱和度低于85%时,即可出现皮肤、黏膜发绀即临床所见的口唇、甲床发绀。

3.精神神经症状　急性呼吸衰竭的精神症状较明显,缺氧和二氧化碳潴留均引起烦躁不安、意识障碍、精神错乱、狂躁、昏迷、抽搐等症状。症状轻重与呼吸衰竭发生速度有关。严重二氧化碳潴留可出现腱反射减弱或消失、锥体束征阳性等。

4.循环系统症状　缺氧和二氧化碳潴留早期会引起心率增快,血压升高的代偿反应;严重缺氧和二氧化碳潴留会导致心排血量下降、血压降低、心律不齐、休克;还可引起肺动脉高压,引发右心衰竭,伴有体循环淤血体征。

5.消化系统　严重呼吸衰竭会导致胃肠道黏膜充血水肿、糜烂渗血、应激性溃疡、消化道出血,还可引起肠麻痹出现腹胀、呕吐;还会导致肝功能损伤,肝脏长大。

6.泌尿系统　由于肾小球及肾小管缺氧坏死可导致肾功能异常或衰竭,蛋白尿,管型尿,尿中出现红细胞。

7.原发疾病的表现　引起呼吸衰竭的原发疾病不同,其临床表现各异,同时要注意有无需要紧急处理的呼吸系统急症,如张力气胸、大量胸腔积液、大片肺不张或大量痰堵等。

六、诊断

1.呼吸衰竭的诊断及注意事项　血气分析是诊断呼吸衰竭的主要手段。但应该对患儿的病情全面评价,要根据病史、临床表现和其他检查手段做出全面的诊断分析,而不能只靠血气分析就做出最终诊断。另外,还要重视对患儿呼吸衰竭的持续评估。

呼吸衰竭的血气诊断标准:Ⅰ型呼吸衰竭,PaO_2降低,儿童<8.0 kPa(60 mmHg),婴幼儿<6.67 kPa(50 mmHg)。Ⅱ型呼吸衰竭,PaO_2降低的同时伴 $PaCO_2$升高,儿童>6.67 kPa(50 mmHg),婴幼儿>6.0 kPa(45 mmHg)。

具有引起呼吸衰竭潜在可能的原发病时,当患儿出现缺氧的临床表现就应该立即对患儿进行全面评估,强调及时获取和监测血气资料。对于突发性事件或意外事件,接诊时应该根据临床的缺氧表现及时做出临床诊断和处理,而不应该等待血气分析结果后才对患儿进行处理。

临床工作中注意不要轻易将气促患儿诊断为呼吸衰竭,虽然有时候患儿有呼吸困难和气短的感觉、鼻翼扇动、呼吸费力和吸气时胸骨上、下与肋间凹陷等临床表现,都反映呼吸阻力增大,患儿正在竭力维持通气量,但并不都代表呼吸衰竭。反之,患儿发生呼吸衰竭时不一定都有上述表现,呼吸衰竭早期或程度未到最重时呼吸频率以增快为主,伴有容易发现的呼吸困难,而呼吸衰竭终末期的患儿表现为呼吸减慢、微弱呈喘息样。尤其是中枢性呼吸衰竭以呼吸节律的改变为主,患儿呼吸困难的临床表现并不一定十分明显,而主要出现的是呼吸节律异常和意识改变,应该注意观察。

血气分析不仅是诊断呼吸衰竭的主要手段,而且也是病情评估的重要指标。但是在进行结果分析时一定要结合临床表现,尽可能排除各种可能的干扰因素,还要注意新生儿、婴幼儿的血气结果是否有其各自的特征,因此,不同年龄患儿呼吸衰竭的诊断应根据该年龄组血气正常值判断,忽略婴幼儿与儿童的不同,而应用同一标准诊断呼吸衰竭是不妥的,容易发生误判。

$PaCO_2$ 可以反映患儿的通气功能,当患儿通气功能障碍时 $PaCO_2$ 增高;PaO_2 反映换气功能,如果患儿肺换气功能障碍则 PaO_2 减低。如果 PaO_2 下降而 $PaCO_2$ 不增高提示患儿的当前状态为单纯换气障碍。$PaCO_2$ 增高提示患儿通气不足,同时可伴有一定程度 PaO_2 下降,此时不能简单地认为患儿合并有换气障碍,而应该计算肺泡/动脉氧分压差(PAO_2/PaO_2)。还可以简便地计算 PaO_2 和 $PaCO_2$ 之和,如此值小于 14.6 kPa(110 mmHg),包括吸氧患儿,提示患儿可能有换气功能障碍。

通气不足导致的呼吸衰竭,需要进一步区分是中枢性呼吸衰竭还是外周性呼吸衰竭。中枢性病变导致的通气不足常表现为呼吸节律异常,呼吸减弱、减慢;外周性病变(颈部、胸部各种器官病变)导致的通气不足,常见呼吸道梗阻,胸部呼吸幅度受限制,肺部气体分布不均匀等异常因素,患儿大都有明显的呼吸困难表现。

换气障碍所致的呼吸衰竭,需要根据吸入氧浓度与 PaO_2 的相关性进一步判断换气障碍的性质和程度。

(1)当吸入低浓度(30%)氧时,患儿的 PaO_2 即明显改善,为弥散功能障碍;如患儿的 PaO_2 有一定程度改善,为通气/血流值失调;如患儿的 PaO_2 无改善,为病理性的肺内分流。

(2)可以根据吸入高浓度(60%以上)氧后患儿 PaO_2 的改变,初步判断肺内分流量的大小。

还应注意对呼吸衰竭患儿病情进行全面评价。例如,要结合患儿的循环状况和血红蛋白含量对机体氧气运输能力做出评价。另外,患儿是否缺氧,不能只看 PaO_2,还要看组织的氧供应能否满足其代谢需要,所以需要结合血乳酸值进行判断,当组织缺氧时乳酸堆积,还可参考剩余 BE 的改变来判断有无组织缺氧。另外,要结合血气分析的其他指标(pH、HCO_3^- 等)对患儿进行综合判断,强调动态监测血气,结合患儿临床变化,及时了解患儿代偿情况。急性呼吸衰竭的代偿需要 5~7 天,因此,要注意患儿既往呼吸和血气改变,才能对目前病情做出准确判断。

新生儿呼吸衰竭的判断更为复杂,迄今尚无统一诊断标准,需要结合临床和实验室多方面的指标进行判断。临床表现为呼吸困难(呻吟、三凹征),中心性发绀,顽固呼吸暂停,肌张力明显降低,呼吸频率>60 次/分。血气分析指标包括:①在 FiO_2 为 100%时,PaO_2<60 mmHg 或氧饱和度<80%;②$PaCO_2$>60 mmHg;③动脉血 pH<7.25。还有人认为凡是需要接受机械通气(不包括 CPAP)的新生儿均可考虑有呼吸衰竭。

要注意,单凭血气分析结果中显示的血氧分压降低和(或)二氧化碳分压增加就定义新生儿呼吸衰竭是不够全面的。低氧可由呼吸衰竭引起,但也可以由先天性心脏病或心力衰竭所致,所以不能单纯以低氧血症就断定患儿需要呼吸支持。高碳酸血症是判断呼吸衰竭相对可靠的指标,$PaCO_2$进行性增高(>65 mmHg)伴动脉血 pH 下降(<7.25)是可能需要辅助机械通气的指征。

2.呼吸衰竭的评估

(1)临床评估:相对于成年人,儿童,尤其是婴幼儿、新生儿的呼吸系统代偿能力有限,因此,呼吸衰竭的发生和进展常较迅速,不易早期被发现,所以早期认识呼吸衰竭很重要,只有早期发现或尽可能预测呼吸衰竭,才能避免气体交换障碍的发生和恶化。当怀疑患儿有呼吸衰竭时,应对患儿的通气状态进行快速评估,包括呼吸运动的强弱、呼吸频率、是否存在上呼吸道梗阻。此外,要注意患儿是否存在低氧及高碳酸血症时引起的意识状态改变,如少哭少动、嗜睡与激惹等。在处理已出现的呼吸衰竭伴低氧时,不必等待患儿只吸空气(21%氧)状态下的血气分析结果,而应该立即纠正低氧血症,并针对引起呼吸衰竭的原发病进行诊断和治疗。

(2)肺气体交换状态评估:PaO_2降低和$PaCO_2$增高伴 pH 降低是诊断呼吸衰竭的重要指标,可反映通气和氧合状态。但PaO_2还可能受心脏右向左分流的影响,而$PaCO_2$可能在慢性碱中毒时代偿性增加,这些情况本身并非呼吸系统问题,因此,不能仅仅凭血气分析指标异常就诊断为呼吸衰竭。当患儿因呼吸衰竭需要用氧时,单凭PaO_2不能完全反映患儿低氧程度和判断肺部病变的恶化或好转,此时应结合患儿FiO_2值进行评估,如肺泡-动脉氧分压差(alveolar-arterial oxygen difference,$A-aDO_2$),$A-aDO_2 = (713 \text{ mmHg} \times FiO_2) - [(PaCO_2/0.8) + PaO_2]$。当肺弥散功能正常时,肺泡氧分压($PAO_2 = 713 \text{ mmHg} \times FiO_2 - PaCO_2/0.8$)与$PaO_2$的差值很小(<10 mmHg),而肺部疾病严重时,会影响气体弥散,此时PAO_2与PaO_2差值增大。另外,当存在肺内或肺外(心脏水平)分流时,也是如此,差值越大提示疾病程度越重。因此,该指标可以作为病情转归的动态评估指标。

综上所述,在评估氧合状态时需要同时考虑PaO_2和给氧浓度,而$A-aDO_2$能反映呼吸衰竭的严重程度及其变化趋势,并能做出定量判断。另外,在临床上还可以用PAO_2/PaO_2值或PAO_2/FiO_2值作为呼吸衰竭严重程度的评估指标,其意义与$A-aDO_2$类似,PAO_2/PaO_2值或PAO_2/FiO_2值越小提示肺部疾病越重。

动脉血$PaCO_2$水平可以直接反映肺泡通气量的状态,它受FiO_2的影响很小。$PaCO_2$显著增高往往是需要机械辅助通气的指征。判断是代谢性酸碱平衡紊乱还是呼吸性酸碱平衡紊乱时,需要结合血 pH 与$PaCO_2$才能得出正确判断,这对呼吸衰竭的正确评估也十分重要。

七、治疗

呼吸衰竭治疗目的是改善呼吸功能,纠正血气和电解质紊乱,维持脏器功能,为解决原发疾病争取时间。在处理急性呼吸衰竭时,要从临床入手,根据病史、体格检查分析引起呼吸衰竭的原因和病情严重程度;结合临床表现、辅助检查和血气分析结果,首先要判断主要是通气障碍还是换气障碍,这样才能决定治疗方案和步骤。要注意婴儿和新生儿、早产儿尤其容易发生呼吸衰竭,因此,在临床工作中要注意预先处理,对早期呼吸衰竭及时识别和积极处理,防止发生严重呼吸衰竭,减少并发症,改善患儿预后。另外,也要注意在接诊重症患儿时,需要紧急抢救,不能因为等待检查结果而耽误时机,应该根据临床表现、病史做出初步判断,及时处理。还需要强调的是,呼吸衰竭的治疗是患儿整体治疗的一部分,在治疗呼吸衰竭的同时要进行原发病治疗。

呼吸衰竭的治疗重点是改善血气,由于引起呼吸功能障碍的原发病不同,治疗的侧重点也会各异。呼吸道梗阻患儿的治疗重点在于改善通气,帮助机体排出二氧化碳,降低$PaCO_2$;对于肺实质病变,如 NRDS、ARDS,治疗重点在于增加肺泡换气功能,提高 PaO_2;而对于混合性病变,如重症肺炎,则需要同时注意改善通气和换气功能。

呼吸衰竭的治疗原则:保持呼吸道通畅,纠正缺氧,呼吸支持,改善通气;治疗呼吸衰竭的病因和诱因;重要脏器功能的监测及支持。

(一)保持呼吸道通畅

保持呼吸道通畅是最基本、最重要的治疗措施。具体措施包括:①保持昏迷患者处于仰卧位,轻度头后仰,托起下颌保持口微开;②清除口腔及气道内的分泌物及异物;③通过上述处理病情不能很快好转,就需要建立人工气道。人工气道的建立分三种方法,即简便人工气道、气管插管及气管切开。简便人工气道主要有口咽通气道、鼻咽通气道和喉罩,为临时使用或病情危重不具备插管条件时应用,待病情和条件允许后再行气管插管或切开;④当患者有支气管痉挛时,需积极使用支气管扩张药物,如 β_2-肾上腺素受体激动剂、糖皮质激素、抗胆碱药、茶碱类药物。

(二)氧疗

1.吸入氧浓度 纠正缺氧是保护重要器官和成功救治呼吸衰竭的关键,但要避免长时期高浓度给氧引起氧中毒、急性肺损伤和 ARDS,尤其是新生儿和早产儿。因此氧疗的原则为以尽可能低的吸入氧浓度确保 PaO_2 迅速提高到 60 mmHg 或经皮血氧饱和度(SpO_2)达 90% 以上。Ⅰ型呼吸衰竭可用较高浓度(>35%)氧迅速缓解低氧血症。对于伴有高碳酸血症的Ⅱ型呼吸衰竭,则需要低浓度给氧,这样有利于减轻二氧化碳潴留。

2.吸氧装置

(1)鼻导管或鼻塞:简单、方便,不影响患儿咳痰、进食。吸入氧浓度与氧流量的大致关系:吸入氧浓度(%)= 21+4×氧流量(L/min),但易受患儿呼吸影响,使吸入氧浓度不恒定。另外,高流量时对鼻黏膜有明显刺激,氧流量一般不能大于 2 L/min。

(2)面罩(口罩):主要优点为吸氧浓度相对稳定,可按需调节,对于鼻黏膜刺激小;氧流量儿童 3~5 L/min,婴幼儿 2~4 L/min,新生儿 1~2 L/min,吸入氧浓度可以达到 45%~60%。缺点为患儿不容易合作。

(3)头罩:吸入氧浓度比较稳定,可以达到 40%~50%,氧流量儿童 4~6 L/min,缺点是会影响患儿咳痰、进食,还可能加重患儿的恐惧感。

(三)呼吸支持

呼吸支持可以有效增加通气量、减少二氧化碳潴留。

1.呼吸兴奋剂 适用于中枢性呼吸抑制伴通气量不足的呼吸衰竭,患儿的呼吸肌功能基本正常,必须保持气道通畅,否则会促使呼吸肌疲劳,加重二氧化碳潴留。对以肺换气功能障碍为主所导致的呼吸衰竭患者不宜使用;因脑缺氧、水肿出现频繁抽搐的患儿慎用;不可突然停药。常用的药物有尼可刹米和洛贝林。随着无创通气技术的提高,目前儿童使用呼吸兴奋剂的情况越来越少。但是对于预防和治疗新生儿呼吸暂停导致的呼吸衰竭,咖啡因或氨茶碱等呼吸兴奋剂一直是新生儿的常用治疗措施。

2.机械通气　有严重的通气和(或)换气功能障碍时,需要以人工辅助通气或机械通气来改善通气和(或)换气功能。机械通气能维持必要的肺泡通气量,降低 $PaCO_2$,改善肺换气能力,减少呼吸肌做功,有利于呼吸肌功能恢复(具体见呼吸机治疗)。

(四)病因和(或)诱因治疗

由于呼吸衰竭的原发疾病多种多样,在解决呼吸衰竭本身造成危害的同时须针对不同病因采取适当的治疗措施,只有原发疾病好转或诱因去除后呼吸衰竭才能从根本上解决。

(五)其他重要脏器功能的监测与支持

纠正电解质紊乱和酸碱平衡失调,加强液体管理,保证充足的营养及热量供给,维持机体的正常代谢。呼吸衰竭往往会累及各个重要脏器,应及时加强对重要脏器功能的监测,包括脑、心脏、肾脏、消化道、血液系统等多器官系统,特别要注意防治多器官功能障碍综合征(MODS)。

(六)呼吸机治疗

经鼻或面罩无创正压通气:简便易行,无须建立有创人工气道,能较好地减少与机械通气相关的严重并发症,效果明显优于普通氧疗,由于新生儿,尤其是早产儿特别容易发生呼吸衰竭,因此,无创通气技术在新生儿呼吸治疗中有着非常重要的地位,强调对于新生儿应该早期使用无创通气,这样有利于预防严重呼吸衰竭的发生,改善预后。儿童患者往往会由于恐惧,不配合使用鼻塞或面罩,导致治疗失败。

气管插管机械通气指征因病而异,呼吸衰竭患儿经内科一般治疗不见好转,呼吸困难程度逐渐加重、昏迷加深,或患儿呼吸不规则、出现暂停,呼吸道分泌物增多、阻塞气道,咳嗽和吞咽反射明显减弱或消失时,应及时行气管插管使用机械通气。

1.气管插管　操作简单,创伤较气管切开小。经口插管操作较简单,但气管导管较易活动,容易滑脱。经鼻插管便于固定,脱管机会少,但气管导管可压迫鼻腔造成损伤,插管操作和吸痰不如经口插管方便。插管后将气管插管和牙垫固定好,保持插管的正确位置,防止其滑入一侧总支气管或自气管脱出。要尽量避免碰动气管导管,减少对喉头的刺激,须注意定时吸痰,保持管腔和呼吸道通畅。

气管导管长时间留置可能会导致永久性喉损伤,在年长儿中以不超过 1 周时间为好,如需要更长时间保留气管导管则应该考虑气管切开。气管切开可有效减少呼吸道解剖无效腔,便于吸痰,不妨碍经口进食,可长时间应用,但手术创伤较大,肺部感染和气管损伤等并发症机会增多。气管切开的适应证随年龄和病种的不同而不同。婴儿气管切开并发症较多,切口愈合困难,容易拖延疾病恢复,应尽量争取不用,若病情在 7 天内无明显好转,或仍需较长时间使用呼吸器治疗时,应考虑进行气管切开。

2.机械通气　呼吸机的治疗作用在于改善通气功能和换气功能,减少呼吸肌负担,也有利于保持呼吸道通畅。

(1)应用呼吸机的指征:呼吸衰竭患儿难以自行维持气体交换时,应使用呼吸机。适应证包括:①严重呼吸困难,保守治疗无改善;②呼吸衰竭恶化,出现意识障碍;③极微弱的呼吸,肺部呼吸音减低,呼吸次数明显减少;④严重中枢性呼吸衰竭,频繁或顽固的呼吸暂停;⑤吸入高浓度氧气也难以缓解的发绀(需除外心脏或血红蛋白异常引起的发绀);⑥严重惊厥状态影响呼吸;⑦需要维持良好的呼吸功能以保证氧供应和通气的疾病状态,如心源性肺水肿,严重代谢性酸中毒等。禁忌证为张力性气胸、大量胸腔积液未进行闭式引流前,肺大疱。

血气分析对决定应用呼吸机时机有重要参考价值。吸入 60% 氧时 $PaO_2 < 8.0$ kPa(60 mmHg);急性呼吸衰竭患儿 $PaCO_2 > 8.0$ kPa(60 mmHg),慢性呼吸衰竭 $PaCO_2 > 9.3$ kPa(70 mmHg)时可考虑应用呼吸机。但不能简单地把上述血气数值当作应用呼吸机的标准,而应该结合原发病及患儿具体情况做出判断。临床上既可以在患儿血气改变尚未到上述范围,但根据原发病及患儿具体情况考虑而应用呼吸机;也有些患儿血气数值已超过上述范围,但是仍然以保守疗法治愈。如有多发性神经根炎合并呼吸肌麻痹、先天性心脏病术后等情况,为了预防呼吸衰竭和病情恶化,保护心功能,常在 $PaCO_2$ 未增高前立即开始应用呼吸机。有时尽管 PaO_2 下降较明显但 $PaCO_2$ 不高,患儿通气功能尚可,主要为换气障碍,可通过吸氧(包括 CPAP)解决,不一定需用呼吸机。

机械通气的并发症包括通气过度,通气不足,气道压力过高或潮气量过大,可导致气压伤(如气胸、纵隔气肿或间质性肺气肿)和心排血量下降、血压下降等循环功能障碍;气道导管长期安置,可并发呼吸机相关肺炎(VAP)。

(2)呼吸机的类型:根据吸气转换至呼气的方式,可将呼吸机分为定容型、定压型和定时型三种基本类型。定容型呼吸机每次输入气量恒定,当送气达到设定的容量后呼吸机停止送气转换为呼气。定压型呼吸机每次输入气体达到设定的压力后停止送气转换为呼气。定时型呼吸机按设定的时间定时送气给患者。目前临床使用的呼吸机性能越来越完善,可任意选择呼吸模式,与患者的同步性越来越好,保护设置也越来越安全。但是在临床使用时,对呼吸机性能的要求并不是性能越复杂越好,而应该以操作简单、耐用、安全为原则。

婴儿呼吸机:婴儿呼吸特点与成人呼吸特点差别很大,因此,对呼吸机要求,成人和儿童就有很大不同。婴儿适用的呼吸机的特点是定时、限压、恒流型。这类呼吸机可以按一定时间以间歇方式正压送气,达到预设压力后,并不立即转换为呼气,而是维持在该压力水平,直到预定的吸气时间后才转换为呼气模式;在设置的呼气相仍按预设的压力持续向患儿供气,以便随时进行自主呼吸;还可采用限压阀保证足够进气量而又不致压力过高。

(3)呼吸机通气模式:呼吸机基本通气模式分为控制通气与辅助通气两大类。控制通气患儿呼吸完全交给呼吸机控制,呼吸机按照预设的呼吸频率、吸气峰压、呼气末压、潮气量、吸气时间、呼气时间等参数恒定不变均匀送气;辅助通气是指由患者自身的吸气做功启动呼吸机按照预设的上述参数送气。

1)呼气终末正压(PEEP):作用原理与 CPAP 相同,在呼气末期仍维持一定正压而非生理状态时的零压力,有利于防止肺不张而保持肺泡扩张,有利于提高 PaO_2。PEEP 可在 PaO_2 下降较多,增加吸入氧浓度改善不明显时应用。PEEP 设置以 0.3~0.8 kPa(3~8 cmH_2O)为宜,压力过高会阻碍静脉血回心,增加气压伤机会。

2)间歇强制呼吸(IMV):患者除了得到预设参数的强制机械通气外,在呼吸机不进行正压通气时,由于呼吸机仍然有持续气流供气,患者可进行自主呼吸。IMV 通气方式适用于有一定自主呼吸能力的患儿,或用于准备脱离呼吸机的患儿。随着病情的恢复,可逐渐减少强制呼吸的次数,使得患儿自主呼吸的比例逐渐加大,最后完全由患者自主呼吸。

3)同步间歇强制通气(SIMV):每次强制通气均与自主呼吸同步,由传感器感知到患儿自己的吸气动作后,触发呼吸机同步送气,这种方式更符合呼吸生理,临床应用更为广泛,并逐渐取代了 IMV 模式。

4)压力支持通气(PSV):由患者的吸气做功触发呼吸机送气,以预先调定的压力支持帮助患儿吸气,吸气时间和呼吸频率均可由患者控制。有利于发挥患儿自身呼吸功能,减少呼吸肌做功,促进疲劳的呼吸肌恢复。

5)高频通气:以近于或小于潮气量,远远高于正常通气频率的方式维持气体交换。其机制尚不完全清楚,在呼吸衰竭的治疗上,有时能在一些过去难以解决的病例中取得效果,因此受到重视。常用的高频通气有两种类型,高频喷射通气(HFJV)和高频振荡通气(HFOV)。效果肯定的适应证主要包括支气管镜检查,气胸、支气管胸膜瘘,间质性肺气肿,ARDS、肺水肿、NRDS、手术后呼吸功能不全等,或在常规机械通气无效时可试用。

(4)呼吸机初设参数及调节

1)影响通气的因素:通气决定 $PaCO_2$ 水平,对 PaO_2 也有一定影响。①呼吸频率,通常采用正常的呼吸频率(儿童 20 次/分,婴儿 40 次/分),如患儿有自主呼吸,应使用较低的呼吸频率;②潮气量,由于需要补偿机械无效腔和漏气及受肺病变的影响,呼吸机所需的潮气量需要大于正常潮气量(为 8~15 mL/kg 体重);③通气压力,采用能维持有效通气的最低压力,肺内轻度病变时 1.5~2.0 kPa(15~20 cmH_2O),中度病变时 2.0~2.5 kPa(20~25 cmH_2O),重度病变时 2.5~3.0 kPa(25~30 cmH_2O);PEEP 水平分为生理 PEEP 0.2~0.3 kPa(2~3 cmH_2O),中度 PEEP 0.4~0.7 kPa(4~7 cmH_2O),高水平 PEEP 0.8~1.0 kPa(8~10 cmH_2O)。高水平的 PEEP 可影响循环,增加气胸机会,故而很少使用;④流速,为保持持续气流,至少要设为每分通气量的 2 倍,一般在 4~10 L/min;⑤吸/呼值,通常在 1:2 或 2:1,个别病例可达 1:3 或 3:1。

改变通气量的方法主要是调节呼吸频率和潮气量。在潮气量不变情况下,通气压力大小受肺顺应性和呼吸道阻力影响,也与流速和吸/呼值有关。通常流速越大,潮气量越大,压力也越高。吸气时间长对扩张肺泡有利,但增加循环阻力。

2)影响氧合的因素:氧合作用决定 PaO_2 水平。①吸入氧浓度,最好在 50% 以下,通常不宜超过 70%,80% 氧的时间不宜超过 24 小时,100% 氧的时间不宜超过 2 小时,以防氧中毒,但不能因担心氧中毒而让患者死于缺氧,应具体分析;②平均气道压,初设值一般为 8~12 cmH_2O。

增加吸入氧浓度是提高 PaO_2 最直接的方法,不论通气障碍或换气障碍,提高吸入氧分压对改善氧合都有明显效果。如果提高吸入氧浓度后患儿 PaO_2 改善不明显,应考虑肺内分流增大。增加平均气道压的方法包括增加 PEEP、倒置吸/呼比(延长吸气时间)、提高通气压力。

第三节　急性肺水肿

急性肺水肿是肺脏内血管与组织之间液体交换功能紊乱所致的肺含水量增加,是一种肺血管外液体增多的病理状态,浆液从肺循环中漏出或渗出,当超过淋巴引流能力时,多余的液体进入肺间质或肺泡中,形成肺水肿。其临床主要表现为突然出现严重的呼吸困难,端坐呼吸,伴咳嗽,常咳出粉红色泡沫样痰,患者烦躁不安,口唇发绀,大汗淋漓,心率增快,两肺布满湿啰音及哮鸣音,严重者可引起昏厥和心搏骤停。

一、分类

以发病机制为基础分类。

流体静压性肺水肿:此类肺水肿是毛细血管流体静压增高所引起,又称血液动力性肺水肿。它又分心源性肺水肿和非心源性血液动力性肺水肿。前者见于左心衰竭或二尖瓣狭窄;后者见于肺静脉阻塞或狭窄、过量输液或体循环血转移至肺循环等。

通透性肺水肿:此类肺水肿是由肺泡上皮和(或)微血管内皮通透性增高所引起。见于吸入毒气、细菌性病毒性肺炎、吸入性肺炎、吸入火灾烟雾、呼吸窘迫综合征、免疫反应(如药物特应性)等,也称肺泡中毒性水肿。

此外,还有一些肺水肿的分类不够明确,如神经源性肺水肿(如小儿手足口病所致)、高原性肺水肿、肺栓塞、低血糖、子痫、呼吸道烧伤等引起的肺水肿。

二、急性肺水肿病因

1.肺毛细血管内压增高　见于各种原因引起的左心衰竭(二尖瓣狭窄、高血压心脏病、冠心病、心肌病等)、输液过量、肺静脉闭塞性疾病(肺静脉纤维化、先天性肺静脉狭窄、纵隔肿瘤、纵隔肉芽肿、纤维纵隔炎等)可压迫静脉引起肺毛细血管内压力增高,致血管内液外渗产生肺水肿。

2.毛细血管通透性增高　生物、物理和化学物质都能直接和间接损伤通透膜细胞,导致肺水肿。临床上常见的原因为细菌性或病毒性肺炎、放射性肺炎、过敏性肺泡炎、吸入有害气体,如光气、臭氧、氯气、氮氧化合物、尿毒症、氧中毒、弥散性血管内凝血(DIC)、严重烧伤、淹溺等。

3.血浆胶体渗透压降低　如肝病、肾病综合征、蛋白丢失性肠病营养不良性低蛋白血症等,其由于血白蛋白的降低,导致胶体渗透压降低,当肾衰竭时发生肺水肿又与毛细血管通透性改变有关。

4.淋巴循环障碍　当某些病变如硅肺等,致肺内淋巴引流不畅,肺间质就可能有水液滞积,发生肺水肿。

5.组织间隙负压增高　突发大气道闭塞,或短时间内除去大量气胸和胸腔积液,均可使肺内压骤降,形成肺组织负压和对毛细血管产生吸引作用,从而发生肺水肿。

6.其他　综合性因素或原因不明的急性呼吸窘迫综合征、高原性肺水肿、神经性肺水肿、麻醉药过量、肺栓塞、电击复律等,导致肺水肿。

三、发病机制

1.解剖基础　肺泡表面为上皮细胞,约有90%的肺泡表面被扁平肺泡Ⅰ型上皮细胞覆盖,少部分被肺泡Ⅱ型上皮细胞覆盖。这些肺泡上皮细胞排列紧密,正常情况下液体不能透过。肺泡Ⅱ型上皮细胞含有丰富的磷脂类物质,主要成分是二软脂酰卵磷脂,其分泌物进入肺泡,在肺泡表面形成一薄层具有降低肺泡表面张力的表面活性物质,使肺泡维持扩张,并有防止肺泡周围间质液向肺泡腔渗漏的功能。肺毛细血管内衬着薄而扁平的内皮细胞,内皮细胞间的连接较为疏松,允许少量液体和某些蛋白质颗粒通过。

电镜观察可见肺泡的上皮与血管内皮的基膜之间不是完全融合,与毛细血管相关的肺泡壁存在一侧较薄和一侧较厚的边。薄侧上皮与内皮的基膜相融合,即由肺泡上皮、基膜和毛细血管内皮三层所组成,有利于血和肺泡的气体交换。厚侧由肺毛细血管内皮层、基膜、胶原纤维和弹力纤维交织网、肺泡上皮、极薄的液体层和表面活性物质层组成。上皮与内皮基膜之间被间隙(肺间质)分离,该间隙与支气管血管束周围间隙、小叶间隔和脏层胸膜下的间隙相连通,以利于液体交换。进入肺间质的液体主要通过淋巴系统回收。在厚侧肺泡隔中,电镜下可看到神经和点状胶原物质组成的感受器。当肺间质水分增加,胶原纤维肿胀刺激"J"感受器,传至中枢,反射性地使呼吸加快加深,引起胸腔负压增加,淋巴管液体引流量增多。

2.生理基础 控制水分通过生物半透膜的各种因素可用 Stirling 公式概括,包括渗透压、静水压力差以及毛细血管壁的渗透性。当将其应用到肺并考虑到滤过面积和回收液体至血管内的机制时,可改写为下面公式:

$$EVLW = \{(SA \times L_p)[(P_{mv} - P_{pmv}) - \delta(\pi_{mv} - \pi_{pmv})]\} - F_{lymph}$$

式中,EVLW 为肺血管外液体含量;SA 为滤过面积;L_p 为水流体静力传导率;P_{mv} 和 P_{pmv} 分别为微血管内和微血管周围静水压;δ 为蛋白反射系数;π_{mv} 和 π_{pmv} 分别为微血管内和微血管周围胶体渗透压;F_{lymph} 为淋巴流量,概括了所有将液体回收到血管内的机制。

这里需要指出的是,之所以使用微血管而不是毛细血管这一术语,是因为液体滤出还可发生在肺小动脉和肺小静脉处。此外,$SA \times L_p = K_f$,是水传导力的滤过系数。虽然很难测定 SA 和上 L_p,但其中强调了 SA 对肺内液体全面平衡的重要性。反射系数表示血管对蛋白质的通透性。如果半透膜完全阻止,可使渗透压的蛋白质通过,δ 值为 1.0,相反,如其对蛋白的滤过没有阻力,δ 值为 0。因此,δ 值可反映血管通透性变化影响渗透压梯度,进而影响肺血管内外液体流动的作用。肺血管内皮的 δ 值为 0.9,肺泡上皮的 δ 值为 1.0。因此,在某种程度上,内皮较肺泡上皮容易滤出液体,导致肺间质水肿发生在肺泡水肿前。

从公式可看出,如果 SA、L_p、P_{mv} 和 π_{pmv} 部分或全部增加,其他因素不变,EVLW 即增多。P_{pmv}、δ、π_{mv} 和 F_{lymph} 的减少也产生同样效应。由于重力和肺机械特性的影响,肺内各部位的 P_{mv} 和 P_{pmv} 并不是均匀一致的。在低于右心房水平的肺区域中,虽然 P_{mv} 和 P_{pmv} 均可升高,但 P_{mv} 的升高大于 P_{pmv} 升高的程度,这有助于解释为什么肺水肿容易首先发生在重力影响最明显的部位。

正常时,尽管肺微血管和肺间质静水压力受姿势、重力、肺容量乃至循环液体量变化的影响,但肺间质和肺泡均能保持理想的湿润状态。这是由于淋巴系统、肺间质蛋白质和顺应性的特征有助于对抗液体潴留和连续不断地清除肺内多余的水分。肺血管静水压力和通透性增加时,淋巴流量可增加 10 倍以上。然后要作用的是肺间质蛋白质的稀释效应。它是由微血管内静水压力升高后导致液体滤过增多引起,降低 π_{pmv},反过来减少净滤过量,但对血管通透性增加引起的肺水肿不起作用。预防肺水肿的另一个因素是顺应性变化效应。肺间质中紧密连接的凝胶结构不易变形,顺应性差,肺间质轻度积液后压力迅速升高,阻止进一步滤过。但同时由于肺间质腔扩大范围小,移除肺间质水分的速度赶不上微血管滤出的速度时,易发生肺泡水肿。

3.发病机制 尽管上面列举了影响肺血管内外液体交换的各自因素,但实际上肺水肿通常是多种发病机制的综合效应。下面仅就几种临床常见肺水肿的发病机制作一简要介绍。

(1)肺微血管静水压力升高性肺水肿:临床常见于心肌梗死、高血压和主动脉疾病等引起的左心衰竭,二尖瓣狭窄及肺静脉闭塞性疾病引起肺静脉压升高时,引起肺微血管静水压升高。同时还可扩张已关闭的毛细血管床,造成通透系数增加。当这两种因素引起的液体滤过量超过淋巴系统清除能力时,即可发生肺水肿。

(2)微血管和肺泡壁通透性增加性肺水肿:弥漫性肺部感染,吸入有毒气体和休克(特别是革兰氏阴性杆菌败血症和出血性胰腺炎)均可损害毛细血管内皮和肺泡上皮,增加通透性而引起肺水肿。

(3)血浆胶体渗透压降低:虽然肝肾疾病可引起低蛋白血症,降低胶体渗透压,但由于同时伴有微血管周围的胶体渗透压下降,因此很少产生肺水肿。只有同时伴有微血管内静水压力升高时,才诱发肺水肿。

(4)肺淋巴回流障碍:据推测,成人肺淋巴流量稳态时可达 200 mL/h,是阻止肺水肿最重要的因素。急性微血管静水压力或通透性增加时,肺淋巴流量可增加 10 倍以上,由此减慢肺水肿形成的速度。当其引流不畅或淤滞时,即可诱发肺间质水肿甚至肺泡水肿。

(5)复张后肺水肿:胸腔穿刺排气或抽液速度过快、量过多时,可骤然加大胸腔负压,降低微血管周围静水压,增加滤过压力差。同时由于过大胸腔负压的作用,肺毛细血管开放的数量和流入的血流量均增多,使滤过面积和滤过系数均增加。另外,肺组织萎缩后表面活性物质生成减少,降低肺泡上皮的蛋白质反射系数,诱发形成肺泡水肿。

(6)高原肺水肿:易发生在 3000 m 以上高原,过量运动或劳动为诱发因素,多见于 25 岁以下年轻人。机制尚不清楚。可能与肺小动脉或肺静脉收缩有关。患者吸氧或回到平原后病情改善,提示低氧的作用,但低氧本身并不改变肺微血管的通透性。因此,运动后心排血量增多和肺动脉压力升高与低氧性肺小动脉收缩一起,产生这一典型的前小动脉压力,从而引起升高性肺水肿。

(7)神经源性肺水肿:可发生在患中枢神经系统疾病但没有明显左心衰竭的患者中。很多研究提示与交感神经系统活动有关。肾上腺素能大量释放介质导致末梢血管收缩,升高血压,将血液转移到循环中,同时可发生左心室顺应性降低。两种因素均升高左房压,诱发肺水肿。此外,刺激肾上腺素能受体可直接增加毛细血管通透性,但与升高压力比较,这一作用相对较小。

4.病理改变 肺表面苍白,含水量增多,切面有大量液体渗出。显微镜下观察,可将其分为间质期、肺泡壁期和肺泡期。

间质期是肺水肿的最早表现,液体局限在肺泡外血管和传导气道周围的疏松结缔组织中,支气管、血管周围腔隙和叶间隔增宽,淋巴管扩张。液体进一步潴留时,进入肺泡壁期。液体蓄积在厚的肺泡毛细血管膜一侧,肺泡壁进行性增厚。发展到肺泡期时,可见充满液体的肺泡壁丧失环形结构,出现褶皱。无论是微血管内压力增高还是通透性增加引起的肺水肿,肺泡腔内液体的蛋白质均与肺间质内蛋白质相同,提示表面活性物质破坏,而且上皮丧失了滤网能力。

肺水肿的病理生理改变可影响到顺应性、弥散、通气/血流值及呼吸类型。其程度与上述的病理改变有关,间质期最轻,肺泡期最重。肺含水量增加和肺表面活性物质破坏,可降低肺顺应性,增加呼吸功。肺间质和肺泡壁液体潴留可加宽弥散距离。肺泡内部分或全部充满液体可引起弥散面积减少和通气/血流值降低,导致肺泡动脉血氧分压差增加和低氧血症。区域性肺顺应性差易使吸入气体进入顺应性好的肺泡,增加通气/血流值。同时由于肺间质积液刺激了感受器,呈浅速呼吸,进一步增加每分钟无效腔通气量,减少呼吸效率、增加呼吸功耗。当呼吸肌疲劳不能代偿性增加通气量保证肺泡通气后,即出现二氧化碳潴留和呼吸性酸中毒。

肺水肿间质期即可表现出对血流动力学的影响。肺间质静水压力升高可压迫附近微血管,增加肺循环阻力,升高肺动脉压力。低氧和酸中毒还可直接收缩肺血管,进一步恶化血流动力学,加重右心负荷,引起心功能不全。如不及时纠正,可因心力衰竭、心律失常而死亡。

四、临床表现

典型的急性肺水肿,可根据病理变化过程分为 4 个时期,各期的临床症状、体征分述如下。

1.间质性水肿期　主要表现为夜间发作性呼吸困难被迫端坐位伴出冷汗及不安,口唇发绀,两肺可闻及干啰音或哮鸣音,心动过速,血压升高,此时因肺间质水肿而使压力增高,细小支气管受压变窄及缺氧而致支气管痉挛。X 线片表现主要为肺血管纹理模糊,增多,肺门阴影不清,肺透光度降低,肺小叶间隔增宽。两下肺肋膈角区可见与胸膜垂直横向走行的 Kerley B 线,偶见上肺呈弧形斜向肺门较 Kerley B 线长的 Kerley A 线。血气分析为 $PaCO_2$ 偏低,pH 升高,呈呼吸性碱中毒。

2.肺泡性水肿期　主要表现严重的呼吸困难,呈端坐呼吸伴恐惧窒息感,面色青灰,皮肤及口唇明显发绀,大汗淋漓,咳嗽,咳大量粉红色泡沫样痰,大小便可出现失禁,两肺满布突发性湿啰音。如为心源性者,心率快速,心律失常,心尖部第一心音减弱可听到病理性第三心音和第四心音。X 线检查主要表现为腺泡状致密阴影,呈不规则相互融合的模糊阴影,弥漫分布或局限于一侧或一叶,或从肺门两侧向外扩展逐渐变淡成典型的蝴蝶状阴影。有时可伴少量胸腔积液。但肺含量增加30%以上才可出现上述表现。血气分析为 $PaCO_2$ 偏高和(或)PaO_2 下降,pH 偏低,表现为低氧血症和呼吸性酸中毒。

3.休克期　在短时间内大量血浆外渗导致血容量短期内迅速减少出现低血容量性休克,同时由于心肌收缩力明显减弱引起心源性休克,出现呼吸急促、血压下降、皮肤湿冷、少尿或无尿等休克表现,伴神志意识改变。

4.终末期　呈昏迷状态往往因心肺功能衰竭而死亡。

五、诊断和鉴别诊断

1.诊断　肺水肿的诊断主要根据症状、体征和 X 线片表现。

肺水肿发展至严重程度或出现肺泡水肿,临床表现都很典型,诊断并不困难。但病情发展至危重程度,治疗就事倍功半,因此要争取在轻度肺间质水肿阶段做出早期诊断。早期诊断方法:测定肺小动脉楔压和血浆胶体渗透压,如压差小于 4 mmHg 时不可避免地出现肺水肿。连续测定胸部基础阻抗(胸腔液体指数,TFI),TFI 下降揭示肺水增多。

(1)有发生肺水肿的原发病因。

(2)患者出现极度呼吸困难、咳嗽、大量白色或粉红色泡沫痰从口鼻涌出。

(3)查体见端坐呼吸、烦躁不安、大汗淋漓、皮肤湿冷、面色苍白、口唇发绀、心率快、两肺湿啰音、休克、昏迷等。

(4)胸部 X 线片表现肺门阴影加深增宽,肺纹增多。

（5）心电图可有心脏原发性或继发性改变。

（6）血气分析 PaO_2 下降，$PaCO_2$ 正常或降低，晚期则增高。

2.鉴别诊断

（1）间质性肺水肿：早期呼吸困难、浅速，但发绀较轻，可闻及哮鸣音或干啰音，无湿啰音。胸片为诊断重要根据：肺纹理增多变粗，边缘模糊不清；肺野透亮度低而模糊；肺门阴影模糊；有 Kerley B 线征。

（2）肺泡性肺水肿：呼吸困难更为严重，剧烈刺激咳嗽、咳大量白色或血性泡沫样痰。肺有湿啰音、哮鸣音。胸片呈多样性改变，大小不等的片状模糊阴影，广泛散布于两侧或一侧肺野。典型表现为肺门"蝴蝶状"阴影，多见于心脏病和尿毒症性肺水肿。

肺水肿还应与支气管哮喘和肺部感染等病相鉴别。支气管哮喘对支气管扩张剂（如氨茶碱、肾上腺皮质激素）治疗有良好反应；心源性哮喘对强心剂、利尿剂有显效。X 线和心电图检查可区别两者。肺部感染伴有感染的征象，如发热、脓痰且用抗菌药物有效等以作区别。

六、治疗

急性肺水肿的治疗原则：病因治疗，缓解和根本消除肺水肿的积极措施；维持气道充分供氧和机械通气治疗，纠正低氧血症；降低肺血管静水压，提高血浆胶体渗透压，改善肺毛细血管通透性；保持患者镇静，预防和控制感染；应该采取坐位，双腿下垂。

1.吸氧　加压高流量给氧 6~8 L/min，可流经 25%~70% 乙醇溶液后用鼻管吸入，加压可减少肺泡内液体渗出，乙醇能降低泡沫的表面张力使泡沫破裂，从而改善通气，也可使用有机硅消泡剂消除泡沫。

2.镇静　皮下或肌内注射吗啡，可引起周围血管扩张，减少静脉回心血量，降低前负荷，同时可缓解患儿焦虑，降低基础代谢。对于神志不清，已有呼吸抑制，休克或合并肺部感染者禁用。

3.强心药　如近期未用过洋地黄类药物者，可静脉注射快速作用的洋地黄类制剂，如去乙酰毛花苷、毒毛花苷 K 等，对二尖瓣狭窄所引起的肺水肿，除伴有心室率快的心房颤动外，不可用强心药，以免因右心室输出量增加而加重肺充血。近年来常使用硝普钠以减轻心脏前后负荷，增强心肌收缩力，降低高血压，对肺水肿有好处。

4.减少静脉回流　患者取坐位或卧位，两腿下垂，以减少静脉回流，必要时，可加止血带于四肢，轮流结扎三个肢体，每 5 min 换一肢体，平均每肢体扎 15 min，放松 5 min，以保证肢体循环不受影响。

5.皮质激素　氢化可的松 5~10 mg/(kg·d)或地塞米松 1~2 mg/(kg·d)加入葡萄糖液中静脉滴注也有助肺水肿的控制。

6.利尿　静脉给予作用快而强的利尿剂，如呋塞米 0.5~1 mg/kg，以减少血容量，减轻心脏负荷，还应注意防止或纠正大量利尿时所伴发的低血钾症和低血容量。

7.血管扩张剂　静脉滴注硝普钠或酚妥拉明以降低肺循环压力，但应注意勿引起低血压。

8.血液净化治疗　近年来，血液净化在儿童危重症的抢救中起着重要作用，而对于儿童急性肺水肿这一危重症，连续性肾替代治疗（continuous renal replacement therapy，CRRT）挽救了许多患儿生命,并日益得到重视。CRRT是近年来危重症医学领域最重要的进展。

CRRT的主要原理在于模拟肾小球滤过和肾小管重吸收,从而达到治疗目的。首先将血液中能透过滤器半透膜的部分溶质及水分以对流的形式排出体外,再将置换液补充回体内,经过数小时或更长时间的连续治疗,将毒物、代谢废物及水分清除体外,并将机体需要的营养物质、药物、电解质输入体内。

(1)稳定血流动力学:为连续性治疗,可缓慢、等渗地清除水和溶质,容量波动小,净超滤率明显较低,胶体渗透压变化程度小,基本无输液限制,能随时调整液体平衡,对血流动力学影响较小,更符合生理情况。

(2)消除组织水肿:CRRT可以在跨膜压的作用下,将水和部分溶质通过滤器半透膜排出体外。由于蛋白质等大分子物质保留在血管内,胶体渗透压上升,间质和细胞内水分被"拉"入血管内,使蓄积在细胞内、间质和血管内的水分同时排出。

(3)清除炎症介质:在一些感染的急性肺水肿患儿血液中存在着大量中小分子的炎性介质,其存在可导致机体组织器官功能严重的损害,危及生命。CRRT使用无菌或无致热原溶液及高生物相容性滤器,滤器半透膜的溶质截留分子质量达50kDa,多数中小分子物质均可被滤出。CRRT滤器可清除物质包括各种炎症介质和细胞因子(TNF-α、IL-1、IL-6、IL-8等)、活化的补体成分(补体片段C3a)、β_2-微球蛋白(β_2-MG)、甲状旁腺激素、多种药物及毒物、尿素氮、肌酐、胍类等小分子溶质。

(4)营养改善:大多数急性肺水肿患儿由于病情危重、消化吸收功能差、极度消耗等,一般都存在热量摄入不足。CRRT能满足大量液体摄入,不存在输液限制,有利于营养支持治疗,保证了每日的能量及各种营养。

(5)个体化补充置换液:CRRT时根据患儿血气分析和电解质情况,可配制个体化置换液,能较好地解决水、电解质和酸碱平衡等内环境紊乱问题和物质的供给,并维持正氮平衡。

CRRT的治疗可以在患儿床旁进行,这对于一些使用人工辅助通气的患儿则非常方便。

9.呼吸机治疗

(1)急性肺水肿时采用机械通气的作用:①正压通气利于克服呼吸道阻力,使通气改善;②若使用呼气末正压(PEEP),可扩张呼吸道和肺泡,增加功能残气量和有效气体交换面积,减轻肺内分流,改善低氧血症;③可避免呼吸肌疲劳,减轻氧耗和酸中毒;④缺氧改善后,心肌收缩力增强,洋地黄及利尿药能充分显效;⑤胸内正压可减少回心流量,减轻心脏前负荷,缓解肺淤血,使肺毛细血管压力下降;⑥肺泡内正压对肺间质有挤压作用,可减少血浆的渗出,利于肺间质水肿的消退。

(2)在临床常采用的通气方式:①先用同步间歇强制通气(SIMV)辅助呼吸;②若低氧血症改善不明显,可加用PEEP与持续正压通气(CPAP),从小开始,逐渐增加,一般用5~15 cmH$_2$O;③若伴有呼吸肌疲劳,可加用压力支持通气(PSV),即SIMV+PSV;④呼吸机的撤离不宜过早,应待肺水肿液吸收后2~4小时,缓慢、间断撤机,并注意肺水肿的再次发生。撤机后应继续给予其他治疗和吸氧。

第四节　肺出血

肺出血是儿童时期威胁生命的急危重症之一,导致肺出血原因众多,各年龄阶段儿童均可受累。临床表现通常为咯血、呼吸困难及发绀,出血量大时可导致窒息和休克,如不及时处理将导致死亡,反复发作的肺出血可并发慢性肺纤维化,影响患儿肺功能。

一、病因

肺出血的病因可分为原发性肺出血和继发性肺出血。原发性肺出血包括与牛奶过敏有关的肺出血、抗肾小球基膜抗体导致的肺出血及特发性肺出血。继发性肺出血往往继发于其他疾病,如感染、中毒、异物及自身免疫性疾病等。儿童期肺出血的主要病因见表8-4。

表8-4 儿童期肺出血的主要病因

原发性肺出血	继发性肺出血
牛奶过敏性肺出血	缺氧:围生期窒息、低体温、寒冷损伤等
抗肾小球基膜抗体导致的肺出血	凝血功能障碍
特发性肺出血	感染:细菌、真菌、寄生虫、病毒
	支气管扩张症、囊性纤维化伴感染
	创伤:异物、肺挫伤
	心血管疾病:肺静脉压增高、动静脉畸形、肺栓塞、肺梗死
	肺血管炎
	自身免疫性疾病
	免疫复合物疾病
	中毒(青霉胺、咖啡因)
	肺肿瘤

二、发病机制

1.缺氧 缺氧是导致新生儿肺出血的主要病因。围生期缺氧、寒冷或低体温损伤均可导致肺毛细血管痉挛,肺组织缺氧,继而产生大量氧自由基,损伤肺血管和肺泡,导致肺出血。早产儿及低出生体重儿机体内抗自由基系统发育不完全,一旦发生缺氧或感染时肺血管内皮细胞更易受氧自由基损伤。

2.全身凝血功能障碍 弥散性血管内凝血(DIC)、血小板减少等可引起全身凝血功能障碍,导致肺出血。

3.感染 细菌、真菌或寄生虫感染可导致肺泡内大量吞噬细胞浸润,激活补体和细胞因子,产生大量氧自由基损伤肺毛细血管及肺泡。肠道病毒EV71感染可导致中枢肾上腺能神经兴奋,体循环血管收缩,肺循环血量增加,导致神经源性肺水肿及肺出血。

(1)免疫性肺毛细血管炎:由免疫复合物或自身抗体可介导肺部毛细血管炎症,导致毛细血管通透性增高、肺泡损伤、肺出血。

(2)异物、创伤或肿瘤损害肺血管致肺出血。

(3)中毒、药物、化学性和细胞毒制剂损伤肺毛细血管及肺泡,致弥漫性肺出血。

(4)心血管疾病:包括二尖瓣狭窄、肺动脉高压、毛细血管扩张症、肺动静脉畸形等可导致肺血管破坏或肺部血液循环发生改变而诱发肺出血。左向右分流的先天性心脏病左心容量负荷增加,可导致充血性心力衰竭、肺水肿及肺出血。

三、病理及病理生理

1.病理 根据出血范围的不同,肺出血可分为局灶性肺出血和弥漫性肺出血。肺肿胀,外观可呈现深红色,镜检可见肺泡和肺间质出血,肺泡结构破坏,毛细血管扩张充血。局灶性肺出血往往与病原微生物感染、异物或肺血管畸形有关。弥漫性肺出血的病理学特征是肺泡出血,在支气管灌洗液、胃液及肺泡内肺间质中可见负载有含铁血黄素的巨噬细胞,肺泡毛细血管壁纤维素样坏死,肺泡间隔毛细血管闭塞,肺泡间隔纤维化,肺间质白细胞浸润,白细胞碎裂,肺泡上皮以及杯状细胞增生,肺间质可见纤维增生。不同病理类型肺出血的主要疾病见表8-5。

表8-5 不同病理类型肺出血主要疾病

局灶性肺出血	弥漫性肺出血
肺炎	特发性肺含铁血黄素沉着症
细菌:金黄色葡萄球菌,铜绿假单胞菌	Heiner 综合征
真菌-曲霉病,毛霉病 Wegener 肉芽肿	
病毒:流感病毒	系统性坏死性血管炎
特殊病原菌:结核分枝杆菌	Goodpasture 综合征
异物	系统性红斑狼疮
肺挫伤	抗磷脂抗体综合征
慢性炎症:囊性纤维化	过敏性紫癜
支气管扩张症	心血管疾病
肺动静脉畸形	肺静脉高压
肝肺综合征	三尖瓣狭窄
Glenn 分流术	艾森门格综合征
肿瘤	先天性肺静脉闭锁/狭窄
支气管腺瘤	先天性肺动脉闭锁,发育不良,狭窄
喉气管乳突状瘤	肺毛细血管扩张症
转移性肿瘤	
血管瘤	
肺梗死	
先天性前肠畸形	
支气管囊肿	
重复囊肿	
肺隔离症	

2.病理生理 肺出血可导致肺内气体交换障碍,影响肺通气和肺换气功能。根据肺出血量大小,患儿可表现为不同程度的呼吸困难和低氧血症。在反复发作的弥漫性肺出血,如Wegener 肉芽病、系统性坏死性血管炎及特发性肺含铁血黄素沉着症等,疾病可以继续进展

导致肺纤维化及限制性通气障碍。大量的肺出血可导致呼吸功能迅速恶化,出现严重缺氧、高碳酸血症及呼吸性酸中毒,而使患儿迅速死亡。

四、临床症状及体征

1.咯血　儿童期肺出血通常有咯血征象,发病可呈慢性、隐匿性,也可急性爆发,咯血量不等,从痰中带血到致命性大咯血,咯血量与肺出血严重程度不一定相关。新生儿及婴儿咳嗽反射弱,临床上往往没有咯血症状而表现为口鼻腔中有血性液体流出,或气管导管内吸出血性液体。

2.呼吸困难,发绀　肺泡内出血导致通气/血流值失调,患儿可出现呼吸困难、发绀甚至发生呼吸衰竭。患儿呼吸增快,或在原发疾病症状基础上临床呼吸困难突然加重。查体双肺可闻及弥漫性爆裂音。

3.贫血　急性肺出血可伴发失血性贫血,血红蛋白及血细胞比容降低。慢性肺出血主要表现为缺铁性小细胞低色素贫血,患儿同时伴有面色苍白、乏力、运动不耐受及生长发育停滞等。

4.其他症状　大量出血可导致休克,反复发作的肺出血可导致肺纤维化,患儿往往有杵状指(趾)等慢性缺氧表现。视原发疾病可伴有呼吸系统外多种临床表现,肺结核所致肺出血患儿有咳嗽、盗汗、低热及消瘦等表现;系统性红斑狼疮(SLE)患儿可发生全身器官损害,Goodpasture综合征患儿可在肺泡出血后发生肾脏损害等,Wegener肉芽肿可伴有鼻炎及喉软骨损害。

五、辅助检查

1.影像学检查

(1)胸部X线片:局灶性肺出血胸片可表现为局部融合小结节,高密度实变影,不连续的团状影或肺膨胀不全。弥漫性肺出血急性期及早期通常表现为肺门周围及肺底部对称性毛玻璃样改变,伴支气管充气影,肺尖部和肋膈角不受累,心影正常,肺血管充血不明显。继发于血管炎的弥漫性肺出血可以呈现非对称性或斑片状分布阴影。急性弥漫性肺泡出血的胸片特征是2~3天内阴影被快速吸收,2周内胸部X线片转为正常。反复发作的肺出血可导致肺间质纤维增生,胸片呈现网状结构。

(2)胸部CT:某些弥漫性肺出血及支气管扩张症患者的胸片可能是正常的,因此,临床考虑肺出血但胸片无明显出血征象的患儿需完善胸部CT检查。大多数局灶性肺出血在胸部CT上均有异常表现,CT可以指导支气管镜检查、细菌学和组织学采样,为支气管扩张症或肺动静脉畸形导致的大量出血的栓塞治疗提供参考。急性弥漫性肺出血的CT表现为毛玻璃样阴影或实变影,在肺出血亚急性阶段,高分辨CT可显示遍布肺实质的小叶中心性密度增高影,反映支气管血管壁增厚;肺血管炎CT表现为中心小叶血管周围影。

(3)血管造影:最有价值的作用是针对囊性纤维化、肺动静脉畸形或支气管扩张症所致大量咯血患者异常出血的血管进行栓塞治疗。血管造影可以显示肺动静脉畸形、支气管血管或支气管肺吻合异常的血管连接,以及支气管扩张症和囊性纤维化中的动静脉分流。

(4)放射性核素显像:如^{99m}Tc标记红细胞和^{99m}TC标记硫黄胶体可以检测活动性肺出血。放射性示踪剂注射后,血池影像显示与活性出血相关的肺内活性增加。^{99m}Tc标记硫黄胶体体内半衰期短，^{99m}Tc 红细胞标记半衰期较长。放射性成像一般在注射放射性示踪剂后 12~24 小时进行。放射性核素显像技术可以用于 Goodpasture 综合征、特发性肺含铁血黄素沉积症及出血性肺炎的辅助检查。

（5）磁共振成像（magnetic resonance imaging，MRI）：由于三价铁的顺磁性，肺泡和间质内含有含铁血黄素的巨噬细胞导致 T_2 缩短。肺含铁血黄素沉积症 MRI 特征为 T_1 加权像增强，而 T_2 加权像缩短。MRI 可能在诊断复杂性肺出血疾病如 SLE 合并肺出血中起到较好的作用。MRI 可以用来评估心血管异常及外科分流术相关的肺出血。MRI 在诊断肺动静脉闭锁或狭窄及评估外科分流程度方面优于超声心动图。

2.诊断性试验

（1）一氧化碳弥散量检测：是指在每肺泡一氧化碳驱动压下的一氧化碳摄取率。它是肺泡膜弥散性能及肺血管成分的函数，又是功能肺泡容量单位的反映。肺出血时肺泡内血红蛋白含量增高，一氧化碳同肺泡内血红蛋白结合增加导致一氧化碳弥散量增加。

（2）纤维支气管镜检查：如果影像学和实验室检查不能确定肺出血和出血部位，患儿可以行纤维支气管镜检查。纤维支气管镜可以取出异物，获得组织样本并行病理活检和微生物检查，通过纤维支气管镜行支气管肺泡灌洗可以确定弥漫性肺出血及出血范围。出现症状后 48 小时内行纤维支气管镜检查价值最大，如果灌洗液为非外伤引起的血性液体，且有 3 个以上不同肺亚段回收液均为相同的血性液体，支持弥漫性肺出血诊断。肺泡灌洗液中的负载肺含铁血黄素的巨噬细胞计数对诊断有价值，尤其对无咯血或支气管灌洗液未发现出血者意义更大。

（3）组织活检：必要时可行肺、肾脏或鼻活检明确肺出血病因。活检部位的选择取决于具体疾病，如临床怀疑 Wegener 肉芽肿可进行鼻或鼻窦活检；怀疑 Goodpasture 综合征和胶原血管病可行肾活检。

（4）病原学检查：如考虑感染所致肺出血应行相关微生物培养，明确病因。

3.血液学和血清学检查　血常规提示贫血，缺铁性小细胞低色素贫血往往提示弥漫性肺出血。出凝血时间、血液生化、肾功能、动脉血气分析、血清补体及抗体检测等有助于明确肺出血病因。抗体检查包括抗核抗体、抗双链抗体、抗中性粒细胞抗体、抗基膜抗体和抗磷脂抗体等。系统性红斑狼疮伴肺出血患儿可有高滴度抗核抗体和抗双链 DNA 抗体，同时伴有补体水平降低。Goodpasture 综合征的循环抗基膜抗体阳性。

六、诊断及鉴别诊断

1.诊断

（1）首先明确是否为肺出血：临床上出现咯血、呼吸困难，伴或不伴贫血即可诊断肺出血。

（2）明确局灶性肺出血或弥漫性肺泡出血：局灶性肺出血一般由感染、异物或肿瘤所致，弥漫性肺出血病因可为免疫性或特发性。局灶性肺出血胸片表现为局部融合小结节，高密度实变影，不连续的团状影或肺膨胀不全。胸部 X 线片和 CT 提示广泛肺泡弥漫浸润影，支气管肺泡灌洗液或胃液病理学检查可见负载有含铁血黄素的巨噬细胞即可诊断为弥漫性肺出血。

（3）明确肺出血病因：根据病史、体征及相应的实验室检查明确病因。临床上有长期低热、盗汗、咳嗽伴咯血者应考虑肺结核；发热、手足及口腔疱疹合并肺出血考虑 EV71 病毒感染；如肺出血合并肾脏损害，临床上应考虑 Goodpasture 综合征，肺出血合并鼻炎和鼻旁窦炎可能是 Wegener 肉芽肿。辅助检查抗自身中性粒细胞胞质抗体阳性提示 Wegener 肉芽肿、抗 GBM 抗体阳性提示 Goodpasture 综合征，纤维支气管镜肺活检、外科肺活检、肾活检等能明确病因。

2.鉴别诊断　首先与呕血相鉴别。呕血常为暗红色或咖啡色，含食物残渣，患儿无明显呼吸困难。其次与鼻咽部出血鉴别。鼻咽部出血检查鼻咽部可发现出血灶。

七、治疗

早期发现积极干预能改善大量肺出血的预后，否则可能发生死亡。供氧和正压通气是重要的治疗手段。注意维持血压和血细胞比容。评价凝血功能，必要时可以用新鲜冷冻血浆或凝血因子纠正凝血功能。如果发生心力衰竭可以使用升压药及利尿剂。在临床上具有显著肺出血时可以使用肺表面活性物质作为辅助治疗。

1.一般性治疗　卧床休息，头部抬高 15°~30°，保持呼吸道通畅，必要时给予镇静治疗。对所有急性起病的肺出血，应尽快控制肺出血，稳定病情，抑制疾病进展。咯血量一次超过 100 mL、咯血伴面色苍白、呼吸急促、发绀，咯血伴窒息症状可认为是急性大咯血。临床考虑大咯血时应迅速抢救患儿，迅速开放气道，吸痰及吸血，保持呼吸道通畅，防止窒息，并做气管插管及机械通气准备，为下一步治疗抢得时机。

2.呼吸支持

(1)吸氧：有发绀、缺氧症状的患儿需要吸氧治疗，维持组织有效的血氧供给。

(2)机械通气：严重肺出血时需要行气管插管，呼吸机辅助通气治疗。

1)气道管理：严格掌握吸痰指征，肺出血时需要较高的呼气末正压(PEEP)压迫止血，频繁吸痰可降低 PEEP，并可使肺出血加重。

对于肺出血病例，不需要进行常规气道内吸引。若痰液或血凝块阻塞气道时，需行气道内吸引，肺出血止血关键在于适宜的 PEEP。当临床需要行气道内吸引时，两次气道内吸引之间最好不要使用复苏囊进行人工呼吸，而采用通过呼吸机的手动通气保证高 PEEP 通气。

2)常频通气：压力控制模式能较好地控制气道压力，减少肺压力损伤。正压通气和呼气终末正压是治疗肺出血的关键措施。呼吸机初始参数一般设置为 PIP 20~25 cmH$_2$O，PEEP 10~15 cmH$_2$O，FiO$_2$ 60%~80%，RR 20~30 次/分，I/E 1：(1.5~1.8)，潮气量 6~8 mL/kg。新生儿呼吸机初始参数可选择 FiO$_2$ 60%~80%，PEEP 6~8 cmH$_2$O，RR 35~45 次/分，PIP 25~30 cmH$_2$O，I/E 1：(1~1.5)。根据患儿临床状况调整呼吸机参数，对于严重肺出血患儿呼吸机参数调整不宜操之过急。

3)高频通气：与常频机械通气相比，小潮气量、高频率通气方式可以减少气道中压力波动，减少压力相关性肺损伤。

4)呼吸机撤离指征：已过疾病急性期；原发病引起的体温恢复正常；肺部感染好转或控制；无镇静、麻醉药使用情况下有自主呼吸，咳嗽、吞咽反射存在；低呼吸机参数状态下血气分析正常；无须血管活性药物维持下血压正常；胸片好转。

(3)体外膜肺：肺出血并发呼吸衰竭及严重低氧血症，常规机械通气不能缓解时可考虑体外膜肺治疗。

3.止血治疗

(1)对有凝血功能障碍者需补充凝血因子或血浆。

(2)药物治疗:气管内及静脉内可分别注入巴曲酶0.3~0.5 U。大龄儿童可输注垂体后叶素,垂体后叶素通过迅速收缩肺小动脉,减少肺血流量而止血。推荐剂量每次5~15 U,加生理盐水10~20 mL缓慢静脉滴注,必要时巴曲酶4~6小时可重复使用。如果出现面色苍白、大汗时应减慢注射速度,心功能不全及高血压患儿禁用。

(3)支气管镜或血管介入栓塞疗法止血:如呼吸机辅助通气后仍有明显肺出血,在积极使用止血药的同时有条件地应用支气管镜以明确出血部位及止血。通过介入治疗方法进行栓塞止血,此法对肺血管畸形所致出血止血效果较好。

4.治疗原发病　肺炎所致肺出血需使用抗生素治疗。与免疫有关的肺出血需应用糖皮质激素及免疫抑制剂治疗。急性期可采用大剂量激素冲击治疗,病情好转后逐步减量口服激素维持治疗。血浆置换疗法,有利于清除血浆抗体,保护肾功能,减轻肺出血。伴有肾衰竭者必要时行透析治疗。肺血管炎可临床静脉滴注丙种球蛋白治疗。

5.并发症治疗

(1)控制感染:对于免疫性肺泡出血,应用皮质类固醇和免疫抑制剂治疗时,极易并发感染而导致患儿死亡,因此控制感染非常重要。治疗中还应注意药物的不良反应。

(2)输血:严重出血及出血导致血流动力学异常时需输血治疗。

第九章　胸腔及胸壁疾病

第一节　胸膜炎

胸膜是一层浆膜,覆盖于肺表面及胸廓内侧面,分别称为脏层及壁层胸膜,两层胸膜围成一个间隙,称为胸膜腔。在正常情况下,胸膜腔内仅含少量浆液,起润滑作用,减少两层胸膜间摩擦作用,防止粘连。胸膜炎是致病因素刺激胸膜所致的炎症。

一、病因

1.感染

(1)肺部感染:肺炎(细菌、病毒、结核、真菌、支原体、寄生虫等)。

(2)邻近组织感染:胸壁脓肿、膈下及肝脓肿、纵隔炎(如食管异物穿孔)、胰腺炎致胰腺胸膜瘘。

(3)全身感染:除上述部位的感染经血流感染胸膜。

2.创伤　胸壁、心胸外科手术后、肺穿刺、肺活检、胸部放疗、胰腺创伤后胰腺胸膜瘘。

3.肿瘤　原发性胸膜间皮瘤、肺部肿瘤、纵隔肿瘤、淋巴瘤、白血病、神经母细胞瘤、肝脏肿瘤、多发性骨髓瘤。

4.结缔组织或胶原病　系统性红斑狼疮、多发性动脉炎、Wegener 肉芽肿、类风湿关节炎、风湿热等。

5.肉芽肿病　结节病。

6.血管阻塞　肺梗死。

二、干性胸膜炎

干性胸膜炎又称纤维素性胸膜炎,多由于肺部感染侵及胸膜所致。如细菌性肺炎、肺结核等。胸膜表面有少量纤维素渗出,可逐渐吸收。

1.临床表现及诊断　可无症状,或表现为胸痛,脏层胸膜无痛感,胸痛为壁层胸膜的炎症所致,通常出现于正对炎症部位的胸壁,可牵涉到腹部、肩部和背部。似针刺状,胸痛常突然出现,程度差异较大,可为不明确的不适或严重的刺痛,可仅在患者深呼吸或咳嗽时出现,也可持续存在并因深呼吸或咳嗽而加剧。由于深呼吸可致疼痛,故常引起呼吸浅快,患侧肌肉运动较对侧为弱,可闻及胸膜摩擦音等。根据胸痛的特征,如闻及胸膜摩擦音常可做出胸膜炎的诊断。腹痛明显时应排除急腹症。

2.影像学检查　胸部 X 线检查可见受累侧肋膈角变钝,胸膜增厚及少量胸腔积液等征象,同时有的可发现肋骨骨折、邻近组织的病变如肺炎、结核等病变。胸腔积液检查、结核菌素试验等可助鉴别。

3.治疗　原发病的治疗,患侧制动,镇咳并适当给予镇痛剂。

三、渗出性胸膜炎

渗出性胸膜炎又称浆液渗出性胸膜炎,多见于感染如细菌、结核,病毒、支原体、真菌等,其他如肿瘤、变态反应、化学性和创伤性等多种疾病所引起。

1.临床表现　初起症状为胸痛,随着胸膜腔内渗出液的增多,可致两层胸膜相互分离,则胸痛减弱或消失,患者常有咳嗽,大量胸腔积液可致呼吸时单侧或双侧肺扩张受限,发生呼吸困难。不同病因所致的胸膜炎可伴有相应疾病的临床表现。体征包括胸廓饱满,气管向健侧移位,叩诊呈实音,语颤、呼吸音减弱或消失。

2.影像学　在游离积液的情况下,根据立位胸部 X 线可将积液量分为少量、中量、大量。包裹性胸腔积液最常见于化脓性胸膜炎。

(1)少量积液:液体积聚在肺底下和后肋膈角,膈面大部清晰。

(2)中量积液:上界不超过第四前肋,同侧膈面消失。单侧胸腔积液心脏可因胸腔内压力改变向健侧移位。

(3)大量积液:液面上达第二前肋,甚至充满胸腔,均匀一致阴影,纵隔气管移位,同侧心、纵隔、膈界面消失。

为了解肺、纵隔病变及液性暗区的透声情况,提示穿刺的范围、部位、深度,进一步 CT 及超声检查是必要的。

3.实验室检查

(1)胸腔积液常规、生化、培养可判断积液的性质,发现结核菌或其他致病菌。渗出液的特点为外观淡黄、粉红,略浑,较黏稠。比重大于 1.016,细胞数多于 $0.5×10^9/L$,蛋白定量高于 $25\sim30$ g/L,胸腔积液蛋白与血清蛋白之比多大于 0.5,糖定量常低于血糖,乳酸脱氢酶(LDH)多大于 200 单位。胸腔积液 LDH 与血清 LDH 之比大于 0.6。胸腔积液黏蛋白定性试验阳性。

(2)结核菌素试验,胸腔积液中淋巴细胞增高和 γ 干扰素增加,均有助于结核性胸膜炎的诊断。如能从积液中找到结核菌,则可确诊为结核。

4.诊断与鉴别诊断　根据症状、体征及胸部 X 线检查,结合超声检查对诊断有很大帮助。胸腔穿刺检查确定积液的性质。根据积液性质有助于鉴别诊断。

(1)漏出液:常见于胸腔双侧,可见于营养不良、低蛋白血症、心包炎、心力衰竭、肾脏疾病、肝硬化。其积液特点为:外观淡黄、清,稀薄,不凝。比重小于 1.016,细胞数常少于 $0.5×10^9/L$,蛋白定量低于 $25\sim30$ g/L,胸腔积液蛋白与血清蛋白之比多小于 0.5,糖定量约与血糖相等,乳酸脱氢酶(LDH)多低于 200 单位。胸腔积液 LDH 与血清 LDH 之比常小于 0.6。胸腔积液黏蛋白定性试验阴性。

(2)血性胸腔积液:由于血管破溃所致,见于坏死性肺炎、结核,肺及胸膜恶性肿瘤。癌性胸腔积液多为血性液体,且抽取后迅速增长,胸液中可找到癌细胞。

(3)乳糜胸:相对少见,与胸导管的先天畸形、感染、创伤等有关。

5.治疗　胸膜炎的治疗视其病因而定。细菌感染所致者,应给予全身抗生素治疗。自身免疫疾病所致者,治疗基础疾病可使胸膜炎消退。胸腔穿刺适用于渗出性胸膜炎胸腔大量积液,有明显呼吸困难。在积极抗感染基础上糖皮质激素治疗对消除全身毒性症状,促进积液吸收,防止胸膜增厚粘连有积极的治疗作用。预后取决于原发病。

四、化脓性胸膜炎

化脓性胸膜炎又称脓胸。胸腔穿刺液在试管内静置 24 h 后,$1/10\sim1/2$ 为固体成分。

肺炎后脓胸是最常见的。

1.病因　半数的脓胸继发于肺炎,其他病因包括胸部创伤后感染、纵隔炎、膈下脓肿、支气管内异物存留继发感染等。另外术后脓胸,最常见的手术是肺切除术。同时伴有靠近胸膜的肺泡或小支气管破裂而引起的气胸,即脓气胸。活瓣样通气常致张力性脓气胸,临床少见,但很严重。最常见于婴幼儿及新生儿葡萄球菌肺炎。

脓胸最常见的病原体是肺炎链球菌和金黄色葡萄球菌,其次是革兰氏阴性菌如大肠埃希菌、假单胞菌,少见不动杆菌。另外可见于结核、厌氧菌、真菌等。

2.病程变化　根据脓胸的病程将其分为三个阶段:①渗出期或急性期:胸腔积液呈低黏度及低细胞成分。胸腔积液检查白细胞计数和 LDH 水平均低,糖及 pH 正常;②纤维脓性期或过渡期:胸腔积液更为浑浊,多核白细胞增加。纤维素在两层胸膜表面形成一层限制层,一方面阻止脓胸的扩散,另一方面限制肺的扩张。胸腔积液的 pH 及糖降低,LDH 升高;③机化期或慢性期:通常在发病后第 7~10 天开始,在 4~6 周完成。以毛细血管及纤维细胞增生的胸膜纤维层机化为特征。胸腔积液黏稠并有大量沉淀物,pH 常低于 7.0,糖常低于40 mg/dL。如脓胸来自肺脓肿并与小气管连通,则可形成支气管胸膜瘘、脓气胸,难以愈合,常需手术。

3.临床表现　如脓胸的症状、体征不典型,与原发疾病区分可能有困难。临床表现取决于感染的病原菌、胸腔积脓量等。大孩子可主诉胸痛,以受累侧为重;有发热、气促、心动过速;可能有咳嗽,咳脓性痰。体检发现呼吸动度降低,叩痛,听诊受累侧有摩擦音及呼吸音遥远。肺炎消散后持续性发热可能为脓胸的证据之一。慢性期脓胸可使患侧胸廓的运动受限,患者通常有衰弱、贫血及早期杵状指。张力性脓气胸发生时,突然出现呼吸急促,持续性咳嗽、鼻翼扇动、发绀、烦躁、气管纵隔多向健侧移位,胸廓不对称,患肺叩诊呈鼓音或浊音,听诊呼吸音减低或消失,甚至呼吸暂停。

4.并发症　常见并发症有支气管胸膜瘘、张力性脓气胸,涉及纵隔胸膜时还可见食管胸膜瘘、心包炎,以及腹膜炎、肋骨骨髓炎等。败血症时可见化脓性脑膜炎、关节炎和骨髓炎等。慢性脓胸可合并营养不良、贫血等。

5.影像学检查

(1)胸部 X 线片:可提示诊断。脓胸的病变进展迅速,从病初的渗出液很快发展为化脓性,进一步粘连包裹,根据部位和液量表现为:肋胸膜面包裹积液;叶间裂胸膜包裹积液;肺底积液;纵隔胸膜包裹积液。

(2)超声波及 CT:对那些可能需要外科手术引流的复杂多房性脓胸的确诊尤其有益。

6.诊断　胸腔穿刺确定诊断。通过脓液的外观,初步可推测病原菌的类别。黄色脓液多为葡萄球菌,黄绿色脓液多为肺炎球菌,淡黄稀薄脓液为链球菌,绿色有臭味脓液常为厌氧菌。胸腔脓液均应做培养并药物敏感试验,为选用抗生素提供依据。

7.鉴别诊断

(1)脓胸:必须与肺内脓肿鉴别,外周肺脓肿与脓胸的鉴别尤其困难。通常,脓胸的形状为循胸壁向邻近扩展。而典型的肺脓肿多呈球形,不沿胸壁走行或沿胸壁扩展,并被肺炎包围。

(2)膈疝:胸部透视或胸部直立位 X 线片可见病变侧多发气液影或大液面,患侧肺受压,看不到膈影,易误诊为脓胸。钡餐检查可明确。

（3）膈下脓肿：胸腔会有反应性胸腔积液，肺内通常无病灶，B超有助于脓肿定位。

（4）结缔组织病合并胸膜炎：胸腔积液外观为渗出液而非典型脓液，胸腔积液涂片及培养无菌。

8.治疗

（1）药物治疗：无论是急性或慢性，对脓胸的处理取决于病因、肺的基础状况、是否存在支气管胸膜瘘、患者的一般情况。全身抗生素治疗是必要的，应根据细菌培养的药敏结果选择抗生素。

1）急性脓胸：如果脓胸处于急性期，使用针对性抗生素控制局部和全身感染，排空脓液，使肺复张并封闭胸膜无效腔。胸腔积液黏度低，可以通过胸腔穿刺将其彻底引流。当胸腔积液从浆液到混浊脓性，应置引流管排除积脓并尽量使受压的肺复张。多数专家认为如果胸腔穿刺有脓就应该闭式引流，有时需要几个导管引流分成多个小腔的脓胸。如果胸膜腔完全引流且肺逐渐复张约1周后，引流停止及感染症状消除即可拔管。不主张胸腔注射药物，避免引起局部或全身反应。

2）过渡期脓胸：肺复张及脓液引流可能更为困难，可采用胸膜剥离或胸廓成形术以封闭胸膜腔。

3）慢性期脓胸：通常是由于未及时就医，急性期抗生素治疗不适当、持续保守治疗未给予适当引流，或由于支气管内或胸腔内异物，肺叶或肺段切除术后残留腔隙感染等。治疗慢性脓胸，采取开放引流及脓腔清创术，如果脓腔壁特别厚或不能被满意地缩小，在炎症反应消退后可采用胸膜剥离术。对于继发于肺炎或创伤性血胸的早期慢性脓胸，胸膜剥离术效果最好。如果受累肺有严重的基础病变，可同时施行肺切除术。

4）支气管胸膜瘘：存在支气管胸膜瘘时，如过度抽吸则不利于瘘口愈合。支气管胸膜瘘的持续存在应手术解决。

5）脓气胸：非张力性脓气胸治疗与脓胸基本一致。张力性脓气胸多需立即采用闭式引流。

（2）电视引导下胸腔镜（video assisted thoracoscopic surgery，VATS）：是一种微创、安全的检查及治疗手段，可直视观察胸膜腔病变，钳取胸膜组织行病理检查，对病因不明的胸膜炎诊断有重要意义，对于感染性疾病，早期清除粘连带、包裹性积液有利于病情的恢复。即便是慢性脓胸用VATS治疗也是安全有效的。胸膜腔内注入纤溶剂与VATS相比是一种更为经济的治疗方法，同时胸腔内溶栓治疗与VATS相比创伤风险更小。

第二节　气胸

胸膜腔内积气称为气胸。由胸外伤、诊断性或治疗性如机械通气等引起的气胸称为继发性气胸。而无胸外伤等原因引起的气胸为自发性气胸。自发性气胸又分为特发性和继发性气胸。

一、病因及病理生理

一般而言，特发性自发性气胸是指没有明确的病因或基础疾病。国内文献曾对16个家庭54例进行分析显示：特发性自发性气胸中女性有家族史者占4.42%，男性有家族史者占

2.29%,这种家族性自发性气胸(FSP)可能有两种遗传方式即常染色体显性遗传(AD)及 X 连锁性隐性遗传(XLR),常染色体显性遗传易复发,而 X 连锁性联隐性遗传发病较早。而继发性自发性气胸是指继发于其他易引起气胸的疾病(表 9-1),继发性气胸见于穿通伤或钝挫伤、机械通气引起的气压伤、中心静脉导管及经气管、支气管和经胸肺活检等。

表 9-1　继发性自发性气胸的原因

1.先天畸形	3.感染	卡氏肺囊虫肺炎
大叶性肺气肿	麻疹	4.肿瘤
先天性肺囊肿	葡萄球菌肺炎	原发性肿瘤
马方综合征	革兰氏阴性杆菌肺炎	转移性肿瘤
肺淋巴管平滑肌瘤	肺脓肿	5.其他
2.间质疾病	哮喘	异物
特发性肺间质纤维化	放线菌病	子宫内膜异位症
组织细胞增生症	诺卡菌病	Ehlers-Danlos 综合征
结节性硬化症	肺结核	肺栓塞
胶原血管病	非典型分枝杆菌病	

无论气胸的病因如何,其产生的生理影响都是相同的。当胸膜破裂,胸膜腔内的负压消失,使肺发生萎陷,直至破口愈合或两个相通的腔内压力变得相等为止。如果胸膜破口形成了活瓣性阻塞,即形成张力性气胸。

胸膜腔内正压,会使纵隔摆动,机械性地干扰静脉血流回心脏,从而导致心排血量减少。气胸使肺容量减少,肺顺应性和弥散功能降低。若肺体积被压缩≥50%,往往导致低氧血症。

二、临床表现

与胸腔内气体量多少、是否为张力性有关。小量局限性气胸可无症状,在 X 线检查时发现。一般呈急性起病,胸闷、气急、咳嗽、发绀,短暂剧烈胸痛。严重者呼吸困难、大汗淋漓、端坐呼吸有濒死感甚至昏厥。体征:轻者可无阳性体征。较重者可有气管移位,患侧呼吸动度减弱,叩诊呈鼓音,呼吸音显著低于健侧,可伴哮鸣音。伴有颈胸皮下气肿者有捻发音或握雪感。张力性气胸时,可见肋间隙饱满,膈肌下移。发生严重的双侧气胸、纵隔、皮下气肿时呼吸极度困难,发绀,血氧饱和度急剧下降,双侧呼吸音降低,呼吸由深到浅,心音低钝,心率由快变慢,呼吸循环衰竭甚至死亡。

三、并发症

1.胸腔积液　大约 20%气胸患者的 X 线胸片上可见胸腔积液征。积液往往来自粘连壁层胸膜破口的出血,偶尔也来自锁骨下静脉破裂。脏层胸膜出血较少见,因为肺循环的压力较低,且肺萎陷时肺血流减少。

2.脓胸　由自发性气胸引起的罕见,但继发于肺结核、肺脓肿或食管破裂的气胸可能并发脓胸。

3.张力性气胸　由于纵隔移位及静脉回心血流受阻,导致严重的循环障碍。张力性气胸可合并皮下、纵隔气肿气管偏向健侧。静脉回流到右心房受阻,出现颈静脉怒张和休克。较严重的纵隔气肿、双侧气胸如治疗不及时或处理不当,病死率较高。

四、影像学表现

胸部 X 线示大多为单侧性,也可见双侧性,肺组织受压面积大小不等,大部分肺组织受压均呈向心性,由上、外、下向内挤压,受压 80% 以上仅在肺门区内见密度增高的压缩肺组织。CT 可以更好地显示压缩的肺组织,还有助于诊断并鉴别和发现并存的纵隔内积气,萎陷的肺透光度减低程度与萎陷程度一致。胸腔内积气量的正确估计是根据受压肺容积的百分数来估计,作为随访比较。

气胸可伴有少量胸腔积液,纵隔移位,严重者出现纵隔疝伴有皮下或纵隔气肿者肺部几乎看不见明显原发病征,仅少数患者治愈后复查有肺气肿征,或可见有肺大疱。继发性可见肺气肿、肺结核及胸膜病变等慢性病征。肉芽肿性多血管炎的胸膜下结节是气胸的危险因素。

张力性气胸:X 线及 CT 表现为患侧胸廓高度膨隆,纵隔重度移向健侧。

局限性气胸:多见于胸膜腔粘连病例。

五、诊断与鉴别诊断

根据典型症状、体征、X 线正侧位胸片诊断不难。普通 X 线检查基本可以达到诊断的目的,因此应放在首选的位置,为提供临床治疗依据,进一步做 CT、MRI 或其他检查。在胸片上根据受压肺容积的百分数来估计气胸量,可作为随访比较的依据。

对于尚缺乏影像检查的患者,根据临床症状须与急性哮喘发作鉴别;影像改变不典型的患者应与肺大疱、大叶性肺气肿、先天性含气肺囊肿或横膈疝等鉴别。

六、治疗

气胸的治疗旨在消除症状,明确并发症,促进肺复张,防止复发。治疗方法的选择取决于症状的严重程度和持续时间、是否有基础肺部疾病、既往发作史。可能的治疗方法有以下几种。

1.密切观察　稳定的小量气胸,若无症状,可以观察。虽然病情稳定、其他方面无异常的患者并非必须住院,但在发病后的 24~48 小时,应密切观察,反复做胸部 X 线检查,以保证气胸不再发展。应嘱患者限制活动,如果症状持续或加重,应住院治疗。一般情况下,每天约有 1.25% 的胸膜腔积气被胸膜吸收。因此,观察肺完全复张需几周时间。

2.胸腔穿刺　适于小至中量的气胸,可加速肺的复张,减轻症状。这种方法的缺点是很难将胸膜腔内所有气体排完,使肺完全复张,所以不适用于胸膜腔有持续漏气的病例。

3.胸腔闭式引流　胸腔闭式引流是治疗气胸的有效方法。位置在腋前线第 4 或 5 肋间隙。或锁骨中线第 2 肋间隙。如果肺仍不能完全复张,则提示可能有较大支气管破裂,此时则需要做手术修复。应注意大量气胸行胸腔闭式引流术后可能发生复张性肺水肿。64% 患者在复张后第 1 小时内发生复张性肺水肿,其余发生在 24 小时内,肺水肿在 24~48 小时可以进展,持续 4~5 天。肺萎陷的时间长和程度重、肺复张的速度过快、短时间内自胸腔内大量抽出气体、胸腔引流过程中使用负压吸引是复张性肺水肿的主要诱发因素。

4.化学性胸膜粘连术　对单纯性气胸或迁延不愈者也有主张胸膜腔内注射硝酸银、盐酸四环素、滑石粉、氮芥、碘油、高渗葡萄糖等促使胸膜发生化学性粘连。但研究结果表明化学性胸膜粘连并不一定优于单纯性胸腔插管引流。

5.手术治疗　气胸手术适应证:大量气体漏入胸膜腔或反复胸腔积气提示可能有大支气管破裂妨碍肺复张、持续漏气超过5天、复发性气胸(第二次发作)、双侧同时气胸则建议行手术治疗。也有文献认为胸膜切除术后自发性气胸复发明显减少。早期的胸腔镜引导下的手术治疗可减少住院时间、住院费用及再住院的可能。持续气胸和气漏尽早手术治疗。

第三节　脓气胸

一、病因与发病机制

多数是由于肺炎、肺脓肿等感染灶的病原菌直接或经淋巴管侵袭胸膜造成脓胸,并同时伴有靠近胸膜的肺泡或小支气管破裂而引起的气胸,即脓气胸。活瓣样通气常导致张力性脓气胸,临床少见,但很严重。最常见于婴幼儿及新生儿葡萄球菌肺炎。

二、临床表现

兼有脓胸和气胸的表现。脓胸为主患儿有发热、精神弱等感染中毒症状,新生儿表现食欲缺乏或拒乳、吮奶困难等。当患者气急、腹痛、发绀突然加重应考虑到可能发生脓气胸甚或张力性脓气胸。张力性脓气胸多有口周发绀,呼吸困难三凹征阳性,气管纵隔多向健侧移位,胸廓不对称,患肺叩诊呈鼓音或浊音,听诊呼吸音减低或消失。

三、诊断与鉴别诊断

为观察气液面应立位胸片或透视。X线片表现气管纵隔向健侧移位,气胸为主时肺被压缩,肺纹理消失,合并脓胸时胸腔大片致密阴影,膈面或肋膈角消失,可见气液平面。鉴别诊断应注意含有积液的巨大肺大疱或肺囊肿,肺CT有助于进一步鉴别。

四、治疗

全身抗生素治疗是必要的,应根据细菌培养的药敏结果选择抗生素。非张力性脓气胸的处理参阅脓胸。张力性脓气胸需即刻穿刺减压,最好闭式引流。支气管胸膜瘘持续存在应及早行支气管瘘闭合术。

第四节　乳糜胸

乳糜胸是指由不同原因引起胸导管或胸腔内大淋巴管破裂或阻塞,导致乳糜液进入胸腔,从而引发严重的呼吸、营养及免疫障碍的一种疾病。

一、胸导管解剖

在正常情况下,除右上肢和头颈部外,全身的淋巴液均输入胸导管,然后在左侧颈部注入左颈内静脉和左锁骨下静脉交接处,流入体静脉系统。胸导管起自第12胸椎和第2腰椎间的腹腔内乳糜池,沿着腹主动脉的右后方上行,经膈肌主动脉裂孔进入纵隔,在后纵隔内胸导管沿着降主动脉与奇静脉间上升至第5、6胸椎水平转向左侧,并沿降主动脉和食管的后方上行,最后在左锁骨下动脉后内侧抵达颈部,并流入体静脉内。根据上述胸导管解剖的特点,位于第6胸椎以下(或奇静脉水平以下)的胸导管损伤或梗阻,常引起右侧乳糜胸,而第5胸椎以上(主动脉弓以上)的胸导管损伤或梗阻常引起左侧乳糜胸。

二、病因

导致儿童乳糜胸的原因大致可分为以下几类。

1.先天性　先天性乳糜胸多见于足月儿,主要由于胸腔内淋巴管发育不良或出生过程中过度牵拉脊柱使胸导管撕裂所致。

2.外伤、损伤　胸部外伤或者胸内手术如食管、主动脉、纵隔或心脏手术及诊断性操作损伤如经腰动脉造影、锁骨下静脉插管、左心插管等可能引起胸导管或其分支的损伤,使乳糜液外溢入胸膜腔。有时脊柱过度伸展也可导致胸导管破损。

3.新生物　胸腔内肿瘤如淋巴肉瘤、肺癌或食管癌压迫胸导管发生梗死,梗阻胸导管的近端因过度扩张,压力升高,使胸导管或其侧支系统破裂。

4.感染　结核性淋巴结炎、非特异性纵隔炎、上行性淋巴管炎、丝虫病、百日咳剧烈咳嗽造成胸腹压增高,致胸导管或其侧支破裂引起等。

5.其他　静脉栓塞:左锁骨下静脉及颈静脉栓塞,上腔静脉栓塞。肺淋巴管瘤病,以及呕吐和剧烈咳嗽也会撕裂胸导管。高脂饮食后胸导管膨胀更易发生自发性破裂。通常从破裂到产生乳糜性胸腔积液有2~10天间隔,此时胸腔积液延后的原因是淋巴液积聚在后纵隔,直到纵隔胸膜破裂,通常发生在右侧下肺韧带的底部。随着儿科心胸手术和中心静脉高营养的开展,医源性因素引起乳糜胸的病例有所增加。另有原因不明的自发性乳糜胸。

三、病理生理

乳糜液含有比血浆更多的脂肪物质,丰富的淋巴细胞,以及相当数量的蛋白质、糖、酶和电解质。每100 mL胸导管淋巴液中含有0.6~6.0 g脂肪,摄入脂肪的60%~70%被肠道淋巴管系统吸收并经胸导管转运入血。胸导管中蛋白含量在2.5~6 g/mL,其中约一半是血浆蛋白。胸导管也是血管外血浆回到血流的主要通道。每毫升胸导管液中含有300~6000个淋巴细胞,其中90%是T细胞。一旦胸导管破裂,大量的乳糜液外渗入胸膜腔内,必然引起两个严重的后果:其一,富有营养的乳糜液大量损失引起机体的严重脱水、电解质紊乱、营养障碍以及大量抗体和淋巴细胞的损耗,降低了机体的抵抗力;其二,胸膜腔内大量乳糜液必然导致肺组织受压,纵隔向对侧移位以及回心血流的大静脉受到部分梗阻,血流不畅,进一步加剧了体循环血容量的不足和心肺功能衰竭。胸导管也是脂溶性维生素的吸收途径,长期淋巴液丢失可能导致维生素缺乏及凝血异常。

渗入胸膜腔内乳糜液数量多寡不一,这主要决定于胸导管破口的大小。胸膜腔内的负压、静脉输液量及其速度与摄入食物的性质。

四、临床表现

乳糜液积聚在胸膜腔内,对同侧肺和纵隔产生机械性压迫,产生临床症状,包括气促、乏力和患侧的不适。由于乳糜自身有抑菌能力,并发感染少见。慢性胸导管胸膜瘘可产生严重的脂肪、蛋白质、脂溶性维生素和抗体的丢失。蛋白质丢失可能导致血浆蛋白水平降低、消瘦和水肿。体液的丢失可能是巨大的,如果未及时补充,可能引起水、电解质紊乱导致心血管功能不全。

五、实验室检查

1.电解质　与血浆类似。

2.乳糜液的特点　乳糜液外观一般呈乳白色,也可呈浅黄色,少数可呈浆液样或血清样,乳糜试验及苏丹Ⅲ试验阳性,碱性,无气味、无菌、比重 1.012～1.025,淋巴细胞 400～7000/mm^3,红细胞 50～600/mm^3,总脂 0.4～5.0 g/dL,总胆固醇 65～220 mg/dL,三酰甘油>110 mg/dL,乳糜液三酰甘油>血清三酰甘油,胆固醇/三酰甘油比值<1,总蛋白 2～6 g/dL,白蛋白 1～4 g/dL,葡萄糖 50～100 g/dL。

六、影像学表现

1.胸部 X 线、CT 对诊断作用不大,不能了解乳糜池、胸导管情况,仅能提示存在胸腔积液。

2.核素淋巴显像　诊断特异性高,可首选。因其不透过毛细血管,仅停留在淋巴系统,伽马照相获得清晰的淋巴行经图像,了解淋巴管通畅情况。

(1)直接征象:见放射性示踪剂由某部位漏出,胸腔见异常放射性浓集。

(2)间接征象:淋巴结构异常。

3.淋巴管造影　理论上能明确了解胸导管的形态改变、乳糜漏的确切部位。

七、诊断与鉴别诊断

诊断乳糜胸的关键在于确认胸液是乳糜,典型乳糜液呈奶状且不凝结,乳糜试验阳性,胸腔积液作苏丹Ⅲ染色阳性。一般乳糜液放置后常分两层,上层为脂肪层,下层为液体。当儿童胸腔积液中三酰甘油>1.1 mmol/L 时(正常饮食),细胞数>1000/μL,淋巴细胞占>80%时呈乳糜状为乳糜胸。

乳糜胸必须与假性乳糜胸鉴别。后者也为奶状、浑浊液体,原因为胆固醇或磷脂酰胆碱球蛋白复合物的水平升高,其特点为离心后可出现胆固醇结晶,通常发生于慢性感染之后,有胸膜增厚或钙化。假性乳糜胸可见于结核病、类风湿关节炎、糖尿病及恶性肿瘤。胸液中胆固醇及三酰甘油水平有助于区分乳糜胸与假性乳糜胸。在乳糜液中三酰甘油升高,假性乳糜胸中胆固醇升高。进一步明确诊断可在患者摄入高脂饮食或橄榄油后观察引流胸液的变化。

八、治疗

1.保守治疗　通过胸腔闭式引流或反复胸腔穿刺,抽尽胸腔积液,促使肺组织扩张,消灭胸内残腔,有利于胸膜脏层与壁层粘连,以促进胸导管或其分支的破口早日愈合,并通过高蛋白高热量低脂肪饮食和肠外营养和输血补液等以减少乳糜液的外溢而促使治愈。保守治疗乳糜胸是靠胸膜脏层与壁层粘连封堵胸导管裂口,以达到治愈目的。胸腔内注入泼尼松高渗糖液可减轻胸膜的水肿,高渗糖促进胸膜的粘连,泼尼松有抑制炎症反应,减少渗出的药理作用,也可减轻因高渗糖所致的胸膜渗出增加。有报道将红霉素、博来霉素、四环素、滑石粉、榭寄生提取物,米诺环素,聚维酮碘,纤维蛋白胶、自体血液、Sapylin(A 群惰性链球菌属制剂)、生长抑素等药物进行化学胸膜固定术来治疗先天性乳糜胸,但其应用的安全性、有效性尚需进一步研究和探讨。保守疗法一般适应于患者情况尚好,连续治疗 10～14 天,观察患者如无好转倾向则应采取手术治疗。

2.手术治疗　多数学者认为小儿>100 mL/（岁·d）；或经 2 周保守治疗乳糜量未见减少，可考虑外科手术治疗。部分学者认为胸内乳糜的积累量不是手术时机判定的唯一标准，其中更应注意患者对于乳糜液丧失程度的耐受情况。手术方法根据病因采取粘连狭窄松解，或结扎破裂的胸导管或及其分支。胸导管具有丰富的侧支循环，因而胸导管结扎后不致引起淋巴管道回流的梗阻。为了获得良好的手术效果，术前准备极其重要。首先要纠正患者的营养不良状态、水与电解质紊乱，必要时可做淋巴管造影以了解胸导管破损的部位和范围，并采取相应的手术途径和方法。患者在手术前 2～3 小时，从留置胃管内注入高脂肪饮料，内加入亚甲蓝有利于术中寻找胸导管及其分支的破损部位。术后 2～4 周给予低脂饮食。另外对一些持续性乳糜胸患者采用胸-腹膜分流术。胸-腹膜分流术也适用于那些有乳糜胸和恶性肿瘤而不适于做胸导管结扎的患者。

第十章　呼吸系统诊疗技术在儿科的应用

第一节　肺功能检测

一、肺功能概述

肺有多种功能,包括呼吸、内分泌、免疫和代谢等。其中呼吸的主要功能是给身体细胞提供氧气和从身体细胞排出多余的二氧化碳,由两个系统来共同完成。

1.呼吸系统　这是一个系统供应空气中的空气泵,把 O_2 输入血液,而把血液中多余的 CO_2 带走。在鱼,血液流过鳃的血管时,就从血管周围的流水中提取 O_2。在人,呼吸器——肺的表面是在体内折叠起来的,以保护这些薄膜免于干燥;当饱和水蒸气的空气被吸入后,就同经过肺毛细血管的血流紧密地接触,于是进行气体交换。

2.血液循环系统　是一个血泵,以推动心脏的全部输出量,使其通过肺泡周围的细小而薄壁的血管(毛细血管),供应血液。它携带任何必需的物质进出组织细胞,借助于血红蛋白,可以运输大量的 O_2 和 CO_2。这两个系统相互合作形成气体交换器,以供组织的需要,最终作用是完成空气同所有组织细胞之间的气体交换。

呼吸系统常被简化为两个主要部分:①传送气道,在这气道中,实际上是不进行交换的;②肺泡,在这里,大量的 O_2 和 CO_2 迅速地进行交换。但真实的呼吸系统乃是一个非常复杂的分配系统。这个系统在开始处是两条鼻道(有时第三条通路,即口,也被利用),然后合成一条,即气管。气管分为两条主支,即右侧和左侧支气管,每一支气管再分为两条,然后每一条又分为二。总起来,共经过 $20\sim23$ 次再分。简单的计算表明,这种形式的 20 次再分,可以产生大约一百万条末梢细管。每一条末梢细管的末端有一个盲囊,即肺泡;气体交换就在这里进行。成人的两侧肺共有 3 亿个肺泡,肺泡的直径在 $75\sim300$ μm。有些肺泡很靠近肺的中心(肺门),有些则位于肺尖或基底部,距离肺门达 $20\sim30$ cm。要把适量的新鲜空气几乎同时地通过一百万条不同长度和直径的细管分配到三亿个不同大小的肺泡中去,确实需要一个奇异的工程设计。不仅如此,由于空气在传送管道中是不参与气体交换的,因而这些管道的内径一定要小(尽量减小无用的空气容积),但又不能太小,以免呼吸泵在推动空气在管中流动时必须耗费过多的功来克服阻力。

人在休息时,每分钟需要转移氧气 $200\sim250$ mL,但在进行最大运动时,他所需要的氧气量可以比超过 20 倍——,即达 5500 mL。

供应血液的系统和呼吸系统是同样奇异和复杂的。它提供一个面积极大而厚度极薄的表面,以便于在空气和血液之间转移气体。血泵——右心室推动静脉血进入一条大管道,即肺动脉主干。这主干分支又分支,直至最后血液流过肺泡周围的数百万条短而薄壁的毛细血管。这里毛细血管床的表面积约为 70 m^2,约 40 倍于人体的表面积,每条毛细血管壁的厚度不到 0.1 μm,其直径为 $10\sim14$ μm。血流通过全部血管床的阻力非常低,在不到 10 mmHg 的压力推动之下,每分钟即有 $5\sim10$ L 的血液能流过全部血管床。这一血泵的推动力有很大的变动范围,人在休息时,它每分钟能推动 4 L 的血液通过毛细血管,而在最大运动时,能每分钟推动 30~40 L。

空气泵和血泵的结构是大有差异的。血液是被一个由肌肉构成的泵,即右心室,朝着一个方向推动;三尖瓣阻止血液在心室收缩期倒流入右心房,肺动脉瓣则阻止血液在心室舒张期倒流入右心室。血液流过一个传送系统(肺动脉)而至气体交换系统(毛细血管)和集合系统(肺静脉),然后进入第二个血泵(左心室),而分布于身体细胞。空气泵的不同在于它没有活瓣,空气进入和排出(如同潮水的涨落)是通过同一套管道进行的。这些管道既传送新鲜空气进入肺泡,也从肺泡中收集肺泡气。在这些管道中,极少或者不进行气体交换,所以称它们是"死腔"(也称无效腔)。空气泵中的这个无效腔,从一方面看来是个不利因素,因为需要有较多的通气和需要泵做较大的功。但从另一方面看,又有其有利之处,因为不需要有另一套集合管以传送呼出的气体,这就使得肺里有较多的空间以供气体弥散。空气泵不同于血泵之处在于它主要是一种"负压"(低于大气压)泵而不是正压泵。负压泵机制是主动地扩大胸腔,使肺泡中的压力降到大气压以下,于是处于大气压水平的空气就流进肺内;然后负压泵被动地回缩到它原先休息时的位置,以驱使空气出肺。必要时可启动正压呼吸,主动收缩胸腔,压迫肺脏,驱使肺泡气从胸内排出,当胸外压力解除时,新鲜空气随即进入。

为适合组织细胞变动的需要,心和肺必须是可变的泵。理想地说,这些泵也应精巧准确地调节着,使它们得以最小的能量代价来适合每一需要。还有,这两个泵所产生的空气的供应和血液供应,必须不仅在总量上相配合,而且在肺的每一部位上也要相配合。这就需要有相应的呼吸循环神经中枢,以及中枢对效应器官的调控。

呼吸调节要包括的当然不只是保持气体交换所需的空气供应。例如,呼出的空气被用来说话、唱歌、吹气、咳嗽;呼吸肌参与叹息、打呵欠、发笑、哭泣、呜咽、打嗝、吮吸、鼻吸、大喊和呕吐等活动。在某些动物,呼出空气是散热的一种重要手段。还有一些特殊的调节机制以保护肺免遭固体物、液体和刺激性气体的侵入(如打喷嚏等)。

肺的气体交换系统在肺部完成的气体交换称为"外呼吸"。为了适合各种器官、组织和细胞的需要,组织中细胞利用 O_2 和排除 CO_2 时的过程称为"内呼吸"或"组织呼吸"。

肺功能检测包括:空气和肺泡之间、肺泡和肺毛细血管血液之间、组织毛细血管和组织细胞之间,以及组织空隙和血液之间的气体交换功能的测定。临床所指的肺功能测定主要是指肺的通气功能和换气功能。但肺的呼吸功能知识内容涉及广泛,我们在临床分析和应用肺功能测定时应予充分的考虑。

儿童呼吸系统解剖及病理生理特点与成人差异迥然,尤其是婴幼儿,其肺功能的各方面在不同年龄段都存在很大差异。另外,在测定大多数肺功能参数时,均需要受试者按照指定的呼吸方式密切与操作者配合,才能获得稳定可靠的结果。学龄期小儿经配合训练后,可采取目前临床常规应用的肺功能检查方法,做较全面的肺功能检查。6 岁以下学龄前小儿和 3 岁以下婴幼儿肺功能检查由于不能很好配合,多采用该年龄段适用的特殊方法。如选用胸腔气体容量(TGV)和功能残气量(FRC)等无须主动配合的检测项目,应用潮气呼吸替代最大呼气测定流速容量曲线,快速胸腹挤压法产生被动呼气流速-容量曲线以及应用不需主动配合的声阻抗检测方法等,所用分析指标亦颇为不同。

二、肺容量

1.肺容量概念 在呼吸运动过程中,胸廓和肺发生不同程度的扩张和回缩,肺内容纳的气量相应随之改变,据此可分为四种基础肺容积和四种基础肺容量(图10-1)。

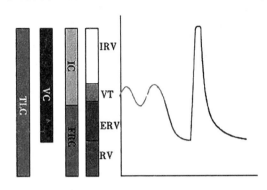

图10-1 基础肺容积和肺容量的构成

注:TLC:肺总量(total lung capacity);RV:残气容积(residual volume);VC:肺活量(vital capacity);IRV:补吸气容积(inspiratory reserve volume);VT:潮气容积(tidal volume);ERV:补呼气容积(expiratory reserve volume)

(1)基础肺容积:是在安静状态下一次呼吸所出现的呼吸气量变化,彼此互不重叠,包括以下4项。

1)潮气容积(tidal volume,VT):平静呼吸时每次吸入或呼出的气量。

2)补吸气容积(inspiratory reserve volume,IRV):平静吸气后能继续吸入的最大气量。

3)补呼气容积(expiratory reserve volume,ERV):平静呼气后能继续呼出的最大气量。

4)残气容积(residual volume,RV):补呼气后,肺内不能呼出的残留气量。

(2)肺容量:是由两个或两个以上的基础肺容积组成,包括以下4项。

1)深吸气量(inspiratory capacity,IC):平静呼气后能吸入的最大气量,由VT+IRV组成。

2)肺活量(vital capacity):最大吸气后能呼出的最大气量,由IC+ERV组成。

3)功能残气量(functional residual capacity,FRC):平静呼气后肺内所含有的气量,由ERV+RV组成。

4)肺总量(total lung capacity,TLC):深吸气后肺内所含有的总气量,由VC+RV组成。

2.肺容量测定方法 早在1718年James Junri用气囊收集呼吸气进行肺活量的测定。随后的300年随着科学技术的发展,测定肺容量的仪器不断发展。基于不同肺功能组合可实现不同方式的肺功能测定见图10-2,根据流量传感器的不同,目前多分为压差式、热敏式、涡流式及超声式肺功能仪。其测定原理不尽相同,压差式流量传感器是利用管道中气体的压力降与流速的依从关系进行流量测定的,热敏式传感器是利用热传导原理进行设计的,涡流式传感器通过计算气体推动涡轮转动的次数来测定气体流量,而超声传感器则通过测量超声波脉冲顺流和逆流传播时间差来反映流体速度。

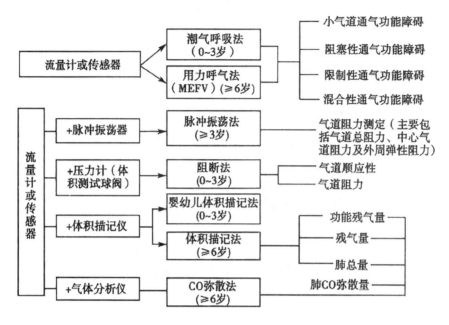

图 10-2　不同肺功能仪配件及肺功能测定方法

各种肺功能仪通常都预置了一些有代表性的预计值公式,根据被输入的受试者性别、年龄、身高、体重等参数,自动计算出预计值以及实测值占预计值的百分比。在测定之前,要对仪器进行环境校准(温度、湿度、大气压)和流速容积校准。

现代肺功能仪可直接测定的肺容量包括 VT、IRV、ERV、IC、VC 共五种,可称为直接测定的肺容量;RV、FRC、TLC 必须通过间接法测得,属间接测定的肺容量,通常首先测定 FRC,再借助直接测定的肺容量换算得出其他指标。

FRC 的测定方法主要包括气体分析法和体表容积描记法。以下介绍常用的 FRC 测定方法。

(1)气体分析法

1)密闭式氦稀释法——重复呼吸法:以氦气作为外加的指示气体,测定时,令受试者于 FRC 位时经一密闭系统重复呼吸某一固定容积(V_1)的容器内含有特定浓度(C_1)氦气(一般为 10%)的混合气体。在重复呼吸过程中,氦气逐渐分布入肺泡气中,最终肺泡内与容器内的氦浓度达到平衡,平衡浓度为 C_2,此时氦气的分布容积为 V_2,FRC 则为 V_2-V_1。由于氦气最终在肺内均匀分布,并且不参与肺内气体交换和气体代谢,因此测定前后密闭系统中氦气总含量恒定不变,公式 $V_1C_1=V_2C_2$ 成立,据此计算出 V_2,$FRC=V_2-V_1$。

2)密闭式氦稀释法——一口气法:通常用于弥散功能一次呼吸法测定过程中肺总量的副检测。以 10%氦气,0.3%CO 与空气混合气为指示气体,令受试者在用力呼气末(即 RV 位置)快速吸气至 TLC 位,屏气 10 秒,由呼出肺泡气中氦浓度计算获得 TLC 和 RV。由于一口气法允许气体分布和平衡的时间太短,仅适合于正常人、轻中度限制性通气功能障碍和轻中度阻塞性通气功能障碍的患者。在严重阻塞的患者,由于气体来不及进入所有肺泡,或不能均匀分布在所有肺泡,测定值会显著低于实际值,必须改用重复呼吸法测定。在肺活量太小的限制性通气功能障碍的患者(或肺活量太小的正常人),由于连接管路无效腔相对较大,氦气也不能真正进入所有气泡,测定差异也较大,必须改用重复呼吸法测定。

3)密闭式氮稀释法——重复呼吸法:受试者测定前肺内的氮气浓度恒定($C_1 = 79.1$),令受试者在平静呼气末(即 FRC 位)时经密闭的肺量计重复呼吸,吸入固定体积(一般为 5L)的纯氧,重复呼吸的时间通常为 7min,肺内的氮与肺量计中的氮浓度达到平衡。测出肺量计中氮浓度,经由以下公式可计算出 FRC。

测定前肺内的氮浓度为 $FRC \times 79.1\%$,无效腔含氮量为 $d \times 79.1\%$,肺量计中氧量为 a,氮量为 e,所以测定前肺内和肺量计中总的含氮量为 $FRC \times 79.1\% + d \times 79.1\% + e$;测定后平衡气中氮浓度为 y,在 FRC 位时的含氮量为 $FRC \times y$,无效腔含氮量 $d \times y$,肺量计含氮量 $(a-b)y$,其中 b 为重复呼吸 7 min 机体耗氧量,另外由于毛细血管与肺泡气氮分压差所致从血液排入肺泡的氮量为 c(Christie 计算法为 80 mL),因此:

$$FRC \times 79.1\% + d \times 79.1\% + e = FRC \times y + d \times y + (a-b)y - c$$

经上式,即:$FRC = \{[(a-b)y-(c+e)100]/(79.1-y)\} - d$

其中,a = 充入肺量计中的氧量(mL)

e = 充入肺量计的氧气中的含氮量

b = 重复呼吸 7 min 机体的耗氧量

y = 重复呼吸 7 min 后肺与肺量计中气体平衡后的氮浓度

c = 重复呼吸 7 min 后机体排出的氮量,Christiel 计算法为 80 mL

d = 肺量计及其通路的无效腔容量(mL)

(2)人体体积描记法:此法须应用人体体积描记仪,简称体描法。受试者被置于体描仪的密闭箱内,经口呼吸,压力传感器分别记录口腔内压和密闭箱内压的变化。受试者呼吸时,胸内气体相应地被压缩和扩张引起胸廓内气量(Vtg)的变化,从箱内压的改变推导测定胸廓内容积。在受试者平静呼气末(即 FRC 位时)关闭阀门,阻断呼吸气流,并令受试者作轻轻喘息的呼吸动作。在气道中没有气流的情况下,口腔内压的变化等于肺泡压的变化($\triangle Pmo = \triangle Palv$),箱内压出现相应改变与口腔压的改变成线性反比关系。用 Boyel 定律可推算 Vtg。(Boyel 定律,即:在等温情况下,气体在密闭容器内被压缩,容量减低,压力增加,此瞬间压力和容量的关系为 $P_1 V_1 = P_2 V_2$)。

$$P_1 V_1 = P_2 V_2$$
$$P_1 V_1 = (P_1 - \triangle P)(V_1 + \triangle V_L)$$
$$P_1 V_1 = P_1 V_1 - \triangle P V_1 + (P_1 - \triangle P) \triangle V_L$$
$$V_1 = \triangle V_L (P_1 - \triangle P) / \triangle P$$

AP 值与 P_1 相比甚小,可略去,故公式简化为:

$$V_1 = \triangle V_L P_1 / \triangle P$$

上式中 P_1 为大气压,V_1 为在切断气流时(即 FRC 位)的胸廓内气量(Vtg,此时的 Vtg 即为 FRC),$\triangle P$ 为肺内压(即口腔压的变化),$\triangle V_L$ 为肺容量的改变,由于 $\triangle P$ 和 $\triangle V_L$ 均可被测出,故由上式可换算出 FRC。

在正常肺和限制性通气患者,体描法所测得的 Vtg 与用氦稀释法所测得的 FRC 结果基本相同。但在阻塞性通气功能障碍,由于肺内存在通气不良区域,吸入的氦气不易进入这些区域,其分布容积小,所以氦稀释法所测得的 FRC 小于体描法。

3.肺容量的影响因素

（1）年龄：处于生长发育阶段的儿童，肺容积随年龄增长逐渐增大，在青春发育期（男孩13~14岁，女孩11~14岁）肺容量增长最大，在20岁左右达高峰并稳定一段时间，其后随年龄增大，肺活量逐渐下降，功能残气量和残气量增加，肺总量变化不大。

（2）身高：肺容量与身高呈正相关关系，身高是肺容量最主要的影响因素之一。注意在无法直立的儿童或脊柱畸形的儿童，通常以指间距代替身高值。

（3）体重：由于体重与身高密切相关，在考虑身高的前提下，体重对肺容量的影响甚小。

（4）性别：相同年龄、身高的男性的肺容量高于女性。

（5）其他：除人体学因素外，早产、低出生体重、母乳喂养、二手烟暴露等因素也会影响肺功能。

三、肺通气功能

通气功能包括静息通气量和用力通气量，测定方法上应用最多为最大呼气流量-容积曲线（maximal expiratory flow-volume，MEFV）法，它是在深吸气末做最大用力呼气过程中，呼出气体流量随肺容量变化的关系曲线。MEFV 是动态肺容量的测定，它所描记的是用力肺活量测定时的时间肺容量，即在高肺容量（TLC 位）用力呼气，呼气流速的大小取决于肺泡的驱动压和气道的通畅情况，而气道的通畅情况又取决于气道和肺组织的结构、肺容积和气道内外的压力。MEFV 曲线的形状和各参数值反映了用力呼气过程中呼气力量、胸肺弹力、肺容积、气道阻力对呼气流速的综合影响。因此，在受试者达到对测试操作理解和配合最佳的情况下，MEFV 应能很好地反映呼气气流受阻的情况。以下对 MEFV 方式测定通气功能的主要参数的概念和临床应用意义分别介绍。

1.第 1 秒用力呼气容积（FEV_1）、用力肺活量（FVC）和 1 秒率（FEV_1/FVC）　受试者在深吸气末（即 TLC 位），作最快速度和最大力量的呼气动作，所呼出气量为用力肺活量（FVC）；在呼气的第 1 秒钟内呼出的气体容积为 FEV_1，单位为升（L），FEV_1 占 FVC 的百分比为 1 秒率；FEV_1 测定的重复性好，正常人变异系数为 3%~5%，它是敏感反映较大气道阻力的重要参数，在实际应用中，通常以 FEV_1 实测值占预计值百分比 FEV_1% 来比较，正常范围是80%~120%。

FEV_1 是目前临床判断哮喘急性发作期和慢性持续期严重程度的基本指标。但对于早期或轻度气流阻塞的病例，1 秒率 FEV_1/FVC 比 FEV_1 更敏感，因此部分轻度哮喘患者，可出现 FEV_1 正常但 FEV_1/FVC 降低的情况。对于儿童哮喘而言，在使用 FEV_1 指标判定哮喘严重程度时要尤为注意。有研究者认为，在稳定期（或缓解期）哮喘儿童，绝大多数 FEV_1 位于正常范围，若单以此指标判定病情严重度，可能会低估病情。因此应结合其他肺功能指标如 FEV_1/FVC、吸入速效 β_2 受体激动剂前后 FEV_1 变化率（或气道对 β_2 受体激动剂的可逆性）、气道阻力（例如应用脉冲振荡方法）等和哮喘症状发生频度、缓解药物应用频度等临床指标来综合分析判定哮喘严重度。

2.呼气峰流量（PEF）或呼气峰流速率（PEFR）　MEFV 测定过程中，用力呼气瞬间最大流速，单位为升/分钟（L/min）或升/秒（L/s）。PEF 发生于 FVC 最初的 0.1 秒时限内，与呼气用力程度密切相关，但不要求延长呼吸，因此除了在肺功能仪上测定 MEFV 时获得此参数，也可应用简易便携的峰流速仪测出。PEF 在呼气曲线上出现早，反映大气道通畅情况，为用力依赖的指标,虽与 FEV_1 相关性好,但由于正常值范围大,重复性较差,不能单独用于哮喘诊断。由于个体差异较大,在确定正常参考值时,通常应用个人最佳值作为参考。PEF实测值≥80%预计值或个人最佳值为正常。

在哮喘的病情监测和自我管理计划中,PEF 的日间变异率是普遍应用的指标。PEF日间变异率=(日内最高 PEF-日内最低 PEF)/1/2(日内最高 PEF+日内最低 PEF)×100%,正常值应低于 13%,若变异率 20%~30%,则为中度持续哮喘,变异率大于 30%为重度持续哮喘。

3.最大呼气中期流量(MMEF)和流量容积曲线　最大呼气流量容积(MEFV)曲线:从TLC 位一次用力呼气至 RV 位过程中,描绘出肺容量及相应气流速度的曲线,以肺活量的75%(MEF_{75}或 FEF_{25})、50%(MEF_{50}或 FEF_{50})、25%(MEF_{25}或 FEF_{75})时的流量为定量指标。

如果 FEV_1、PEF、FEF_{25}正常,FEF_{50}、FEF_{75}降低可用于对小气道阻塞性疾患的早期诊断,正常 FEF_{50}、FEF_{75}应占各指标预计值65%以上。

4.小气道功能　小气道通常指直径 2 mm 以下的气道。与大、中气道相比,它有如下特点:管壁菲薄、管腔纤细、纤毛减少或消失、软骨缺如、平滑肌相对较丰富、总横截面积非常大,可使气道阻力减小,小气道阻力仅占整个气道阻力的20%以下。小气道结构主要通过肺组织的弹力纤维维持,弹力纤维的破坏将导致小气道内径的缩小,甚至陷闭。小气道病变和(或)肺组织弹性功能减退均导致小气道功能减退。

最大呼气流量容积曲线是最常用的测定小气道功能的方法,小气道功能下降在 MEFV曲线主要表现为两个方面,一是在数值表现为在 Vmax、FEF_{25}基本正常的情况下,FEF_{50}、FEF_{75}的下降,时间肺活量和最大通气量正常;二是指在 MEFV 曲线上表现为高容积图形基本正常,但低容积出现凹陷性改变。实际上在小气道或肺组织的轻微或轻度改变时,仅有FEF_{50}、FEF_{75}的下降,Vmax 和 FEF_{25}无明显变化,此时 FEF_{50}、FEF_{75}反映小气道功能,在严重小气道病变或肺组织弹性减退时,不仅有 FEF_{50}、FEF_{75}显著下降,也有 Vmax 和 FEF_{25}的显著下降。因此在 Vmax、FEF_{25}基本正常的情况下,FEF_{50}、FEF_{75}的下降反映下气道功能的早期改变。

最大中期呼气流速(maximalmid expiatory flow,MMEF,MMF)曾作为反映小气道功能的重要指标。MMEF 是指在 FVC 曲线上,用力呼出气量在 25%~75%之间的平均流量。即把FVC 四等分,呼气初始 1/4 与用力关系太密切,流速快不予考虑;呼气末端的 1/4,因肺组织弹性减退,支气管内径缩小,呼气流速非常低,也不予考虑;最后剩下中间 1/2 即为 MMEF,其大小等于中间 1/2 的容积除以中间 1/2 的时间。可较好反映小气道阻力的变化。MMEF主要取决于 FVC 非用力依赖部分,即呼气流量最用力程度达到一定限度后,尽管继续用力流量固定不变。MMEF 与低肺容量位的流量相似,主要受小气道直径影响,流量下降反映小气道的气流阻塞。

近年来随着脉冲振荡肺功能测定技术的发展,应用该法反映小气道功能亦逐渐用于临床,详细介绍可参见本章“脉冲振荡技术”相关内容。

四、弥散功能

肺内气体弥散主要包括氧气和二氧化碳的弥散。肺内气体通过气相弥散、膜相弥散和血相弥散这三个连续不断的步骤完成气体交换,其中膜相弥散时影响弥散量的主要因素。

弥散量的概念是：当肺泡膜两侧某气体分压差为 1 mmHg 时，在单位时间内（1 min）由肺泡经呼吸膜到达红细胞的气体量（mL）为该气体的弥散量（DL）。由于二氧化碳的弥散率为氧的 20 倍，因此临床所言的弥散功能主要指氧的弥散量。但临床检测反映呼吸膜弥散功能时，常用 CO 弥散量检测法来反映呼吸膜的扩散特性，用 CO 弥散量反映呼吸膜的特性较 O_2 更精确。这是由于相比于 O_2 而言，CO 与血红蛋白的亲和力极大，CO 通过扩散膜进入红细胞后，与血红蛋白紧密结合，从而使得血浆中的 PCO 基本不升高，到血液离开肺毛细血管时（0.75 秒后），血液中 PCO 仍几乎为零，因此扩散膜两侧的分压差可被视为一个衡量（等于肺泡内的压力），血液流经肺血管的整个过程中，扩散速率得以维持。因此，CO 扩散速率与肺血流量无直接关联，仅受到扩散膜的限制，故 CO 被称为扩散限制性气体。常用测定 CO 弥散量的方法包括一口气法和重复呼吸法。

1.一口气法 受试者呼气至残气位，继之吸入含有 0.3% CO、10% He、20% O_2，以及 N_2 的混合气体，待受试者吸气至肺总量位，屏气 10 秒后呼气。在呼气过程中，气体中水蒸气被吸收，连续测定 CO 及 He 浓度，然后通过公式计算出屏气阶段的 CO 弥散量。

2.重复呼吸法 受试者呼气至残气位后，自储存袋内重复呼吸含有 0.3% CO、10% He、20% O_2，以及 N_2 平衡的混合气体，共 30～60 秒，储存袋内气体量调节至与受试者肺泡气量相等，呼吸频率 30 次/分钟，以保证储存袋内气体能与肺泡气体充分混合。呼吸深度与肺活量相等，故每次吸气时均能将袋内气体全部吸入。在不同时间测定储存袋内 CO 浓度，最终根据公式计算出 DLCO。

正常弥散功能应占预计值 80%～120%。弥散功能减低见于：弥散面积减少（肺气肿、肺切除、肺部感染、肺水肿、慢性肺阻性充血、气胸、脊柱侧弯）；肺泡毛细血管阻滞（肺间质纤维化、结节病、石棉肺、硬皮病）；其他（贫血、碳氧血红蛋白血症）。弥散功能增加见于：红细胞增多症、肺动脉高压等。

五、儿童肺容量及通气功能和弥散功能正常预计值

正常人肺容量值的个体差异较大，变化超过预计值 20% 视为异常。肺容量及通气功能正常预计值公式因种族、地区差异而不同，应选择适合本地区的预计值公式作为正常预计值的参考标准。北京某儿童医院应用 Chest-25F 肺功能仪对 235 名健康儿童和青少年（年龄范围 7～18 岁）进行肺功能测定，以年龄、身高、体重三项为自变量，各肺功能指标为应变量进行多元回归分析，得出如表 10-1 所示肺功能参数的回归方程作为正常预计值公式。

表 10-1 学龄儿童肺功能正常预计值公式

项目	性别	正常预计值公式
VC（L）	男	Y = 0.0820A + 0.0256H + 0.0264W - 2.9231
	女	Y = 0.0659A + 0.0189H + 0.0181W - 1.7685
RV（L）	男	Y = 0.0489A + 0.0173H - 0.0076W - 2.0396
	女	Y = 0.0164A + 0.0159H - 0.0006W - 1.5776
TLC（L）	男	Y = 0.1509A + 0.0402H + 0.0147W - 4.6433
	女	Y = 0.1088A + 0.0403H + 0.0026W - 4.0303

（续表）

项目	性别	正常预计值公式
FRC/L	男	$Y=0.0923A+0.0329H-0.0062W-3.8888$
	女	$Y=0.0911A+0.0332H-0.0190W-3.5758$
MVV /$(L \cdot min^{-1})$	男	$Y=4.5471A+0.2144H+0.7064W-29.739$
	女	$Y=1.3253A+0.8158H-0.0305W-65.294$
FEV_1	男	$Y=0.0658A+0.0217H+0.0239W-2.3290$
	女	$Y=0.0562A+0.0234H+0.0092W-2.1190$
$D_LCO/$ $(m \cdot mmHg^{-1} \cdot min^{-1})$	男	$Y=0.6588A+0.0839H+0.1278W-8.1875$
	女	$Y=0.5017A+0.0144H+0.0738W+3.9709$

注:A:年龄,H:身高,W:体重

六、肺通气功能障碍的类型

肺容量测定结果通常与肺通气功能测定结果结合分析,判断肺功能异常的类型。一般用肺容量参数(主要是 VC)和时间肺活量参数(主要是 $FEV_1\%$ 、FEV_1)结合判断,如表 10-2所示。图 10-3 所示为不同类型肺通气功能障碍在流量-容积曲线上的表现。

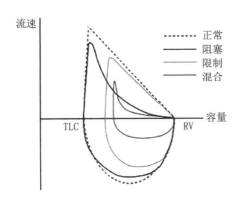

图 10-3　不同类型肺通气功能障碍的流量-容积曲线

七、支气管舒张试验

支气管舒张试验或称气道可逆试验,用于测定气流阻塞的可逆程度,方法为:在吸入支气管舒张剂前和吸入后 15 min 分别测定肺通气功能,计算 FEV_1 的改善率。吸入支气管舒张剂后 FEV_1 改善率≥12% 为阳性。

表 10-2　肺通气功能障碍不同类型

类型	VC	FEV_1	FEV_1/FVC	RV	TLC
阻塞型	减低或正常	减低	减低	增高	增高或正常
限制型	减低	减低或正常	增高或正常	减低或正常	减低
混合型	减低	显著减低	减低	变化不定	变化不定

近年来随着脉冲振荡肺功能测定技术的发展,将脉冲振荡肺功能测定技术用于评价气流阻塞可逆性也逐渐报道,详细介绍可参见本章"脉冲振荡技术"相关内容。

八、支气管激发试验

气管和支气管树对各种物理、化学、药物以及变应原等刺激引起气道阻力变化的敏感性和程度被称为气道反应性。正常人的气道对含量较低的这些刺激物并不发生收缩反应或仅有微弱的反应,而某些人的气道则可发生过度收缩反应,引起气道管腔狭窄和气道阻力明显增高,被称为气道高反应性。气道高反应性是支气管哮喘的主要病理生理特征,临床上通过支气管激发试验来测定气道高反应性。

根据激发试验所用刺激物可以分为非特异性药物激发试验(临床常用为醋甲胆碱、组胺等)、非药物激发试验(如运动、冷空气、高渗盐水等)、特异性激发试验(如吸入性变应原)。根据应用仪器分类有肺功能仪测定法和 Astograph 测定法。根据判断指标,有测定第一秒用力呼气容积(FEV_1)、气道阻力(Raw)、气道传导率(sGaw)等。目前临床常用为肺功能仪测定法和 Astograph 测定法。

支气管激发试验前对受试者有如下要求:无喘息及呼吸困难症状,$FEV_1 \geqslant 80\%$ 预计值,无甲状腺功能亢进及心脏病病史,试验前停用影响结果的药物(试验前 12 小时停用吸入糖皮质激素,试验前 12~48 小时停用口服茶碱类药物,试验前 24 小时停用口服 β_2 受体激动剂、抗胆碱能药物、白三烯受体拮抗剂,试验前 48 小时停用长效的 β_2 激动剂),试验当天避免剧烈运动和吸入冷空气;避免进食咖啡、茶、可乐饮料、巧克力及其他含咖啡因的食物。

1.肺功能仪测定法　以 Jaeger Masterscreen 肺功能仪的 APS 给药法为例,以 FEV_1 为测定指标,在逐次由低至高吸入每一要求剂量的醋甲胆碱后 2 min 测定肺功能,直至 FEV_1 下降至参照值的 20% 时停止吸入激发药物,并给予支气管舒张剂吸入缓解支气管收缩效应,使其肺功能恢复或接近至激发试验前水平。在激发试验过程中密切观察受试者的反应。判定指标 PD_{20}-FEV_1 意义为导致 FEV_1 下降至参照值的 20% 时所吸入的醋甲胆碱的累积剂量,PD_{20}-$FEV_1 < 12.8\ \mu mol/L$ 判断为激发试验阳性或气道反应性增高。表 10-3 所示为 Masterscreen 肺功能仪支气管激发试验的 APS 给药规程。

表 10-3　Masterscreen 肺功能仪支气管激发试验的 APS 给药规程

步骤	药物	浓度	剂量	累计剂量/μmol
R1	—	—	—	—
R2	NaCl	0.9%	0.072 mg	2
P3	Mch	3.125 mg/mL	9.75 μg	0.05
P4	Mch	3.125 mg/mL	9.75 μg	0.1
P5	Mch	6.2 5 mg/mL	19.5 μg	0.2
P6	Mch	6.25 mg/mL	39 μg	0.4
P7	Mch	25 mg/mL	78 μg	0.8
P8	Mch	25 mg/mL	156 μg	1.6
P9	Mch	25 mg/mL	312 μg	3.2
P10	Mch	50 mg/mL	624 μg	6.4

步骤	药物	浓度	剂量	累计剂量/μmol
P11	Mch	50 mg/mL	1248 μg	12.8
D12	沙丁胺醇	5 mg/mL	5 mg	—

2.Astograph 法　采用 Astograph 气道高反应性测定仪,其原理是通过强迫振荡法,在受试者的口腔侧施加一正弦波形的振荡压力,连续测定呼吸阻力,儿童测试时选择振荡频率7 Hz。测试从吸入生理盐水开始,记录好稳定的基础呼吸阻力（Rrscont）水平后转入醋甲胆碱吸入,醋甲胆碱浓度逐渐递增,依次为 49 μg/mL、98 μg/mL、195 μg/mL、391 μg/mL、781 μg/mL、1563 μg/mL、3 125 μg/mL、6250 μg/mL、12500 μg/mL、2500 μg/mL。每一浓度醋甲胆碱吸入 1 min,仪器将自动切换为下一浓度,连续测定呼吸阻力直至 Rrs 升高到基础水平的 2 倍左右停止吸入激发剂,转为吸入支气管舒张剂沙丁胺醇。如 Rrs 无明显升高,则最高浓度激发剂吸完后终止,并给予支气管舒张剂吸入。该方法操作简单,受试者平静呼吸,在连续吸入激发剂同时连续描记出剂量-反应曲线,灵敏度高,能及时通过同步显示的气道阻力发现气道痉挛的发生,安全性较高。

测试结果提供剂量反应曲线及如下主要技术指标。

（1）基础呼吸阻力（Rrs cont）或其倒数:指在吸入生理盐水时的呼吸阻力,单位是 cmH_2O/（L·s）。

（2）基础传导率（Grs cont）:基础呼吸阻力（Rrscont）的倒数,单位是 L/（s· cmH_2O）。

（3）传导率下降斜率（sGrs）:为单位时间内 Grs 的变化,代表气道反应性,单位是 L/（s· cmH_2O·min）。

（4）最小诱发累积剂量或反应阈值（Dmin）:指呼吸阻力开始呈线性上升时的药物累积量,用 1 mg/mL 的醋甲胆碱每吸入 1 min 为 1 单位来表示,代表气道敏感性,阈值越低,气道越敏感。

（5）PD35:使 Rrs 升高到基础水平135%所需醋甲胆碱累积剂量,反映气道敏感性。

支气管激发试验在小儿主要用于不典型哮喘症状患儿的诊断,咳嗽变异型哮喘（cough-variant asthma,CVA）诊断以及评估慢性哮喘持续性气道炎症状态。国内外研究者报道支气管激发试验阳性对 CVA 诊断的敏感性分别为88%和83%,结果阴性基本可以除外 CVA。国外学者对 29 例 7~15 岁 CVA 儿童随访 4 年,最终有 16 例（55%）进展为典型哮喘,这组患者的气道高反应性比研究初期增加了 2 倍,但致喘阈值并无改变。提示长期对 CVA 患者进行气道高反应性监测可以较早发现进展为典型哮喘的情况。北京某儿童医院等对 39 例缓解期哮喘患儿测定气道反应性和小气道功能发现,72%的哮喘缓解期患儿支气管激发试验阳性,38%的患儿存在小气道通气功能障碍,提示缓解期哮喘患儿的仍持续存在气道炎症。即使是在症状缓解时间超过 1 年者,支气管激发试验阳性率较症状缓解时间少于 1 年者无显著减低。

九、脉冲振荡肺功能测定

1.基本原理　脉冲振荡（impulse oscillometry,IOS）肺功能测定方法的基本原理是由外部发生器产生矩形电磁脉冲,通过扬声器转换成包含各种频率的机械声波,然后施加在受试者的静息呼吸上,连续记录自主呼吸时通过气道的压力与流速,经过计算得出各种振荡频率下的测定值。IOS测定内容为呼吸阻抗,根据呼吸阻抗中黏性阻力、弹性阻力和惯性阻力的不同物理特性,将其区分开来,从而判断气道阻力和肺顺应性的正常与否。相对于常规肺功能检查而言,IOS需要患者配合较少,对3岁以上的患者可进行检查。对于发现外周呼吸气道(小气道)的阻塞、显示支气管系统的不稳定性(气体陷闭)以及检测和鉴别胸外受阻较为敏感。

2.主要参数

(1)Zrs:呼吸总阻抗。通常认为是黏性阻力、弹性阻力和惯性阻力之和。理论上弹性阻力和惯性阻力方向相反,相互抵消,故正常情况下Zrs主要反映黏性阻力的大小,其单位是$kPa/(L \cdot s)$。

(2)R:阻抗或阻力,代表黏性阻力。其中Rs通常认为代表在SHz时的总气道阻力,R_{20}代表在20 Hz时的中心气道阻力,其单位是$kPa/(L \cdot s)$。

(3)X:电抗,反映弹性阻力和惯性阻力,低频率时反映弹性阻力,高频率时反映惯性阻力。其中X_5通常认为代表在SHz时的周围电抗,其单位是$kPa/(L \cdot s)$。

(4)Fres:共振频率,在该频率,动态的"弹性阻力和惯性阻力"相同,故反映黏性阻力的大小,其单位是Hz。

(5)中心部位(C或Z)和周边部位(P):并不是单纯的解剖概念,在IOS的概念中,一般中心部位包括大气道和胸廓,如中心阻力(Rz或Rc)是大气道和胸廓的黏性阻力;而周边部位则包括小气道和肺组织。

3.小儿IOS参数正常值　呼吸总阻抗(Zrs)、不同振荡频率(5~35 Hz)的黏性阻抗(Rrs)与儿童生长(身高及年龄)呈负相关;而电抗(Xrs)则与儿童生长呈正相关,且变异减少;振荡频率SHz与20 Hz下的气道阻力之差(R_5-R_{20})与儿童身高呈负相关;多数IOS参数与身高的关系最为密切,年龄次之,体重的影响相对较少;随儿童年龄和身高的增长呼吸阻抗减少、黏性阻力及其频率依赖性减少、电抗增加但其变异减少。

某儿童医院对1220名3~14岁健康儿童进行IOS测定,显示随年龄、身高、体重的增加,气道阻力(CR)逐渐减低,代表肺顺应性的Fres逐渐减低,X逐渐增加,这些特点与成人相比截然不同。成人参数相对恒定,无频率依赖性,较易评估正常与异常的界限。而儿童存在着明显的频率依赖性,评估时必须考虑动态变化的因素。共振频率Fres对评估肺功能很敏感,临床上很重视。成人正常值在10 Hz左右,儿童则波动在很大范围,3岁时高达24 Hz,14岁时下降为12 Hz,趋向于成人的10 Hz左右,显示Fres是随年龄递增而动态递减,很难用均值来表示。图10-4、图10-5所示分别为不同年龄儿童的阻力曲线和Fres曲线。

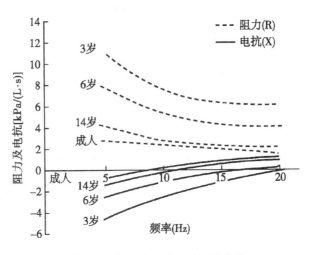

图 10-4　不同年龄儿童的阻力曲线

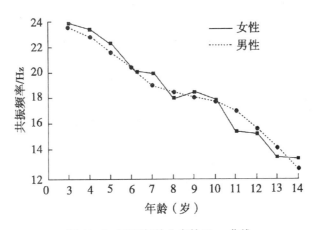

图 10-5　不同年龄儿童的 Fres 曲线

4.临床应用　IOS 是一种新型的肺功能测定技术,相对于传统肺功能测定技术而言,其操作较为简便易行,对于不能配合传统肺功能测定的幼儿,有较为明显的优势。近年来在 3 岁以上幼儿的应用逐渐增多。但有研究者认为振荡波的特性在气道-肺组织内可能受到较大的限制,如中、下肺气道的走行比较顺畅,振荡波的传导和反射就比较完全,获得的信息也相应较多,在上肺和中肺的气道则可能受限较多,获得的信息可能较少;不同频率的振荡波可以同时传导至气道和肺的中央部分,获得的信息多,而高频振荡波则不能传导至周边部分,获得的信息少,因此 IOS 诊断中央病变的敏感性高,而对周边部分的敏感性低。另外临床应用时还发现,常规肺功能显示严重周边阻塞的患者的 R 值有时偏低,这可能与病变导致的振荡波被大量吸收,不能获得更多的信息有关。IOS 与传统肺功能各有特点,可以相互补充。IOS 临床应用尚处于逐渐完善和发展的过程中。

北京某儿童医院对 88 例哮喘患儿同时用 MEFV 和 IOS 方法测定肺功能发现,除中心阻力结构参数(Rc)和响应频率(Fres)外,其他 IOS 指标,包括呼吸总阻抗(Zrs)、5 Hz 时黏性阻力(R_5)、20 Hz 时黏性阻力(R_{20})、5 Hz 时电抗值(X_5)、周边阻力结构参数(Rp)与 MEFV 各通气功能间有显著直线负相关关系。X_5 和 Rp 与 MEFV 各通气指标间有着最强的负相关关系。提示以 IOS 方法检测哮喘患儿肺功能时。主要表现为周边弹性阻力增高,指标 X_5 和 Rp 较为敏感。

首都儿科研究所报道 4~7 岁哮喘患儿 IOS 异常与正常值的分界点,以呼吸总阻抗 Zr5 ≥115% 正常预计值作为肺功能异常时,其对哮喘诊断的敏感度和特异度均为 0.68;以总呼吸道黏性阻力(R_5)≥115% 正常预计值作为异常时,其敏感度和特异度分别为 0.61 和 0.63;而以电抗(X5)≥110% 正常预计值作为异常时,其敏感度和特异度分别为 0.84 和 0.81。因此对 4~7 岁哮喘患儿进行 IOS 测试时,应将 Zrs、R_5≥115% 正常预计值,X_5≥110% 正常预计值作为判断异常指标。

另外首都儿科研究所用 IOS 进行支气管舒张试验,以 FEV_1 改善率≥15% 作为支气管舒张试验阳性标准时,IOS 参数以 Zrs,R_5 下降≥20%,X_5 下降≥30% 作为支气管舒张试验阳性有较高的敏感度和特异度。提示用 IOS 进行支气管舒张试验,只有在 Zrs,R_5 下降≥20%,X_5 下降≥30%,才考虑作为试验阳性。

十、婴幼儿肺功能检测

由于婴幼儿(包括新生儿)时期气道管腔较狭窄,易于阻塞,肺脏及胸廓容量较小,肺泡对周围气道的牵拉力弱等特有的解剖生理特点,其肺功能与较大儿童和成人有所不同。婴幼儿不会主动配合,增加了肺功能检查的难度,检查一般在药物睡眠状态下进行,药物选用水合氯醛,该药对肺牵张反射及呼吸功基本无影响,且比较安全。目前有多种检测方法,分别从流速-容量曲线、顺应性、阻力,以及功能残气量等方面反映了肺功能情况。

应用 2600 肺功能仪或婴幼儿体描仪检测婴幼儿潮气呼吸,是一项无创技术,操作简便,测值准确,重复性好,已用于临床。要求流速精度高,无效腔容积小。每次开机测试前一定要做校正。测定时小儿取仰卧位,颈部稍向后伸展,将面罩用适当力量罩在小儿口鼻上,通过呼吸流速仪测定呼吸过程中压力和流速变化,由计算机计算测出值。

1.流速-容量曲线

(1)潮气呼吸流速-容量(TBFV)环:是指在一次潮气呼吸过程中,呼吸流速仪感受呼吸过程中压力、流速变化,以流速为纵轴,容量为横轴描绘出的流速-容量曲线。环的下半部代表吸气相,上半部代表呼气相。气体流速与气道阻力成反比,与驱动压力成正比。正常婴幼儿潮气呼吸过程中气道阻力有三种变化形式:在整个呼吸过程中气道阻力恒定;在呼吸中段气道阻力增高;随潮气量增加气道阻力逐渐增大。而在潮气呼吸过程中驱动压力近似正弦波。因此正常婴幼儿流速-时间曲线应近似正弦波,TBFV 环应呈近似圆形或椭圆形。呼吸道疾病的婴幼儿,气道阻力、肺容量有改变,TBFV 环的形状改变。阻塞性患者,TBFV 环呼气降支凹陷,阻塞越重,向内凹陷越明显。上气道阻塞,TBFV 环呼气支或吸气支出现平台。限制性患者,TBFV 环变窄。

应用 2600 肺功能仪测得主要参数有呼吸频率(RR)、潮气呼吸吸气量(Vi)、每公斤体重吸气量(Vi/kg)、潮气呼吸呼气量(Ve)、吸气时间(Ti)、呼气时间(Te)、吸气时间/总呼吸时间(Ti/Ttot)、潮气呼气峰流速(PTEF)、潮气呼吸峰流速/潮气量(PF/Ve)、到达潮气呼气峰流速时呼出的气量/潮气量(%V-PF)、呼出 75% 潮气量时的呼气流速/潮气呼气峰流速(25/PF)、潮气呼气中期流速/潮气吸气中期流速(ME/MI)。

应用婴幼儿体描仪测得主要参数有呼吸频率(RR)、潮气量(VT)、每公斤体重潮气量(VT/kg)、吸气时间(Ti)、呼气时间(Te)、吸呼气时间比(Ti/Te)、达峰时间(tPTEF)、达峰时间比(tPTEF/tE)、达峰容积(VPTEF)、达峰容积比(VPTEF/VE)、潮气呼气中期流速/潮气吸气中期流速(TEF501TIF50)。

呼吸频率为每分钟呼吸的次数。小儿因受胸廓解剖特点的限制,为满足代谢需要,采取浅快呼吸作为消耗能量最少的方式,故年龄越小,呼吸频率越快。

潮气量指平静呼吸时每次吸入或呼出的气量。为了校正体重的影响,一般用每公斤体重潮气量来表示。婴幼儿潮气量一般为 6~10 mL/kg,年龄越小,潮气量越小。影响潮气量的主要因素是吸气肌功能,尤其是膈肌的活动。

吸气时间受呼吸中枢的调节,反映呼吸中枢的驱动。吸气负荷,不管是黏性阻力还是弹性阻力,会减小吸气容量,延长吸气时间。呼气是被动的,影响因素多,气道阻力增加可导致呼气时间的改变。吸呼气时间比正常为 1:1 到 1:1.5。周围气道阻塞患者呼气时间延长,Ti/Te 可至 1:2,甚至更长;吸气性呼吸困难患儿,如先天性喉喘鸣,其吸气时间明显延长,而限制性通气障碍患者肺容量减少,故呼气时间缩短,这两种患者 Ti/Te 可大于 1。

2600 肺功能仪测得参数%V-PF 指到达潮气呼气峰流速时呼出的气量与潮气量之比,25/PF 指呼出 75% 潮气量时的呼气流速与潮气呼气峰流速之比。婴幼儿体描仪测得参数 tPTEF/tE 指到达呼气峰流速的时间与呼气时间之比,VPTEF/VE 指到达呼气峰流速的容积与呼气容积之比。它们是反映气道阻塞(主要是小气道阻塞)的重要指标。在阻塞性患者,其比值下降。阻塞越重,比值越低。

ME/MI,TEF50/TIF50 指潮气呼气中期流速与吸气中期流速之比,简称中期流速比,是反映气道阻塞(主要是大气道、上气道阻塞)的重要指标。与 TBFV 环结合起来,可区分胸内外上气道阻塞情况。中期流速比小于 0.6,TBFV 环呼气支出现平台,提示胸内上气道阻塞;中期流速比大于 1.5,TBFV 环吸气支出现平台,提示胸外上气道阻塞。

(2)用力呼气流速-容量曲线:测定婴幼儿用力呼气流速的主要方法是快速胸腹挤压法。检查时,受检者穿上一件与压力充气囊相连的可充气膨胀的胸腹马甲,在潮气吸气末迅速加压,从而产生用力呼气流速。通过一个与面罩相连的呼吸流速仪测得在功能残气量下面的部分呼气流速-容量(PEFV)曲线。Tumer 等在此基础上发展了增高肺容量胸腹挤压法,测定时先用泵设置一定压力,使肺快速充气,肺容量很快增加,再同快速胸腹挤压法一样使胸腹马甲快速充气,迅速加压,从而获得用力呼气流速-容量曲线。

2.呼吸系统顺应性、阻力　顺应性指单位压力改变时所引起的肺容积改变(mL/cmH_2O)。呼吸系统顺应性反映了呼吸系统的弹性特征。分为静态顺应性和动态顺应性两种。其中,静态顺应性是指在呼吸周期中,气流暂时阻断,呼吸肌松弛时测得的顺应性,代表了肺组织的弹力。小儿呼吸系统顺应性较成人差,为 $1~2\ mL/(kg \cdot cmH_2O)$。顺应性下降见于 RDS,肺纤维化,肺萎陷和肺限制性疾病等。在肺气肿(除大泡性肺气肿),婴幼儿哮喘等引起肺总量增加时,顺应性增大。

阻力用维持单位时间内流速改变所需的压力差[$cmH_2O/(mL \cdot s)$]来表示。按阻力的存在部位不同,可分为气道阻力、肺组织阻力及胸廓阻力。按阻力的物理性质不同,可分为弹性阻力、黏性阻力和惯性阻力。通常所说的阻力是指气流产生的黏性阻力。

有多种方法可测定婴幼儿呼吸系统顺应性和阻力。其中,阻断法是应用气道阻断技术,在吸气末阻断气道,通过诱发黑-伯反射,使吸气抑制转为呼气,吸气肌与呼气肌均完全松弛而得出被动呼气流速-容量曲线,将曲线降支中后段线性部分分别延至流速和容量轴得出最大被动呼气流速及总被动呼气容量,从而计算出呼吸系统静态顺应性及阻力。

3.功能残气量(FRC) 功能残气量指平静呼气末肺内含气量。在生理上起缓冲肺泡气氧分压和二氧化碳分压过度变化的作用,减少通气间歇对肺泡内气体交换的影响。FRC减少或增加,均可使换气效率降低。肺泡发育异常、肺不张、肺顺应性降低或胸壁顺应性增高时FRC可降低;FRC增加也可由肺泡发育异常引起,但更常与气道阻塞气体潴留有关。常用测量方法有体积描记法及气体稀释法,后者又分为氦气稀释法和氮气洗出法。

体积描记法是根据波义耳定律,即在气体温度和质量均恒定时,气体的容积和压力如果发生变化,则变化前的压力和容积的乘积等于变化后的压力和容积的乘积。实际测定时,将受检者置于密闭仓即体积描记仪中,通过测出仓内压力、容量的变化计算出胸腔气体容量,从而评估功能残气量。

气体稀释法,例如开放式氮气洗出法,是采用恒定流速氧气开放冲洗,用两个已知容积建立定标曲线,再实际测定婴幼儿,计算机通过定标曲线及冲洗出的肺泡氮的浓度积分计算出功能残气量。

第二节 支气管镜术

一、简介

近十年来,支气管镜诊疗技术的迅猛发展,儿科可弯曲支气管镜在临床诊疗中引领性的重要作用日益彰显。儿科开拓性应用热消融:电凝、氩气刀、激光刀;冷冻治疗;球囊扩张、气管支架治疗气道阻塞,进行气道重建。在防污染采样毛刷,经气管镜肺活检术,TBNA内科胸腔镜方面进行了大量探索性临床应用研究。内科胸腔镜、硬质支气管镜进一步充实了"儿科介入肺脏病学"。适用于儿童的气道支架、球囊;肺内局部用药的基础研究等也在进行中。新介入技术的应用无论在儿科呼吸系统感染,变态反应,间质性肺疾病等的诊断治疗,还是在气道肿瘤、结核、外伤、外压,以及先天发育不良造成的气道狭窄的诊断治疗方面都起到了革命性的进展。

二、儿科支气管镜检查术的实施

(一)支气管镜的选择

选择合适外径的可弯曲支气管镜尺寸非常重要,目前的支气管镜可满足不同年龄的患者,即使在最小的婴儿也是可实施的。儿童常用的可弯曲支气管镜外径为2.8~4.0 mm,吸引/工作孔道直径分别为1.2~2.2 mm。此外,"超细"支气管镜(外径2.2 mm)虽不具有吸引/工作孔道,但在评价早产儿和足月的婴儿远端小气道方面发挥了重要作用。大直径的支气管镜(≥4.9 mm)适用于学龄儿童和青少年患者。有不同型号的活检钳可适用于2~2.2 mm,以及1.2 mm工作孔道。

支气管镜的选择取决于检查术的目的和患儿的大小。小儿的气道直径可以通过以下计算公式来估计:

气道直径(mm)= 4+年龄(岁)/4

因支气管镜会部分阻塞管腔,如果经气管插管实施支气管镜检查(ETT),支气管镜外径的选择尤为重要。支气管镜进入气管插管后阻塞的面积比例可以从以下公式计算:

$$1-(支气管镜半径^2/ETT\ 半径^2)\times100$$

由此可知,将 2.8 mm 支气管镜插入 4.0 mm 气管插管将堵塞 84% 的管腔直径。为保证术中足够的通气,气管插管的外径至少要比支气管镜外径增粗 1 mm。如果超过 50% 的管腔通气受阻或者患儿持续存在明显的通气功能障碍,检查过程中往往需要实施辅助通气。

总之,小儿出生时气管内径 4.0~5.0 mm,并随年龄增长。不同年龄选用合适型号的支气管镜是成功、安全地进行检查的前提。直径小于 3.0 mm 的支气管镜可用于各年龄组,直径 4.0~4.9 mm 的支气管镜适用于 1 岁以上各年龄组。1.2 mm 的工作孔道可进行吸引、给氧、灌洗、活检、刷检、球囊扩张和激光等诊疗。2.0 mm 的工作孔道还可以进行电凝、冷冻、球扩金属支架置入、TBNA 和 TBLB 等各种操作。

(二)术前准备

术前准备室区域的设置,可以通过转移注意力、采取如提前开放静脉通路等减少痛苦的措施来尽量减少支气管镜检查前的焦虑。对于烦躁及不合作的儿童可酌情使用镇静剂或抗焦虑药,如口服咪达唑仑。

1.术前评估 由于镇静和麻醉药物等在不同程度上对呼吸和心血管系统的抑制作用,以及患儿本身呼吸系统疾病的原因,均可能造成患儿在支气管镜术中出现呼吸抑制和低氧血症;喉、气管、支气管痉挛;血压下降及心律失常等并发症。因此,术前应做好对患儿手术时机和麻醉方法的选择,以及手术耐受程度评估,并做好应急预案。

2.签署知情同意书 无论采取局部麻醉(简称局麻)或全身麻醉(简称全麻),手术医师应对所有接受检查的患儿,以医师法和医学伦理学为指导原则,向家长或其监护人(年长儿需要同时向患儿本人)说明支气管镜术的目的、有否可替代的检查、操作检查中及麻醉的可能并发症,并签署知情同意书。全麻的患儿还应由麻醉医师另签署麻醉同意书。询问有无对麻醉药物过敏病史。术前的思想准备对于患者父母和孩子均非常重要,使他们感到焦虑的不只是支气管镜检查术本身,还有支气管镜术中可能会发现某些潜在的疾患的思想准备。此外,患儿往往因为陌生的环境、饥饿感到烦躁和焦虑。特别是对于 3 岁以上的儿童,应配合进行心理护理,尽量消除其紧张和焦虑情绪,取得患儿的配合。

3.术前检查

(1)常规检查:血常规、凝血功能、乙型肝炎和丙型肝炎血清学指标、HIV、梅毒、胸部 X 线片或胸部 CT、心电图等。

(2)必要时检查:血型、肝肾功能、肺功能、超声等。

4.术前禁饮食 根据食物在胃内被排空的时间长短,制定不同的禁食时间。包括:软饮料 2 小时;母乳 4 小时;牛奶、配方奶、淀粉类固体食物 6 小时;脂肪类固体食物 8 小时。婴儿及新生儿因糖原储备少,禁食 2 小时后可在病房内静脉输注含糖液体,以防止发生低血糖和脱水。

5.常规药物与急救物品准备

(1)常规药品:37℃生理盐水、2%利多卡因、内镜润滑剂等。

（2）急救药品:4℃生理盐水、肾上腺素、支气管舒张剂、止血药物(凝血酶、巴曲酶、垂体后叶素等)、糖皮质激素(静脉与雾化应用)及利尿剂等。

（3）急救设备:氧气、吸引器、复苏气囊、不同型号的气管插管、脉搏血氧监护仪、除颤仪等。建议配备麻醉机或呼吸机等。

6.介入设备和电脑工作站准备

（1）不同型号的支气管镜。

（2）常规器械:灌洗液留置瓶、鼻导管、活检钳等。

（3）专用器械:激光机、冷冻机、电工作站、不同型号的球囊与支架等。

（4）电脑工作站处于正常工作状态。

7.其他　患者信息腕带标识、开通至少一条有效静脉通路。

(三)支气管镜术过程

1.支气管镜术麻醉与监护

（1）镇静与麻醉:儿童支气管镜检查过程中的麻醉及镇静是具有挑战性的。选择合适的麻醉方法对于支气管镜检查的顺利实施至关重要。麻醉方法的选择需要考虑以下因素:术中安全性;术前、术中及术后的舒适性;减少患儿和家庭不必要的焦虑;评估适当的镇静方法。支气管镜检查术的镇静主要由局部应用利多卡因联合静脉注射镇静剂或吸入麻醉剂来实现。镇静的深度及镇静药物将取决于支气管镜检查的目的。气道的动态特性在深度镇静或麻醉下,伴随着气道内呼吸肌的节律及呼吸频率的不同而变化。

1)边麻边进复合清醒镇静:刘玺诚教授最先采取"边麻边进"的利多卡因气管内局部黏膜表面麻醉一直沿用至今,并随着医学发展不断得到修改和完善。具体方法为:术前用2%利多卡因雾化吸入,入室后给予咪达唑仑 0.1~0.3 mg/kg,总量≤10 mg。适量应用阿托品0.03 mg/kg 能防止小婴儿的迷走神经相关的心动过缓及减少分泌物。

支气管镜插入到声门前、喉部、气管、左右主支气管分别喷洒 1%~2%利多卡因 1~2 mL(6 月龄以下婴儿给予 1%),必要时局部可重复给药,总量≤7 mg/kg。伴随利多卡因喷洒,可应用 1:10 000 肾上腺素,可有效收缩黏膜血管治疗黏膜肿胀和出血,并有舒张支气管平滑肌,增强心肌收缩力和抗过敏作用。

患儿镇静后开始操作,若患儿因个体差异镇静效果不佳体动或呛咳明显,可加用丙泊酚0.5~1 mg/kg,可重复多次使用。丙泊酚用于支气管镜检查治疗,在常规用药情况下是非常安全的。

2)全身麻醉:根据通气方式的不同又分为静脉复合全麻、气管插管全麻、喉罩通气全麻和高频通气全麻。一般由麻醉医师执行,合理选择镇静药、镇痛药,必要时使用肌松药,以达到适当的麻醉深度,使患儿能够平稳地耐受手术并保持生命体征的稳定。最常用的是喉罩通气全麻,适用于喉部及以下部位的支气管镜诊疗操作,对于气管狭窄尤其是上段狭窄的患儿,喉罩通气可能是目前唯一能有效控制气道的方法;喉罩:喉罩比面罩、鼻导管能够更好地进行气道的管理。在行电子支气管镜检查过程中,喉罩能够帮助气体交换异常的患儿保持气道通畅。置入和维持喉罩要求比面罩下更深的镇静及麻醉,麻醉的深度需减低喉罩置入时喉痉挛及支气管痉挛的风险。喉罩的不同型号可适用于不同年龄组的儿童,甚至刚出生的小婴儿也同样有适用的型号(表 10-4)。电子支气管镜检查前将喉罩的栅栏剪掉以利于电子支气管镜的插入。

表 10-4　喉罩(LMA)型号

喉罩型号	儿童体重/kg
1	<5
1.5	5~10
2	10~20
2.5	20~30
3	30~50
4	50~70

喉罩的缺点为它的置入可能会使上气道的解剖结构发生扭曲。喉罩的栅栏覆盖于会厌的上方,能够部分阻塞支气管镜的通道,术前要将其剪除。另外,喉罩置入时需要的麻醉深度可能会改变气道的动力学和声带的运动。

气管插管全麻主要适用于较大儿童长时间的气管远端与支气管内诊疗操作;在不需要评估上气道或者在检查过程中存在明显风险的患儿,经气管插管能够方便地到达下气道进行肺泡灌洗和其他的诊疗,同时可以研究气道正压对下气道的动力学的影响。使用气管插管的主要缺点是上气道和近端气道不能显示,此外,气管插管及麻醉深度往往掩盖气道动态学的异常变化。

高频通气全麻适用于时间较短的支气管镜检查及诊疗操作。

儿童,特别是婴幼儿气道纤细、黏膜娇嫩,支气管镜诊疗操作易引起黏膜水肿并加重气道狭窄,加之镇静或麻醉药物对呼吸的抑制作用,极易出现缺氧和呼吸困难。因此,无呼吸支持患儿的支气管镜操作时,应该通过鼻咽导管(流量 0.5~2 L/min)或面罩(流量 2~4 L/min),或必要时经工作孔道(流量 0.5~1 L/min)监控胸膜腔内压下间歇给氧,以保障患儿对氧的需求。

吸入性的麻醉药物应用于诱导全身麻醉,适用于一部分人,尤其对一些不需要评估气道动力学改变的患者,吸入性麻醉药也可应用在放置喉罩或气管插管,以及静脉穿刺给药前。

(2)监护:术中常规监测项目包括:心电图、呼吸、无创血压和脉搏血氧饱和度、有条件者可监测呼气末二氧化碳。理想的血氧饱和度应达到95%以上,如出现血氧饱和度<90%、心率减慢、心律失常等情况,应暂停操作,对症治疗,视患儿恢复情况决定是否继续。支气管镜操作结束后,继续心电监护直至患儿意识完全恢复。必要时给予吸氧、雾化吸入等治疗,密切观察患儿,预防术后并发症。

2.支气管镜术的操作　术前医师、护士和麻醉医师共同核对患儿身份。患儿多采取仰卧位,肩部略垫高,头部摆正。支气管镜多经鼻孔轻柔送入,注意观察鼻腔、咽部有无异常(经口腔进入者观察口腔、舌)、扁桃体、会厌及声门时,观察会厌有无塌陷、声带运动是否良好及对称;进入气管后观察气管位置、形态、黏膜色泽、软骨环的清晰度、隆突的位置等。观察两侧主支气管和自上而下依次检查各叶、段支气管。一般先查健侧再查患侧,发现病变可吸引留取分泌物、毛刷涂片、钳夹活检及留取灌洗液。病灶不明确时先查右侧后查左侧。检查过程中注意观察各叶、段支气管黏膜外观,有无充血、水肿、坏死及溃疡;有无出血及分泌物;管腔及开口是否通畅、有无变形;是否有狭窄、异物及新生物等。检查时尽量保持视野位

239

于气管、支气管腔中央,避免触碰管壁,刺激管壁引起咳嗽、支气管痉挛及损伤黏膜。操作技术应熟练、准确、快捷,尽量缩短操作时间。

(四)支气管镜术后管理

1.做好沟通与交接。

2.监测生命体征及防治并发症。

3.术后禁饮食 2~3 小时。

三、儿童肺脏疾病的诊断及治疗

(一)形态与动力学检查

1.气管、支气管壁异常 黏膜改变(充血、水肿、粗糙不平、肥厚、萎缩、环形皱褶、纵行皱襞、溃疡、坏死脱落、瘢痕、结节)、肉芽、肿瘤、瘘管、憩室、血管扩张或伴迁曲、黏液腺孔扩大、色素沉着、钙化物质、支气管残端、气管支气管膜部增宽、完全性气管环、囊性变等。

2.气管、支气管管腔异常 阻塞、狭窄、扩张、闭锁、气管和支气管异常分支。

3.气管支气管管腔异常物质

(1)分泌物:浆液性、黏液性、脓性及血性、牛奶样。

(2)出血:鲜血或陈旧性血凝块。

(3)异物:分为外源性和内源性。

(4)干酪样物。

4.动力学改变

(1)声带麻痹:双侧或单侧。

(2)隆突波动消失。

(3)气管舒缩运动障碍:如完全性气管软骨环、气管骨化症等。

(4)支气管痉挛。

(5)软化:气管、支气管在呼气相时管腔内陷,管腔直径缩窄不足 1/2 为轻度,1/2~3/4 为中度,3/4 以上管腔缩窄近闭合为重度。可原发或继发于血管、心脏、肿物等的压迫。

(二)诊断方法

1.防污染毛刷诊断方法 支气管镜进入气管、支气管及肺段后刷检涂片、染色及培养,主要用于细胞学及病原学检测。

2.活检诊断方法

(1)细胞学、组织活检:①毛刷活检;②活检钳活检:黏膜活检及经气管壁肺组织活检(TBLB),可以借助电子导航、电磁导航、环形超声、EBUS 等技术提高活检阳性率;③经支气管针吸活检术(TBNA)、经支气管超声引导针吸活检术(EBUS-TBNA):取气管、支气管周围淋巴结,提高诊断的阳性率;④支气管镜下冷冻活检:分冷冻黏膜活检和冷冻肺活检。

(2)支气管肺泡灌洗活检

1)操作方法:弥散性病变多选用右中叶和左舌叶,局灶性病变在病灶处留取灌洗液。液体为 37℃生理盐水 1 mL/(kg·次),≤20 mL/次,总量 5~10 mL/kg,反复 3~4 次,首次灌洗液多用于病原学检查,第 2~3 次灌洗液用于细胞学等其他检查,吸引器压力 100 mmHg,回收率通常应≥40%。

2）支气管肺泡灌洗术：支气管肺泡灌洗技术在成人和儿童是相似的。支气管镜的先端部楔入段或亚段的支气管，注入定量的生理盐水，然后吸引回收完成灌洗，最佳灌洗量尚不清楚。通常，生理盐水 1 mL/kg 分次灌洗的最大量为 5 mL/kg。然而，研究表明，根据孩子的年龄调节生理盐水灌洗的总量可能是更适合的方法。通常情况下，灌注的生理盐水中近 30%～60% 被回收，在随后的灌洗中回收的液体量倾向于逐渐增加。肺泡灌洗液的细胞成分比值正常范围可做参考，细胞成分正常值（比值）：淋巴细胞<15%，粒细胞<3%，嗜酸性粒细胞<0.5%，巨噬细胞 80%～95%。在肺部疾病时细胞成分会出现改变。支气管肺泡灌洗术被广泛应用于评价炎症介质的研究。治疗性的灌洗可以通过清除阻塞的气道黏稠分泌物治疗肺不张，也可用于治疗肺泡蛋白沉积症。

3.快速现场诊断技术（ROSE）　在呼吸系统疾病的诊治中，ROSE 是一种伴随于诊断性介入操作的快速细胞学和病原学判读技术，可通过判读细胞及病原学的形态、分类、计数、构成比、排列、相互关系、背景及外来物进行分析。可协助呼吸系统感染性疾病和肿瘤性疾病的快速现场初步诊断。

（三）支气管镜下治疗技术

支气管镜下各种介入技术可以综合应用。

1.基本治疗技术

（1）支气管肺泡灌洗术：是通过支气管镜孔道向支气管肺段内注入生理盐水或药物，并随即抽吸清除呼吸道和（或）肺泡中滞留的物质，用以缓解气道阻塞，改善呼吸功能，控制感染的治疗方法。分为全肺灌洗和支气管肺段灌洗术。支气管肺段灌洗术主要用于肺部感染性疾病、肺不张、支气管扩张症、迁延性细菌性支气管炎、过敏性肺泡炎、少量咯血或痰中带血等的治疗。全肺灌洗术主要用于肺泡蛋白沉着症等疾病的治疗。

（2）局部注药、给药术：分为喷洒及注射药物。用于止血、稀释分泌物、抗感染等。

（3）毛刷刷取术：刷除分泌物、拖拽内生性异物等以畅通气道。

（4）钳取术：应用与内镜工作孔道相匹配的钳子钳除气道管腔内、外源性异物、增生组织及坏死物等。网篮多用于难以以普通异物钳钳取的异物取出。

2.介入治疗技术

（1）球囊扩张气道成型术：用于气道狭窄的治疗，协助特殊异物的取出。

（2）冷热消融术

1）热消融术：包括激光、氩等离子体凝固术以及电凝、电切等治疗术，主要应用于气道腔内肉芽、肿块、占位、囊肿等增生性病变的消融。电凝、电切术尤其适用于体积较大病变，电圈套器适用于带蒂增生物的切割治疗；氩等离子凝固术对弥漫性、浅表性增生病变更为适用，对浅表性气道出血有优势；激光光纤纤细，可通过 1.2 mm 的工作孔道，可精准治疗喉部、声门及亚段支气管病变。

2）冷消融术：包括冻融和冻切技术。冻融术可应用于气道内良恶性肿瘤、良恶性气道狭窄的治疗，可抑制肉芽增生，临床多与热消融术配合使用；冻切技术可应用于肺活检、清理气道内血栓或支气管塑型物。可用冷冻方式协助冻取异物。

（3）支架置入术：适用于气管、支气管软化及气道软骨薄弱处的支撑；气管支气管狭窄的气道重建；气管-食管瘘的姑息治疗。儿童气道支架种类包含球囊扩张金属支架、覆膜支架、硅酮支架等,支架的选择应综合考虑气道病变的部位、类型、患儿病情、内镜中心的设备及操作人员技术能力。

(4)协助困难气管插管、胃管置入术。

四、儿科支气管镜检查主要的适应证、禁忌证

在儿童患者中,支气管镜检查最常见的适应证为排除解剖学异常或异物吸入。诊断信息的得出取决于支气管镜检查的目的。

1.适应证

(1)喉鸣。

(2)反复或持续性喘息。

(3)局限性喘鸣。

(4)不明原因的慢性咳嗽。

(5)反复呼吸道感染。

(6)可疑异物吸入。

(7)咯血。

(8)撤离呼吸机困难。

(9)胸部影像学异常:①气管、支气管肺发育不良和(或)畸形;②肺不张;③肺气肿;④肺部团块状病变;⑤肺部弥漫性疾病;⑥纵隔气肿;⑦气道、纵隔占位;⑧血管、淋巴管、食管发育异常;⑨胸膜腔病变需鉴别诊断者。

(10)肺部感染性疾病的病原学诊断及治疗。

(11)胸部外伤、怀疑有气管支气管裂伤或断裂者。

(12)需经支气管镜行各种介入治疗者。

(13)心胸外科围手术期患儿的气道评估和管理。

(14)引导气管插管、胃管置入。

(15)其他,如不明原因的生长发育迟缓、睡眠障碍等需鉴别诊断者。

2.禁忌证 儿科支气管镜术没有绝对禁忌证,是否是禁忌证取决于术者的技术水平和必要的设备条件。其相对禁忌证为:①严重心肺功能减退者;②严重心律失常。心房、心室颤动及扑动,三度及以上房室传导阻滞者;③高热患者。持续高热而又亟须行支气管镜术者,可将其体温降至38.5℃以下再行手术,以防高热惊厥;④活动性大咯血者;严重的出血性疾病、凝血功能严重障碍、严重的肺动脉高压以及可能诱发大咯血者等;⑤严重营养不良,身体状况明显衰弱者。

五、临床常见鉴别诊断

1.喘鸣 喉软骨软化病(图10-6)是迄今为止婴幼儿喉鸣最常见的病因,也可见于其他功能性病变,如声带麻痹(S)。声门上或声门下区的结构异常同样可能导致喘鸣,包括声门上型囊肿和声门下狭窄。某些病变如喉裂需要硬质支气管镜检查来显示。

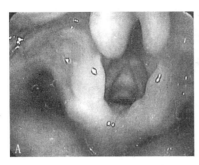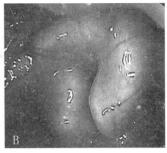

图 10-6　喉软骨软化病

5 月龄男孩,喉鸣;A 为喉软骨呼气相;B 为吸气相气道塌陷

2.持续喘息　在一项 1000 例回顾分析中发现,在喘息的患儿中 70%支气管镜检查可见相关异常。在评估持续或反复喘息患儿时,支气管镜检查结合其他资料如 CT、透视或胃食管反流(GER)检测可提高检出率。有多种气道解剖异常可表现为持续喘息。气道动力学的改变,如支气管软化症在呼气相气流通过受限,可通过支气管镜检查诊断。其他原发病变如完全性气管环相对少见。由囊肿、血管瘤等包块导致的气道阻塞,也可表现为喘息或持续肺不张(图 10-7)。气道内肿瘤在儿童非常罕见,支气管镜可明确诊断(图 10-8)。伴有搏动感的气道外压提示血管环的存在。先天性心脏病的患儿,常因异常的血管结构或心脏增大致气道明显软化、压迫症状。

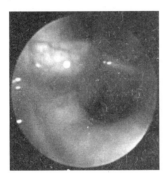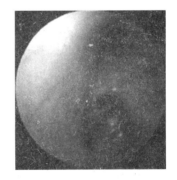

图 10-7　支气管血管瘤　　**图 10-8　右支气管中间段肿瘤**

异物吸入也可导致持续喘息,在这部分患儿体格检查中可能阳性提示,或体格检查未见异常。图 10-9 显示了因吸入的花生残块产生的炎症反应。异物取出术通常由硬镜来完成,但在儿童,应用可弯曲支气管镜也有成功取出异物经验。如果有异物的可能性,首先选择行可弯曲支气管镜检查是一种有效的鉴别方法。

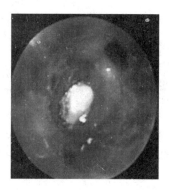

图 10-9　下叶亚段内的花生碎片

　　吞咽功能失调相关的慢性吸入是引起婴幼儿喘息的一种常见病因,这往往会导致下气道黏膜水肿。上气道的红斑和水肿提示胃食管反流症的存在。然而,不能仅通过支气管镜检查来诊断慢性吸入,在肺泡灌洗液中找到富含脂质的巨噬细胞(LLM)往往提示存在慢性吸入。但很多证据表明 LLM 并不是特异表现。在肺泡灌洗液中找到 LLM 必须与患儿的吞咽功能评估、GER 程度及肺部疾病的严重程度相结合。在婴幼儿观察停止口饲喂养的反应往往是诊断慢性吸入的最佳方法。因气管食管瘘为慢性吸入的病因之一,可通过支气管镜检查做出鉴别。

　　3.慢性咳嗽　支气管镜检查常应用于儿童慢性咳嗽的病因学诊断。有研究发现在慢性咳嗽患儿的评估中,55%存在相关异常。也有研究发现,在 5~26 月龄慢性咳嗽的 19 例婴儿中,有 12 例(63%)存在下气道畸形。病毒和细菌是常被检出的病原。在大多数"湿性咳嗽"的患者中,迁延性细支气管炎为常见的病因之一,而迁延性细支气管炎的诊断需要支气管镜获取支气管肺泡灌洗液的细菌培养获得诊断。在婴幼儿组,与喘息相类似,慢性吸入同样为咳嗽的常见原因。

　　4.肺不张　肺不张的最常见原因是气道内堵塞黏液栓。因此,治疗性灌洗、清除分泌物为治疗肺不张的有效疗法。其他的常见病因还有异物、气道狭窄、支气管软化和气道外压迫。

　　5.肺炎及可疑的感染　因为儿童咳痰困难,支气管镜在诊断感染病原方面起到重要的作用,包括正常及免疫功能低下的儿童。例如,在骨髓移植后合并肺炎的患儿,BAL 微生物检出率为 29%~52%。在经验性应用广谱抗感染药物之前进行支气管镜检查,可增加病原检出率。应用可弯曲支气管镜可为呼吸机相关性肺炎提供治疗信息,这是气管吸出物不能比拟的。

　　支气管内感染如结核,可以通过支气管镜很容易被识别(图 10-10)。肺部铜绿假单胞菌感染对儿童囊性肺纤维化患儿有显著的影响,囊性纤维化患儿常规进行口咽分泌物培养,然而,这些培养可能不能提供一个完整的下气道的微生物病原。出于这个原因,一些囊性纤维化中心应用支气管镜进行诊断和定期随访。近来,对常规进行支气管镜检查的价值存在争议。

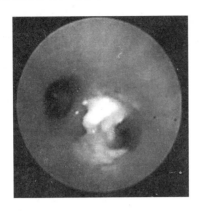

图 10-10　支气管结核

6.气道管理　可弯曲支气管镜在手术室、ICU 可以应用于辅助困难气道的气管插管。美国胸科协会推荐,对气管切开的患者每 6~12 个月常规进行气管检查"评估潜在的气道病理学,监测和治疗并发症,评估套管的尺寸和位置"。在年幼儿,气道支架的应用存在争议。然而,在正确选择适应证的患者,应用可弯曲支气管镜放置支架可成功治疗重度气道梗阻。

六、支气管镜术常见并发症及处理

支气管镜术并发症发生的常见原因:支气管镜操作者的技术及经验不足、术前未充分评估患儿病情(基础疾病)、支气管镜的型号选择与患者不匹配、麻醉镇静方法不妥当、应用供氧的方式(低流量、高流量、高频或辅助通气)、感染的防控、围手术期的雾化药物治疗、建立有效静脉通道等。常见并发症如下

1.药物过敏　支气管镜术围手术期用药都有可能引起过敏反应。如抗感染、镇静以及麻醉药物等。表现为皮疹、皮肤瘙痒、胸闷、脉速而弱、面色苍白、血压降低甚至呼吸困难过敏性休克等表现。

(1)处理:轻者停止用药后过敏反应可逐渐好转,重者加用抗过敏药物,有喉头水肿、过敏性休克时就地抢救。对心搏呼吸骤停者,立即行人工心肺复苏。

(2)预防:术前应询问患儿药物过敏史,对有药物过敏史者,应高度重视,做好过敏的应急预案。既往有相关药物过敏者,应避免使用。

2.缺氧或血氧饱和度下降、窒息　轻者口唇微绀、末梢血氧饱和度轻度降低;重者口唇、颜面发绀甚至青灰,末梢血氧饱和度明显降低。

(1)处理:积极查找并解除引起低氧的原因,必要时拔出支气管镜,提高氧流量,加压吸氧。待末梢血氧饱和度恢复正常再继续进行支气管镜操作。

(2)预防:支气管镜术并发症常见原因的把控可降低该并发症的发生率。

3.心律失常　轻者术中出现心动过速或过缓;严重者术中、术后可出现明显的二联律、三联律,甚至心搏骤停。

(1)处理:轻者停止支气管镜诊疗可以自行缓解;严重者按心律失常处理,心跳停止者立即行人工心肺复苏。

(2)预防:支气管镜诊疗需动作轻柔,及时解除缺氧的原因(见支气管镜术并发症发生的常见原因)。

4.喉痉挛或支气管痉挛 喉痉挛时咽喉部肌肉、真假声带发生痉挛性收缩,使声门和呼吸道部分或完全紧闭与梗阻,患儿呼吸困难,血氧饱和度进行性下降,很快呈发绀状态,稍有贻误可危及生命,须紧急处理。支气管痉挛时双肺广泛的哮鸣音,呼吸困难,正压通气时气道阻力急剧增高,潮气量减少,血氧饱和度下降,呼气末二氧化碳升高,严重时可窒息死亡。

(1)喉痉挛的处理:立即去除喉痉挛的可能诱因,如声门和会厌附近的分泌物等;用100%氧气进行正压通气;应用静脉或吸入麻醉药加深麻醉;上述处理无效时,可应用短效肌肉松弛药来改善氧合或进行气管插管。

(2)支气管痉挛的处理:停止支气管镜操作,100%氧气吸入,加深麻醉,气管内应用 β_2 受体激动剂及糖皮质激素,必要时气管插管呼吸机辅助通气。

(3)预防:对于有气道痉挛的高风险患儿术前给予 β_2 受体激动剂及糖皮质激素雾化吸入;术中充分的表面麻醉;及时清除呼吸道分泌物和血液;避免浅麻醉下行口腔、咽喉和气道内操作。

5.出血 轻者气道少量出血,重者大咯血。

(1)处理:少量出血不用处理,凝血功能正常者可以自行止血;出血不止时,局部给予4℃生理盐水、1∶10000 肾上腺素或凝血酶等。大量出血时,在局部和静脉使用止血药物、垂体后叶素的同时,立即将患儿患侧卧位,必要时气管插管保持气道通畅。出血部位在鼻咽部应避免血液倒灌到咽喉部,局部给止血药物和油纱布加压止血等。出血部位在下呼吸道时,将支气管镜放置在出血部位持续吸引,清除患侧血液,必要时球囊导管置入患侧局部压迫止血、DSA 栓塞止血或行紧急开胸肺叶切除术。

(2)预防:平素鼻黏膜易出血者,支气管镜可以经口送入;对气道容易出血的疾病,术前与患儿家长进行沟通,做好预案,如备血、支气管镜术在手术室进行、胸外科手术及时跟进。

6.感染、发热 较常见,可发生于大约15%的患者,特别是在大量盥洗、抗感染治疗不利、上气道病原带入下气道、免疫功能低下/不全的患者发生率更高。可能与细胞因子释放或局部病原的播散有关。

(1)治疗:依据发热的原因进行相应的处理。

(2)预防:严格消毒流程、加强防护管理是减少感染发生的根本措施。支气管镜术前相关操作者需要洗手、戴无菌手套。术前清理患儿上气道分泌物并用75%酒精棉棒鼻道擦拭。支气管镜进入下呼吸道前不要通过工作孔道进行吸引,以免上气道的病原带入下呼吸道。常规支气管镜检查避免大量灌洗。围手术期有效抗感染治疗非常必要,尤其是对于免疫功能异常、内分泌及遗传代谢性疾病病史的患儿尤为重要。支气管结核患儿术前应有效抗结核药物治疗2周。

7.气胸、纵隔及皮下气肿 少量气胸、纵隔及皮下气肿可自行吸收,吸氧有利于漏气的吸收。大量气胸、纵隔或皮下气肿导致呼吸困难时需进行紧急排气。

(1)处理:气胸一般选择锁骨中线第二肋间或气肿最明显处穿刺排气,纵隔、皮下气肿可选择气管前筋膜或气肿最明显处切开或穿刺针抽吸排气。对于张力性气胸需进行持续闭式引流,必要时持续负压引流。支气管镜术前存在明显气漏者,先引流再行支气管镜术。

(2)预防:选择与患者的气道相匹配的支气管镜型号。选择合理的给氧方式。支气管镜操作避免粗暴。支气管镜的介入治疗技术需要培训。

第三节　胸腔镜及肺活检

胸腔镜外科手术全称电视辅助胸腔镜手术(video assisted thoracic surgery, VATS), 借助胸腔镜及现代电视摄像技术和微创手术器械的辅助, 只需切开数个微小的切口即可完成过去开胸大伤口才能完成的手术。胸腔镜手术已成为胸部微创外科的代表性手术, 是20世纪末胸外科重大进展之一, 同时胸腔镜手术的出现改变了一些胸外科疾病的诊断和治疗概念。1971年, Klim Covick首次报道43例小儿肺疾病的胸腔镜诊断, 1976年, Rodgers首次应用胸腔镜进行儿童肺、胸膜活检, 90年代随着电子技术、手术器械的发展, 以及麻醉和手术经验的积累, 小儿胸腔镜外科也飞速发展起来。1994年, 北京某儿童医院开展了第1例胸腔镜下肺活检。目前, 在小儿肺部疾病中, 胸腔镜手术不仅可以进行肺活检术, 还可以进行肺叶切除术、肺段切除术、肺叶楔形切除术、肺部转移灶切除术、肺大疱切除术等手术操作。

一、术前准备

胸腔镜手术的术前准备, 包括人员、设备和患者的准备。其中手术设备包括观察手术野和手术操作所用器械设备。观察手术野所用的仪器设备包括胸腔镜、光源、摄像系统、监视器、图像存储设备和气腹机。胸腔镜包括光学胸腔镜和电子胸腔镜, 它们又分别分为硬质内视镜和软质内视镜。软质镜和电子镜较易损坏而且价格昂贵, 因此目前通常使用的是硬质光学胸腔镜。它根据不同的光学视角分为0°镜、30°镜和45°镜;根据镜体直径又分为2~10 mm多种不同规格。不同规格型号的内视镜, 其软硬度、易损性、光亮程度也有所不同。由于儿童狭窄的肋间隙限制胸腔镜的活动, 通常采用直径3~5 mm的30°内视镜, 30°镜的优点在于通过旋转镜体可使观察范围更广。由于儿童气道解剖的特点, 单肺通气麻醉技术在一些小年龄患儿中难以实现, 在儿童胸腔镜手术中, 常需要气腹机往胸腔内注入CO_2以建立人工气胸而便于手术操作。手术操作所用器械设备包括:气腹针、戳卡、肺叶钳、冲洗吸引器、分离钳、剪刀、活检钳、电钩、持针器、标本袋、圈套器等。也有一些特殊的器械设备, 比如内镜下切割缝合器、超声刀、电工作站、内镜下血管闭合夹等。胸壁与腹壁最大的不同是有肋骨的限制, 以往常规开胸手术中均需应用开胸器牵开肋间隙暴露术野, 在胸腔镜手术前, 传统开胸手术器械仍须准备, 以备不时之需。

1.手术人员的准备　通常需要手术医师2~3人, 分别负责胸腔镜暴露手术视野以及手术操作。麻醉医师1~2人, 器械与巡回护士各1人。

2.患者的准备　手术前患者准备除传统开胸手术需要的肝功能、肾功能、出凝血及输血前检查外, 特别要注意的是:术前病史中特别要询问有关胸部手术、肺部感染、胸膜结核、脓胸外伤等有可能引起胸腔粘连的病史。因为术中需要单肺通气或人工气胸, 所以术前要求对心肺功能有一个全面、细致的评估。小儿胸科手术患者或多或少存在呼吸道问题, 如呼吸道感染、肺炎、呼吸困难等, 必要时术前需应用抗生素及雾化吸入改善呼吸道情况。对肿瘤患者术前适当进行对症治疗, 缓解症状。术前应详细向家长交代病情、手术方案、手术风险及术后可能出现的并发症, 尤其要交代中转开胸的必要性和可能性。

二、胸腔镜手术的麻醉

电视胸腔镜手术的麻醉分为局部麻醉和全身麻醉。由于儿童的生理、心理特点对胸腔镜手术的麻醉要求很高,很少采用局麻,几乎都需要全身麻醉。良好的麻醉状态有助于手术视野的清晰显露,便于手术操作,提高手术安全性,缩短手术时间。儿童电视胸腔镜手术的全身麻醉通常采用气管插管全麻,主要分为双肺通气、健侧单肺通气和混合通气三种。

1.双肺通气 常规单腔管气管插管,双肺通气主要通过控制呼吸,减小潮气量,依靠组织本身重力、手术器械的牵拉来达到暴露病灶的目的。儿童由于肺顺应性较好,小潮气量通气,结合器械牵拉肺组织或重力调整就可获得足够的手术视野。主要适用于年龄较小或其他不能耐受单肺通气的患儿。如脓胸或血胸,患侧肺原本是萎陷状态,用单腔管插管进行电视胸腔镜手术更有利。此法在气管插管与麻醉管理方面均比较方便。但此法视野不如单肺通气清楚,不易完成非常复杂精细的操作。

2.健侧单肺通气 健侧单肺通气目前在儿童主要有四种方法。

(1)双腔管插管全麻单肺通气:在成人患者中,使用双腔气管插管实现单肺通气相对容易,而在婴儿或小孩的过程中较困难,目前可获得的最小型号的左支气管双腔管为28F,管径相当于单腔气管插管,一般只能应用于9岁以上的患儿。双腔管插管方法与成人没有区别。其优点是分肺效果理想,安全易用,不易导致呼吸道的损伤,并能够在手术中对手术侧支气管进行吸痰操作,需要时也可同时进行患侧肺通气。

(2)单腔支气管插管:是将常用的气管内导管,插入健侧主支气管,使术侧肺萎陷。经常要用纤维支气管镜辅助,来确定合适的位置。优点是无须特殊的设备、简单易用。缺点是不能提供理想支气管阻塞,由此导致手术侧肺塌陷不理想,尤其婴幼儿支气管较短,体位变动后,更易引起气管插管移动而出现患侧肺充气。在右支气管插管时常容易阻塞右上肺叶支气管开口从而导致低氧血症发生,而且采取侧卧位体位后如出现漏气或低血氧,调整插管比较困难。

(3)支气管阻塞:单腔管气管插管中加一小气囊导管堵塞术侧支气管,气囊尖端在纤维支气管镜的引导下进入术侧支气管并充气。此法的优点是:术侧肺组织萎陷较好,视野清晰;缺点是小儿肺的功能残气量较小,术中往往难维持长时间的单肺通气而发生低血氧,此时再调整气管插管比较困难。而且小气囊导管堵塞还有可能影响支气管内分泌物排出。

(4)Univent导管:Univent导管是较粗的气管内导管,包绕着一个小管腔以容纳支气管阻塞物。该导管按常规方法插入气管并向术侧旋转。气管套囊充气后,在纤维支气管镜的引导下将支气管阻塞物送入术侧主支气管并将气囊充气。它也是阻塞法的一种。Univent导管的优势是相对于其他阻塞而言支气管阻塞物定位后不易改变。开放性内套管可做术中吸引、吸氧,最突出的优点是可进行高频通气,改善单肺通气时的低氧血症。但也可存在内套管阻塞不全、价格较贵、管腔内径小的缺点,一般适用于20 kg以上的儿童。

3.混合通气 单腔双肺通气加人工气胸造成术侧部分肺萎陷或阶段性单肺萎陷。常规单腔管气管插管,双肺通气,术侧胸腔内充二氧化碳(CO_2)做人工气胸。有两种方法:一是控制压力,压力不超过10 mmHg,一般为4~6 mmHg;二是控制流量,使肺萎陷至可暴露病变,能进行操作即可。文献报道此法的缺点:小儿肺的功能残气量较小,术中往往难维持长时间的单肺通气而发生低血氧和高碳酸血症,较长时间单肺通气,有可能产生复张性肺水肿、气体栓塞等并发症。此法的优点:麻醉简单,不需要特殊的设备,术侧肺组织萎陷较好,视野清晰。北京某儿童医院自2008年4月至2015年12月行电视胸腔镜手术485例,其中麻醉:双腔单肺通气4例,单腔单肺通气16例,单腔双肺通气控制呼吸46例,人工气胸控制流量混合通气419例。均未出现上述并发症,笔者认为关键是做好术中监护,麻醉医师和手术医师密切配合,发现血氧下降时麻醉医师及时通知外科医师暂停手术,加压膨肺,待情况好转后重新行术侧肺萎陷。

三、胸腔镜胸膜疾病的活组织检查

胸腔镜在小儿最早应用于对胸膜腔的观察和对病变组织进行活检诊断。尽管目前临床上仍经常采用在X线、CT或B超引导下进行胸膜穿刺以获取组织标本,但因穿刺部位不精确,取得的组织量小,不易获得确切的病理学诊断。胸腔镜较穿刺切片能取到较多的组织,并能直视病变本身,比较传统开胸方式,不但伤口较小,而且可以观察胸腔内的全貌,所以胸腔镜在此方面应用十分广泛,它的优点是侵袭性小(2~3个0.7 cm切口)、危险性低、组织采样足、胸腔视野广、手术时间短(15~30 min)、患者恢复快等优点。

1.适应证

(1)不明原因的胸腔积液,经胸腔穿刺仍不能确诊者。

(2)胸膜病变位于纵隔、膈肌或表面,不宜行胸穿活检者。

(3)局限性或弥漫性胸膜病变,经胸膜穿刺活检不能确诊者。

2.禁忌证

(1)既往有患侧胸部手术史或胸膜腔感染史,胸膜肥厚粘连严重。

(2)心肺功能严重损害、恶病质,不能耐受手术和麻醉者。

(3)胸部皮肤广泛感染者。

3.手术方法 全身麻醉,健侧卧位,做2~3个0.7 cm切口,呈扇形或倒三角形分布。如有胸腔积液或积血,可直接置入套管针及胸腔镜;无液气胸者,行健侧单肺通气后,置入套管针及胸腔镜。第二个切口活检钳咬取病变。第三个切口辅助暴露病变及止血。如有胸膜粘连的需要2个操作口,钝锐交替分离粘连后暴露病变,取活检。如有出血,可先压迫止血,吸引器吸净出血后电凝止血或内镜下血管夹夹闭止血,也可采用缝扎止血。如仍不能止血应立即中转开胸。术毕根据胸腔情况决定是否放置胸腔闭式引流管。

四、胸腔镜肺组织活检

由各种病因造成的弥漫性肺间质病变和周围型肺结节病变,在临床上诊断和定性十分困难,尤其是弥漫性肺间质病变。这组肺疾病在临床表现、影像学征象和肺组织学方面有许多相似处,给临床和放射科医师诊断带来困难。因此,肺组织学活检在确定诊断中至关重要。电视胸腔镜手术是目前肺活检病理诊断的最理想方法之一。

1.手术适应证

(1)常见原因不明的肺间质性疾病:特发性肺纤维化、结节病、嗜酸性肉芽肿、结缔组织疾病的肺间质病变、嗜酸细胞性肺炎、遗传性疾病的肺间质病变、感染性和相关肺间质疾病(病毒、真菌感染、卡氏肺囊虫)。

(2)外源性肺间质疾病:外源性过敏性肺泡炎、吸入性肺病、药物性肺疾病、放射性肺病。

(3)肿瘤性肺间质疾病:卡波西肉瘤、淋巴瘤、肺癌等。

(4)经其他方法不能确诊的周围型肺结节。

2.手术禁忌证

(1)既往同侧开胸或严重感染史,估计胸腔严重粘连者。

（2）严重的心、肺功能不全,不能耐受麻醉或手术者。

3.手术方法　气管插管全身麻醉,患儿取健侧卧位。在腋中线第 7~8 肋间做 0.7 cm 胸腔镜切口,探查胸腔,确定病变部位和需要活检部位。在腋前线第 4~6 肋间、腋后线第 7~8 肋间行 0.7 cm 第二和第三个切口,插入抓钳及圈套器。于圈套内提起要活检部位,打紧圈套器。切取圈套器上的肺组织,取出。术后放置胸腔闭式引流管,缝合切口。对胸壁较薄的儿童,也可以在确定病变部位和要取活检部位后,于邻近活检部位的胸壁上切长 1.5~2.0 cm 切口,分离胸壁肌层进入胸腔,提出需要活检部位的肺组织,切除并缝合。较大的周围型肺结节,一般要用 Endo-GIA 切割缝合器对肺组织进行活检,在选定的肺活检部位,用抓钳夹住并提起肺组织,用 Endo-GIA 夹住适当大小的肺组织,切割缝合后,取出标本送病理检查。电视胸腔镜辅助肺活检,可以切取较多的肺组织标本,满足包括免疫组化、电镜检查等在内的特殊检查,确诊率高。如果是双侧肺实质弥漫性病变活检,左右两侧均可施行手术时,通常选取右侧,因右侧有 3 个肺叶,有更多的肺组织边缘可供选择,容易做楔形切除。

五、胸腔镜肺楔形切除术

对有间质性肺疾病肺活检,直径小于 3 cm,位于肺外带的肺内结节病变要采取肺的楔形切除。全身麻醉,侧卧位。在腋中线第 7~8 肋间做 0.7 cm 胸腔镜切口,术毕留做胸腔闭式引流管切口。腋后线 7~8 肋间行 0.7 cm 操作切口,插入抓钳。探查胸腔,分离粘连,确定病变部位。在腋前线第 4~6 肋间,或靠近病变附近行 1~3 cm 操作切口,分离肌层进入胸腔。V 形钳夹带病变的肺组织,电切取出病变后,褥式或锁边缝合剩余肺组织。较大的周围型肺结节或囊肿,一般要用 Endo-GIA 切割缝合肺,用持物钳夹住提起带病变的肺组织,V 形 Endo-GIA 钳夹住并切割缝合带病变的肺组织,取出标本送病理。也可在病变周围、较浅表部位、无大血管和支气管区,将肺组织用电刀电凝切开,在病变的基底部形成一个"蒂",用线结扎,缝扎后切断,或将其用 Endo-GIA 切割缝合。当病灶较大,楔形切除时远处需要切除的组织太厚,就需要用多个 Endo-GIA 从病灶周围进行不规则切除。有小支气管残端漏气时,应仔细缝扎。肺创面漏气严重时可以用 4-0 吸收线连续或间断缝合,要带上创面周围的脏层胸膜缝合,以加速创面愈合,缩短术后肺漏气的时间。肺楔形切除时,一般病灶越小,定位越困难;病灶越大,切除越困难。如术中病灶定位困难可用消毒的阴道超声波探头或食管超声波探头,术中伸入胸腔,在萎陷的肺表面探查病灶;如术前估计术中定位困难,可术前在透视或 CT 下定位,注入不透 X 线的碘油或其他造影剂,也可用前端带有倒钩的金属丝定位。

六、胸腔镜纵隔疾病的活组织检查

临床上纵隔疾病有创诊断方法有细针穿刺活检术(FNA)、纵隔镜、胸腔镜、开胸术等,电视胸腔镜手术不但可以获取足量的组织标本、创伤小、视野清晰,而且可同时对胸膜、心包和肺等多个部位进行活检,以明确是否有种植或转移,是临床上对纵隔疾病活检最常用的方法之一。

1.适应证

（1）纵隔不明原因占位的诊断。如淋巴瘤、结核等。

（2）恶性肿瘤,预计手术不能完整切除,需要病理诊断的。

（3）有胸膜或其他部位转移的肿瘤。

（4）引起血性胸腔积液的肿瘤。

2.禁忌证

（1）有患侧胸部手术史或胸膜腔感染史,胸膜肥厚粘连严重。

（2）心肺功能严重损害、恶病质,不能耐受手术和麻醉者。

（3）血管瘤、动脉瘤。

3.手术方法 全身麻醉,健侧卧位,腋中线第 7~8 肋间行 0.7 cm 切口放置胸腔镜,探查胸腔。如有胸腔积液或积血,可直接置入戳卡及胸腔镜,无液气胸者,行健侧单肺通气后,置入戳卡及胸腔镜。第二、第三个切口呈扇形或倒三角形分布。第二个切口活检钳咬取病变组织,第三个切口辅助暴露病变组织并止血。如暴露清楚,第二个切口活检钳咬取病变组织后电凝止血,可不行第三个切口。如有转移,最好转移灶也取活检。如有出血,可先压迫,吸引器吸净出血后电凝止血或缝扎止血。如仍不能止血应立即在出血部位附近小切口辅助或中转开胸。术毕缝合伤口,常规放置胸腔闭式引流管,一般术后 24~48 小时可拔除。术后 3~5 日即可出院。

七、胸腔镜手术并发症及处理

胸腔镜手术并发症包括手术中及手术后并发症:低血氧、低血压、高碳酸血症、出血、漏气、肺炎、伤口感染、复张性肺水肿、器械损伤、肿瘤细胞的种植等。

1.低血氧、低血压、高碳酸血症 此类并发症常见于胸腔内 CO_2 做人工气胸及长时间单肺通气的患者。为预防此类并发症,应注意不要一味追求单侧绝对的肺萎陷,只要能暴露病变组织进行操作即可。注气的压力不要过大,以免压迫纵隔,引起纵隔移位,影响血压。也可采取术侧间断通气或高频通气等方法,以避免并发症的发生。术中要监测血压、中心静脉压、血氧饱和度、呼气终末 CO_2 浓度等。及时发现情况,排气减压,予以对症处理。

2.术后呼吸衰竭 因此类患者多为慢性弥漫性肺疾病,久治不愈,肺功能差,术后呼吸衰竭发生率较高。应做好宣教,及早进行肺活检,减少呼吸衰竭的发生率。

3.置入戳卡的损伤 是较常见的并发症,可造成肋间血管、神经及肺的损伤;也可造成膈肌、肝、脾的损伤。预防此类并发症发生应注意选择合适小儿的戳卡,避免肋间血管、神经的损伤;可先注气或逐层进入胸腔后再放戳卡,防止肺损伤;第一个套管可以选择较高肋间的操作口,避免膈及腹腔脏器的损伤。如有损伤应及时发现,迅速处理,必要时开胸或开腹。

4.术中出血和漏气 小儿肺组织娇嫩,为预防此类并发症的发生,应注意术中操作应轻柔、快捷、准确,避免过多钳夹或牵拉肺组织,以免造成肺组织挫裂伤。因为胸腔内为负压,故发现出血尤其是小渗血,一定要及时处理。一般用电凝止血。小的漏气放胸腔闭式引流,漏气处一般均可自行愈合;大的漏气要及时修补,可用 prolene 线"8"字缝合修补。肺活检手术时如采用的是圈套器,术中应注意打紧圈套器,尤其是自制圈套器应多打一个结,以防止圈套器结松开或滑脱。

5.电损伤 胸腔镜的设备中有许多都与电有关,尤其操作用的设备,如电刀、电工作站、超声刀、氩气刀等。手术前一定要对设备进行检查,尤其是单极电刀,可能对人造成损伤。

6.复张性肺水肿合并大量胸腔积液 患者在活检术中因肺快速复张,易产生复张性肺水肿。预防此类并发症应注意,术中放胸腔内液体时速度要慢,使肺缓慢复张,术中人工气胸时间不要太长。如发生复张性肺水肿,给予正压通气,控制液量,多能很快缓解。

7.切口种植 胸腔镜术后切口种植的发生率较低,多因肿瘤取出时使胸壁污染所致。

预防此类并发症应注意,取小块标本时不要把标本与套管同时取出;取较大块标本时一定要用标本袋,减少切口种植的发生。

目前,电视胸腔镜手术已成为一种可供选择的胸部疾病诊断和治疗的重要手段。在许多良性疾病的诊治及恶性疾病的诊断方面,胸腔镜手术无疑是一个相当好的处理方式,它使一些肺功能较差,不能耐受常规开胸手术的患者经胸腔镜获得了手术诊断和治疗的机会,从而进一步扩大了胸外科手术适应证。在患者术后疼痛、术后恢复及伤口美观等方面均优于普通开胸手术,只要适应证选择正确,效果与开胸手术相当。随着手术器械的改进、手术经验的积累,以及手术方法和治疗原则的规范化,电视胸腔镜手术逐渐成为胸外科微创手术的标准术式,目前已在儿童先天性肺气道畸形、隔离肺等肺叶切除手术中广泛应用。

第四节　儿科呼吸支持

一、无创通气

无创通气(noninvasive ventilation,NIV)是指不经人工气道(气管插管或气管切开)进行的机械通气。其无须建立有创人工气道,因而能减轻患儿痛苦,减少有创通气的并发症,目前已经成为临床上常用的辅助通气技术。

1.设备装置　无创通气设备主要包括提供气流的通气装置和与患者的连接方式——连接界面。

(1)通气装置

1)气泡式 CPAP 系统(bubble CPAP system):为最简单的 CPAP 装置,由中心供氧供气、空氧混合器、加温湿化器、高顺应性管道、水封瓶组成。气道内压力通过呼气管道插入水平面以下的深度来调节,通过观察水封瓶内气泡情况调节管道内气流大小。小婴儿以鼻塞连接为宜,儿童可酌情选用鼻罩或鼻塞。较大婴儿还可在吸气管道加用储气囊,吸气时按需要提供气流,在呼气时提供储存气源的空间,使吸气相、呼气相压力更趋平衡。

2)儿科专用无创通气装置:根据小婴儿呼吸生理特点设计。目前我国市场上已可获得多种不同规格和档次的无创通气装置。如由美国 EME(Electro Medical Equipment) Ltd 公司生产、专为新生儿设计的 CPAP 装置(Infant Flow™ system),它通过根据流体力学独特设计的压力发生器产生压力,系统压力稳定,阻力低,可有效地减少呼吸功,并有气道压力监测和氧浓度报警系统;德国某公司生产的 CPAP 装置(Stephen CPAP system)采用双回路系统,通过呼气阀控制气道内压力,配有手动按钮可增加气道压力,起复张肺部增加通气的作用。某公司生产的婴儿流量 SiPAP 系统(Infant flow SiPAP system),具有 CPAP、双水平正压通气(时间触发)及同步双水平正压通气(患者触发)3 种通气模式,可用于有自主呼吸患者的辅助呼吸支持,同时配有呼吸频率监测和警报装置,能更好地保证患者安全。

3)无创通气呼吸机:多数无创通气呼吸机均为成人设计,多采用涡轮机提供持久、稳定而可靠的通气压力,对漏气补偿能力比较好,即使存在较大漏气时仍能正常工作。通气管路多为单回路系统,没有专门的呼气阀,只在面罩与管路之间连接一个漏气装置实现呼气,运行时通过调节回路内气流大小来控制通气压力变化。多数简单的无创通气呼吸机无安全报警装置,但操作方便。可提供的通气方式为压力支持和 CPAP。一些较先进的无创通气呼吸机增加氧气模块调节氧浓度,能调节通气压力上升速度,配有图形监测界面,能对患者的潮气量、呼吸频率、漏气量等进行持续监测,并有多种安全报警装置。

4)多功能呼吸机:ICU内使用的多功能呼吸机是为气管插管患者行有创通气而设计的,属于高压力低流量系统,通常无漏气或漏气量很少,对漏气的补偿能力较差。它在密封不漏气的条件下工作比较理想,而漏气量多时可触发呼吸机,造成假触发,引起人机不协调。但随着无创通气的广泛应用,某些新一代多功能呼吸机具备无创通气模式。多功能呼吸机上的无创通气模式本质上是压力控制间歇指令通气,只是呼吸机能够自动调节漏气补偿。

(2)连接界面:儿科无创通气的连接方式主要有三种:鼻塞、鼻罩和面罩。选择鼻塞或鼻/面罩时应注意式样和规格,要保证它们适合患者鼻腔大小和脸形。鼻塞和鼻罩可因经口漏气而使压力不易维持,面罩则影响说话和进食,且颜面部畸形时影响使用。面罩和鼻罩适合较大儿童,在婴幼儿的使用受到一定限制。鼻塞容易固定且耐受性好,婴幼儿较常用,也比较容易护理,患儿可以说话、进食。近年国外报道使用头罩行NIV取得成功。由于头罩通过颈部/肩部密封而实现,不受面部畸形影响,有一定优点,但气体湿化困难,且不宜用于幽闭恐惧症和四肢麻痹患儿。

2.无创通气模式 儿科常用无创正压通气模式为持续气道正压通气(continuous positive airway pressure,CPAP)和双水平气道正压通气(bi-level positive airway pressure,BiPAP)。

(1)持续气道正压通气:是在自主呼吸条件下,经鼻塞或面罩等方式提供一定的压力水平,使整个呼吸周期内气道均保持正压的通气方式。CPAP可保持呼吸道正压,使经或将要萎陷的肺泡扩张,增加功能残气量,改善通气血流比例失调;改善肺部氧合,降低肺泡-动脉血氧分压差,纠正低氧血症。维持上气道开放,防止或逆转小气道闭合,降低气道阻力,改善肺部通气;稳定胸廓减轻塌陷回缩,降低内源性呼气末正压,增加肺顺应性,降低呼吸功;增加胸腔内压,降低跨心肌压,增加心排血量,改善心脏功能。CPAP仅提供一定恒定的压力支持,不提供额外通气功能,患者的呼吸形态包括呼吸频率、呼吸幅度、呼吸流速和潮气量等完全自行控制。

(2)双水平气道正压通气:是在呼吸周期内提供吸气相和呼气相2个不同压力水平支持的通气方式。当患者吸气时,呼吸机送出吸气相正压(inspiratory positive airway pressure,IPAP),帮助患者克服气道阻力,改善通气,减少氧消耗;当患者呼气时,呼吸机将压力降至呼气相正压(expiratory positive airway pressure,EPAP),可防止气道塌陷,减轻气道梗阻,气体易于呼出,同时增加功能残气量,改善氧合。在BiPAP通气模式下,潮气量受多种因素影响,如患者自主呼吸努力程度、支持压力大小、气道阻力和肺顺应性等。与CPAP时的自主呼吸比较,BiPAP通过呼吸道压力变化实现额外的肺泡通气,减少膈肌和辅助呼吸肌做功,从而减少氧消耗,降低呼吸频率。

通气模式选择与所要达到的通气目的有关。若为增加功能残气量、保持气道通畅,可选用CPAP;若需要增加潮气量,改善肺通气,可选用BiPAP。

3.应用指征和禁忌证

(1)应用指征:目前尚无儿童使用NIV的统一指征。凡应用NIV者,其呼吸中枢的驱动功能必须正常,患者应具有较好的自主呼吸能力。对于有明确有创通气指征者,不宜应用NIV替代气管插管机械通气。临床上出现以下情况时可考虑使用。

1)轻至中度的呼吸困难,表现为呼吸急促,出现三凹征及鼻翼扇动,皮肤发绀。

2)动脉血气异常:pH<7.35,动脉血二氧化碳分压(PaCO_2)>45 mmHg(1 mmHg=0.133 kPa)或动脉血氧分压/吸入氧浓度(P/F)<250 mmHg。

（2）禁忌证:①心跳或呼吸停止;②自主呼吸微弱,频繁呼吸暂停;③气道分泌物多,咳嗽无力,气道保护能力差,误吸危险性高;④失代偿性休克;⑤大量上消化道出血;⑥频繁呕吐;⑦鼻咽腔永久性的解剖异常;⑧颈面部创伤、烧伤及畸形;⑨近期面部、颈部、口腔、咽腔、食管及胃部手术后;⑩先天性膈疝。

4.适应证　儿科尚缺乏使用 NIV 的统一指征,适应证的选择国内外都在探索中。目前认为对以下几种情况无创通气可以发挥疗效。

（1）儿童急性呼吸衰竭:儿童急性呼吸衰竭可由多种原因引起,如肺炎、急性呼吸窘迫综合征、肺水肿、哮喘和毛细支气管炎等。虽然其病理生理机制不同,但均导致肺部通气氧合障碍和呼吸功增加。对该类患者使用 NIV 强调正确掌握应用时机和及时评估治疗效果。呼吸衰竭程度过重或治疗效果不好需及时气管插管行有创机械通气,防止延误病情。

（2）儿童慢性呼吸衰竭:对慢性神经肌肉疾病(进行性肌营养不良、脊肌萎缩症和重症肌无力)、肥胖相关的通气障碍和中枢性低通气综合征等导致的慢性呼吸衰竭,由于肺泡通气不足出现 CO_2 潴留,并且常因咳嗽乏力导致呼吸道分泌物清除能力下降,反复发生呼吸道感染和慢性肺不张。经常出现端坐呼吸、疲劳、夜间睡眠障碍和白天嗜睡等症状。NIV 已经成为该类患者的首选呼吸支持方法,可以延长生命,提高生存质量,降低病死率。

（3）阻塞性睡眠呼吸暂停综合征(obstructive sleep apnea syndrome, OSAS):是指以呼吸暂停或低通气为特征的睡眠呼吸疾病,是以睡眠中间断性上呼吸道部分或完全梗阻为特点的睡眠性呼吸紊乱。手术切除腺样体、扁桃体是治疗儿童 OSAS 的主要方法。一些不适宜手术治疗和部分术后仍有呼吸暂停表现的患儿,需要进一步应用 NIV 缓解呼吸暂停症状。常用的通气方式为 CPAP。使用中应加强对患者本人及家属的依从性教育,使其坚持长期应用。

（4）有创通气过程中辅助撤机:有创通气患者早日撤机拔管,对减少人工气道和呼吸机相关并发症具有重要意义。常规撤机过程是从有创通气过渡到单纯鼻导管或普通面罩吸氧。撤机拔管后如出现呼吸衰竭而再次进行气管插管明显加重病情,增加病死率。NIV 作为过渡性或降低强度的辅助通气方法,可帮助实现提早撤机拔管并减少撤机失败率。

5.临床实施　正确掌握适应证和操作方法是 NIV 成功应用的基础。对负责实施 NIV 的医护人员应进行适当培训,掌握使用的适应证、操作程序、监测指标、疗效判断及不良反应防治等,才能达到理想的治疗效果。

（1）患者选择:选择标准主要基于临床综合判断,包括呼吸衰竭原因、呼吸困难程度、血流动力学状态、有无吞咽障碍、患儿配合程度及依从性、治疗目的、胸片和血气结果等。对一些难以判断的患者,在准备气管插管的情况下,可试验性使用 NIV,但需严密监护,一旦病情无好转应及时气管插管行有创通气。此外,还需注意应用时机的选择,一旦患儿有轻度呼吸困难需呼吸支持时即可尽早使用 NIV,以阻止病情加重,避免发展为危及生命的呼吸衰竭。

（2）保持气道通畅:注意患儿体位及头颈位置。小婴儿可使颈部适度伸展,较大儿童可取半卧位,头抬高 30°以上,保持上气道通畅。及时清除口鼻腔分泌物。

（3）选择连接方式:根据患儿大小、脸型和配合程度选择合适的连接方式,如鼻塞、鼻罩或面罩。连接方式是否合适,对减少漏气、保证通气效果极其重要。

（4）通气参数调节：通气参数需根据患者具体情况、病理生理变化和不同模式特点，结合治疗目的调节，原则是由低到高逐步改变。CPAP 时主要设置的参数为压力、流量和吸入氧浓度。初始压力为 4~6 cmH$_2$O，可逐渐增高，但一般不要超过 10 cmH$_2$O。理论上 CPAP 的气流量应为每分通气量的 4 倍，但由于鼻塞或口腔漏气，常需更大的气流量。婴儿常需 6~12 L/min，儿童则为 8~20 L/min。初始氧浓度可较高，然后根据氧合情况逐渐下调。持续吸入氧浓度以<50% 为宜。对 BiPAP 模式，常用通气参数为 IPAP 10~25 cmH$_2$O，EPAP 4~5 cmH$_2$O，呼吸频率 15~40 次/分钟，吸气时间 0.7~1.2 秒，吸气压力上升时间 0.05~0.1 秒。由于一开始就用较高压力会使患儿感觉不适，影响患儿依从性，因此一般先预设 IPAP 8~10 cmH$_2$O。再根据患儿自主呼吸情况，以每次 2~3 cmH$_2$O 的幅度逐渐增加，在 5~20 min 内逐步增加至合适水平，使潮气量达 6~10 mL/kg，最终达到缓解气促、减慢呼吸频率和改善动脉血气的目标。

（5）监测：①主要观察意识状态、呼吸频率、心率、血压变化情况。呼吸困难症状是否缓解，呼吸频率是否减慢。鼻塞、口/鼻面罩与患者接触部位的漏气量，及时调整鼻塞、面罩及固定带；②人–机同步性：观察胸廓运动是否与呼吸机送气相协调，以及患者呼吸动作是否与呼气装置的呼气/吸气相漏气声音在时间上一致；③是否可见较明显的胸廓起伏，听诊是否可闻清晰的双肺呼吸音；④经皮氧饱和度和血气分析是否改善。一般在施行 NIV 1~2 小时后应复查血气以了解治疗效果。根据以上指标综合判断治疗效果，确定参数水平。临床研究显示，应用 NIV 1~2 小时后，患者病情无好转，继续使用成功可能性很小，应及时换用其他通气方式。

（6）护理：患者突然从自然呼吸过渡到正压通气，多数会有不同程度的不适感和恐惧心理，做好解释安抚工作非常重要。及时清除口鼻腔分泌物。注意气体的加温湿化。

（7）撤机：通过临床评估判断 NIV 的治疗效果，如病情无改善或继续加重，达到气管插管指征时应立即插管行有创通气。如果临床症状逐渐好转，气促改善、呼吸困难减轻、氧饱和度增加及心率改善、血气分析（PaCO$_2$、pH 和 PaO$_2$）改善，同时原发病好转或稳定，可考虑逐渐以 1~2 cmH$_2$O 的幅度逐渐降低压力支持水平和吸入氧浓度。如果发生呼吸窘迫或疲劳，调回原参数。目前尚无统一的撤机标准和方法，一般认为当 CPAP 的压力降至 4 cmH$_2$O 和 FiO$_2$≤0.30~0.35，或 BiPAP 的 IPAP 降低至 8 cmH$_2$O、EPAP 降低至 4 cmH$_2$O、频率降至正常的 50% 和 FiO$_2$≤0.30~0.35，患者无明显呼吸困难，能维持较好的血气指标，可试停 NIV。若出现呼吸困难可重新连接行 NIV。也可以结合逐渐缩短 NIV 的时间以达到撤机目的。

二、常规有创通气

有创通气是临床最常用的通气方式。需行气管插管或气管切开建立人工气道，用呼吸机进行正压通气。由于建立了人工气道，利于气道分泌物引流，保持呼吸道通畅，使肺部通气得到保障。使用呼吸机行有创通气的目的是通过增加肺通气量，维持肺泡通气，改善通气功能；使萎陷的肺泡重新张开，改善肺部通气/血流比值，改善肺部换气功能。提供压力支持，减轻呼吸肌做功，减少机体的氧消耗，缓解呼吸窘迫。对需要抑制或完全消除自主呼吸的患者，呼吸机可为使用镇静剂和肌松剂提供通气保障。

1.适应证

（1）严重通气不足：由肺内原因（婴儿肺炎最常见）或中枢性原因（中枢神经系统感染或

严重脑水肿)或呼吸肌麻痹引起的通气不足均可应用呼吸机,但其效果视原发病预后可有很大不同。

(2)严重换气障碍:如 ARDS 引起的严重低氧血症。单纯换气功能障碍可通过提高吸入氧浓度解决,严重者可应用呼吸机如急性肺水肿。

(3)心脏外科手术后或严重胸部损伤:为预防呼吸衰竭的发生和加重,保护心脏功能,可应用呼吸机帮助患儿度过手术后或创伤后呼吸负担加重的阶段。

应用呼吸机的标准:因疾病种类和患者具体情况而异,要综合考虑患者全面情况。咳嗽、排痰能力不足或消失;对保守治疗反应不好;呼吸衰竭对全身影响较大(如已经昏迷,循环情况不佳),均宜尽早应用呼吸机。动脉血气分析,尤其 $PaCO_2$ 对决定应用呼吸机时机有重要参考价值。急性呼吸衰竭 $PaCO_2$ 在 8.0~9.3 kPa(60~70 mmHg)甚至以上,慢性呼吸衰竭 $PaCO_2$ 在 9.3~10.6 kPa(70~80 mmHg)甚至以上,pH 低于 7.20~7.25;吸入 60%氧 PaO_2 低于 6.7 kPa(50 mmHg),可考虑应用呼吸机。但血气变化受许多因素影响,呼吸机应用主要须根据患者临床表现决定。

2.禁忌证　主要包括由于对呼吸道施加正压可使病情加重的疾患,如肺大疱,未经引流的张力性气胸等,大量胸腔积液在穿刺引流前也不宜应用。

3.常用通气模式

(1)控制通气(control ventilation,CV):这是最基本的通气模式,呼吸机以预设频率通气,定时触发吸气并定时切换为呼气,输送预定的潮气量或按预定压力通气。吸气时气体被压入肺内,气道内为正压,呼气时依赖呼吸系统弹性回缩,气体由肺内排出。CV 分为两大类,即容量控制通气(volume control ventilation,VCV)和压力控制通气(pressure control ventilation,PCV)。VCV 是以潮气量为目标控制气流,而 PCV 是以压力为目标控制气流。CV 时呼吸机完全代替患者的自主呼吸,应用于严重呼吸抑制或呼吸暂停,如中枢神经系统功能障碍、麻醉或药物过量等。

(2)辅助/控制通气(assist/control ventilation,A/C 通气):在 CV 模式中配备同步装置,允许患者触发呼吸机启动吸气,达到人机同步效果,即为 A/C 通气模式。应用时需设定触发敏感度(压力、流速、腹部运动或胸部阻抗信号),如患儿吸气能力达到设定的阈值,每次吸气都将得到呼吸机的辅助;若患儿无自主呼吸,呼吸机则按预置频率自动送气。现代呼吸机多用此模式取代单纯控制通气模式。

(3)压力支持通气(pressure supported ventilation,PSV):是一种由患者吸气努力触发、以预设压力水平给予支持并通过流速切换的辅助通气方式。应用 PSV 时,患者必须具备稳定可靠地自主呼吸,当自主呼吸努力达到设定的触发敏感度时,呼吸机给予一高速吸气流量,使气道压力迅速上升到预设压力值,并通过伺服调节机制降低吸气流速以维持气道压力于设定水平,当吸气流速降低到设定的临界值时,呼吸机停止送气,患者开始呼气。不同呼吸机上呼气流速临界值设定不一样,有的设定一具体的流速值,如 2~6 L/min,有的设定为吸气峰流速的 10%~40%。PSV 时呼吸频率和吸呼比均有患者决定,但潮气量由设定的 PS 水平、患者吸气努力和呼吸系统力学特性共同决定。因此应根据患者情况设定合适的 PS 水平,一般为 0.5~3.0 kPa(5~30 cmH₂O)。随着患者病情好转和呼吸肌疲劳的恢复,应及时降低 PS 水平,以便让呼吸肌得到锻炼。但应注意:PSV 的吸气靠患者触发,没有触发呼吸机就不提供支持,因此,呼吸中枢驱动受抑制或不稳定的患者应避免应用 PSV。

（4）间歇指令性通气（intermittent mandatory ventilation,IMV）:呼吸机按预设频率输送固定的潮气量或压力发挥通气作用,其压力变化相当于 CV,两次指令通气之间是不受呼吸机控制的自主呼吸,此时呼吸机只提供气流。

IMV 时由于机器送气常与患者自主呼吸不同步,易出现人机对抗,增加呼吸机相关性肺损伤危险。为增强人机同步性,在 IMV 的呼吸周期内设定触发窗,这就是同步间歇指令性通气（synchronized intermittent mandatory ventilation,SIMV）。如在触发窗内患者自主吸气努力达到所设定的触发灵敏度,呼吸机给予一次强制通气;如果触发窗结束时,呼吸机仍没有感知患者的自主呼吸,呼吸机也给予一次强制通气。如果患者自主呼吸出现在触发窗之外,呼吸机不被触发,呼吸过程由患者控制。SIMV 时自主呼吸易与呼吸机协调,增加患者舒适感,减少镇静剂和肌肉松弛剂的使用;适当调节 SIMV 频率,使患者呼吸肌功能得到维持和锻炼,避免呼吸肌萎缩,有利于适时撤机。

目前一些呼吸机将 SIMV 与 PSV 联合应用,即 SIMV+PSV 模式,在设定的指令性通气之间的自主呼吸均可得到一定的压力支持。通过适当调节 SIMV 频率和 PSV 压力支持水平,使撤机过程更加安全舒适。

4.呼吸机参数调节　应用呼吸机的目的是合理地改善肺功能,尽可能少地给患者带来不良影响。为此要根据患者不同病情和呼吸生理改变特点,选择适当的呼吸机参数,并在临床应用过程中不断根据病情变化及时调整。少数严重肺损伤病例,要考虑肺保护通气策略的应用。

（1）呼吸频率:根据每分通气量（VE）= 潮气量（VT）×呼吸频率（f）,影响呼吸机通气量的重要因素是呼吸频率和潮气量。对呼吸机频率有两种不同意见,多数意见是采用较低的呼吸频率（成人每分钟 20 次以下,婴儿每分钟 40 次以下）,尤其是应用 IMV,患者可自主呼吸,更倾向于应用较低呼吸频率。但应注意,当频率过慢时,吸/呼（I/E）比要适当调整,勿使吸气时间过长。也有人认为婴儿每分钟 60 次或更高的频率有好处,因可减低通气压力,使气压伤减少。频率快时要注意留有适当呼气时间,防止气体滞留,同时还要有足够的流速,否则因吸气时间短可能肺泡充气不足。肺病变不重的患儿,通常用近于正常的呼吸频率。

（2）潮气量:它是影响通气量的基本因素之一。由于机械无效腔、漏气和肺病变的影响,呼吸机输给患者的潮气量明显大于正常数值,在8~10 mL/kg 体重,潮气量过小,易出现通气不足,潮气量过大,除过度通气外,可造成气体分布不均匀,呼吸无效腔增加,甚至气胸。由于容量性肺损伤日益受重视,目前多不主张用过大潮气量。

（3）吸气峰压应用:吸气峰压的大小与肺病变程度有关,肺病变轻者需 15~20 cmH_2O 压力,中度者需 20~25 cmH_2O 压力,重度则需 25~30 cmH_2O 压力。定量型呼吸机峰压取决于潮气量、流速、气道阻力和肺部顺应性等因素。婴儿呼吸机峰压大小受限压阀的控制,通常高限在 25~30 cmH_2O。在限压范围内,峰压大小受肺顺应性、呼吸道阻力、流速和 I/E 比的影响。吸气压力在达到峰值后维持一段时间,称平台压。以定压型方型压力波送气,流速曲线为渐降型,与定容型比较,在相同平均气道压时峰压较低。原则上采用能维持满意通气的最低压力,个别情况压力超过 30 cmH_2O,但不宜超过常规压力的 1 倍,而且病情改善后压力应立即下降。压力过高可使静脉回流受阻,而且增加气压伤的机会,压力过低可使 CO_2 潴留,易于肺不张。

（4）呼气末正压（positive end expiratory pressure，PEEP）：2~3 cmH$_2$O 为生理水平 PEEP，4~7 cmH$_2$O 为中度水平 PEEP，8~15 cmH$_2$O 在婴儿为高水平 PEEP。PEEP 的高低决定于肺的损伤程度和顺应性，严重肺损伤病例，为保持肺泡开放，可用较高 PEEP。增加 PEEP 而不增加吸气峰压，使压差缩小，通气量下降，CO$_2$ 潴留。过高的 PEEP 可造成肺泡过度扩张，静脉回流受阻，增加肺血管阻力。

（5）吸/呼时间比（I/E）：I/E 通常在 1：2 到 2：1，个别病例可达 1：3 或 3：1。常规应用呼吸机可用 1：1.5 或 1：1（婴儿）。吸气时间偏长对扩张肺泡有利，可使萎陷肺泡扩张，气体分布均匀，通气改善。支气管梗阻患者（如哮喘）要注意留有较长的呼气时间，防止气体滞留。

（6）流速：若不考虑压力的限制，通常流速越大，峰压越高，潮气量也越大。婴儿呼吸机持续气流的流速，至少是每分通气量的 2 倍，一般 4~10 L/min。用高流速时，压力开始即可达到限压水平，压力曲线为方形波。此时平均气道压偏高；对改善血氧有利，但短时间肺泡充盈易使肺泡过度扩张，气体分布不均匀。低流速时为正弦波，其优点是平均压低，气压伤少，气体分布均匀。但低流速时若频率较快，可能达不到预调的峰压，不能保证足够进气量。

（7）触发灵敏度调节：触发灵敏度是指患者自主呼吸努力需要达到的能够触发呼吸机送气的触发水平。目前常用的有压力触发和流量触发。压力触发一般设定为低于 PEEP 1~2 cmH$_2$O，流量触发一般设定 0.5~2 L/min。触发灵敏度应该在没有自动触发风险的情况下，尽量灵敏。

（8）吸入氧浓度（FiO$_2$）：吸入肺内气体中氧气所占的百分比，其设定决定于肺部病变程度、动脉氧分压的目标水平、平均气道压力和血流动力学状态。增加 FiO$_2$ 是提高肺泡氧分压最简单而直接的方法。除了肺内分流增大所致低氧血症效果不好外，不论通气或换气障碍患者，提高吸入氧分压对改善低氧血症都有明显效果。吸入氧浓度通常不宜超过 60%，最好在 50% 以下，应用 70% 以上高浓度氧的时间不宜超过 24 小时，以防氧中毒，但不能因担心氧中毒而让患者死于缺氧。

5.肺保护通气策略　肺保护通气策略是根据急性呼吸窘迫综合征（acute respiratory distress syndrome，ARDS）发病机制而提出的应用呼吸机的新观点。ARDS 早期改变以肺部渗出为特征，但肺部病变并非均匀一致，部分实变重的肺部在吸气时不能张开，丧失气体交换功能，只有部分肺泡仍保持功能，因此可用于气体交换和机械通气的充气肺容积明显减少，由此形成了"婴儿肺"概念的理论基础。对 ARDS 患者进行呼吸支持时既要利用尚有气体交换功能的"婴儿肺"，同时又要采用一些策略保护它，以避免对其造成进一步损伤。另外，部分肺泡在呼气时萎陷，再次吸气时要用较大压力才能使肺泡扩张，多次重复这样的"扩张-闭合-再扩张"，易于产生剪切力肺损伤。为减少呼吸机相关肺损伤发生，机械通气时需使用小潮气量避免残存通气肺组织过度膨胀同时限制通气压力，使用较高 PEEP 阻止肺泡在呼气末闭合，维持肺泡处于稳定张开状态，避免肺泡反复张开闭合产生剪切力。这就是所谓的肺保护性通气策略。自从著名的 ARDSnet 研究证实以小潮气量（6 mL/kg 预计体重）可显著降低 ARDS 病死率以来，肺保护性通气策略已成为临床 ARDS 的标准呼吸支持措施。小潮气量通气是肺保护性通气策略的核心，控制通气压力可更好地实现对肺泡过度膨胀的预防，合适的 PEEP 能减少小气道陷闭，促进持续性肺复张，改善肺均一性及增加可用于通气的肺容积。

三、高频振荡通气

1.概念 高频通气是指通气频率在正常呼吸频率的 4 倍以上、潮气量小于或等于解剖无效腔时的机械通气方法。由于不同年龄小儿正常时的呼吸频率不同,具体的高频通气频率尚无统一标准。一般以新生儿、儿童和成人划分年龄组的高频标准分别为:120 次/分钟、60~90 次/分钟和 60 次/分钟。高频通气主要有 4 种形式:即高频正压通气(high frequency positive ventilation,HFPV)、高频喷射通气(high frequency jet ventilation,HFJV)、高频气流阻断(high frequency flow interrupter,HFF)和高频振荡通气(high frequency oscillation ventilation,HFOV)。HFOV 是临床最常用的高频通气方式。

HFOV 是在一个密闭的系统中,用小于解剖无效腔的潮气量,以较高频率的振荡产生双相的压力变化,从而实现有效气体交换的机械通气方法。此时气体振荡是由活塞泵或扬声器隔膜产生。吸气时,气体被驱入气道,而在呼气时,气体被主动吸出。氧气提供与二氧化碳排出均由偏置气流(bias flow)完成。活塞或隔膜振荡所产生的压力变化称为振荡压力幅度(AP),它是叠加于平均气道压之上的。每次振荡时活塞或膜运动所引起的容积变化称为振荡容量(oscillatory volume 或 stroke volume)。与其他高频通气相比,HFOV 的基本特征是双相压力波形所导致的主动呼气,这可以减少肺内气体滞留。

临床上 HFOV 最早用于治疗新生儿呼吸窘迫综合征,荟萃分析显示,与常规机械通气(conventional mechanical ventilation,CMV)对比,HFOV 使早产儿慢性肺疾病的发病率稍有下降,但增加发生急性气漏的危险性;对病死率无显著影响。从新生儿使用 HFOV 中所获得的经验教训对以后在儿童及成人中的使用起到重要作用。但是成人研究显示,与 CMV 相比,HFOV 并不改善成人急性呼吸窘迫综合征(acute respiratory distress syndrome,ARDS)的生存率。目前对 HFOV 在临床应用尤其是对 ARDS 的疗效还存在很多争议。

2.适应证

(1)急性呼吸窘迫综合征:主要适用于常频机械通气难以维持肺部通气和氧合的患者。

(2)严重的气漏综合征:如间质肺气肿、纵隔气肿、皮下气肿和气胸等。

(3)肺出血:HFOV 时可通过使用较高的平均气道压以压迫止血,同时又保证有效的肺泡通气,有利于治疗该种疾病。

(4)新生儿期疾病:如新生儿呼吸窘迫综合征、先天性膈疝、新生儿持续肺动脉高压和胎粪吸入综合征等。

(5)支气管镜检查。

3.禁忌证

(1)严重气道阻塞。

(2)难以纠正的低血压。

(3)严重颅内压升高。

4.通气参数调节 不同类型高频呼吸机工作方式不同,很难定出统一调节标准。每个患儿所需呼吸机条件需在实践中根据临床表现和血气调整。HFOV 时影响氧合的因素包括平均气道压(MAP)和吸入氧浓度(FiO_2)。MAP 决定肺容量,对肺部氧合有重要影响。影响 CO_2 排出的因素包括振荡压力幅度(AP)、振荡频率(f)、吸气时间(Ti)和偏置气流(F)。AP 和 f 起主要作用。HFOV 时潮气量大小与 f 成反比。f 增加,潮气量减小,$PaCO_2$ 升高,这与常频通气不同。

HFOV 时应根据不同肺疾患采用不同的通气调节策略。对弥漫性肺泡疾病如急性呼吸窘迫综合征,应采用肺复张策略。即应用较高的 MAP 使萎陷的肺泡重新张开,再用合适的 MAP 保持肺泡张开,使压力振荡通气在最佳肺容量状态下进行,从而改善肺部通气和氧合,减少肺损伤。临床实践中,呼吸机初始参数可设置为:吸入氧浓度(FiO_2)1.0;平均气道压较常频通气时高 2~5 cmH_2O;偏置气流 20~30 L/min;吸气时间 33%;振荡频率小婴儿和新生儿 10~15 赫兹(Hz),儿童 8~10 Hz;青少年 5~8 Hz。AP<10 kg 20~30 cmH_2O;11~30 kg 30~40 cmH_2O;>30 kg 40~60 cmH_2O。高频呼吸机管道与患儿连接,注意观察胸廓振荡幅度及各项监测指标以调节各参数。根据经皮氧饱和度不断调节 MAP。若血氧水平不满意,按每次 1~2 cmH_2O 的幅度提高 MAP,直到经皮氧饱和度≥90%,但要注意气压伤和对循环的影响。还可通过摄胸片观察横膈位置判断肺容量是否合适。达到充分氧合后应优先降低 FiO_2,以防氧中毒。根据胸壁振动幅度调节 AP 及振荡频率。AP 的调节以产生可以看见的胸壁振动为限。振动过强说明肺内振荡压力过高,应适当升高振荡频率或降低 AP。

对于气漏综合征如肺间质气肿、纵隔气肿和气胸等,初始参数设置与弥漫性肺泡病变一样,但在达到充分的氧合后应优先降低 MAP,而不是 FiO_2,待气漏痊愈后再优先降低 FiO_2。同时应用允许性低氧血症和允许性高碳酸血症通气策略。

对阻塞性肺疾患如胎粪吸入综合征、哮喘和毛细支气管炎所致呼吸衰竭,需应用足够高的 MAP 保持气道开放——打开气道策略(an open airway strategy),使用较低振荡频率以减少振荡压力衰减,延长呼气时间。必要时使用肌松剂减少自主呼吸。

若患儿病情好转,可由 HFOV 向常规机械通气转换。逐渐降低 HFOV 的条件,当达到以下标准仍能维持肺部通气氧合时,可考虑向常规机械通气转换:平均气道压,年长儿 18 cmH_2O,小婴儿 15 cmH_2O;FiO_2<0.4;AP 逐渐降低,能耐受气管内吸痰,无发绀。如果转为常规机械通气,FiO_2<0.5,频率<30 次/分钟,吸气峰压≤30 cmH_2O,能维持肺部通气与氧合,则认为转换成功。

5.注意事项

(1)掌握时机:有适应证时及早应用,而不是在应用常频通气出现氧中毒、气压伤或多器官功能不全时才想到应用 HFOV。尤其是新生儿和小婴儿,更应适当放宽应用 HFOV 指征。

(2)充分温化湿化:完善的加温湿化和适宜的气道管理是高频振荡通气成功的基本条件。在肺部病变和呼吸机参数无变化的情况下,出现经皮氧饱和度下降或自主呼吸困难等,常提示气道不通畅或插管位置偏移。

(3)呼吸道管理:注意保持气管导管位置,观察导管是否通畅,主要观察患者胸壁振荡情况和经皮氧饱和度数值,如以上 2 种情况均良好可不吸痰。但必须注意勿造成痰堵,一旦出现自主呼吸增强,患者烦躁,经皮氧饱和度下降,肺痰鸣音增多,气管可见明显痰液,则提示痰堵的可能性大,需及时吸痰。每次脱机吸痰后会使已经张开的肺泡重新萎缩。因此,吸痰后应行肺复张。

(4)重症呼吸窘迫综合征时,单纯的 HFOV 难以达到可接受的肺氧合水平,此时应采取联合呼吸支持方式:如 NO 吸入、肺表面活性物质应用和气管内肺通气、可允许性低通气等呼吸支持方法和策略。

第十一章 肠道感染

第一节 溃疡性结肠炎

溃疡性结肠炎(ulcerative colitis,UC)是一种原因尚不清楚的慢性非特异性结肠炎症,病变主要累及结肠的黏膜层和黏膜下层,大多从远端结肠开始,逆行向近段发展,可累及全结肠甚至末端回肠,呈连续性分布,临床主要表现腹泻、黏液血便、腹痛。

一、病因

尚不明确,可能有以下多种原因。

1.免疫因素　溃疡性结肠炎常并发自身免疫性溶血、类风湿关节炎、红斑狼疮、桥本病、虹膜炎等,且用肾上腺皮质激素类药物或其他免疫抑制剂治疗有效,因此考虑本病可能为一种自身免疫性疾病。目前认为,多种免疫学因素参与了溃疡性结肠炎的发病,包括一些免疫细胞如巨噬细胞、T和B淋巴细胞、自然杀伤细胞等,以及这些效应细胞释放的抗体、细胞因子和炎症介质等,它们可能触发一个连续的慢性免疫过程,引起组织破坏和炎性病变。

2.感染因素　支持这一论点的论据为:①炎症性肠病,包括溃疡性结肠炎在内,多发生在肠道感染之后;②对本病有时应用抗生素治疗可获良好效果;③粪便转流或旁路手术可改善回、结肠炎的症状或防止其病变复发。至于是何种感染源引起炎症性肠病的发病至今仍未确定。近年来,有研究认为肠内的某些共栖菌,如大肠埃希菌、粪肠球菌甚至一些真菌类,在免疫功能异常的情况下可导致菌群结构和功能的改变,产生致病作用。

3.遗传因素　文献报道本病的发病有明显的种族差异和家族聚集性。如西方国家的发病率明显高于东方国家,白种人高于黑种人和黄种人。美国一项调查表明,约17.5%的溃疡性结肠炎和克罗恩病患儿有家族史。一项荟萃分析表明,与本病有显著关联的基因位点为HLA-DR2、DRB1 * 1502、DR9和DRB21 * 0103等。

4.饮食因素　摄入较多的肉类、蛋类、奶制品或者是摄入较少的膳食纤维可能和溃疡性肠炎的发生或复发有关。有证据表明,饮食因素中的硫和硫酸盐与病情复发有关。

5.精神心理因素　临床发现有些患儿伴有焦虑、紧张、多疑以及自主神经紊乱的表现,精神治疗可收到一定效果。

二、病理

基本病理变化与成人相似。初期病变仅波及直肠、乙状结肠,逐渐向近端结肠蔓延,最终可波及全结肠,更严重者回肠末端20 cm内也可受累。病变主要发生在结肠黏膜层及黏膜下层,早期可见黏膜充血、水肿,正常血管纹理模糊或消失,脆性增加。继发感染后,发生黏膜下小脓肿,破溃后,黏膜表面即形成浅小溃疡,继之溃疡融合、扩大形成大片不规则的溃疡,腺体减少,黏膜萎缩。久之部分溃疡愈合形成瘢痕,造成肠管狭窄短缩,部分溃疡被纤维组织包围形成息肉样变,称假性息肉。病变的长期化可导致黏膜肌层增生,再加上炎症后纤维化,可导致结肠缩短,结肠袋消失,结肠变为平滑管状。

结肠黏膜广泛性充血、水肿、渗血是血便腹泻的病理基础,瘢痕狭窄可引起不全肠梗阻,溃疡边缘假性息肉形成,黏膜异型增生,在此基础上有癌变的可能。

三、临床表现

大多数患儿为慢性发病,10%患儿为急性发作,经治疗症状缓解后可反复再发。

1.腹泻　病初为稀便,4~6 次/天,进行性加重排黏液血便和脓液。急性发病者开始即为血便伴腹痛、呕吐、发热及其他中毒症状。

2.营养障碍及生长发育延迟　患儿由于长期腹泻、血便、食欲缺乏及疾病的消耗状态,久之即出现体重减轻、低蛋白血症、贫血。重症病例也可伴有生长发育障碍、青春发育延迟。部分患儿伴有精神、心理及情绪异常。

3.肠外表现　包括皮肤黏膜表现(如口腔溃疡、结节性红斑和坏疽性脓皮病)、关节损害(如外周关节炎、脊柱关节炎等)、眼部病变(如虹膜炎、巩膜炎、葡萄膜炎等)、肝胆疾病(如脂肪肝、原发性硬化性胆管炎、胆石症等)、血栓栓塞性疾病、淀粉样变性等。

4.并发症　包括中毒性巨结肠、肠穿孔、下消化道大出血、肛周感染、肛瘘、上皮内瘤变及癌变。病程越长癌变倾向越高,发病后第一个 10 年癌变率约为 3%,以后每年递增 0.5%~1%,第二个 10 年可达 10%~20%。

四、诊断与鉴别诊断

UC 缺乏诊断的金标准,主要结合临床、内镜和组织病理学表现进行综合分析,在排除感染性和其他非感染性结肠炎的基础上做出诊断。参考国内外最新的炎症性肠病诊断及治疗指南及共识意见,提出如下建议。

1.UC 诊断标准

(1)临床表现:持续 4~6 周甚至以上或反复发作的腹泻,为血便或黏液脓血便,伴明显体重减轻。其他临床表现包括腹痛、里急后重和发热、贫血等不同程度的全身症状,可有关节、皮肤、眼、口及肝胆等肠外表现。

(2)结肠镜检查:结肠镜检查并活检是 UC 诊断的主要依据。结肠镜下 UC 表现为:病变从直肠开始,连续性向近端发展,呈弥漫性黏膜炎症,血管网纹消失、黏膜易脆(接触性出血)、伴颗粒状外观、多发性糜烂或溃疡、结肠袋囊变浅、变钝或消失(铅管状)、假息肉及桥形黏膜、肠腔狭窄、肠管变短等。内镜下黏膜染色技术能提高内镜对黏膜病变的识别能力,结合放大内镜技术,通过对黏膜微细结构的观察和病变特征的判别,有助 UC 诊断。

(3)黏膜活检组织学检查:应多段、多点取材。组织学上可见以下主要改变。活动期:①固有膜内弥漫性、急性、慢性炎症细胞浸润,包括中性粒细胞、淋巴细胞、浆细胞、嗜酸性粒细胞等,尤其是上皮细胞间有中性粒细胞浸润(即隐窝炎),乃至形成隐窝脓肿;②隐窝结构改变:隐窝大小、形态不规则,分支,出芽,排列紊乱,杯状细胞减少等;③可见黏膜表面糜烂、浅溃疡形成和肉芽组织增生。缓解期:①黏膜糜烂或溃疡愈合;②固有膜内中性粒细胞浸润减少或消失,慢性炎症细胞浸润减少;③隐窝结构改变:隐窝结构改变可保留,如隐窝减少、萎缩,可见 Paneth 细胞化生(结肠脾曲以远)。

UC 活检标本的病理诊断:活检病变符合上述活动期或缓解期改变,结合临床,可报告符合 UC 病理改变。宜注明为活动期或缓解期。如有隐窝上皮异型增生(上皮内瘤变)或癌变,应予注明。隐窝基底部浆细胞增多被认为是 UC 最早的光学显微镜下特征,且预测价值高。

(4)其他检查:结肠镜检查可以取代钡剂灌肠检查。无条件行结肠镜检查的单位可行钡剂灌肠检查。检查所见的主要改变为:①黏膜粗乱和(或)颗粒样改变;②肠管边缘呈锯齿状或毛刺样改变,肠壁有多发性小充盈缺损;③肠管短缩,袋囊消失呈铅管样。结肠镜检查遇肠腔狭窄内镜无法通过时,可应用钡剂灌肠检查、CT 或 MRI 结肠显像显示结肠镜检查未及部位。

(5)手术切除标本病理检查:大体和组织学改变见上述 UC 的特点。

诊断要点:在排除其他疾病基础上,可按下列要点诊断:①具有上述典型临床表现者为临床疑诊,安排进一步检查;②同时具备上述结肠镜和(或)放射影像学特征者,可临床拟诊;③如再具备上述黏膜活检和(或)手术切除标本组织病理学特征者,可以确诊;④初发病例如临床表现、结肠镜以及活检组织学改变不典型者,暂不确诊 UC,应予随访。

2.疾病评估 UC 诊断成立后,须进行疾病评估,以利于全面估计病情和预后,制订治疗方案。

(1)临床类型:可分为初发型、慢性复发型、慢性持续型、暴发型。初发型:既往无病史,首次发作;慢性复发型:病情缓解后复发;慢性持续型:首次发作后可持续有轻重不等的腹泻、血便,常持续半年以上,可有急性发作;暴发型:症状严重,血便每日 10 次以上,伴中毒性巨结肠、肠穿孔、脓毒血症等并发症。

(2)病变范围:推荐采用蒙特利尔分型(表 11-1)。该分型有助于治疗方案的选择。

表 11-1 UC 病变范围的蒙特利尔及巴黎分型

项目	蒙特利尔分型	巴黎分型
范围	E_1:溃疡性直肠炎 E_2:左半结肠 UC(脾曲远端) E_3:广泛结肠炎(肝曲远端) E_4:全结肠炎(肝曲近端)	E_1:溃疡性直肠炎 E_2:左半结肠炎(脾曲远端) E_3:广泛结肠炎(脾曲近端)

(3)疾病活动性的严重程度:UC 病情分为活动期和缓解期,依据儿童溃疡性结肠炎活动指数(pediatric ulcerative colitis activity index,PUCAI)进行评定。PU-CAI 总分<10 分为缓解期;10~34 分为轻度活动期;35~64 分为中度活动期;≥65 分为重度活动期(表 11-2)。

表 11-2 儿童溃疡性结肠炎活动指数

项目	分类	评分
腹痛	无	0
	疼痛可忽略	5
	疼痛不能忽略	10
直肠出血	无	0
	少量,出现次数少于50%便次	10
	少量,多数排便时出现	20
	大量,大于粪便体积的50%	30

(续表)

项目	分类	评分
大便性状	成形	0
	部分成形	5
	不成形	10
每日便次	0~2	0
	3~5	5
	6~8	10
	>8	15
夜便(任何症状引起的夜间觉醒)	无	0
	有	10
日常活动	不受限制	0
	偶尔受限	5
	严重受限	10

3.鉴别诊断

(1)急性感染性肠炎:各种细菌感染,如志贺菌、空肠弯曲杆菌、沙门菌、产气单胞菌、大肠埃希菌、耶尔森菌等。常有流行病学特点(如不洁饮食史或疫区接触史),急性起病,常伴发热和腹痛,具有自限性(病程一般数天至1周,不超过6周);抗菌药物治疗有效;粪便检出病原体可确诊。

(2)阿米巴肠病:有流行病学特征,果酱样大便,结肠镜下见溃疡较深、边缘潜行,间以外观正常的黏膜,确诊有赖于粪便或组织中找到病原体,非流行地区患儿血清阿米巴抗体阳性有助诊断。

(3)肠道血吸虫病:有疫水接触史,常有肝脾大。确诊有赖粪便检查见血吸虫卵或孵化毛蚴阳性。急性期结肠镜下可见直肠、乙状结肠黏膜黄褐色颗粒,活检黏膜压片或组织病理学检查见血吸虫卵。免疫学检查有助鉴别。

(4)其他:肠结核、真菌性肠炎、抗菌药物相关性肠炎(包括假膜性结肠炎)、缺血性结肠炎、放射性肠炎、嗜酸性粒细胞性胃肠炎、过敏性紫癜、胶原性结肠炎、白塞病、结肠息肉病、结肠憩室炎以及人类免疫缺陷病毒(HIV)感染合并的结肠病变应与本病鉴别。还需注意,结肠镜检查发现的直肠轻度炎症改变,如不符合UC的其他诊断要点,常为非特异性,应认真寻找病因,观察病情变化。

(5)UC合并艰难梭菌(Clostridium difficile,CD)或巨细胞病毒(CMV)感染:重度UC或在免疫抑制剂维持治疗病情处于缓解期患儿出现难以解释的症状恶化时,应考虑到合并艰难梭菌或CMV感染的可能。确诊艰难梭菌感染可行粪便艰难梭菌毒素试验(酶联免疫测定Toxin A/B)或培养。明确有无CMV感染可行结肠镜下活检HE染色找包涵体以及免疫组化染色和血CMV-DNA定量。

(6)UC与CD鉴别:详见CD鉴别诊断部分。

4.诊断步骤 临床怀疑UC时,推荐以下逐级诊断步骤。

（1）强调粪便常规检查和培养不少于3次。根据流行病学特点，排除阿米巴肠病、细菌性痢疾、肠结核、血吸虫病等的相关检查。

（2）实验室检查：常规检查包括血常规、血清白蛋白、电解质、ESR、CRP、粪钙卫蛋白等。血钙、25-羟基维生素 D_3[$25(OH)D_3$]、叶酸、维生素 B_{12} 水平测定有助于营养状态的评估；有条件的单位可行血清乳铁蛋白等检查作为辅助指标。

（3）结肠镜检查并活检：是建立诊断的关键。结肠镜检查遇肠腔狭窄内镜无法通过时，可应用钡剂灌肠检查、CT 或 MRI 结肠显像显示结肠镜检查未及部位。

（4）下列情况考虑行小肠检查：病变不累及直肠（未经药物治疗者）、倒灌性回肠炎（盲肠至回肠末端的连续性炎症）以及其他难以与 CD 鉴别的情况。小肠检查方法详见 CD 诊断部分。左半结肠炎伴阑尾开口炎症改变或盲肠红斑改变在 UC 常见，因此一般无须进一步行小肠检查。

（5）重度活动期患儿检查的特殊性：应常规腹部平片了解结肠情况。缓行全结肠检查，以确保安全。但为诊断及鉴别诊断，可行不做常规肠道准备的直肠、乙状结肠有限检查和活检，操作应轻柔，少注气。为了解有无合并艰难梭菌和（或）CMV 感染，可行有关检查。

五、预后

病因不明，无特效治疗方法，且病程较长，反复发作，不易彻底治愈。轻型病例经对症治疗后病情可长期缓解。严重者预后较差。

六、治疗

1.治疗目标　诱导并维持临床缓解以及黏膜愈合，防治并发症，改善患儿生活质量。

2.活动期的治疗

（1）轻度 UC

1）氨基水杨酸制剂：是治疗轻度 UC 的主要药物，包括传统的柳氮磺吡啶（sulfasalazine，SASP）和其他各种不同类型的 5-氨基水杨酸（5-aminosalicylic acid，5-ASA）制剂。直肠用药制剂为 5-ASA 灌肠剂和栓剂。柳氮磺吡啶 50~75 mg/（kg·d），分 2 次或 3 次口服，一般总量不超过 4 g/d，有用到 4.8 g/d 的报道。美沙拉嗪 30~50 mg/（kg·d），一般总量不超过 4 g/d。SASP 疗效与其他 5-ASA 制剂相似，但不良反应远较 5-ASA 制剂多见。

2）对氨基水杨酸制剂治疗无效者，特别是病变较广泛者，可改用口服全身作用激素。

（2）中度 UC

1）氨基水杨酸制剂：仍是主要药物，用法同前。

2）激素：足量氨基水杨酸制剂治疗后（一般 2~4 周）症状控制不佳者，尤其是病变较广泛者，应及时改用激素。按泼尼松 0.75~1 mg/（kg·d）给药（其他类型全身作用激素的剂量按相当于上述泼尼松剂量折算）。达到症状缓解后开始逐渐缓慢减量至停药，注意快速减量会导致早期复发。

3）硫嘌呤类药物：包括硫唑嘌呤（azathioprine，AZA）和 6-巯基嘌呤（6-mercaptopurine，6-MP）。适用于激素无效或依赖者。AZA 欧美推荐的目标剂量为 1.5~2.5 mg/（kg·d），一般认为亚裔人种剂量宜偏低，我国相关文献数据显示，低剂量 AZA[（1.23±0.34）mg/（kg·d）]对难治性 UC 有较好的疗效和安全性，但文献证据等级较弱。注意氨基水杨酸制剂会增加硫嘌呤类药物骨髓抑制的毒性。

4)英夫利昔单抗(infliximab,IFX):当激素和上述免疫抑制剂治疗无效或激素依赖或不能耐受上述药物治疗时,可考虑 IFX 治疗。详见 CD 治疗部分。

远段结肠炎的治疗:对病变局限在直肠或直肠乙状结肠者,强调局部用药(病变局限在直肠用栓剂、局限在直肠乙状结肠用灌肠剂),口服与局部用药联合应用疗效更佳。轻度远段结肠炎可视情况单独局部用药或口服与局部联合用药;中度远段结肠炎应口服与局部联合用药;对病变广泛者口服与局部用药联合应用也可提高疗效。局部用药有美沙拉嗪栓剂,每次 10~20 mg/kg(成人 0.5~1 g/次),1~2 次/天;美沙拉嗪灌肠剂,每次 25 mg/kg(成人每次 1~2 g),1~2 次/天。激素如氢化可的松琥珀酸钠盐(禁用酒石酸制剂)每晚 2~4 mg/kg(成人每晚 100~200 mg);成人用布地奈德泡沫剂每次 2 mg,1~2 次/天,适用于病变局限在直肠者,该药激素的全身不良反应少。据报道不少中药灌肠剂如锡类散也有效,可试用。

(3)重度 UC:病情重、病情进展快,处理不当可危及生命,应给予积极治疗。

1)一般治疗:补液、补充电解质,防治水、电解质、酸碱平衡紊乱,特别是注意补钾。血便多、血红蛋白过低者适当输红细胞。病情严重者暂禁食,予胃肠外营养。忌用止泻剂、抗胆碱能药物、阿片制剂、NSAIDs 等,以避免诱发结肠扩张。对中毒症状明显者可考虑静脉用广谱抗菌药物。

2)静脉用激素:为首选治疗。甲泼尼龙每天 1~2 mg/kg(成人 40~60 mg/d),或氢化可的松 8~10 mg/kg(成人 300~400 mg/d),剂量加大不会增加疗效,但剂量不足会降低疗效。

3)需要转换治疗的判断以及转换治疗方案的选择

A.需要转换治疗的判断:在静脉用足量激素治疗约 3 天仍然无效,应转换治疗方案。所谓"无效"除观察排便频率和血便量外,宜参考全身状况、腹部体检、血清炎症指标进行判断。判断的时间点定为"约 3 天"是欧洲克罗恩病和结肠炎组织和亚太共识的推荐,视病情严重程度和恶化倾向,也可适当延迟(如 7 天)。但应牢记,不恰当地延长观察时间会大大增加手术风险。

B.转换治疗方案的选择:两大选择,一是转换药物的所谓"拯救"治疗,依然无效才手术治疗;二是立即手术治疗。①环孢素(cyclosporine A,CsA):2~4 mg/(kg·d)静脉滴注。该药起效快,短期有效率可达 60%~80%,可有效减少急诊手术率。使用期间需定期监测血药浓度,严密监测不良反应。待症状缓解,改为口服(不超过 6 个月),逐渐过渡到硫嘌呤类药物维持治疗;4~7 天治疗无效者,应及时转手术治疗;②IFX:近年国外一项安慰剂对照研究提示 IFX 作为"拯救"治疗有效;③他克莫司:作用机制与环孢素类似,也属于钙调磷酸酶抑制剂。研究显示,他克莫司治疗重度 UC 的短期疗效基本与环孢素相同;④立即手术治疗:对中毒性巨结肠患儿一般宜早期实施手术,其他视具体情况决定。

3.缓解期的维持治疗 UC 维持治疗的目标是维持临床和内镜的无激素缓解。除轻度初发病例、很少复发且复发时为轻度易于控制者外,均应接受维持治疗。

(1)维持治疗的药物:激素不能作为维持治疗药物。维持治疗药物的选择视诱导缓解时用药情况而定。

1)氨基水杨酸制剂:由氨基水杨酸制剂或激素诱导缓解后以氨基水杨酸制剂维持,用原诱导缓解剂量的全量或半量,如用 SASP 维持,剂量一般为 2~3 g/d,并应补充叶酸。远段结肠炎以美沙拉嗪局部用药为主(直肠炎用栓剂每晚 1 次;直肠乙状结肠炎用灌肠剂隔天至数天 1 次),联合口服氨基水杨酸制剂效果更好。

2)硫嘌呤类药物:用于激素依赖者、氨基水杨酸制剂不耐受者。剂量与诱导缓解时相同。

3)IFX:以 IFX 诱导缓解后继续 IFX 维持,用法参考 CD 治疗。

4)其他:肠道益生菌和中药治疗维持缓解的作用尚有待进一步研究。白细胞洗涤技术日本有成功报道,国内尚未开展。

(2)维持治疗的疗程:氨基水杨酸制剂维持治疗的疗程为 3~5 年或更长。对硫嘌呤类药物以及 IFX 维持治疗的疗程未达成共识,视患儿具体情况而定。

4.外科手术治疗

(1)绝对指征:大出血、穿孔、癌变以及高度疑为癌变。

(2)相对指征:①积极内科治疗无效的重度 UC,合并中毒性巨结肠内科治疗无效者宜更早行外科干预;②内科治疗疗效不佳和(或)药物不良反应已严重影响生活质量者,可考虑外科手术。

第二节　克罗恩病

克罗恩病(Crohn's disease,CD)为一种慢性肉芽肿炎症,病变呈透壁性炎症,多为节段性、非对称分布,可累及胃肠道各部位,以末段回肠和附近结肠为主,临床主要表现为腹痛、腹泻、瘘管和肛周病变。1932 年,由 Crohn 首次用局限性回肠炎报告。因病变在肠管一段或多段形成局限性肉芽肿,故又称肉芽肿性肠炎。文献报道,CD 发病有两个高峰:10~20 岁和50~60 岁。目前儿童 CD 的全球发病率尚不清楚,有报道 20 岁以下克罗恩病的发病率从 30年前的每年每 10 万中的 0.1 上升到 2003 年的 4.6。有人总结了某儿科医院 1993 年至 2017年诊治的儿童 CD 患者的年龄分布情况,共纳入了 137 例,结果发现 49.6%患儿的诊断年龄小于 10 岁。

一、病因

至今病因仍不清楚,与溃疡性结肠炎一样,由多种原因引起,现普遍认为与遗传、环境(肠道细菌和食物)和免疫因素有关。遗传、环境和免疫因素的相互作用可导致肠黏膜免疫反应过度活跃,造成肠道组织炎症和损伤。概括地说,某些遗传易感因素决定了个体易于患病,在感染因子或肠腔内抗原的作用下刺激黏膜相关淋巴组织,引起上调的 T 淋巴细胞反应,由此激活各种细胞因子的网络,使局部组织发炎,并不断放大和持续,引起肠壁的损伤和相应的临床表现。

二、病理变化

病变侵犯部位以回肠末端与邻近右侧结肠者最为多见,但整个胃肠道包括从口腔到肛门的任何部位均可发生,病变呈跳跃式或节段性分布,肠壁全层受侵,称为透壁性损害。早期表现为黏膜充血、水肿,随后有散在的浅表溃疡或阿弗他溃疡形成,溃疡之间黏膜往往正常。随着疾病进展,形成纵行匍行为主的溃疡,溃疡之间的黏膜充血水肿呈结节样肿大,呈鹅卵石样外观。有的溃疡沿肠管纵轴延伸,深达浆膜形成裂隙状溃疡。病变肠段肠壁增厚、僵硬、管腔狭窄,严重者可致肠梗阻。有的深凿溃疡延伸形成窦道,穿透肠壁,形成瘘管、穿孔、脓肿。显微镜下可见单核细胞、浆细胞、嗜酸性粒细胞、肥大细胞、中性粒细胞等急、慢性炎症细胞浸润肠壁全层,有时形成裂隙样溃疡,上皮样细胞及多核巨细胞形成非干酪样坏死性肉芽肿,黏膜下层水肿,淋巴管、血管扩张,部分血管周围可见粗大、扭曲的神经纤维,神经节细胞增生,伴有纤维组织增生。

三、临床表现

临床表现呈多样化,包括消化道表现、全身表现、肠外表现以及并发症。消化道症状以阵发性腹痛、腹泻为主,可有黏液和血便,可伴腹部肿块。全身表现主要为体重减轻、食欲缺乏、发热、营养不良、贫血、低蛋白血症和生长发育迟缓等;肠外表现与 UC 相似;并发症常见瘘管、腹腔脓肿、肠狭窄和梗阻、肛周病变(肛周脓肿、肛周瘘管、皮赘、肛周皮肤裂口等),消化道大出血、急性穿孔较少见,病程长者可发生癌变。与成人 CD 不同的是,儿童 CD 往往先出现食欲缺乏、发热、营养不良、贫血、体重不增或减轻、低蛋白血症和发育迟缓等全身症状或肠外症状,甚至可以比消化道症状早出现数月或数年,其程度与病变的部位、范围、病程、营养吸收障碍和丢失程度有关。

四、诊断与鉴别诊断

1.诊断标准　CD 缺乏诊断的金标准,诊断需结合临床、内镜、影像学和组织病理学表现进行综合分析并随访观察。

(1)临床表现:慢性起病、反复发作的右下腹或脐周腹痛伴明显体重下降、发育迟缓,可有腹泻、腹部肿块、肠瘘、肛门病变以及发热、贫血等,对以全身症状或肠外症状起病的患儿,要想到克罗恩病的可能。

(2)内镜检查

1)结肠镜检查:结肠镜检查和活检应列为 CD 诊断的常规首选检查,镜检应达末端回肠。镜下病变呈节段性、非对称性、跳跃性分布,可见阿弗他溃疡、裂隙样溃疡、纵行溃疡、铺路石样肠黏膜、肠腔狭窄、肠壁僵硬等,其中具有特征性的表现为非连续性病变、纵行溃疡和卵石样外观。

2)小肠胶囊内镜检查(small bowel capsule endoscopy,SBCE):SBCE 对小肠黏膜异常相当敏感,但对一些轻微病变的诊断缺乏特异性,且有发生胶囊内镜滞留的危险。主要适用于疑诊 CD 但结肠镜和小肠放射影像学检查阴性的患儿。

3)小肠镜检查:目前我国常用的是气囊辅助式小肠镜(BAE),该检查可直视观察病变、取活检和进行内镜下治疗。BAE 主要适用于其他检查(如 SBCE 或放射影像学)发现小肠病变或尽管上述检查阴性而临床高度怀疑小肠病变需进一步确认和鉴别者,或已确诊 CD 需BAE 检查以指导或进行治疗者。

4)胃镜检查:少部分 CD 病变可累及食管、胃和十二指肠,但一般很少单独累及。原则上胃镜检查应列为 CD 的检查常规,尤其是有上消化道症状者、儿童和 IB-DU 患者。

(3)影像学检查

1)CT 或 MR 肠道显像(CT/MR enterography,CTE/MRE):可反映肠壁的炎症改变、病变分布的部位和范围、狭窄的存在及其可能的性质(如炎症活动性或纤维性狭窄)、肠腔外并发症(如瘘管形成、腹腔脓肿或蜂窝织炎)等。CTE 或 MRE 是迄今评估小肠炎性病变的标准影像学检查,有条件的单位应将此检查列为 CD 诊断的常规检查项目。活动期 CD 典型的 CTE

表现为肠壁明显增厚(成人的肠壁增厚>4 mm);肠黏膜明显强化伴有肠壁分层改变,黏膜内环和浆膜外环明显强化,呈"靶征"或"双晕征";肠系膜血管增多、扩张、扭曲,呈"梳状征";相应系膜脂肪密度增高、模糊;肠系膜淋巴结肿大等。CTE 与 MRE 评估小肠炎性病变的精确性相似,MRE 较费时,对设备和技术要求较高,但无放射线暴露之虑,推荐用于监测累及小肠患儿的疾病活动度。CTE 或 MRE 可更好地扩张小肠,尤其是近段小肠,可能更有利于高位 CD 病变的诊断。盆腔 MRI 有助于确定肛周病变的位置和范围、了解瘘管类型及其与周围组织的解剖关系。

2)钡剂灌肠和小肠钡剂造影:钡剂灌肠对因肠腔狭窄无法行肠镜检查的患儿具有诊断价值。小肠钡剂造影一般用于无法行 CTE 或 MRE 检查者。该检查对肠狭窄的动态观察可与 CTE/MRE 互补。X 线所见为多发性、跳跃性病变,病变处见裂隙状溃疡、卵石样改变、假息肉、肠腔狭窄、僵硬,可见瘘管。

3)腹部超声检查:可显示肠壁病变的部位和范围、肠腔狭窄、肠瘘及脓肿等,对发现瘘管、脓肿和炎性包块具有一定价值。相比于成人,对小年龄患儿而言,腹部超声检查更具有优势。

(4)组织病理学检查:黏膜病理组织学检查需多段(包括病变部位和非病变部位)、多点取材。

1)手术切除标本:沿纵轴切开(肠系膜对侧缘)手术切除的肠管,连同周围淋巴结一起行组织病理学检查。大体表现包括:①节段性或局灶性病变;②融合的线性溃疡;③卵石样外观、瘘管形成;④肠系膜脂肪包绕病灶;⑤肠壁增厚、肠腔狭窄等特征。

2)组织病理学改变:①固有膜炎症细胞呈局灶性不连续浸润,呈节段性、透壁性炎症;②裂隙状溃疡;③阿弗他溃疡;④隐窝结构异常,腺体增生,个别可见隐窝脓肿;⑤非干酪样坏死性肉芽肿,见于黏膜内、黏膜下,手术标本还可见于肌层甚至肠系膜淋巴结;⑥以淋巴细胞和浆细胞为主的慢性炎症细胞浸润,以固有膜底部和黏膜下层为重,常见淋巴滤泡形成,手术标本可见透壁性散在分布的淋巴样细胞增生;⑦黏膜下淋巴管扩张,晚期黏膜下层增宽或出现黏膜与肌层融合(多见于手术标本);⑧神经节细胞增生和(或)神经节周围炎。内镜下黏膜活检的诊断:局灶性的慢性炎症、局灶性隐窝结构异常和非干酪样肉芽肿是公认最重要的在结肠内镜活检标本上诊断 CD 的光学显微镜下特点。

诊断要点:在排除其他疾病基础上,可按下列要点诊断:①具备上述临床表现者可临床疑诊,进一步检查;②同时具备上述结肠镜或小肠镜(病变局限在小肠者)特征以及影像学特征者,可临床拟诊;③如再加上活检组织病理学检查提示 CD 的特征性改变且能排除肠结核者,可做出临床诊断;④如有手术切除标本组织病理学改变,可病理确诊;⑤对无病理确诊的初诊病例,随访 6 个月以上,根据对治疗的反应和病情变化判断,符合 CD 自然病程者,可做出临床确诊。如与肠结核混淆不清但倾向于肠结核者,应按肠结核进行诊断性治疗 8~12周,再行鉴别。

世界卫生组织(WHO)曾提出 6 个诊断要点的 CD 诊断标准(表 11-3),可供参考。

表 11-3　世界卫生组织推荐的 CD 诊断标准

项目	临床表现	影像学检查	内镜检查	活组织检查	手术标本
①非连续性或节段性改变	–	阳性	阳性	–	阳性
②鹅卵石外观或纵性溃疡	–	阳性	阳性	–	阳性
③全壁性炎症反应改变	阳性	阳性	–	阳性	阳性
④非干酪性肉芽肿	–	–	–	阳性	阳性
⑤裂沟、瘘管	阳性	阳性	–	–	阳性
⑥肛周病变	阳性	–	–	–	–

注：具有①、②、③者为疑诊；再加上④、⑤、⑥三者之一可确诊；具备第④项者，只要加上①、②、③三者之二也可确诊；"–"代表无此项表现。

2.疾病评估

（1）临床类型：推荐按蒙特利尔或巴黎 CD 表型分类法进行分型（表 11-4）。

（2）疾病活动性的严重程度：临床上根据儿童克罗恩病活动指数（pediatric Crohn´s disease activity index,PCDAI）评估疾病活动性的严重程度以及进行疗效评价（表 11-5）。分为缓解期、轻度活动期、中度活动期、重度活动期。PCDAI0~10 分:缓解期,10.0~27.5 为轻度活动期,30.0~37.5 为中度活动期,40.0~100.0 为重度活动期。

表 11-4　CD 的蒙特利尔分型及巴黎分型

项目	蒙特利尔分型	巴黎分型
诊断年龄	A_1:<17 岁 A_2:(17~40) 岁 A_3:>40 岁	A_{1a}:(0~10) 岁 A_{1b}:(10~17) 岁 A_2:(17~40) 岁 A_3:>40 岁
表现	L_1:末端回肠/有限的盲肠 L_2:结肠 L_3:回结肠 L_4:孤立的上消化道 B_1:无狭窄穿透 B_2:狭窄 B_3:穿透 P:肛周病变	L_1:远端 1/3 回肠,伴或不伴有限的盲肠 L_2:结肠 L_3:回结肠 L_{4a}:屈氏韧带近端的上消化道 L_{4b}:屈氏韧带远端至 1/3 回肠近端 B_1:无狭窄穿孔 B_2:狭窄 B_3:穿透 B_2B_3:既有狭窄又有穿透(同时或不同时间出现) P:肛周病变

（续表）

项目	蒙特利尔分型	巴黎分型
生长发育	—	G_0：无发育迟缓。 G_1：有发育迟缓。

注：$L_4/L_{4a}/L_{4b}$可以与L_1、L_2、L_2并存。

B_2：影像、内镜或手术发现存在固定的肠腔狭窄，伴狭窄性扩张（伴或不伴梗阻症状）。

B_3：肠穿孔、肠内瘘、肠脓肿、肛周脓肿（非术后腹腔内并发症），不包括孤立性肛瘘或直肠阴道瘘。

G_0：诊断时及后续的随访中无生长发育异常。

G_1：符合下列至少一项即定义为生长发育异常：①诊断时或后续的随访中身高Z值小于预期Z值；②实际身高的Z值与预期身高（父母身高的计算公式）的Z值>2.0或与实际身高的Z值生病前身高Z值差异>1.0；③目前身高的Z值明显低于诊断时身高Z值。

表 11-5 儿童克罗恩病活动指数（PCDAI）

项目		评分
腹痛	无	0
	轻度，不影响日常生活	5
	中/重度、夜间加重、影响日常生活	10
每日便次	0~1次稀便，无血便	0
	≤2次带少许血的糊状便或2~5次水样便	5
	≥6次水样便或肉眼血便或夜间腹泻	10
一般情况	好，活动不受限	0
	稍差，偶尔活动受限	5
	非常差，活动受限	10
体重	体重增长	0
	体重较正常轻≤10%	5
	体重较正常轻≥10%	10
诊断时身高*或身高速率**	诊断时身高低于相应年龄1个百分位等级内或身高生长速率在-1个标准差之内	0
	诊断时身高低于相应年龄1~2个百分位等级或身高生长速率在-1~-2个标准差	5
	诊断时身高低于相应年龄2个百分位等级之上或身高生长速率在-2个标准差以下	10
腹部	无压痛无肿块	0
	压痛或者无压痛肿块	5
	压痛、肌紧张、明确的肿块	10

项目		评分
肛旁疾病	无、无症状皮赘	0
	1~2 个无痛性瘘管、无窦道、无压痛	5
	活动性瘘管、窦道、压痛、脓肿	10
肠外疾病***	无	0
	1 个表现	5
	≥2 个表现	10
血细胞比容/%	男/女（<10 岁）≥33 女（11~19 岁）≥34 男（11~15 岁）≥35 男（>15~19 岁）≥37	0
	男/女（<10 岁）28~32 2.5 女（11~19 岁）29~33 男（11~15 岁）30~34 男（>15~19 岁）32~36	2.5
	男/女（<10 岁）<285 女（10~19 岁）<29 男（11~15 岁）<30 男（>15~19 岁）<32	5
血沉/（mm·h^{-1}）	<20	0
	20~50	2.5
	>50	5
白蛋白/（g·L^{-1}）	≥35	0
	25~35	5
	≤25	10

注：*百分位数法评价身高的方法常分为第 3、10、25、50、75、90、97 百分位数，即 7 个百分位等级，如"10→25→50"为上升 2 个百分位等级。

**以 cm/年表示，需要超过 6~12 个月的测量方可得到可靠的身高速率，与正常相比标准差。

***1 周内超过 3 日体温>38.5℃、关节炎、葡萄膜炎、皮肤结节性红斑或皮肤坏疽。

PCDAI<10.0：缓解期。

PCDAI 10.0~27.5：轻度活动期。

PCDAI30.0~37.5：中度活动期。

PCDAI40.0~100.0：重度活动期。

3.鉴别诊断 与 CD 鉴别最困难的疾病是肠结核,肠白塞病系统表现不典型者鉴别亦相当困难。其他须与感染性肠炎(如 HIV 相关肠炎、血吸虫病、阿米巴肠病、耶尔森菌、空肠弯曲杆菌、艰难梭菌、CMV 等感染)、缺血性结肠炎、放射性肠炎、药物性(如 NSAIDs)肠病、嗜酸性粒细胞性肠炎、以肠道病变为突出表现的风湿性疾病(如系统性红斑狼疮、原发性血管炎等)、肠道淋巴瘤等鉴别。

(1)肠结核:克罗恩病与肠结核均为肠道慢性肉芽肿性疾病,两者在临床特征、病理、内镜下有类似的表现,误诊率高达 50%~70%。与克罗恩病类似,肠结核也常累及回盲部。两者在临床表现上都可有低热、体重减轻、腹泻、腹部包块、肠梗阻等,病变部位、范围和分布特点相似;病理形态上的改变也有许多相似处。如黏膜溃疡、假性息肉、肠壁水肿增厚、肠系膜淋巴结肿大、粘连、瘘管等。在我国肠结核的发病率还较高,故诊断克罗恩病需先除外肠结核。肠结核患者盗汗的发生率高于克罗恩病,而肛周病变及肠外表现在克罗恩病中的发生率更高。另外,合并原发性硬化性胆管炎者更倾向于克罗恩病的诊断。肠结核多见而克罗恩病少见的特点有:肠外结核灶、结核菌素实验阳性、血腺苷脱氨酶活性升高、粪便抗酸染色阳性、干酪样肉芽肿。内镜方面,克罗恩病多表现为纵向溃疡、鹅卵石样外观、多节段病变,肠结核多表现为扩张的回盲瓣、环形溃疡、假性息肉、跳跃性病变。通过临床表现、内镜、组织病理学等仍不能鉴别的克罗恩病及肠结核患者,若无临床禁忌,可诊断性抗结核治疗,诊断性抗结核治疗若效果不明显,应考虑克罗恩病可能。

(2)肠白塞病:白塞病以口腔黏膜溃疡、眼、生殖器、皮肤病变为主要临床特征,也可累及其他器官,合并肠道溃疡者称为肠白塞病。肠白塞病可累及全消化道,但以回肠和结肠病变最常见。其病理特征为炎性肉芽肿并有溃疡形成,以直径>3.0 cm 单发溃疡较多,溃疡较深并有慢性穿透趋势。典型溃疡多位于回盲部,呈圆形、深而呈穿凿状,周围黏膜略隆起。回肠溃疡多较回盲部溃疡小而浅,常多发,黏膜向溃疡集中。主要症状为右下腹痛、腹部包块、腹泻、血便等。严重者表现为肠出血、肠麻痹、肠穿孔、瘘管形成等。HLA-B51 等位基因阳性对本病的诊断有较大帮助。

(3)小肠淋巴瘤:小肠淋巴瘤的部分症状与 CD 也颇为相似,如发热、体重下降、腹泻、腹痛等。影像学检查有助于鉴别诊断。小肠淋巴瘤多为肠壁弥漫性受累伴肠壁块影,而 CD 的病变往往局限于回肠,表现为肠壁的溃疡形成和肠腔狭窄。

(4)溃疡性结肠炎:UC 与 CD 的临床表现有所不同。UC 以血便为主,而 CD 患儿少见血便,以慢性腹痛为主,有时在回盲部可及触痛、质软的炎性肿块。CD 常合并肠瘘。两者的另一主要区别在于病变的分布。UC 常由直肠开始,向近段延伸累及结肠某一部位而停止,病变呈连续性,往往仅累及结肠。而 CD 则可以累及全胃肠道的任何部位,其最常见的病变部位为回肠末端和近段结肠,病变呈节段性,病灶之间黏膜正常。内镜下表现和病理组织学检查,两者各有特点。

(5)阑尾炎:回盲部的 CD 常常容易与急性阑尾炎混淆。阑尾炎常急性起病,腹痛严重伴肌紧张,而 CD 在发病前常有一段时间的腹泻史。影像学表现可帮助鉴别。

(6)自身免疫性肠病:自身免疫性肠病(AIE)是一种以难治性腹泻、重度营养吸收不良、小肠绒毛萎缩、抗肠上皮细胞抗体或抗杯状细胞抗体阳性为特点的自身免疫性疾病,主要见于儿童,成人罕见。自身免疫性肠病与克罗恩临床表现有相似之处,如腹泻及营养不良等,但 AIE 腹泻多表现为水样泻,血便及脓血便较少,另外,内镜下多表现为肠绒毛萎缩,而非溃疡及炎性增生并存。抗肠上皮细胞抗体和抗杯状细胞抗体的检测有助于 AIE 的诊断,儿童患者的阳性率约为 50%,另外,AIE 患者通常伴发多种自身免疫性疾病,如类风湿性关节炎、自身免疫性肝炎、甲状腺炎等。

五、治疗

1.治疗目标 诱导缓解和维持缓解,防治并发症,改善生存质量。

2.活动期的治疗

(1)一般治疗:营养支持:CD 患儿营养不良常见,注意有无铁、钙及维生素(特别是维生素 D、维生素 B_{12})等物质的缺乏,并作相应处理。对重症患儿可予肠外或肠内营养(enteral nutrition,EN)。

(2)轻度活动期 CD 的治疗

1)全肠内营养(exclusive enteral nutrition,EEN):EEN 是指回避常规饮食,将肠内营养制剂作为唯一的饮食来源。推荐 EEN 作为儿童轻中度 CD 诱导缓解的一线治疗方案,但尚未有足够强的数据显示 EEN 对孤立性口腔或肛周病变型 CD 有效。EEN 的应用疗程为 6~12 周,治疗 2 周后需要评估疗效及依从性,如无明显效果,则需考虑转换为其他治疗方案;营养制剂选择方面,因整蛋白配方与要素配方诱导临床缓解效果相似,且整蛋白配方口味优于要素配方,故推荐首选整蛋白配方。若整蛋白配方不能耐受,需根据患儿的具体病情进行调整。途径方面建议首先考虑经口摄入,如经口摄入无法满足热量需求时考虑联合鼻饲喂养。

2)氨基水杨酸制剂:适用于结肠型,末端回肠型和回结肠型。应用美沙拉嗪时需要及时评估疗效。使用方法见 UC。

3)布地奈德:病变局限在回肠末端、回盲部或升结肠者,布地奈德疗效优于美沙拉嗪。

对上述治疗无效的轻度活动期 CD 患儿视为中度活动期 CD,按中度活动期 CD 处理。

(3)中度活动期 CD 的治疗

1)EEN:推荐 EEN 作为儿童轻中度 CD 诱导缓解的一线治疗方案,具体同轻度 CD。

2)激素:是常用的治疗药物之一,用法同 UC。足量应用至症状完全缓解开始逐步减量。宜同时补充钙剂和维生素 D。

病变局限于回盲部者,可考虑布地奈德,但该药对中度活动期 CD 的疗效不如全身作用激素。8 岁以上且体重大于 25 kg 的儿童布地奈德 3 mg/次、3 次/天口服,一般在 8~12 周临床缓解后改为每次 3 mg、2 次/天。延长疗程可提高疗效,但超过 6~9 个月则再无维持作用。该药为局部作用激素,全身不良反应显著少于全身作用激素。

3)激素与硫嘌呤类药物或甲氨蝶呤(methotrexate,MTX)合用:激素无效或激素依赖时加用硫嘌呤类药物或 MTX。研究证明这类免疫抑制剂对诱导活动期 CD 缓解与激素有协同作用,但起效慢(AZA 用药 12~16 周后才达到最大疗效),因此其作用主要是在激素诱导症状缓解后,维持撤离激素后的持续缓解。

AZA 和 6-MP 同为硫嘌呤类药物,两药疗效相似。使用 AZA 出现不良反应的患儿转用 6-MP,部分患儿可以耐受。硫嘌呤类药物治疗无效或不能耐受者,可考虑换用 MTX。

AZA 治疗过程中应根据疗效和不良反应进行剂量调整。可以一开始即给予目标剂量,用药过程中再调量。也可从低剂量开始,每 4 周逐步增量,直至有效或外周血白细胞降至临界值或达到目标剂量。该方案判断药物疗效需时较长,但可能减少剂量依赖的不良反应。

6-MP:欧美共识意见推荐的目标剂量为每天0.75~1.5 mg/kg。使用方法和注意事项与AZA相同。

4)生物制剂:IFX用于激素和上述免疫抑制剂治疗无效或激素依赖者或不能耐受上述药物治疗者。IFX 5 mg/kg,静脉滴注,在第0、2、6周给予作为诱导缓解;随后每隔8周给予相同剂量作长程维持治疗。使用IFX前接受激素治疗时应继续原来治疗,在取得临床完全缓解后将激素逐步减量直至停用。对原先使用免疫抑制剂无效者,不必继续合用;但对IFX治疗前未接受过免疫抑制剂治疗者,IFX与AZA合用可提高撤离激素缓解率和黏膜愈合率。IFX应用的过程中应注意监测药物浓度及有无抗抗体产生。对因药物浓度低而导致的疗效不佳者,可缩短用药间隔或增加药物剂量,最大可用至10 mg/kg,每4周1次。

5)其他:氨基水杨酸制剂对中度活动期CD疗效不明确。环丙沙星和甲硝唑仅用于有合并感染者。其他免疫抑制剂、沙利度胺、益生菌(probiotics)、外周血干细胞或骨髓移植等治疗CD的价值尚待进一步研究。对有结肠远端病变者,必要时可考虑美沙拉嗪局部治疗。

(4)重度活动期CD的治疗

1)确定是否存在并发症:局部并发症如脓肿或肠梗阻,全身并发症如机会性感染。

2)全身作用激素:口服或静脉给药,剂量相当于泼尼松每天0.75~1 mg/kg。

3)IFX:视情况,可在激素无效时应用,也可一开始就应用。

4)手术治疗:激素或全身治疗无效者可考虑手术治疗。

5)综合治疗:合并感染者予广谱抗菌药物或环丙沙星和(或)甲硝唑(metronidazole)。视病情予输液、输血以及输白蛋白。视营养状况和进食情况给予肠外或肠内营养支持。

(5)根据对病情预后估计制订治疗方案:对合并肛周病变、广泛性病变(病变累及肠段累计>100 cm)、食管胃十二指肠病变、发病年龄轻、首次发病即需要激素治疗等高危因素,不必经过"升阶治疗"阶段,治疗初始即可予激素联合免疫抑制剂(硫嘌呤类药物或MTX);或直接予IFX(单独应用或与AZA联用)。

3.外科手术治疗手术指征。

(1)CD并发症

1)肠梗阻:由纤维狭窄所致的肠梗阻视病变部位和范围行肠段切除术或狭窄成形术。短段狭窄肠管(一般<4 cm)可行内镜下球囊扩张术。炎症性狭窄引起的梗阻如药物治疗无效可考虑手术治疗。

2)腹腔脓肿:先行经皮脓肿引流和抗感染,必要时再行手术处理病变肠段。

3)瘘管形成:肛周瘘管处理如前述。非肛周瘘管(包括肠皮瘘和各种内瘘)的处理是一个复杂的难题,应由内外科医师密切配合进行个体化处理。

4)急性穿孔:需急诊手术。

5)大出血:内科治疗(包括内镜止血)出血无效而危及生命者,需急诊手术。

6)癌变。

(2)内科治疗无效者。

4.术后复发的预防 CD肠切除术后复发率相当高。术后定期(尤其是术后第1年内)内镜复查有助监测复发和制定防治方案。有对照研究证实美沙拉嗪、硫嘌呤类药物、咪唑类抗菌药物对预防内镜和临床复发有一定疗效。嘌呤类药物疗效略优于美沙拉嗪,但因不良反应多,适用于有术后早期复发高危因素的患儿。甲硝唑长期使用患儿多不能耐受,有报道术后3个月内甲硝唑与AZA合用,继以AZA维持,可显著减少术后1年复发率。初步报道IFX对预防术后内镜复发有效。

5.药物诱导缓解后的维持治疗　激素不应用于维持缓解。用于维持缓解的主要药物如下。

(1)氨基水杨酸制剂:适用氨基水杨酸制剂诱导缓解后仍以氨基水杨酸制剂作为缓解期的维持治疗。氨基水杨酸制剂对激素诱导缓解后维持缓解的疗效不确定。

(2)巯嘌呤类药物或甲氨蝶呤:硫唑嘌呤是激素诱导缓解后用于维持缓解最常用的药物,能有效维持撤离激素的临床缓解或在维持症状缓解下减少激素用量。硫唑嘌呤不能耐受者可考虑换用6-巯基嘌呤。巯嘌呤类药物治疗无效或不能耐受者可考虑换用甲氨蝶呤。上述免疫抑制剂维持治疗期间复发者,首先应检查服药依从性和药物剂量或浓度是否足够,以及其他影响因素。如存在,做相应处理;如排除;可改用抗TNF-α单克隆抗体诱导缓解并继续以抗TNF-α单克隆抗体维持治疗。

(3)抗TNF-α单克隆抗体:使用抗TNF-α单克隆抗体诱导缓解后应以抗TNF-α单克隆抗体维持治疗。

第三节　嗜酸性粒细胞性胃肠炎

嗜酸性粒细胞性胃肠炎(eosinophilic gastroenteritis,EG)是一种以胃肠道嗜酸性粒细胞异常浸润为特征的比较少见的胃肠道疾病。可伴有周围血中嗜酸性粒细胞增高。所有种族、所有年龄段(从新生儿到成人)均有发病,20~60岁为高发年龄,以男性发病为多,男女比例为3∶2。

一、病因

多数学者认为此病与外源性或内源性过敏原的全身或局部变态反应所致。30%~70%EG患儿有家族或个人的食物、药物过敏史(哮喘、花粉症等),湿疹史。70%~80%EG患儿有周围血EC增加。有一些食物如海鲜、蜂蜜等,特别是牛乳被认为可诱发或加重症状。牛乳蛋白特异性IgG及IgE检测可呈阳性。

二、诊断

1.临床表现　本病的消化道表现多样且无特异性,根据病变部位、范围和程度不同而不同。一般以腹痛为首发症状,常伴恶心、呕吐,也可出现腹泻,严重者呈黏液脓血便,出现腹腔积液时多伴有腹胀。多呈慢性经过,往往有周期性发作和自发性缓解的特点。可伴有全身症状,如低热、生长发育迟缓、贫血、内分泌紊乱等。Klein根据嗜酸性粒细胞浸润胃肠壁的深度,分为以下三型。①Ⅰ型,黏膜病变型:最常见(50%以上),症状类似于炎症性肠病。以腹痛、腹泻为主,因肠上皮细胞绒毛受损,由此可导致失血、吸收不良和肠道蛋白丢失等;②Ⅱ型,肌层病变型:较少见,浸润以肌层为主,胃肠壁增厚、僵硬可引起幽门及肠道的狭窄或梗阻;③Ⅲ型,浆膜病变型:罕见,浆膜增厚并可累及肠系膜淋巴结,可出现渗出性腹腔积液及腹膜炎,腹腔积液中可有大量的嗜酸性粒细胞。以上三型可单独或混合出现。

2.辅助检查　除临床症状外,多数患儿外周血嗜酸性粒细胞增多,三种类型相比,Ⅲ型比其他两型增高得更为明显。常见缺铁性贫血,大便隐血试验阳性,血沉增快,血浆白蛋白下降,血 IgE、IgG 增高。X 线检查对诊断帮助不大,但消化道造影可显示食管、幽门、肠道等部位狭窄及黏膜改变,如黏膜增粗、紊乱、充盈缺损等。腹部 CT 及 B 型超声可显示非特异性肠壁增厚、腹腔积液等。内镜检查及活检病理检查有助于确诊。内镜下可见黏膜充血、水肿、糜烂、结节、溃疡等改变,病理组织学检查见大量嗜酸性粒细胞浸润。

诊断标准:目前多数文献赞同的诊断原则是:有消化道症状,病理证实胃肠道(从食管到肛门)多处 EC 浸润(活检 6 点以上),无胃肠道以外多器官 EC 浸润,无寄生虫感染。

三、鉴别诊断

本病需要与嗜酸性粒细胞增多症、克罗恩病、溃疡性结肠炎、其他过敏性肠炎鉴别。

四、治疗

1.饮食疗法　如去除致敏的食物或药物,有条件者可以进行要素饮食。

2.药物治疗　肾上腺皮质激素有良好的治疗效果,可使病情缓解,多数患儿用药后 1~2 周内症状改善,嗜酸性粒细胞可明显下降至正常。复发时用药仍有效。适用于弥漫型、手术后复发和腹腔积液为主的患儿。急性期可给泼尼松每日 0.5~1 mg/kg,应用 2 周,见效后逐渐减量,维持 2~4 周。色甘酸钠是肥大细胞膜稳定剂,临床上对肾上腺皮质激素治疗无效或产生了较严重的不良反应者可改用本品治疗。酮替芬为一种肥大细胞膜的保护剂,长期应用激素疗效不明显的患儿可加用,每日 0.5~1 mg 口服,1~2 次/天。孟鲁司特钠为白三烯受体拮抗剂,可以与皮质激素合用,每日口服 4 mg,1 次/天。对应用皮质激素效果不佳者,可加用免疫抑制剂硫唑嘌呤 1~2.5 mg/(kg·d) 口服,但要注意观察血常规及骨髓抑制情况。抑酸治疗:有助于改善症状和食管、胃的病理变化,抑酸药的应用详见消化性溃疡病诊疗常规。

3.手术治疗　对一些局限性浸润及有并发症的患儿,可以考虑手术治疗。但手术并不能完全切除受浸润的部位,易于复发,因此应尽量采用保守治疗。

第四节　食物蛋白过敏相关性肠炎

非 IgE 介导食物过敏的特点是进食后数小时或者数天后出现症状(以皮肤和消化道症状为多见),发病机制不明确,不容易诊断,食物激发试验阳性或食物回避后以及重新摄入该食物时的反应有助于诊断。主要相关食物类型为:牛奶、鸡蛋、大豆、小麦。以腹泻为主要表现的:食物蛋白介导的直肠结肠炎、食物蛋白介导的小肠结肠炎综合征(food protein-induced enterocolitis syndrome,FPIES)、食物蛋白介导的肠病、麦胶样肠病(celiac disease,CD)。其他表现:便秘、肠绞痛等。值得注意的是,抗组胺药物对非 IgE 介导的慢性腹泻患儿无明确治疗效果。

一、食物蛋白介导的直肠结肠炎

由 Rubin 在 1940 年首次报道。Gryboski 在 1966 年和 1967 年进行了后续研究。与食物蛋白介导的结肠直肠炎相关的食物有豆类、鱼、鸡蛋、小麦。虽然牛奶几乎与所有食物蛋白介导的结肠直肠炎有关,但是其中接近 60%的患儿是母乳喂养儿。主要原因是母亲摄入奶制品后,牛奶蛋白的某些抗原成分通过乳汁分泌传递给已经被致敏的患儿,触发患儿出现过敏反应。另外一部分患儿,因为摄入的配方乳中含有牛奶蛋白和大豆而引起过敏。

1.病因　食物蛋白介导结肠直肠炎发生的危险因素有:免疫系统不成熟,小肠通透性改变和激活免疫系统的其他因素,如基因的易感性和对食物(如鸡蛋、牛奶、鱼、坚果、大豆等)的特异的敏感程度。

2.诊断

(1)临床表现:本病以摄入食物后触发人体免疫反应导致的结肠直肠黏膜炎性改变为特征,绝大多发生在纯母乳喂养患儿,可在生后第 1 周甚至生后几小时内发病,生后 6 个月内发病最为常见。主要临床表现为腹泻,粪便性状变化较多,有时为正常便,有时为黏液便、血便(从便中带有少量血丝到以较多血为主的大便)。发病的最初几天可表现为带有血丝(时有时无)的大便,如果食物中过敏原未被剔除,血便次数逐渐增多,严重时每次都表现为血便。患儿一般状态不受影响,体重无减轻,腹部触诊无阳性发现。

(2)辅助检查:绝大多数食物介导的结肠直肠炎患儿的实验室检查往往显示正常,个别患儿有贫血,低蛋白血症或者外周血嗜酸性粒细胞增多。对于食物介导的结肠直肠炎目前尚无非侵入性的特异性的检查手段。现有的实验室检查敏感性和特异性均不强。腹部超声能够检测到肠道黏膜增厚。但 SPT 和 SIgE 检测呈阴性结果。诊断主要依据病史的询问,对于回避可疑食物以及重新引入可疑食物的反应,食物激发试验等。如果患儿在回避饮食后有良好的效果,则不推荐结肠镜检查。否则,建议给予结肠镜检查。患儿肠镜下表现为黏膜水肿、红斑、糜烂、溃疡、出血和淋巴滤泡增生。主要表现在降结肠和乙状结肠。厚层黏膜活检时,组织学检查黏膜和固有层嗜酸性粒细胞增生,很少形成隐窝脓肿。

3.鉴别诊断　需除外其他疾病如感染、坏死性小肠结肠炎、肛裂和肠套叠等。

4.治疗　回避可疑食物,如果要维持母乳喂养,则需要去除母乳中的可疑食物,母亲也需要回避引起患儿腹泻的可疑食物。如果患儿病情在 3 天内无改善,需要应用深度水解蛋白配方奶粉(extensively hydrolysed protein formula,eHF),如果症状仍然没有改善,则需要用氨基酸配方奶粉(amino acid-based formula,AAF)。患儿的预后良好,1 岁左右大多数可以耐受所回避的食物。

二、食物蛋白介导的小肠结肠炎综合征

食物蛋白介导的小肠结肠炎综合征(food protein-induced enterocolitis syndrome,FPIES),是 IgE 介导的 FA,常在生后 6 个月内发生,有些患儿在生后 1 个月甚至生后几天内就出现症状。

1.病因　引起 FPIES 最常见过敏原是牛奶,FPIES 常在生后 6 个月内发生,有些患儿在生后 1 个月甚至生后几天内就出现症状。纯母乳喂养可能是一个保护因素,目前还没有纯母乳喂养儿发生本病的报道。但是也有报道,因为母亲未回避牛奶蛋白的摄入,母乳喂养的患儿通过乳汁摄入了牛奶蛋白活性片段,导致 FPIES,表现为慢性腹泻。除牛奶以外,常见过敏原还有鸡蛋、大豆、南瓜、豆类蔬菜、燕麦、米、大麦、马铃薯、鱼、鸡等。有些患儿可能对 1 种以上 FA。但有研究认为牛奶与大豆之间的交叉过敏反应的发生要少于以往的估计。肠道内 TGF-β 减少和 TNF-α 增加可能与 FPIES 的发病机制有关。

2.诊断

(1)临床表现:FPIES 常在生后 6 个月内发生,有些患儿在生后 1 个月甚至生后几天内

就出现症状,腹泻是最常见临床表现之一,常伴有呕吐,粪便呈水样便或稀便,如病变累及结肠可出现血便。急性发作患儿,腹泻可出现在摄入食物后数小时内,严重病例可出现脱水、低血压、嗜睡(15%~20%)甚至休克。慢性发作患儿可表现为慢性腹泻、呕吐、易激惹、腹胀、吸收障碍、生长发育迟缓、低蛋白血症等。小婴儿临床表现与食物蛋白介导的肠病类似,但是因为 FPIES 病变涉及结肠和小肠两个部位,所以临床表现更严重。以色列的一项队列研究表明 FPIES 发生率为 0.34%,最常见症状依次是反复呕吐、嗜睡、腹泻、苍白和血便。

(2)辅助检查:主要依据病史和患儿对回避可疑食物及重新摄入可疑食物的反应以及食物激发试验等。内镜检查和小肠活检无特异性改变,结肠可见隐窝脓肿和浆细胞广泛浸润。小肠壁可见水肿、急性炎症和轻度绒毛萎缩。斑贴试验(atopy patch test,APT)虽然敏感性强,但特异性差,不建议用于非 IgE 介导的 FA 的饮食指导。血常规检查可能显示嗜酸性粒细胞增加。因为有水电解质紊乱、低钠血症、酸中毒等表现,患儿可表现为嗜睡甚至昏迷,常被误诊为败血症或坏死性小肠结肠炎。

3.鉴别诊断　因为有水电解质紊乱、低钠血症、酸中毒等表现,患儿可表现为嗜睡甚至昏迷,常被误诊为败血症或坏死性小肠结肠炎。需要认真鉴别。

4.治疗　回避饮食,对症处理,给予补充水电解质。牛奶蛋白过敏的患儿可给予 eHF,如果治疗效果不佳,给予 AAF 治疗。对于可疑食物的再次引入,建议在有抢救设备的医院进行,以便出现临床症状时及时救治。对牛奶蛋白过敏在 1 岁左右可以缓解,但对其他食物如鱼、鸡或米过敏,将持续至幼儿期。3 岁以前 90% 患儿可以痊愈。

三、食物蛋白诱导的肠病

食物蛋白介导的肠病发病部位主要在小肠,是非 IgE 介导的过敏反应。

1.病因　多数食物蛋白诱导的肠病的过敏原是牛奶蛋白,还有大豆、鸡蛋、鱼、鸡和米等。虽然发病机制目前尚不完全清楚,但组织病理学和免疫学研究提示小肠黏膜损伤可能是由细胞免疫介导的。

2.诊断

(1)临床表现:食物蛋白诱导的肠病患儿大多在生后 1 岁内出现症状,主要临床表现为摄入可疑食物数天后出现呕吐、慢性腹泻。患儿还常出现吸收不良综合征表现,影响体重和身高,其中对前者影响更大。有些患儿伴脂肪泻和乳糖不耐受。回避过敏原后,症状可以明显改善。有些患儿出现蛋白丢失性肠病表现,如低蛋白血症、水肿等。

(2)辅助检查:主要依据病史和患儿对回避可疑食物及重新摄入该可疑食物的反应、食物激发试验等。实验室检查有小肠吸收不良表现,如中度缺铁性贫血、低蛋白血症、维生素 K 缺乏等。小肠活检对诊断及随访有帮助。组织学显示隐窝增生、绒毛萎缩、上皮内淋巴细胞增多,有些患儿血常规可见轻度嗜酸性粒细胞浸润。有些患儿表现为被激活的固有层 $CD4^+$ 细胞和上皮间 $CD8^+$ 细胞增多,回避过敏原后,这些细胞恢复到正常水平。SPT 和 SIgE 呈阴性结果。

3.鉴别诊断　食物蛋白诱导肠病的临床表现与麦胶性肠病(celiac disease,CD)类似,但是在 3 岁左右可好转,小肠损伤不会进展。

4.治疗　回避可疑食物,对症处理,牛奶蛋白过敏的患儿可给予 eHF,如果治疗效果不佳,给予 AAF 治疗。预后较好,患儿在 3 岁左右症状可逐渐消失。

第十二章　肾脏疾病

第一节　急性肾小球肾炎

急性肾小球肾炎简称急性肾炎（AGN），是一组急性起病，以两侧肾脏弥漫性肾小球非化脓性炎症为主要病理特征的疾病，常为感染后免疫反应引起。其特点为急性起病，临床主要表现为血尿、蛋白尿、水肿、少尿和高血压，并可伴有一过性氮质血症。发病以 5~14 岁小儿多见。急性肾小球肾炎根据致病的病原菌不同，可分为急性链球菌感染后肾小球肾炎（acute poststreptococcal glomerulonephritis，APSGN）和非链球菌感染后急性肾小球肾炎，其中以链球菌感染后引起者在儿童期最为常见。

一、病因病理

1.病因及发病机制

（1）病因：呼吸道及皮肤感染为主要前期感染。大多数的病例属急性链球菌感染后引起的免疫复合物性肾小球肾炎。除乙型溶血性链球菌之外，其他细菌如绿色链球菌、肺炎双球菌、金黄色葡萄球菌、伤寒杆菌、流感杆菌等，病毒如柯萨奇病毒 B4 型、ECHO 病毒 9 型、麻疹病毒、腮腺炎病毒、乙型肝炎病毒、巨细胞病毒、EB 病毒、流感病毒等，还有疟原虫、肺炎支原体、白色念珠菌、丝虫、钩虫、血吸虫、弓形虫、梅毒螺旋体、钩端螺旋体等也可导致急性肾炎。

（2）发病机制：目前公认的研究认为，急性肾炎主要与溶血性链球菌 A 组中的致肾炎菌株感染有关，是通过抗原抗体免疫复合物引起的一种肾小球毛细血管炎症病变，包括循环免疫复合物和原位免疫复合物形成致病学说。此外，某些链球菌株可通过神经氨酸酶的作用或其产物如某些菌株产生的唾液酸酶，与机体的 IgG 结合，脱出免疫球蛋白上的涎酸，从而改变了 IgG 的化学组成或其免疫原性，经过自家源性免疫复合物而致病。

肾炎相关链球菌纤溶酶受体以及链球菌致热外毒素 B 是主要致病因素。

肾炎相关链球菌纤溶酶受体（NAPlr）是一种具有甘油三磷酸脱氢酶（GAPDH）活性的纤溶酶结合蛋白，作为可能的肾炎致病抗原而备受关注。目前认为它被链激酶激活，与肾小球结合，捕获纤维蛋白溶酶，从而造成肾小球基底膜损害。也有学者认为，NAPlr 通过激活补体途径，产生肾小球基底膜局部炎症，促进内皮下免疫复合物沉积。

链球菌热原性外毒素 B（SPE B）是由化脓性链球菌分泌的阳离子外纤溶酶结合受体。其酶原前体是由肾炎致病链球菌所分泌。SPEB 通过选择性通路激活补体系统，具有纤溶酶结合活性。因为是阳离子性蛋白，因此容易种植于具有阴离子电荷的肾小球基底膜（GBM）上。

在抗原抗体复合物导致组织损伤中，局部炎症介质也起了重要作用。补体具有白细胞趋化作用，通过使肥大细胞释放血管活性胺改变毛细血管通透性，还具有细胞毒直接作用。血管活性物质包括色胺、5-羟色胺、血管紧张素Ⅱ和多种花生四烯酸的前列腺素样代谢产物,均可因其血管运动效应,在局部炎症中起重要作用。

2.病理 在疾病早期,肾脏病变典型,呈毛细血管内增生性肾小球肾炎改变,在疾病恢复期可见系膜增生性肾炎改变。急性链球菌感染后肾小球肾炎典型的病理表现是弥漫性、渗出性和增生性肾小球炎症。肾小球体积增大,内皮细胞与系膜细胞增生,系膜基质增多,可见中性粒细胞浸润,毛细血管管腔变窄。严重时肾小囊壁层细胞增生形成新月体,使囊腔变窄。免疫荧光检查在毛细血管祥和系膜区见到颗粒状 IgG、补体 C3、IgM、IgA 等沉积物。电镜下,在基底膜上皮侧可见"驼峰"样电子致密物沉积,为本病的特征性改变。

二、临床表现

1.症状 前期感染:90%病例有链球菌的前期感染,以呼吸道及皮肤感染为主。在前期感染后经 1~3 周无症状的间歇期而急性起病,可有以下表现。

（1）血尿:50%~70%患者有肉眼血尿,持续 1~2 周即转为镜下血尿。

（2）蛋白尿:蛋白尿程度不等,约 20%的病例可达肾病水平蛋白尿。

（3）水肿:约 70%的病例有水肿,一般仅累及眼睑及颜面部,重的 2~3 天遍及全身,呈非凹陷性。

（4）少尿:见于 50%患者,无尿罕见。

（5）高血压:部分病例有血压增高。

（6）全身症状:急性期常有全身不适、乏力、厌食、发热、头痛、头晕、咳嗽、气急、恶心、呕吐、腹痛及鼻出血等。

（7）非典型表现:①无症状性急性肾炎,患儿仅有镜下血尿而无其他临床表现;②肾外症状性急性肾炎,有的患儿水肿、高血压明显,甚至有严重循环充血及高血压脑病,此时尿改变轻微或尿常规检查正常,但有链球菌前期感染和血 C3 水平明显降低;③以肾病综合征表现的急性肾炎,少数病儿以急性肾炎起病,但水肿和蛋白尿突出,伴轻度高胆固醇血症和低白蛋白血症,临床表现似肾病综合征。

2.体征

（1）水肿:为最常见的体征,先见于眼睑,渐及全身,按之凹陷即起。

（2）眼底改变:为高血压引起,可见视网膜小动脉痉挛,偶有火焰状出血及视神经盘水肿。

三、实验室及其他检查

1.血常规 红细胞计数和血红蛋白可稍低,系因血容量扩大、血液被稀释所致。白细胞计数正常或增高,此与原发感染灶是否存在有关。

2.尿常规 尿蛋白定性多在+~++,少数可达+++,红细胞+~++++不等,尿浓缩功能受损则可见尿比重降低。

3.血沉 血沉增快,常提示肾炎病变活动,可在 2~3 个月内恢复正常。

4.血清学检查 咽炎后可见抗双磷酸吡啶核苷酸酶（ADPNase）抗体、抗链球菌溶血素"O"（ASO）升高,后者通常于链球菌感染后 10~14 天出现,3~5 周达高峰,3~6 个月恢复正常。脓皮病后可见抗脱氧核糖核酸酶（ADNase-B）抗体、抗透明质酸酶（AHase）抗体升高。血清补体 C3 早期可下降,6~8 周时多恢复正常。

5.尿沉渣检查 尿红细胞计数>1 万/mL 或>5 个/高倍镜视野（HPF）,显微镜下尿红细胞>60%扭曲变形,还可见白细胞、肾小管上皮细胞、红细胞管型。

6.尿蛋白定量　尿蛋白定量一般<50 mg/kg,一般持续3~4周,恢复先于血尿的消失。

7.B超　肾脏B超急性期可见肾皮质回声增强。

8.肾活检　必要时可行肾活检:需与急性肾炎相鉴别时;临床、化验不典型者;病情迁延者进行肾穿刺活检,以确定诊断。

9.血生化及肾功能的检查　白蛋白、总蛋白、胆固醇、三酰甘油多在正常范围,可见血尿素氮(BUN)、肌酐(Cr)一过性升高,血磷升高提示肾小球滤过率(GFR)减退。还可见血钾升高、总二氧化碳结合率降低。

四、诊断和鉴别诊断

1.诊断

(1)病史:发病急,起病于前驱感染后1~3周。

(2)症状:尿量减少,水肿,中等度血压升高一般为20~24 kPa/12~13.3 kPa(150~180 mmHg/90~100 mmHg)。

(3)实验室检查:镜下血尿伴红细胞管形及轻中度蛋白尿、短暂氮质血症、尿纤维蛋白降解产物(FDP)升高、血清补体C3降低、抗链球菌溶血菌素"O"滴度增高。

(4)肾活检示毛细血管内增生性肾小球肾炎。

2.鉴别诊断　需与急性肾小球肾炎相鉴别的病种:主要有急进性肾小球肾炎、肾炎型肾病综合征、IgA肾病、慢性肾炎急性发作、过敏性紫癜性肾炎、乙型肝炎病毒相关性肾炎、狼疮性肾炎。需与急性肾小球肾炎并发症相鉴别的病种:急性呼吸衰竭、充血性心力衰竭、肺源性心脏病、小儿颅内高压。

(1)以急性肾炎综合征起病的肾小球疾病

1)其他病原体感染后的急性肾炎:病原体可为细菌、病毒、寄生虫,较常见的有多种病毒如:水痘-状疱疹病毒、EB病毒、流感病毒等感染,感染极期或感染后3~5天发病,临床症状轻,常不伴有血清补体降低,少有水肿和高血压,肾功能一般正常,临床过程自限。

2)系膜毛细血管性肾小球肾炎:除有肾炎综合征外,还常伴肾病综合征,病变呈持续状态,无自愈倾向,50%~70%患者有持续性低补体血症,8周内不恢复。

3)系膜增生性肾小球肾炎(IgA肾病及非IgA系膜增生性肾小球肾炎):部分患者有前驱感染,可呈现急性肾炎综合征,血清补体C3一般正常,病情无自愈倾向。IgA肾病患者疾病潜伏期短,多于感染后数小时至数日内出现反复发作的肉眼血尿,水肿、高血压不常见,血清IgA可以升高。确诊靠肾活检免疫病理诊断。

(2)急进性肾小球肾炎:起病过程与急性肾炎相似,但除急性肾炎综合征外,多早期出现少尿、无尿、肾功能急剧恶化。重症的急性肾炎呈现急性肾衰竭者与本病鉴别困难时,应及时做肾活检明确诊断。

(3)系统性疾病肾脏受累:系统性红斑狼疮肾炎、过敏性紫癜肾炎、细菌性心内膜炎肾损害、原发性冷球蛋白血症肾损害,小血管炎肾损害等,可表现为急性肾炎综合征,部分患者也可有低补体血症,需要根据原发病结合实验室检查加以鉴别。

(4)慢性肾炎:急性发作主要以蛋白尿为主,有低比重尿或固定低比重尿,有贫血、肾功能异常。

五、治疗

主要以休息和对症治疗为主,纠正其水钠潴留、血容量过大、循环充血等病理生理过程,防治急性期并发症,保护肾功能。对急性肾衰竭病例给予透析治疗,待其自然恢复。本病为自限性疾病,无须特殊治疗,一般也不宜使用糖皮质激素及细胞毒药物治疗。

1.一般治疗

(1)休息:患儿病初 2 周应卧床休息,待水肿消退、血压正常、肉眼血尿及循环充血症状消失后,可以下床轻微活动并逐渐增加活动量;但 3 个月内仍应避免进行重体力活动,血沉正常才可上学。

(2)饮食:一般患儿在水肿、少尿、高血压期间,应适当限制水、盐、蛋白质摄入。水分一般以不显性失水加尿量计算供给,同时给予易消化的高糖、低盐、低蛋白饮食,食盐以 60 mg/(kg·d),蛋白质 0.5g/(kg·d),尽量满足热能需要。尿量增多、氮质血症消除后应尽早恢复蛋白质供应,以保证小儿生长发育的需要。

(3)抗感染:存在感染灶时应给予青霉素或其他敏感抗生素治疗。经常反复发生炎症的慢性感染灶如扁桃体炎、龋齿等应予以清除,但须在肾炎基本恢复后进行。本症不同于风湿热,不需要长期药物预防链球菌感染。

2.对症治疗

(1)利尿:适当限制钠盐摄入,应用利尿剂,轻症患者可口服氢氯噻嗪,每次 1~2 mg/kg,每日 1~2 次,有利尿降压作用。重症患者如少尿及有明显循环充血者可静脉给予呋塞米强力利尿剂,每次 1~2 mg/kg,每日 1~2 次,再视情况酌增。

(2)降压:凡经休息,控制水盐、利尿而血压仍高者均应给予降压药。可根据病情选择钙通道阻滞剂和血管紧张素转换酶抑制剂等。

3.并发症的治疗

(1)高血压脑病:出现脑病征象应快速给予镇静、扩血管、降压等治疗,可选择以下药物。

1)硝普钠:可直接作用于血管平滑肌使血管扩张,血压在 1~2 min 内迅速下降,同时能扩张冠状动脉及肾血管,增加肾血流量。开始以每分钟 1 μg/kg 速度静脉滴注,严密监测血压,随时调节药物滴入速度(每分钟不宜超过 8 μg/kg),防止发生低血压。本品曝光后药物分解变成蓝色时即不能使用,故必须新鲜配制,输液瓶及输液管均用不透光的纸包裹以避光。

2)肼屈嗪:肌内或缓慢静脉注射,每次 0.1~0.25 mg,4~6 小时可重复注射。

(2)严重循环充血及肺水肿:应卧床休息,严格限制水、钠摄入及降压。尽快利尿,可静脉注射呋塞米。明显肺水肿者可给予血管扩张剂如硝普钠(用法同高血压脑病)、酚妥拉明(0.1~0.2 mg/kg 加入葡萄糖 10~20 mL 中静脉缓慢注射)可降低及减轻肺水肿。上述处理无效者尽早进行持续性血液净化治疗。目前认为洋地黄制剂易引起中毒,故多不主张应用。

急性肾炎急性期预后好,在合并严重的并发症如高血压脑病、严重循环充血及肺水肿、肾功能不全和肾蛋白尿时预后差。95%APSGN 病例能完全恢复,小于 5% 的病例可有持续尿异常,死亡病例在 1% 以下。目前主要死因是急性肾衰竭。远期预后小儿比成人佳,一般认为 80%~95% 终将痊愈。转入慢性者多呈自身免疫反应参与的进行性肾损害。

第二节 急进性肾小球肾炎

急进性肾小球肾炎(rapidly progressive glomerulo nephritis,RPGN)又称恶性肾炎、毛细血管外增生性肾炎、新月体肾小球肾炎(crescentic glomerulo nephritis,CGN)。1942 年首先由EHi 所描述,Heptinstall 于 1966 年明确了其定义,1968 年 Bacani 等详细阐述了本病的临床和组织学特征。RPGN 是指在肾炎综合征(血尿、蛋白尿、水肿和高血压)基础上短期内出现少尿或无尿等症状,并伴有进行性肾衰竭的临床综合征。该病起病急、进展快、预后差,如果诊断、治疗不及时,多进展至终末期肾病,病死率高达 25%,但如果早期诊断和及时治疗可显著改善其预后。

一、病因病理

1.病因及发病机制

(1)病因:急进性肾小球肾炎的发病因素包括毒素(如羟化物溶剂)、药物、病毒和细菌感染、单克隆丙种球蛋白、恶性肿瘤、自身免疫和免疫遗传因素等。引起急进性肾小球肾炎的疾病种类很多,基本可分为如下几类:原发性肾小球疾病、感染性疾病、多系统疾病、药物因素,具体有下列疾病。

1)原发性肾小球疾病。①Ⅰ型:IgG 线性沉积(抗肾小球基底膜抗体介导);②Ⅱ型:IgG 颗粒样沉积(免疫复合物介导);③Ⅲ型:少或无免疫复合物的沉积(缺乏免疫反应)。

2)继发于其他原发性肾小球肾炎,膜增生性肾小球肾炎(尤其Ⅱ型),膜性肾小球肾炎伴有附加抗基底膜型肾炎,IgA 肾病。

3)继发于感染性疾病,急性链球菌感染后肾小球肾炎,急性或亚急性感染性心内膜炎,内脏化脓性病灶引起的慢性败血症与肾小球肾炎,其他感染如分流性肾炎、乙型肝炎病毒肾炎、人类免疫缺乏病毒感染等。

4)继发于多系统疾病,系统性红斑狼疮、肺出血-肾炎综合征、过敏性紫癜、弥散性血管炎如坏死性肉芽肿、过敏性血管炎及其他类型、混合性冷球蛋白血症、类风湿性关节炎伴血管炎、恶性肿瘤及复发性多软骨炎等。

5)药物:青霉胺、肼屈嗪、别嘌呤醇及利福平等。

(2)发病机制:RPGN 根据免疫病理可分为 3 型,其病因及发病机制各不相同。Ⅰ型又称抗肾小球基底膜型肾小球肾炎,由于抗肾小球基底膜抗体与肾小球基底膜(GBM)抗原相结合激活补体而致病。Ⅱ型又称免疫复合物型,因肾小球内循环免疫复合物的沉积或原位免疫复合物形成,激活补体而致病。Ⅲ型为少免疫复合物型,肾小球内无或仅有微量免疫球蛋白沉积。现已证实 50%~80%该型患者为原发性小血管炎肾损害,肾脏可为首发甚至唯一受累器官或与其他系统损坏并存。原发性小血管炎患者的血清抗体中性粒细胞胞质抗体(ANCA)常呈阳性。

2.病理 本病的病理改变特征为肾小囊内细胞增生、纤维蛋白沉积,肾脏体积稍增大、肿胀,呈苍白色或暗灰色,可见到瘀点,切面皮质增厚,肾小球呈灰色点状,又名新月体性肾炎,我国目前采用的新月体性肾炎的诊断标准为肾穿刺标本中 50%以上的肾小球有大新月体(新月体占肾小囊面积 50%以上)形成。病变早期为细胞新月体,后期为纤维新月体。肾小球周围有中性粒细胞、单核细胞、淋巴细胞浸润,肾小球系膜细胞及内皮细胞也可明显增生。另一少见类型为开始时肾小球毛细血管丛坏死病变,肾小球几乎完全破坏,继之被瘢痕组织所代替。而肾小球囊腔之新月体数目和程度都较轻。新月体的形成对肾小球的结构和功能都有重要的影响,是肾小球严重损伤的组织学标志。总的来说,肾小球内新月体的百分数与损伤的严重程度相关。另外,疾病的持续时间及其是否能逆转也与新月体中细胞成分及纤维成分所占的比例有关。

本病按免疫病理学分类,可分为 3 型。

Ⅰ型,即抗肾小球基底膜抗体型,免疫荧光镜检、沿肾小球基底膜可见 IgG 呈线条状的均匀沉积物,新月体形成数量多,血清中可测到抗肾小球基底膜抗体,预后最差。

Ⅱ型,即免疫复合物型,免疫荧光镜检,肾小球基底膜及系膜区有 IgG 及 C3 呈颗粒状沉积,电镜下可见致密沉积物在基底膜内皮下及系膜区沉积,血清免疫复合物常呈阳性,预后较Ⅰ型为好。

Ⅲ型,无或微量免疫球蛋白沉积型,免疫荧光镜检肾小球没有或仅微量免疫沉积物。近年认为本型新月体肾炎多数是由原发性小血管炎所致,肾小球有局灶性节段性纤维样坏死,且血清中性粒细胞胞浆抗体阳性,可分 3 个亚型,即微血管炎、Wegener 肉芽肿病及变应性肉芽肿性小血管炎,预后较Ⅰ型为好。此为 RPGN 中最多见的类型。

二、临床表现

1.前驱症状　大多数患者在发病前 1 个月有先驱感染史,起病多突然,但也可隐性缓慢起病。

2.起病多以少尿开始,或逐渐少尿,甚至无尿。可同时伴有肉眼血尿,持续时间不等,但镜下血尿持续存在,尿常规变化与急性肾小球肾炎基本相同。

3.水肿　约半数患者在开始少尿时出现水肿,以面部及下肢为重,水肿一旦出现难以消退。

4.高血压　起病时部分患者伴有高血压,也有在起病以后过程中出现高血压,一旦血压升高,呈持续性,不易自行下降。

5.全身症状较重,如疲乏无力、精神萎靡,体重下降,可伴发热、腹痛、贫血,病情进展急骤。

6.肾功能损害　呈持续性加重是本病的特点,肾小球滤过率明显降低和肾小管功能障碍同时存在。

三、实验室及其他检查

1.尿常规　尿沉渣可见大量红细胞,以变形红细胞占多数,常见红细胞管型和透明管型,尿中白细胞亦增加,多为中性粒细胞,尿比重一般正常,尿蛋白(2+~3+)。

2.尿蛋白定量　多数超过 50 mg/kg。

3.血常规　常呈严重贫血,有时存在着微血管病性溶血性贫血,有时伴白细胞及血小板增高,与 C-反应蛋白阳性共同存在则提示急性炎症。

4.肾功能　血尿素氮、血清肌酐进行性升高,反映肾脏病变严重,肾功能进行性减退,如血尿素氮超过 28.6 mmol/L,血清肌酐超过 707 nmol/L,为尿毒症。

5.肾脏彩超检查　双肾增大或正常大小,轮廓整齐,但皮、髓质交界不清,与肾脏水肿有关。

6.肾活组织检查 肾小球囊内细胞增生,形成新月体,受累肾小球的数量超过 50%。

7.免疫学检查 Ⅰ型患者血清抗 GBM 抗体阳性,Ⅱ型患者血液循环免疫复合物及冷球蛋白阳性,伴血清 C3 降低,Ⅲ型患者 ANCA 阳性。

四、诊断和鉴别诊断

当临床出现急性肾炎综合征的表现:即急性起病、尿少、水肿、高血压、蛋白尿、血尿,而以严重的血尿、突出的少尿及进行性肾衰竭为表现者应考虑本病,并及时进行肾活检。

1.诊断 RPGN 的诊断包括两大方面。

(1)组织病理学诊断:RPGN 的病理改变特征为肾小囊内细胞增生、纤维蛋白沉积形成新月体并累及 50%以上的肾小球,故有新月体肾炎(CGN)之称,但两者并非在任何时候都完全一致。新月体性肾炎的病理诊断标准强调两点:①新出现的新月体为闭塞肾小囊腔 50%以上的大新月体,不包括小型或部分新月体;②伴有大新月体的肾小球必须超过全部肾小球数的 50%。

(2)病因诊断:RPGN 是一组临床表现和病理改变相似但病因各异的临床综合征,因此在诊断 RPGN 时应做出病因诊断。详细询问病史,积极寻找多系统疾病的肾外表现,并进行有关检查(如抗核抗体、抗 ds-DNA 抗体、ANCA、ASO 等)。只有确定病因、免疫类型、疾病的发展阶段、活动性后,方可选择合理治疗、权衡治疗的利弊与风险,并做出预后评价。

2.鉴别诊断

(1)引起少尿性急性肾衰竭的非肾小球疾病:急性肾小管坏死:常有明确的病因,如中毒因素(药物、鱼胆中毒等),休克,挤压伤,异型输血等;病变主要在肾小管,故见尿少、低比重尿及低渗透压尿,尿中有特征性的大量肾小管上皮细胞,一般无急性肾炎综合征表现。

(2)尿路梗阻性肾衰竭:常见于肾盂或双侧输尿管结石,或一侧无功能肾伴另侧结石梗阻,膀胱或前列腺肿瘤压迫或血块梗阻等。患者常突发或急骤出现无尿,有肾绞痛或明显腰痛史,但无急性肾炎综合征表现,B 超、膀胱镜检查或逆行尿路造影可证实存在尿路梗阻。

(3)急性过敏性间质性肾炎:可以急性肾衰竭起病,但常伴发热、皮疹、嗜酸性粒细胞增高等过敏表现,尿中嗜酸性粒细胞增高。常可查出药物过敏的原因。

(4)双侧肾皮质坏死:高龄孕妇的妊娠后期,尤其合并胎盘早期剥离者,或各种严重感染及脱水之后也有发生。本病由于反射性小动脉(尤其肾皮质外层 2/3 小动脉)收缩所致,病史及肾活检有助鉴别。

(5)原发性肾小球疾病:常见于重型急性肾小球肾炎,其病变较重和(或)持续,个别情况也可出现新月体,临床上呈现急进性肾炎综合征,有血尿、蛋白尿、水肿、高血压,表现为进行性肾损害,但本病应有急性肾炎的典型临床表现,部分病例有急性链球菌或其他病原微生物的前驱感染史,多在感染后 1~2 周发病,肾功能损害为短暂的,可自愈,血补体开始时下降,但 8 周内恢复正常,病理改变为毛细血管内增生性肾小球肾炎,临床鉴别有困难时应及早进行肾穿刺活检,以便通过病理检查确诊。

(6)继发性急进性肾小球肾炎:膜性肾病、奥尔波特(Alport)综合征、淋巴瘤及霍奇金病也可引起继发性 RPGN。但依据系统受损等表现和实验室特异性检查,鉴别诊断一般不难。

五、治疗

急进性肾小球肾炎临床少见,但该病发展过程极快,肾脏功能迅速恶化,预后极为凶险。由于本病表现酷似重症急性肾炎,从而使多数患者易于误诊,造成误治或错过有效的治疗时机,在临床诊断上对于典型的急性肾炎综合征的患者,要密切注意病情的发展与变化,尤其是对经治 1 个月病情未见明显好转,且血肌酐增高的患者,要高度怀疑急进性肾炎,及时给予肾穿刺病理学检查。病理检查证实后即可针对病因选择甲泼尼龙和环磷酰胺冲击治疗,同时应用血浆置换效果更好,只有在疾病的早期,新月体处在细胞性或细胞纤维性,患者尚未进入不可逆性终末期肾衰竭时治疗反应好。

本病无特异治疗。RPGN 一旦确诊即应争分夺秒进行治疗,以尽量恢复肾功能,阻止病变慢性化发展。RPGN 的治疗分 4 个阶段:①急性期应尽早治疗,越早越好,采取控制炎症反应、免疫反应的强化治疗方案,在诱导治疗后予以维持治疗;②慢性期治疗旨在防止和延缓慢性肾衰竭的进展;③复发与加重时去除诱因,再度诱导治疗;④终末期肾衰(ESRD)时采取肾脏替代疗法。

1.强化疗法　RPGN 患者若病情危重必须采用强化治疗,包括如下措施。

(1)强化血浆置换:该法是用膜血浆滤器或离心式血浆细胞分离器分离患者的血浆和血细胞,然后用正常人的血浆或血浆成分(如白蛋白)对其进行置换,每日或隔日置换 1 次,每次置换 2~4 L。此法清除致病抗体及循环免疫复合物的疗效肯定,已被临床广泛应用。该疗法能够提高患者的治愈率,降低其并发症的发生率及病情的复发率。

(2)免疫吸附治疗:该法为不弃去用膜血浆滤器分离出的患者血浆,而让血浆通过免疫层析吸附柱清除其中的致病成分,再自体回输。此法清除致病抗体和(或)循环免疫复合物的疗效肯定,但是价格较昂贵。上述两项治疗主要用于病情险恶的 I 型 RPGN,需治疗至患者血中抗 GBM 抗体消失。II 型及 III 型 RPGN 一般不用这些治疗,因为其疗效,包括远期预后,并不优于甲泼尼龙冲击治疗。

2.甲泼尼龙冲击治疗　甲基泼尼松龙 0.5~1.0 g[7~15 g/(kg·d),总量不超过 1.0 g]静脉注射,每天 1 次或隔天 1 次,3 次为 1 个疗程,根据病情需要可用 1~3 个疗程;2 个疗程间隔 3~7 天。激素治疗作为基础治疗,一般在冲击结束后应给予口服治疗,常规起始量为 1 mg/(kg·d),不过最大剂量常不超过 60 mg/d;减药、撤药要慢(足量服用 12 周后开始减药,每 2~3 周减去原用量的 10%);维持用药要久(以 10 mg/d 作维持量,服半年至 1 年或更久),且需常规联合其他细胞毒药物治疗。甲泼尼龙冲击疗法缓解率高,且复发率较低,尤其适用于 II 型及 III 型 RPGN。

3.大剂量丙种球蛋白静脉滴注　当 RPGN 患者合并感染等因素不能进行上述各种治疗时,则可应用此治疗,具体方案是:丙种球蛋白 400 mg/(kg·d)静脉滴注,5 天为 1 个疗程,必要时可应用数个疗程。已有报道应用此法治疗 ANCA 阳性的 III 型 RPGN,取得了良好疗效。

4.免疫抑制治疗

(1)常用环磷酰胺:分静脉冲击及持续口服两种方法。静脉注射剂量 0.05~0.1 g/m²,或每次 1 g,口服剂量 2 mg/(kg·d)。

(2)其他免疫抑制药:近年问世的吗替麦考酚酯(MMF)抑制免疫疗法的疗效肯定,而不良反应较细胞毒药物轻,已被广泛应用于肾病治疗,包括 Ⅱ 型及 Ⅲ 型 RPGN。起始剂量 1~2 g/d(常为 1.5 g/d),以后每半年减 0.5 g/d,最后以 0.5 g/d 剂量维持半年至 1 年。

5.替代治疗　如果患者肾功能急剧恶化达到透析指征时,应尽早进行透析治疗,以维持生命、赢得治疗时间。如果治疗过晚,疾病已进入不可逆性终末期肾衰竭,则应予患者长期维持透析治疗或肾移植。肾移植应在病情静止半年至 1 年、血中致病抗体(抗 GBM 抗体、ANCA 等)转阴后才进行,以免术后移植肾再发 RPGN。

第三节　慢性肾小球肾炎

慢性肾小球肾炎(chronic glomerulonephritis,CGN)指由不同发病原因,多种病理类型所组成的一组原发性肾小球疾病。临床特点为起病缓慢,病情迁延且呈缓慢进行性,临床表现可轻可重,或时轻时重,随着病情发展,多数患者可有不同程度肾功能减退、高血压、贫血,并多以慢性肾衰竭为最终结局。尿常规检查可有不同程度的蛋白,尿沉渣检查可有红细胞、管型。我国儿科肾脏病科研协作组将病程超过 1 年,或隐匿起病,伴有不同程度的肾功能不全和(或)肾性高血压的肾小球肾炎称之为慢性肾小球肾炎。本病儿科较少见,是慢性肾衰竭的最常见的病因。本病可分为原发性、继发性和遗传性 3 类。

一、病因病理

1.病因及发病机制

(1)病因:慢性肾小球肾炎病因大多不明,可以从 3 种途径演变而来。①急性肾炎迁延不愈,病程超过 1 年者,临床上可认为已进入慢性肾炎期;②过去有急性肾炎史,症状已消失多年,被认为已经"痊愈",但炎症仍继续缓慢进行,经若干年后,临床症状又复出现,而成为慢性肾炎;③肾脏炎症从开始即为隐匿性,无明显急性肾炎表现,但炎症呈缓慢发展,经若干年后成为慢性肾炎。

(2)发病机制:慢性肾炎的发病机制与急性肾炎相似,属于自身免疫反应,大部分是免疫复合物疾病,如可溶性循环免疫复合物沉积于肾小球或肾小球原位抗原与抗体形成,通过"经典途径"激活补体引起组织损伤;沉积于肾小球的细菌毒素、代谢产物等经"旁路系统"激活补体使 Ig、C3、C1q、备解素及 β 因子等沉积于肾小球内皮细胞、基膜、上皮细胞等引起一系列炎症反应而导致肾炎。导致肾炎成为慢性的因素尚不清楚,一般认为可能与下列因素有关:①感染病灶长期存在或反复发作致机体长期有抗原刺激;②患者有某些免疫缺陷,不能识别自身组织,而产生自身免疫反应;③患者无能力产生强有力的抗体将抗原迅速清除,以致抗原持续存在于体内,形成分子量不大不小的免疫复合物,沉积于肾小球引起慢性炎症反应;④补体系统有某些缺陷,如 C3、C2、C1 合成不足的缺陷;⑤人类白细胞抗原(HLA)系统的型别(如 HLA-A10、A2、BW35)被认为和肾炎转变为慢性有一定关系。

2.病理　慢性肾炎的病变为双肾弥漫性肾小球病变,因反复发作和(或)长期持续进展、肾间质纤维化、肾小球萎缩及肾小球硬化均可呈现,故而慢性肾炎后期肾皮质变薄、肾脏体积通常变小。慢性肾炎病理类型主要分为以下几型:①系膜增生性肾炎;②膜性肾小球肾炎;③局灶节段性肾小球硬化;④系膜毛细血管性肾小球肾炎;⑤增生硬化性肾炎。慢性肾炎的病变发展,最终导致肾组织严重破坏,形成终末期固缩肾。

二、临床表现

原发性慢性肾小球肾炎的临床症状可轻可重或时轻时重,轻者在缓解期无明显临床症状,重者出现慢性肾功能不全。起病多隐匿,常在健康查体或尿筛查中发现高血压和(或)尿异常,但其临床发病多呈急性过程,慢性肾炎急性发作常因呼吸道感染或其他原因诱发,表现类似急性肾炎或肾病综合征,大量蛋白尿、血尿、明显水肿、高血压及肾功能恶化,病因去除后可缓解到原来水平,也可因此导致疾病进展。起病时均有不同程度水肿,轻者仅见于颜面部、眼睑及组织疏松部(如阴部),重者则全身普遍性水肿,甚至出现浆膜腔积液(如腹腔积液、胸腔积液等)。一部分患儿有高血压,可为持续性或间歇性,以舒张压升高为特点,可伴有眼底出血、视盘水肿等。症状典型时可有不同程度的肾功能不全,最早表现为肾小球滤过率下降和尿浓缩功能受损。早期尿量减少不明显,晚期多有尿量减少,但夜尿可增多,少数出现遗尿症。其他非特异性表现可有疲劳、乏力、腰酸、头痛、头晕、食欲减退等。小儿可见发育迟缓,易并发感染、低蛋白血症和心功能不全。

三、实验室及其他检查

1.尿常规　以蛋白尿为主,尿蛋白+~+++,部分呈选择性蛋白尿,部分呈非选择性。血尿一般较轻,多数为镜下血尿,急性发作期血尿加重或出现肉眼血尿。尿沉渣中常有较多颗粒管型和透明管型,急性发作者可见细胞管型,晚期可见大颗粒管型和蜡样管型。

2.血常规　可呈轻度以上贫血,呈正色素、正细胞性。

3.肾功能检查　内生肌酐清除率、酚红排泄试验降低,血清尿素氮、肌酐增高。可有代谢性酸中毒,血清钙、钠及氯可降低,血磷增高。血钾可增高、正常或降低。血沉增快。尿FDP(纤维蛋白降解产物)多增高,血纤维蛋白原增高,血清补体可降低。人血清白蛋白降低,胆固醇升高。

4.彩超检查　早期肾脏大小正常,晚期则可出现双侧对称性缩小,皮质变薄,光点增多等。

四、诊断和鉴别诊断

1.诊断　原发性慢性肾炎可根据以下4项做初步诊断:①尿变化包括不同程度的蛋白尿、血尿和管型尿。但疾病晚期上述尿改变反而"减轻";②有不同程度的肾功能不全和(或)高血压;③病程较长迁延可超过1年,病情呈缓慢进行性发展;④已排除继发于全身性疾病和遗传性肾炎者。

尽管小儿原发性慢性肾炎的诊断较困难,尤其是既往无肾炎史隐匿起病的患儿,我们认为对临床均有肾炎综合征和肾功能不全表现者,结合以下临床特点:①慢性肾炎尿异常以蛋白尿或(和)血尿同时存在而以蛋白尿为主;②持续固定的低比重尿是肾功能不全的早期表现,且肾小管功能改变较肾小球功能异常更早提示肾功能不全的存在,因此注意监测尿比重,对诊断慢性肾炎有重要作用;③小儿夜尿增多或持续遗尿亦提示早期肾功能不全;④慢性贫血较重,且持续时间长,在临床排除营养和血液系统疾病后可考虑肾性贫血;⑤慢性肾炎多有肾脏缩小,但在急性发作时也可见肾脏大小正常或略有增大;⑥低蛋白血症多见;⑦肾功能不全时低钾血症多见;⑧持续性低补体血症。排除了继发性和遗传性肾炎,应考虑慢性肾炎的可能。有条件者应及时行肾穿刺活检确定其病理类型。

2.鉴别诊断　慢性肾炎常与以下疾病相鉴别。

（1）慢性肾盂肾炎:慢性肾盂肾炎晚期可有大量蛋白尿和高血压,需与慢性肾炎相鉴别。后者女性多见,有反复泌尿系感染史,多次尿沉渣检查发现白细胞明显增多,甚至有白细胞管型及尿细菌培养阳性有助于鉴别。此外,慢性肾盂肾炎时肾小管功能损害往往先于氮质血症出现,而尿蛋白较少且具有肾小管性蛋白尿的特征,一般不发生低蛋白血症。儿童慢性肾盂肾炎患者常继发于反流肾病,此时做静脉肾盂造影,可发现肾盏有瘢痕变形、杵状扩张或肾影两侧不对称,做放射性核素肾图检查如发现双侧肾脏损害呈不对称,且彩超示双肾大小不等,有助于慢性肾盂肾炎的诊断。

（2）高血压肾损害:原发性高血压会继发肾损害而出现尿检异常以及肾功能下降等,而有些慢性肾小球肾炎以高血压为首发症状,故两者需要相互鉴别。肾炎多发于青壮年,而原发性高血压继发肾损害往往具有较长高血压病史,患者年龄相对偏大。仔细询问病史对鉴别很重要,是高血压在先,还是尿蛋白在先至关重要。故临床上发现高血压患者,应常规做尿检查,必要时做肾功能检查。高血压继发肾损害者,尿蛋白一般较少（1~1.5 g/d）,尿蛋白定性多为（±）~（+）,24小时尿蛋白定量超过3g者罕见,大多不伴有肉眼血尿和镜下血尿。高血压继发肾损害者往往肾小管损害在先,尤其是远曲小管功能减退,临床上常有夜尿、多尿、尿比重低和尿渗透压低等尿浓缩功能不良的临床表现。

（3）Alport综合征:多于青少年起病,其主要特征是肾脏损害、双侧高频性神经性耳聋及眼部双侧圆锥晶状体前突及黄斑周围微粒,有阳性家族史可资鉴别。

（4）狼疮性肾炎:系统性红斑狼疮好发于年轻女性,为系统性疾病,除常有肾脏损伤的临床表现外,可伴有高烧、皮疹、口腔溃疡、光过敏和关节痛等多系统受损的表现。实验室检查常可有血细胞下降,免疫球蛋白增加,抗核抗体和dsDNA抗体阳性,血清补体C3下降。肾活检荧光可呈满堂亮（各种免疫球蛋白及C3、C1q等呈阳性）,光镜下可有白金耳样改变（广泛的内皮下免疫复合物所致）和电镜下可见GBM上皮细胞侧、内皮细胞侧、GBM膜内和系膜区多部位电子致密物。上述病理改变有助于狼疮肾炎的诊断。

（5）链球菌感染后肾小球肾炎:链球菌感染后肾小球肾炎常需与慢性肾炎急性发作相鉴别。前者无肾炎病史,在链球菌感染后1~3周发病,有低补体血症,8周内恢复,是一种自限性疾病。肾活检病理示毛细血管内增生性肾炎,电镜下可见"驼峰"样电子致密物在基膜上皮侧沉积。而慢性肾炎急性发作常在感染后1周内发病。

（6）其他:糖尿病肾病、过敏性紫癜性肾炎、痛风肾、多发性骨髓瘤肾损害、肾淀粉样变、乙肝病毒相关性肾炎等均可表现为水肿、蛋白尿等症状,但通常均存在原发疾病的临床特征及实验室检查及病理特点,在诊断慢性肾炎时,均应予以排除。

五、治疗

慢性肾炎治疗原则是防治或延缓肾功能恶化,改善临床症状,防治并发症。

1.一般治疗

（1）饮食控制:肾功能正常患者不必过分限制饮食,如伴有大量蛋白尿应放宽蛋白摄入量或同正常人,但不宜超过1.0 g/（kg·d）,以免因加重肾小球高滤过而加速肾小球硬化进程。有水肿、高血压或肾功能不全者应强调适当休息,且低盐饮食（1~3 g/d）,但不主张长期摄入无盐饮食。血清尿素氮增高者予优质低蛋白饮食,小儿因生长发育需要不宜过分限制,一般按 1.2~1.6 g/100 cal 计算,应以优质蛋白为主,肾功能越差,越应限制蛋白质摄入,根据肾功能减退的程度可适当辅以 α-酮酸或肾衰氨基酸以补充体内必需氨基酸的不足。在低蛋白饮食时,可适当增加碳水化合物,以满足机体基本能量需要、防止负氮平衡。

(2)运动控制:慢性肾炎患者在病情稳定期,应进行适当的锻炼,以提高机体防御功能,但应避免剧烈运动,避免劳累。

(3)防治肾损害因素:慢性肾炎患者应注意防寒保暖,尽可能避免上呼吸道感染以及其他部位感染,以免加重甚至引起肾功能急剧恶化;不宜长期预防性使用抗生素,应谨慎使用肾毒性药物,如庆大霉素、磺胺药物和其他有肾毒性的抗生素;对易诱发肾功能损伤的非固醇类消炎药、造影剂等应慎用,必须使用时应采取保护措施,并密切监测肾功能。对有高脂血症、高血糖、高钙血症和高尿酸血症应予以恰当治疗,防止上述因素加重肾功能损害。

2.对症治疗 包括利尿消肿、纠正电解质紊乱及控制高血压等。经控制水、盐入量仍水肿、少尿者可用氢氯噻嗪 1~2 mg/(kg·d),分 2~3 次口服,尿量增多时可加用螺内酯 2 mg/(kg·d)口服。无效时需用呋塞米,1~2 mg/(kg·次),1~2 次/天,静脉注射。高血压治疗首选血管紧张素转换酶抑制剂(ACEI)、血管紧张素受体拮抗剂(ARB),二者对治疗高血压和延缓肾功能恶化有较肯定疗效。小儿常用卡托普利,开始剂量为 1 mg/(kg·d),逐渐增加,最大量可达 6 mg/(kg·d),分 3 次口服。不含巯基的依那普利作用时间长,常用剂量为每 0.05~0.2 mg/(kg·次),1 次/天。

3.激素及免疫抑制剂 常规剂量的激素和免疫抑制剂治疗无效。但大剂量激素可加重高血压和肾功能不全,应特别注意。激素推荐方案如下。

(1)高血压不明显者可用甲泼尼龙冲击:甲泼尼龙剂量 15~30 mg/kg,最大剂量不超过 1 g/d,加 5%或 10%葡萄糖 100~200 mL,1~2 小时内静脉滴注,连用 3 天或隔日 1 次,3 次为 1 个疗程,可用 2~3 个疗程,其间注意防治感染及控制血压。冲击后泼尼松 2 mg/kg,隔日顿服,继续治疗。

(2)肾病表现者:①甲泼尼龙冲击疗法(同上);②泼尼松长程治疗,剂量 2 mg/(kg·d),每天早晨 8 时顿服,持续 4~8 周后改隔日顿服,再 4 周后,再酌情减量至维持量 0.5~1 mg/kg,隔天顿服,总疗程 2 年以上。

(3)膜增生性肾炎:长期泼尼松治疗,1.5~2 mg/kg,隔天顿服,持续 1~2 年以后减量至 0.5~1 mg/kg,隔天顿服,酌情加用一些免疫抑制剂,经数年的持续治疗,可取得一定效果。

4.抗凝疗法

(1)肝素 1 mg/(kg·d),加入 10%葡萄糖液 50~400 mL 中静脉滴注,1 次/天,疗程 2~4 周。如病情好转可改用口服华法林 1~2 mg/d,持续 6 个月。

(2)双嘧达莫 5~10 mg/(kg·d),分 3 次饭后服,6 个月为 1 个疗程。或口服阿魏酸哌嗪,100~150 mg,每天 3 次,2~3 个月为 1 个疗程。

5.促红细胞生成素治疗 对明显贫血者可用人类重组红细胞生成素(rhEPO),50 μg/kg,皮下注射,3 次/周,维持血红蛋白和红细胞比容达到或接近正常值。

6.血管紧张素转换酶抑制剂(ACEI) 该类药物可以降血压,降低尿蛋白,减轻肾小球硬化,以延缓肾功能恶化。

第四节 IgA 肾病

IgA 肾病是一组以肾小球系膜区 IgA 沉积、同时伴系膜细胞增生和系膜基质扩张为主要病理改变的原发性肾小球肾炎。

一、病因病理

1.病因及发病机制 IgA 肾病的病因和发病机制目前尚不清楚,但有证据表明 IgA 肾病是一种免疫复合物性疾病。IgA 肾病的肾小球系膜区内以 IgA 为主要沉积物,其来源可能为:①可能的遗传背景因素;②呼吸道及肠道免疫异常引起大量 IgA 在循环中聚集;③先天性体质异常,机体产生 IgA 的功能异常;④肾小球系膜功能缺损不能清除沉着在该区域的免疫复合物而致病。

迄今为止,IgA 肾病的发病机制尚未阐明。多种因素参与 IgA 肾病的发生发展。研究证实系膜区 IgA 沉积物主要以多聚 IgA1(pIgA1)为主,多聚 IgA1 在肾小球系膜区沉积,触发炎症反应,引起 IgA 肾病的发生和发展。目前认为 IgA1 分子的糖基化异常可造成 IgA1 易于自身聚集或被 IgG 或 IgA 识别形成免疫复合物,这一过程可能是 IgA 肾病发病的始动因素,而遗传因素可能参与或调节上述发病或进展的各个环节。因此 IgA1 分子合成、释放及其在外周血中的持续存在,与系膜细胞的结合及沉积,以及触发的炎症反应这 3 个环节,是 IgA 肾病"特异"的致病过程,而其后的炎症反应所致的肾小球细胞增生,肾小球硬化、小管萎缩和间质纤维化是所有肾小球疾病进展的共同通路。

2.病理 原发性 IgA 肾的主要病变在肾小球,其基本病理改变:①系膜增生,包括系膜细胞增生和系膜基质增宽;②毛细血管内增生,包括局灶节段性毛细血管内增生和弥漫性毛细血管内增生。毛细血管内增生伴有系膜区增生,其细胞成分是系膜细胞,内皮细胞和浸润的白细胞;③正常肾小球或仅轻度有肾小球病变。另外还有伴 IgA 肾病不占多数。伴发病理改变包括:①粘连;②毛细血管外增生,包括毛细血管祥坏死和新月体。后两者在发生时通常相互关联。

二、临床表现

IgA 肾病多见于青壮年男性,临床表现多种多样,最常见的临床表现为发作性肉眼血尿和无症状性血尿和(或)蛋白尿。

1.发作性肉眼血尿 40%～50%的患者表现为一过性或反复发作性肉眼血尿,通常呈洗肉水样,在酸性条件下血尿可呈咖啡色、红棕色或茶色,在碱性条件下则呈鲜红色。大多伴有上呼吸道感染,少数伴有肠道或泌尿道感染,个别患者发生于剧烈运动后。多数患者的肉眼血尿可在感染后几小时或 1～2 天后出现,故有人称之为"感染同步性血尿",与链球菌感染后急性肾炎不同,后者肉眼血尿在感染 1～3 周后发生。血尿持续时间几个小时至数日不等。

肉眼血尿有反复发作的特点,发作间隔随年龄增长而延长,部分患者转为持续性镜下血尿。在肉眼血尿发作时,患者可伴有全身轻微症状,如低热、全身不适、肌肉酸痛,个别患者有严重的腰痛和腹痛。发作性肉眼血尿的患者可伴有肾炎综合征的表现,如一过性的尿量减少、水肿、高血压和血肌酐、尿素氮的升高,少数患者有少尿性急性肾衰竭,但常为可逆性的,与大量红细胞致急性肾小管堵塞有关。

肉眼血尿发生率在儿童和青年人中比成年人常见,80%~90%的儿童 IgA 肾病有肉眼血尿发作史,成年人为 30%~40%。以往曾认为血尿是 IgA 肾病预后不良的指标。血尿的病因不相同,其伴随的体征不完全相同。IgA 肾病血尿患者通常伴蛋白尿、水肿及高血压体征,蛋白尿严重者可有胸腹腔积液体征,高血压者可伴有头痛、头晕、视物不清及恶心呕吐等表现。非肾小球性的血尿主要来源于肾盏、肾盂、输尿管、膀胱或尿道等疾病,可有相应的临床表现,如肾绞痛伴肾区叩痛,多提示泌尿结石;如无痛性肉眼血尿,要注意有无泌尿系肿瘤等相关体征。

2.无症状镜下血尿伴或不伴蛋白尿　30%~40%的 IgA 肾病患者表现为无症状性尿检异常,多在体检时被发现。这部分患者的检出与所在地区的尿检筛查和肾活检的指征密切相关。由于疾病呈隐匿性,多数患者的发病时间难以确定。患者尿常规中红细胞管型少见,尿蛋白多低于 2 g/24 h。

3.蛋白尿　IgA 肾病患者不伴血尿的单纯蛋白尿者非常少见。多数患者表现为轻度蛋白尿,10%~24%的患者出现大量蛋白尿,甚至肾病综合征。

蛋白尿患者可有颜面水肿及双下肢凹陷性水肿,重度蛋白尿患者可有胸腹腔积液体征、关节痛及咯血等表现,部分患者可伴有慢性肾炎及系统性红斑狼疮等病史。部分患者出现心力衰竭及肾静脉淤血时也可有蛋白尿表现。部分肾病综合征出现在病程的早期,病理改变多为轻微病变或伴有明显的活动性系膜增生病变;部分 NS 患者伴有高血压和肾功能损害,病理上肾小球病变较重,弥漫系膜增生伴局灶节段区化,并伴有肾小管间质损害,是慢性肾小球肾炎进展的晚期表现。

我国学者对 56 例尿蛋白大于 3.5 g/24 h 的一组 IgA 肾病患者(其中 8 例为 NS,占14.3%)的临床病理分析显示,大量蛋白尿的 IgA 肾病患者中 20%~30%病变极轻,小病变或轻度系膜增生,激素疗效好,长期随访无肾功能减退,不同于多数来自西方国家的报道,而另一组对于中国裔及澳大利亚裔 IgA 肾病患者的临床病理对照研究显示,蛋白尿患者可有颜面水肿及双下肢凹陷性水肿,重度蛋白尿患者可有胸腹腔积液体征,如肺部叩诊为浊音,呼吸音减弱;心包积液者可有心界扩大,心音遥远;腹腔积液者可有腹部隆起,移动性浊音阳性。部分患者可有全身性表现,如高血压、贫血等。

三、实验室及其他检查

迄今为止,IgA 肾病尚缺乏特异性的血清学或实验室诊断性检查。

1.尿常规检查　IgA 肾病患者典型的尿检异常为持续性镜下血尿和(或)蛋白尿。尿相差显微镜异形红细胞增多>50%,提示为肾小球源性血尿,部分患者表现为混合性血尿,有时可见红细胞管型。多数患者为轻度蛋白尿(小于 1 g/24 h),但也有患者表现为大量蛋白尿甚至肾病综合征。

2.肾功能检查　IgA 肾病患者可有不同程度的肾功能减退。主要表现为肌酐清除率降低,血尿素氮和肌酐逐渐升高,血尿酸常增高;同时可伴有不同程度的肾小管功能的减退。

3.免疫学检查　IgA 肾病患者血清中 IgA 水平增高的比例各国报道不同,占 30%~70%不等,我国为 10%~30%。血清中 IgA 水平的增高在 IgA 肾病患者中并不特异。有些 IgA 肾病患者血清存在抗肾小球基底膜、抗系膜细胞、抗内皮细胞的抗体和 IgA 类风湿因子,但目前没有一个抗体的检查能在大样本患者群中被确定,他们的临床意义还有待进一步证实。IgG、IgM 与正常对照相比无明显变化,血清 C3、CH50 正常或轻度升高。

4.其他检查 有研究报道,尿液中一些细胞因子的浓度或活性增加可用于鉴别 IgA 肾病患者或监测病情活动,如:尿中 IL-6 活性增加,与系膜细胞增生程度呈正相关;尿中血小板因子 4 增加有助于鉴别 IgA 肾病和薄基底膜肾病。这些尿中的生物标志物在 IgA 肾病诊断中的意义尚未被广泛接受和应用。

四、诊断和鉴别诊断

1.诊断 IgA 肾病临床表现多种多样。多见于青壮年,与感染同步的血尿(镜下或肉眼),伴或不伴蛋白尿,从临床上应考虑 IgA 肾病的可能性。但是,IgA 肾病的确诊依赖于肾活检,尤其需免疫病理明确 IgA 或以 IgA 为主的免疫复合物在肾小球系膜区弥漫沉积。因此无论临床表现上考虑 IgA 肾病的可能性多大,肾活检病理在确诊 IgA 肾病是必备的。

2.鉴别诊断

(1)链球菌感染后急性肾小球肾炎:典型表现为上呼吸道感染(或急性扁桃体炎)后出现血尿,感染潜伏期为 1~2 周,可有蛋白尿、水肿、高血压,甚至一过性氮质血症等急性肾炎综合征表现,初期血清 C3 下降并随病情好转而恢复,部分患者 AOS 水平增高,病程为良性过程,多数患者经休息和一般支持治疗数周或数月多数可痊愈。少数以急性肾炎综合征起病的 IgA 肾病患者,临床上从感染潜伏期,血清 C3、ASO、IgA 水平可以提供诊断线索。若患者病情迁延,血尿和(或)蛋白尿反复发作,有时需依靠活检病理检查加以鉴别。

(2)非 IgA 系膜增生性肾小球肾炎:我国发生率高。约 1/3 患者表现为肉眼血尿。临床与 IgA 肾病很难鉴别,须靠免疫病理检查进行区别。

(3)过敏性紫癜肾炎:该病与 IgA 肾病病理、免疫组织学特征完全相同。临床上 IgA 肾病患者病情演变缓慢,而紫癜肾炎起病多为急性。除肾脏表现外,还可有典型的皮肤紫癜、黑便、腹痛、关节痛、全身血管炎改变等。紫癜肾炎与 IgA 肾病是一种疾病的两种不同表现或为两种截然不同的疾病,尚存在较大的争论。目前两者的鉴别主要依靠临床表现。

(4)遗传性肾小球疾病:以血尿为主要表现的单基因遗传性肾小球疾病主要有薄基底膜肾病和 Alport 综合征。前者主要临床表现为持续性镜下血尿(变形红细胞尿),肾脏是唯一受累器官,通常血压正常,肾功能长期维持在正常范围,病程为良性过程;后者是以血尿、进行性肾功能减退直至终末期肾脏病、感音神经性耳聋及眼部病变为临床特点的遗传性疾病综合征。除肾脏受累外,还有多个器官系统受累。

(5)肾小球系膜区继发性 IgA 沉积的疾病:慢性酒精性肝病,血清学阴性脊柱关节病,强直性脊柱炎,Reiter's 综合征(非淋病性尿道炎、结膜炎、关节炎),银屑病关节炎等,肾脏免疫病理可显示肾小球系膜区有 IgA 沉积,但肾脏临床表现不常见,部分疾病表现为 HLA B-27 增高,血清和唾液中 IgA 浓度升高,而且均有相应的肾外改变,不难与 IgA 肾病进行鉴别。此外,狼疮肾炎、乙肝病毒相关肾炎等虽然肾脏受累常见,但肾脏免疫病理除有 IgA 沉积外,伴有多种免疫复合物沉积,同时临床多系统受累和免疫血清学指标均易与 IgA 肾病鉴别。

五、治疗

由于 IgA 肾病的病因不清,发病机制未明。临床及病理表现的多样化及预后的异质性,因而目前尚无特效的药物治疗方法,也没有一个公认的治疗指南。治疗的主要目标是减少蛋白尿、减轻肾损伤及延缓肾衰竭的进展。目前公认的原则是 IgA 肾病的治疗方案要依据临床及病理表现,根据已有的循证医学证据,采取不同的治疗方法。临床中既不能单独依据临床表现,也不能仅凭借病理类型而决定治疗方案。

1.一般治疗

(1)控制感染:IgA 肾病肉眼血尿常和上呼吸道感染同时发生,提示感染刺激可诱发 IgA 肾病。因此,积极治疗和去除口咽部(咽炎、扁桃体炎、龋齿)及上颌窦感染灶,对减少肉眼血尿反复发作可能有益。有研究建议扁桃体切除可使患者肉眼血尿发作减少,尿蛋白及镜下血尿降低,但其确切疗效尚未肯定。对 IgA 肾病患者合并呼吸道或其他黏膜感染时,可以常规应用抗生素治疗 1~2 周,注意避免使用肾脏毒性药物。

(2)控制高血压:IgA 肾病发病时合并高血压是肾脏预后不良的指标。此外,IgA 肾病发病时无高血压,但在随访过程中出现高血压。在 IgA 肾病的病程进展中,伴随着肾脏损害的加重,高血压的发生也增加。因此,IgA 肾病患者的高血压要积极治疗。对于 24 小时蛋白尿 <1.0 g 者,血压应控制在 17.3/10.6 kPa(130/80 mmHg)。对于 24 小时蛋白尿 ≥1.0 g 者,血压应控制在 16.6/10 kPa(125/75 mmHg)。对于 IgA 肾病合并高血压者,降血压治疗应首选 ACEI 或 ARB 类药物;若患者血压不能达标,可联合使用其他降压药,如钙通道阻滞剂、利尿剂、β 受体阻滞剂、α 受体阻滞剂等药物。

(3)饮食:部分 IgA 肾病患者体内可出现醇溶蛋白的抗体,提示部分 IgA 肾病患者也许由于通过黏膜屏障的抗原增加,导致 IgA 复合物在肾脏沉积。已有研究证实,食物抗原可参与 IgA 肾病的发生发展。

2.药物治疗

(1)ACEI/ARB:血管紧张素转换酶抑制剂或血管紧张素 II 受体拮抗剂,通过抑制血管紧张素系统,在减少 IgA 肾病患者的尿蛋白、降低其发展为终末期肾脏病的危险、保护肾脏功能等方面优于其他降压药。对于慢性肾脏病,ACEI 或 ARB 降血压的同时,还有降血压以外的减少尿蛋白、延缓肾衰竭进展的益处。现在认为,ACEI 类药物对于有蛋白尿、肾功能正常的 IgA 肾病患者,可以明显降低蛋白尿,保护肾功能。ARB 类药物对 IgA 肾病也具有降蛋白和保护肾功能的作用,对 ACEI 类药物不能耐受的患者(咳嗽、血管神经性水肿及过敏),ARB 类药物通常可以耐受。在一定剂量范围内,ARB 类药物降尿蛋白效果呈剂量依赖性,大剂量 ARB 类药物降尿蛋白作用优于常规剂量。此外,ARB 类药物还可与 ACEI 类药物联合使用。在降低尿蛋白方面,二者联合使用比单独使用更有效。

(2)糖皮质激素:糖皮质激素是治疗 IgA 肾病的基础药物之一。临床试验证实,激素能减少 IgA 肾病患者的尿蛋白及进入 ESRD 的危险。尤其对于中-重度蛋白尿的患者,激素治疗可以改善 IgA 肾病的预后。糖皮质激素多用于治疗 24 小时尿蛋白大于 1.0 g 的 IgA 肾病患者。

(3)免疫抑制剂:IgA 肾病患者肾脏病理改变严重时,单纯使用糖皮质激素虽然可以减少蛋白尿,但不足以保护肾脏功能,不能延缓肾衰竭的进展,此种情况需要与免疫抑制剂联合使用。治疗 IgA 肾病常用的免疫抑制剂有环磷酰胺(CTX)、硫唑嘌呤等,常与糖皮质激素联合使用。环磷酰胺在进展性 IgA 肾病中常被推荐使用。环磷酰胺对组织增生严重的 IgA 肾病(系膜增生,新月体形成)效果明显。而 IgA 肾病重度蛋白尿患者则应使用激素加硫唑嘌呤,能减少尿蛋白及改善预后。但对于肾功能恶化进展较快的 IgA 肾病患者,不主张使用激素加硫唑嘌呤,而是推荐使用糖皮质激素联合环磷酰胺的治疗方案。对于肾组织严重慢性化改变的患者,也不主张使用激素加硫唑嘌呤的方案,因为有一定的风险,且未能达到预期的效果,对预后无益。

3.其他治疗

(1)抗凝及抗血小板治疗:虽然医师在临床上应用抗凝药与抗血小板聚集药治疗 IgA 肾病,但目前并没有循证医学证据。目前常用的药物包括双嘧达莫、华法林、尿激酶、肝素及低分子肝素等。

(2)扁桃体摘除术:目前绝大多数资料显示扁桃体切除术具有减少血尿、蛋白尿的作用,但有关扁桃体切除对肾功能的保护作用报道不一,仍存在争议,尚需要更多的前瞻性临床研究证实。但病情发作与扁桃体炎密切相关的患者,可考虑进行扁桃体切除。

六、预后

1.血尿 发作性肉眼血尿被认为是预后良好的因素,但是严重的肉眼血尿可能诱发急性肾衰竭,有25%的病例在肉眼血尿消失后肾功能不能回到基线水平。一般认为孤立性血尿的 IgA 肾病是预后良好的类型,但需密切观察其病情的变化。孤立性血尿的 IgA 肾病虽然大部分病理改变轻,中期预后好,但仍需要密切随访。

2.蛋白尿 蛋白尿是该疾病进展的强预测因子之一,24 小时蛋白尿>1.0 g 是公认的 IgA 肾病预后不良的临床指标。蛋白尿程度和肾小球滤过率(GFR)下降程度相关。尿蛋白的缓解程度也有助于判断预后。尿蛋白是临床最简单的检验指标,联合平均动脉压检查,有利于提高预后评估的准确性。需要注意,一些早期蛋白尿少或无的患者,在长期随访中出现蛋白尿增多者,部分将发展到 ESRD。

3.肾功能 肾功能不全是 IgA 肾病患者进展到 ESRD 的危险因素。尽管肌酐升高在一定程度上代表了肾脏病理损害严重程度,但是并不完全代表接受治疗后的最终结局。实际上,部分肌酐值不是大幅升高的患者,经合理的治疗后,病情可以控制甚至逆转。

4.高血压 高血压是 IgA 肾病恶化的独立危险因素,高血压是预后不良的指标。除了收缩压和舒张压,平均动脉压也被用于预后分析,但是哪个指标更能反映预后,尚无统一意见。有1%~15%的 IgA 肾病患者可能发生恶性高血压。和原发性恶性高血压相比,IgA 肾病恶性高血压的血压更高、蛋白尿和血尿以及肾小球损伤更重,但血肌酐水平较低,动脉内膜增生和纤维素样坏死较轻,肾存活率较原发性恶性高血压好。良好的血压控制,可以延缓其进展到 ESRD 的危险。

5.年龄 老年是预后不良的危险因素,因为老年患者有更多影响预后的并发症。但年龄是否是预后不良的独立危险因素还存在争议。

6.性别 尽管部分研究认为女性的预后较差,但是多数研究认为,性别和 IgA 肾病的预后无关。且未发现与性染色体连锁的易感基因、致病基因和影响预后的基因。

第十三章　皮肤病

第一节　单纯疱疹

单纯疱疹是由单纯疱疹病毒(Herpes simplex virus,HSV)感染所致的病毒性皮肤病,临床上以皮肤、黏膜发生局限性群集性水疱为特征。本病有自限性,但有复发倾向。

一、病因及发病机制

HSV 为双链 DNA 病毒,分为 HSV-1 和 HSV-2 两种血清型,人是 HSV 的唯一宿主,幼年时对此病毒普遍易感,故人群中普遍感染过 HSV。患者和病毒携带者的疱液、唾液和粪便中可排出病毒,故可成为传染源;HSV-1 主要通过皮肤黏膜的直接接触传播,HSV-2 则主要通过性接触或新生儿围生期在宫内或产道受染。HSV 感染后不产生永久性免疫。

二、临床表现

本病潜伏期 2~12 天,平均 6 天。

1.口腔单纯疱疹　幼儿初次感染最常见为急性疱疹性龈口炎,好发于口腔、舌、硬腭、软腭、咽、牙龈等部位。皮损表现为群集性小水疱或浅表溃疡,周绕红晕。可伴有发热、头痛、颈淋巴结肿大。病程 7~10 天,愈后易再发,但再发病变通常不累及口腔。

2.眼疱疹　表现为急性疱疹性角膜炎或角膜结膜炎,多为单侧性;荧光素染色可见树枝状角膜溃疡。可见发热、耳前淋巴结肿大。

3.皮肤疱疹　可发生于任何部位,但以皮肤-黏膜交界处更常见。初起局部皮肤发痒、灼热或刺痛,以后在红斑基础上出现群集性米粒大小的水疱;偶见疱疹呈带状分布,易误诊为带状疱疹。可伴有发热、局部淋巴结肿大。病程 1~2 周,合并细菌感染则使病程延长。

4.疱疹性湿疹　在原发性湿疹、皮炎或其他皮肤病的基础上感染 HSV 所致,又称 Kaposi 水痘样疹。表现为在原发皮损部位及其周围突然发生多数脐窝状水疱、脓疱,严重者病毒可经血行播散,引起脑或内脏广泛病变。

5.播散性单纯疱疹　好发于新生儿或营养不良等机体抵抗力低下的患者,起病时表现为皮肤、口腔黏膜或眼部发生疱疹,可播散至脑、肝、肺等脏器。本病凶险,预后较差。

三、实验室检查

1.细胞学检查　刮取水疱底物涂片检出多核巨细胞和核内嗜酸性包涵体,并排除水痘、带状疱疹即可确诊。

2.病毒学检查　疱液中分离和鉴定出 HSV 是确诊本病最可靠的方法。

3.血清学检查　血清特异性抗体检查对原发性单纯疱疹的早期诊断意义不大,因其在发病后 10~14 天才可检出,复发性单纯疱疹发作时,患者血清中的 HSV IgM 型抗体阳性,则证实为 HSV 新近感染,有辅助诊断价值。而 IgG 型抗体阳性对诊断的意义不大。

四、诊断与鉴别诊断

根据临床皮疹的特点为群集性粟粒大水疱,好发于皮肤黏膜交界处,自觉灼热刺痛,易复发,即可诊断。必要时做实验室检查。本病应与带状疱疹、脓疱疮、手足口病等进行鉴别。

五、治疗

病程有自限性,治疗原则为缩短病程、防止继发感染和全身播散、减少复发和传播机会。

1.全身治疗　包括抗病毒药物治疗和抗病毒免疫治疗,抗病毒药物以核苷类似物疗效突出,适用于有病毒复制的原发型和复发型感染,但对 HSV 潜伏感染则难以奏效。常用核苷类似物有阿昔洛韦、泛昔洛韦、伐昔洛韦。抗病毒免疫治疗药物包括转移因子、左旋咪唑、IFN 等,有一定预防或减少复发的作用。

2.外用药物治疗　皮损处选择外用 3%阿昔洛韦霜,0.5%酞丁胺搽剂,2%甲紫液,0.1%碘苷液。若为糜烂面用 3%硼酸液或 0.1%依沙吖啶液冷湿敷。继发细菌感染外用 0.5%新霉素软膏,0.1%依沙吖啶软膏。口腔疱疹用 1∶5000 呋喃西林液或生理盐水漱口,涂 1%甲紫液。

第二节　水痘

水痘和带状疱疹是由同一病毒即水痘-带状疱疹病毒(VZV)引起,原发感染为水痘,潜伏感染被再次激活后则引起带状疱疹。儿童多见水痘,故本节着重介绍。

一、病因及发病机制

水痘病毒为双链 DNA 病毒,只有一个血清型,人是其唯一的自然宿主。VZV 具有嗜皮肤和神经特性,经呼吸道感染后可在局部黏膜复制,人血形成病毒血症,继而出现水痘;由于病毒血症呈间歇性,故可形成分批出现的皮损,愈后可获得牢固的免疫力,但部分病毒可长期潜伏于脊髓后根神经节或脑神经的感觉神经节,在机体抵抗力下降时再度激活,发生带状疱疹。

二、临床表现

水痘多见于儿童,潜伏期 12~21 天,平均 14 天。皮损一般先出现于躯干及四肢近端,呈向心性分布,四肢远端皮损稀疏散在,可累及口腔、外阴和头皮。皮损初起为红斑疹,数小时后为深红色丘疹,又经过数小时后变为疱疹,继发感染后又形成脓疱,疱疹在 1~2 天内开始结痂,约 2 周脱尽,不留瘢痕。

机体抵抗力低下可导致特殊疹类型的水痘和播散性水痘,前者包括大疱型、出血型和坏疽型水痘,播散性水痘指病毒扩展至脑、肝、肺、心脏等处并出现相应的临床表现。

三、实验室检查

1.疱疹刮片检查　新形成的水痘,刮取基底组织碎屑涂片,以吉姆萨或瑞氏染色后,镜下可查见多核巨细胞及核内包涵体。

2.免疫学检查　可用直接免疫荧光法检查疱疹基底刮片或疱疹液中的疱疹病毒抗原;也可检测患者血清中的带状疱疹抗体,若病程中抗体效价升高 4 倍以上,则有诊断意义。

3.病毒分离或电镜检查　对缺乏皮疹而疑为水痘脑炎、水痘肺炎或其他严重的非典型病例,可采集脑脊液、痰液或其他相应标本,接种人胚肺成纤维细胞等适当的培养细胞,以分离疱疹病毒;也可用电镜直接检查患者疱疹液中的疱疹病毒;但这些检测技术复杂,耗时较长,一般很少在临床上应用。近年来,已开展 PCR 技术,从上述标本中快速检测病毒的基因,有助于早期诊断。

四、诊断与鉴别诊断

临床症状典型者不能诊断。成人患者、重型及并发细菌感染时须与天花、脓疱疮相鉴别。

五、治疗

应以严密隔离、止痒和防止继发细菌感染为原则。局部以干燥、止痒、消炎为主。免疫功能低下者可全身抗病毒治疗,应在起病 24 小时内开始使用。阿昔洛韦,2 岁以上儿童每次口服剂量为 20 mg/kg,每日 4 次,疗程 5~7 天;糖皮质激素对水痘病程会产生不利影响,一般不宜使用;病程后期已发生水痘肺炎、水痘脑炎等危重患者,可应用糖皮质激素。

第三节　带状疱疹

带状疱疹是由水痘-带状疱疹病毒引起的急性炎症性皮肤病。特征为沿单侧神经分布的簇集性小水疱,多伴明显的神经痛。

一、病因及发病机制

病原体是水痘-带状疱疹病毒(varicella-zoster virus,VZV),属 DNA 病毒,现已命名为人疱疹病毒 3 型(HHV-3)。人是 VZV 的唯一宿主。初次感染者多为免疫力较低的儿童,病毒经呼吸道黏膜侵入体内,发病为水痘或呈隐性感染,此后均成为带病毒者。VZV 具有嗜神经和皮肤的特性,病毒进入体内后长期潜伏在脊神经后根或脑神经节的神经元内。当机体免疫力降低时,潜伏的病毒被激活,沿感觉神经轴索下行,到达该神经所支配区域的皮肤内复制,产生水疱,同时受累神经发生炎症、坏死,产生神经痛。本病预后可获得较持久的免疫,故一般不会再发。

二、临床表现

1.典型表现　出疹前可有低热、乏力、纳少、食欲缺乏等全身症状。皮疹好发部位依次为肋间神经、颈部神经、三叉神经和腰骶神经分布区。多数患者在出疹部位先有神经痛或皮肤感觉异常等前驱症状,1~5 天后出疹,也有无此表现即出疹。皮疹初为不规则的红斑,继之出现成簇粟粒到绿豆大丘疹、丘疱疹,迅速变为水疱,疱液澄清,互不融合,周有红晕,各群水疱间皮肤正常。皮疹沿神经走行方向呈带状排列,单侧分布,躯干部皮疹不超过体表正中线。数日后,疱液渐变浑浊,破溃结痂或疱液吸收、干涸,痂脱后可留有暂时性红斑或色素沉着斑。病程一般为 2~3 周。神经痛是带状疱疹的特征之一,整个病程均可伴疼痛。青壮年患者疼痛较轻,老年患者疼痛较重。老年患者病程为 3~4 周,部分皮疹消退后神经痛仍持续数月,临床上称之为带状疱疹后遗神经痛。

2.特殊表现

(1)眼带状疱疹:系病毒侵犯三叉神经眼支分布区,累及角膜、结膜、眼睑。多见于老年人,疼痛剧烈,眼部皮疹易形成角膜溃疡。

(2)耳带状疱疹:系病毒侵犯面神经与听神经分布区,表现为单侧耳郭、外耳道、鼓膜疱疹,疼痛,伴周围性面瘫及不同程度的耳鸣、耳聋、眩晕、恶心、眼球震颤、舌前 1/3 味觉消失等。膝状神经节受累而致面瘫、耳痛、外耳道疱疹三联征,称为 Ramsey-Hunt 综合征。

(3)带状疱疹后遗神经痛:带状疱疹在发疹前、发疹时以及皮损痊愈后均可伴有神经痛,统称带状疱疹相关性疼痛,如果皮损消退后(通常 4 周后)神经痛持续存在,则称为带状疱疹后遗神经痛。

(4)其他:与患者机体抵抗力差异有关,可表现为顿挫型(无皮疹仅有神经痛)、不全型(仅出现红斑、丘疹无水疱即消退)、大疱型、泛发型(同时累计 2 个以上神经节对侧或同侧多处皮损)等。

三、实验室检查

1.疱疹刮片刮取新鲜疱疹基底组织涂片　细胞核内包涵体。

2.病毒分离　对于非典型病例,病程 3~4 天。疱疹液接种于人胚成纤维细胞。

3.病毒 DNA 检测　PCR 检测 VZV。

4.免疫学检查　①查抗原:可用直接免疫荧光法检查疱疹基底刮片或疱疹液中抗原;②查抗体:出疹后 1~4 天出现,6~12 个月下降。可做补体结合。间接免疫荧光法等查抗体效价呈 4 倍以上升高,有价值。

四、诊断与鉴别诊断

根据典型临床的表现诊断不难。顿挫型带状疱疹可能将神经痛误诊为肋间神经痛、心绞痛、阑尾炎等疾病,需加注意,并做相应检查。有时需与单纯疱疹、脓疱疮相鉴别。

五、治疗

治疗原则是抗病毒、抗感染、镇痛,缩短病程,预防继发感染。

1.抗病毒治疗

(1)阿昔洛韦 800 mg/次,5 次/天,口服;或 250~500 mg/次,3 次/天,静脉点滴。伐昔洛韦 0.3 g/次,2~3 次/天,口服。泛昔洛韦 0.25~0.5 g,3 次/天,口服。疗程一般为 7~10 天。应早期、足量抗病毒治疗,有利于缩短病程和减轻神经痛。

(2)局部治疗,以干燥、抗感染为主,阿昔洛韦软膏、喷昔洛韦软膏外搽。

2.对症治疗

(1)镇痛:及时应用有效的镇痛药物,可减轻症状,也可减少后遗神经痛的发生。同时应用营养神经药物,如维生素 B_1、维生素 B_{12} 口服或肌内注射。

(2)局部理疗:如氦氖激光、紫外线、频谱治疗仪照射等可缓解神经痛,提高疗效。

(3)其他治疗:对严重病例除上述措施外,还应注意支持疗法,防止并发细菌感染。干扰素、丙种球蛋白等对本病都有疗效,但多与抗疱疹病毒药物联合应用,单纯应用疗效差。

第四节　传染性软疣

传染性软疣是由传染性软疣病毒(Molluscum contagiosum virus, MCV)引起的良性病毒性传染病,以皮肤出现蜡样光泽的珍珠状小丘疹、顶端凹陷并能挤出乳酪样软疣小体为临床特征。

一、病因及发病机制

MCV 属痘类病毒,病毒核酸为双链 DNA,MCV 具有亲表皮特性,并不侵犯黏膜。可由性接触和非性接触两种途径感染,前者主要见于中青年,故又属性传播疾病;后者可以通过直接接触或者借媒介间接传播,可通过浴室、游泳池、运动设备或毛巾等传播。

二、临床表现

多见于儿童和青年,潜伏期 14~50 天。全身皮肤任何部位均可发生,但以躯干部、四肢、阴囊、肛门最为常见。损害数目不等,散在分布,互不融合,以多个损害居多。皮损有时直径可达 10~15 mm,称为巨大软疣,常为单发。疣色如正常皮肤或稍暗黄。形圆而光滑,直径 2~10 mm,形如豌豆大小,中央略为低凹,状似脐窝。如将软膏挤破,可得白色疣体,包括退化的角质和上皮细胞,细胞内含有病毒。仅稍有痒感,无其他症状。一般经过 6~9 个月有可能自行消退,亦常因治疗不及时,迁延年余。

三、诊断与鉴别诊断

根据半球形丘疹,表面光滑,有蜡样光泽,顶端有脐窝,可挤出乳酪样物质,不难诊断。本病应与疥疮、粟丘疹、毛囊炎等相鉴别。

四、治疗

先用 2% 碘酒消毒软疣及周围皮肤,然后用粗针头或小而尖的平镊子将疣挤破或夹破,排出疣体,再用棉棒涂 2% 碘酒或外涂三氯醋酸及石炭酸。应用纯石炭酸液时,可不先挤内容物。如果是损害大、有蒂的巨大软疣,可用液氮冷冻或手术切除治疗。

五、预防

及早治疗可预防本病蔓延,不去公共浴池,不用公共毛巾,可预防传染性软疣的发生。

第五节　疣

疣是由人类乳头瘤病毒(Human papilloma virus,HPV)感染所致的良性皮肤赘生物。近年研究 HPV 有 60 多型,寻常疣(HPV-2,4)、跖疣(HPV-1,3,4)、扁平疣(HPV-3,10)、尖锐湿疣(HPV-6,11,16,18)。因有的可自行消退,中医称"千日疮"。用组织培养法可分离疣病毒,并可见细胞病变。病毒呈球状,直径 52 nm。有轻度的直接接触传染性,可由自体接种而蔓延,外伤是主要诱因。与机体免疫有关,应用免疫抑制剂的患儿常可发生本病。

一、病因及发病机制

病原体是人类乳头瘤病毒(human papilloma virus,HPV),属 DNA 病毒中乳头多瘤空泡病毒 A 属。利用核酸杂交技术,可将 HPV 分为 80 余种亚型,临床上不同型的 HPV 引起不同类型的疣。人体是 HPV 的唯一宿主,传染途径主要通过皮肤黏膜微小破损进入细胞内并复制、增生,甚至上皮细胞异常分化和增生,引起上皮良性赘生物。潜伏期为 1~20 个月,平均 4 个月。病程慢性,但有自限性。细胞免疫功能低下或缺陷者以及常用免疫抑制剂、糖皮质激素类药者,易致 HPV 感染。

二、临床表现

一般潜伏期为 6 周至 2 年。常见临床类型有以下几种。

1.寻常疣　中医称千日疮,俗称"瘊子""刺瘊",多由 HPV-2 所致。多见于 5~20 岁之间,好发于手背、手指、足背、甲缘等处,也可发于面部、舌面。皮疹初时为针头大、灰白色角质丘疹,表面粗糙。渐增大至黄豆或更大,明显隆起,表面干燥,粗糙不平,呈菜花状或乳头瘤状,灰白色或浅褐色,触之坚硬。一般无自觉症状,偶有压痛。皮疹数目不定,单发或多发。早期出现的疣也称"母疣",经自身接种传染产生的疣,也称"子疣",可增至数个或几十个。发生在甲周或甲下者,可使指甲、甲床破坏,分别称甲周疣或甲下疣;发生在颈部、眼睑、额部,皮损呈细丝状,顶端角化者称为丝状疣;发生于头皮、趾间,皮损为指状突起,称为指状疣。病程慢性,有自限性,约 65% 患者在 2~3 年内自然消退。

2.跖疣　是指发生在足底或趾跖面的寻常疣,与局部压迫、摩擦、多汗等因素有关。皮疹数目不定,单发或多发。初发为一细小发亮小丘疹,渐增大,表面粗糙不平,呈灰黄色或灰褐色。若用小刀削去表面角质层,可见灰白色疏松的角质软芯,散在有小黑点,是乳头内毛细血管破损后微量血液渗出所致,周边见角质环与疣体交界线。常有数个疣体融合在一起形成大的角质块,称镶嵌疣。一般无自觉症状,疣体受压有轻度疼痛。病程慢性,常迁延数年不愈。

3.扁平疣　又称青年扁平疣。好发于青少年面部或手背、前臂。皮疹为粟粒至绿豆大扁平丘疹,略高出皮面,表面光滑,圆形、椭圆形或不规则形,正常皮色、灰白色或灰褐色。本病多骤然发生,皮损为米粒至黄豆大小扁平丘疹,圆形或椭圆形,少数为多角形,表面光滑,质硬,呈淡褐色或正常皮色;搔抓后可出现呈串珠状排列,称 Koebner 现象。病程慢性,但有自限性,2~3 年内多可自行消退,不留瘢痕。

4.尖锐湿疣　属性传播疾病。

三、诊断与鉴别诊断

通过综合分析患者病史和临床表现即可做出诊断,必要时可行组织病理检查。跖疣应与鸡眼、胼胝进行鉴别。扁平疣应与汗管瘤、脂溢性角化等疾病鉴别。

四、治疗

疣以局部治疗为主,全身治疗适用于多发、难治疣。多数疣可在 3 年内自行消失,故在应用局部治疗时,应尽可能避免使用可能形成瘢痕的方法。

1.外用药物治疗　适用于皮损较大、不易使用物理治疗者。可选择 3% 酞丁胺、0.05%~0.1% 维 A 酸软膏、氟尿嘧啶软膏等。

2.内用药物治疗　到目前为止尚无确切有效的 HPV 治疗药物,可试用免疫调节剂(如干扰素、左旋咪唑等);中药治疗以清热解毒、散风平肝、散结为治疗原则。对跖疣和寻常疣,可酌情皮损内注射平阳霉素,有显著疗效。

3.物理治疗　对数目较少的患者可选用电灼、冷冻、激光、刮除等治疗。

第六节　手足口病

手足口病是一种以口腔及手足出现水疱为特征的病毒性传染病。

一、病因及发病机制

致病微生物为肠道病毒,通常为柯萨奇病毒 A16 型,均属于微小 RNA 病毒。病毒存在于直肠、鼻咽及手足破裂的水疱液中,主要通过飞沫经呼吸道传播;学龄前儿童为易感者。一年四季均可发病,以春秋季节多发。病后可获得较持久的免疫力。

二、临床表现

本病多发于 5 岁以下儿童,尤以 1 岁幼儿最多;潜伏期 2~7 天。发疹前可有低热、头痛、食欲减退等前驱表现;主要表现为疼痛性口腔炎,即在口腔的硬腭、颊部、齿龈及舌部出现疼痛性小水疱,很快破溃后形成溃疡,周围绕以红晕;手、足可发生米粒至豌豆大小的水疱,半球状或椭圆形,疱壁薄,内容澄清,以指(趾)背面及侧缘最常见,数目不多。皮损常同时发生于手、足、口,但也有不全表现。病程约 1 周,很少复发。

三、诊断与鉴别诊断

根据口腔、手部、足部散在的炎症性小水疱,周围有红晕等特征性皮损,结合流行病学可做出诊断。需与疱疹性咽炎、水痘、多形红斑等相鉴别。

四、治疗

本病的治疗主要是对症治疗,如口腔糜烂、溃疡疼痛程度较剧烈者可酌情应用黏膜保护剂。

五、预防

控制本病的流行,隔离期通常为 7~10 天。对污染的物品要进行消毒,防止传播。

参考文献

[1]陈荣华,赵正言,刘湘云.儿童保健学[M].南京:江苏凤凰科学技术出版社,2018.

[2]王卫平.儿科学[M].北京:人民卫生出版社,2016.

[3]黎海芪,毛萌.实用儿童保健学[M].北京:人民卫生出版社,2016.

[4]李晓捷,实用儿童康复医学[M].北京:人民卫生出版社,2019.

[5]李晓捷.人体发育学[M].北京:人民卫生出版社,2013.

[6]崔焱,仰曙芬.儿科护理学.第六版[M].北京:人民卫生出版社,2017.

[7]李晓捷,唐久来,杜青.儿童康复学.第1版[M].北京:人民卫生出版社,2019.

[8]李小寒,尚少梅.基础护理学.第6版[M].北京:人民卫生出版社,2017.

[9]毛萌,江帆.儿童保健学第4版[M].北京:人民卫生出版社,2020.

[10]苏林雁.儿童精神医学[M].长沙:湖南科学技术出版社,2014.

[11]中华医学会儿科学分会.儿童康复诊疗规范[M].北京:人民卫生出版社,2023.

[12]中华医学会儿科学分会.儿童感染性疾病诊疗规范.第2版[M].北京:人民卫生出版社,2023.

[13]赵霞,张杰,秦艳虹,王孟清,李琦,张葆青,薛征,田曼,李兰,陈波蓓,潘青云,徐天泓.儿童变应性鼻炎中西医结合诊疗指南[J].南京中医药大学学报,2023,39(3):274-284.

[14]袁斌,白晓红,陈华,翟文生,姜永红,李敏,李燕宁,王力宁,王孟清,王有鹏,虞坚尔,张喜莲,赵霞,韩新民,戴启刚,王雷,胡婵婵,梁淼淼.小儿病毒性肺炎中医临床诊疗指南(修订)[J].南京中医药大学学报,2023,39(3):293-300.

[15]《中成药治疗优势病种临床应用指南》标准化项目组.中成药治疗小儿腹泻病临床应用指南(2021年)[J].中国中西医结合杂志,2022,42(8):915-921.